AF411301

DICTIONNAIRE
DES DROGUES
SIMPLES ET COMPOSÉES.

A — CAZ

DICTIONNAIRE
DES DROGUES

SIMPLES ET COMPOSÉES,

ou

DICTIONNAIRE

HISTOIRE NATURELLE MÉDICALE,

DE PHARMACOLOGIE

ET DE CHIMIE PHARMACEUTIQUE.

PAR A. CHEVALLIER,

rmacien Chimiste, Professeur particulier de Chimie médicale et
harmaceutique, Membre adjoint de l'Académie royale de Médecine,
embre de l'Académie royale des Sciences de Bordeaux, des Sociétés
Chimie médicale et de Pharmacie de Paris, etc., etc.

ET PAR A. RICHARD,

teur en Médecine, Agrégé à la Faculté de Médecine de Paris, Membre
l'Académie royale de Médecine, des Sociétés d'Histoire naturelle
de Chimie médicale de Paris, etc.

TOME PREMIER.

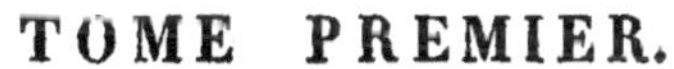

PARIS,

BÉCHET JEUNE,

LIBRAIRE DE L'ACADÉMIE ROYALE DE MÉDECINE,

PLACE DE L'ÉCOLE DE MÉDECINE, N° 4.

BRUXELLES,

AU DÉPÔT GÉNÉRAL DE LA LIBRAIRIE MÉDICALE FRANÇAISE.

1827

IMPRIMERIE DE HUZARD-COURCIER,
Rue du Jardinet, n° 12.

A M. DEYEUX,

MEMBRE DE L'ACADÉMIE ROYALE DES SCIENCES
ET DU CONSEIL DE SALUBRITÉ,

PROFESSEUR HONORAIRE

A LA FACULTÉ DE MÉDECINE DE PARIS, ETC.

Monsieur,

Vos utiles leçons et le désir de vous
imiter dans les efforts que vous avez faits
pour propager la Science, nous ont servi

de guide dans le travail pénible que nous

avons entrepris.

Puisse le jugement que vous porterez

de notre ouvrage, nous assurer que nous

avons atteint le but que nous nous propo-

sions.

A. Chevallier. A. Richard.

PRÉFACE DES AUTEURS.

A une époque encore assez rapprochée de celle où nous écrivons, la Pharmacologie se ressentait de l'état des sciences d'observation et d'expérience qui lui servent de bases. L'Histoire naturelle et la Chimie n'avaient pas encore reçu cette vive impulsion qui devait en faire des sciences entièrement nouvelles, et conduire, par la découverte de quelques faits importans, à des classifications et à des théories qui eussent plus de fixité et fussent plus rapprochées de la nature que toutes celles proposées jusqu'alors; en un mot, rien n'était plus vague que les documens fournis par ces sciences à l'art de guérir.

L'action des médicamens étudiée sans philosophie, l'aveugle empirisme substitué à l'investigation guidée par l'analogie et le raisonnement, l'origine et la nature des substances médicinales le plus souvent méconnues ; tels étaient les obstacles qui empêchaient toute amélioration dans la Thérapeutique. Il suffisait alors qu'une substance quelconque, qu'une plante, qu'un animal, ou même leurs produits les plus immondes, eussent été employés dans une ma-

ladie, pour qu'ils fussent enregistrés dans le catalogue des objets utiles à l'art de guérir ou de ce
que l'on appelle vulgairement des *drogues*. De là cette
foule prodigieuse de médicamens mis en vogue par
les anciens praticiens, et qui, signalés par des caractères inexacts ou par des vertus imaginaires, res-
taient pour la plupart inconnus ou devenaient des
sujets de controverse.

Ce fut dans ces circonstances défavorables qu'ont
été composés la plupart des anciens ouvrages de Pharmacologie. Les uns présentèrent des classifications plus
ou moins défectueuses, les autres furent rédigés suivant
l'ordre alphabétique. Parmi ces derniers, on distingua le Dictionnaire des drogues de Lémery; et
pendant près d'un siècle, cet ouvrage fut, pour ainsi
dire, classique entre les mains des médecins, des
pharmaciens et des droguistes.

Lorsque, vers l'année 1789, cette ère de toutes les ré-
volutions scientifiques, l'Histoire naturelle et la Chimie
eurent délaissé des méthodes et des théories surannées,
lorsque la Botanique, par l'étude des familles naturelles, et la Chimie, par la découverte de la décomposition de l'eau, eurent pris une direction qui influa
puissamment sur toutes les autres sciences, on sentit
conséquemment la nécessité de réformer l'Histoire naturelle et la Chimie pharmaceutiques. Un grand nombre
de traités parurent successivement, tous avec la pré-

tention de faire connaître exactement l'origine et la nature des substances médicamenteuses, au moyen de nouvelles classifications en harmonie avec les progrès des sciences. Nous ne voulons pas nier l'utilité de ces traités pour les personnes destinées à faire leur étude particulière de la Pharmacie; mais rarement ils ont rempli complètement le but de ceux qui ne cherchaient incidemment à s'instruire que sur quelques articles de l'histoire des médicamens, mais à s'en instruire à fond et d'une manière qui ne leur laissât rien à désirer. Un seul ouvrage parut sous la forme de Dictionnaire; c'était encore celui de Lémery, annoncé comme étant à la hauteur des nouvelles connaissances par Morelot; et telle était l'utilité de ce genre de travail, qu'il eut un succès inouï, malgré l'extrême négligence, pour ne pas dire l'imperfection absolue, avec laquelle il fut rédigé. Frappés par ces considérations, nous avions d'abord formé le plan de donner une nouvelle édition du Dictionnaire de Morelot avec toutes les additions et corrections que commandaient les rapides progrès de la Chimie et de l'Histoire naturelle; mais bientôt nous nous aperçûmes que refaire cet ouvrage serait pour nous une entreprise plus difficile, et qui devait en même temps produire des résultats moins satisfaisans que si, laissant dans l'oubli ce qui avait été compilé par cet auteur, nous eussions à composer un ouvrage entièrement neuf, où il nous

fût permis d'exposer nos propres idées et les connaissances que nous avions acquises sur la science des
médicamens.

Pour opérer une réforme avantageuse dans l'ouvrage que nous offrons au public, nous avons fait
porter principalement notre attention sur les substances véritablement utiles à la Médecine. Nous avons
profité de toutes les analyses et découvertes opérées
par les chimistes modernes, de toutes les recherches
fructueuses dues au zèle et aux talens des naturalistes : sous ce rapport, notre travail a été dirigé
par la seule intention d'être utiles sans prolixité, et
d'être laconiques sans omission grave. Que si nous
n'avons pas cité quelques-uns des résultats obtenus
par les médecins et pharmaciens qui ont rendu
et rendent encore de si nombreux services à la
science, c'est que nous avons dû nous renfermer
dans un cercle assez étroitement circonscrit et ne
pas dépasser les bornes d'un ouvrage dont le mérite principal est d'être élémentaire. Cependant nous
avons introduit dans ce Dictionnaire plusieurs articles qui ne sont pas strictement du domaine de l'art
médical. Il y en a qui dépendent de l'Économie industrielle et domestique, d'autres des Arts et de
l'Agriculture, quelques-uns même qui n'intéressent
pour le moment que la Chimie proprement dite, etc.
Mais comme la plupart des substances qui sont l'ob-

jet de ces articles ont été publiées dans les recueils périodiques consacrés à la Pharmacologie, comme ces substances ne sont pas dépourvues de quelques propriétés médicales, nous avons jugé nécessaire d'étendre les renseignemens qui pouvaient être acquis sur leur compte.

Si nous avons éliminé un assez grand nombre d'objets évidemment inutiles à la Médecine, d'un autre côté nous avons rétabli beaucoup de substances condamnées à un injuste oubli par les modernes. On conviendra, en effet, qu'après avoir été excessivement crédules, les médecins sont tombés dans un excès contraire, par suite d'une révolution dans l'art de guérir, dont les phases ne sont pas achevées et dont les principes sont loin d'être admis tels qu'ils ont été présentés dans l'origine de cette révolution. Certainement il n'y a que trop de ces merveilleuses panacées qui ont fait pendant long-temps l'admiration des ignorans et la fortune des charlatans ; mais aussi on a eu le tort très grave de se priver de l'emploi de plusieurs médicamens qui, par leurs qualités physiques et la nature de leurs principes constituans, sont doués d'énergiques propriétés sur lesquelles l'expérience est appelée à prononcer.

C'est particulièrement sur les qualités physiques et incontestables de ces substances que nous avons insisté, en nous éclairant par l'analogie que nous

offraient la méthode naturelle pour les êtres organiques, et la composition chimique pour les corps
bruts. Dans ces recherches, nous avons eu recours
aux conseils et à l'obligeance de nos amis, auxquels
nous témoignons ici notre reconnaissance, et en particulier à notre collègue M. Guillemin, membre de la
Société d'Histoire naturelle, qui, animé du même
zèle que nous, s'est chargé d'une partie de la colla-
boration de cet ouvrage, et qui est l'auteur d'un très
grand nombre d'articles signés A. R.

Paris, le 20 novembre 1826.

NOUVEAU
DICTIONNAIRE
DES DROGUES,
DE PHARMACOLOGIE
ET DE CHIMIE PHARMACEUTIQUE.

A

ABEILLE ou **Mouche a miel.** *Apis mellifera.* L. L'histoire des mouches à miel est consignée dans tous les livres d'histoire naturelle. On peut voir ce qu'en disent Réaumur, Huber de Genève, Lombard, Bosc dans le Dictionnaire d'Agriculture, à l'article *Abeille.* Ce que je me permettrai d'en dire, ne sera qu'un très petit abrégé, et seulement pour ne pas obliger nos lecteurs ou les élèves à recourir à ces auteurs pour en avoir une idée.

On distingue plusieurs sortes d'abeilles; mais l'espèce qu'il importe plus particulièrement de connaître, est celle qui est désignée sous le nom *d'abeilles domestiques.* Elles nous présentent le tableau d'une industrie qui attire notre admiration, et nous fournissent deux produits intéressans, le miel et la cire. Les premières abeilles furent errantes dans les campagnes; on les rencontrait dans des creux d'arbres et dans les carcasses des animaux dont la chair s'était séparée des os par la putréfaction; mais ce n'est que lorsqu'on les eut rassemblées dans des cases particulières, que l'on aperçut comment les familles se mul-

tipliaient, qu'on est parvenu à les bien connaître, et qu'on a
su enfin quel était leur régime ou la forme de leur gouvernement. Une ruche est composée de trois sortes d'abeilles, savoir,
l'abeille reine ou femelle, les abeilles mâles ou faux-bourdons,
et les abeilles sans sexe ou mulets. On donne aussi le nom de
ruche au vase qui les contient. C'est une espèce de panier en
forme de cloche, fait d'osier, de paille, de jonc, etc. On en fait
aussi de verre, pour avoir le plaisir de les voir travailler. Chaque
ruche renferme au moins seize mille abeilles. Il n'y a qu'une
seule femelle appelée *Reine*, pour toute une ruche, environ
huit cents mâles, et le reste est composé d'abeilles mulets.

L'*abeille-reine* est deux fois plus grosse que les autres abeilles;
elle a les ailes courtes, les jambes droites, et marche plus gra-
vement que les autres. Elle a une marque sur le front, qui lui
sert de diadème et de couronne. Son vol est difficile; aussi ne
lui arrive-t-il guère de voler que lorsqu'elle sort d'une ruche
mère pour aller établir sa colonie dane un autre lieu. *Pline* dit
qu'elle n'a point d'aiguillon; mais les naturalistes modernes
assurent, au contraire, qu'elle en est armée d'un très vigoureux,
mais qu'elle ne s'en sert que lorsqu'elle a été très irritée, ou
qu'elle a à disputer l'empire à une autre reine. Cette mère-abeille
est l'âme de la ruche. Nous verrons dans un moment comment
elle est soignée, caressée par les abeilles mulets qui lui rendent
l'hommage dû à une souveraine.

Les abeilles mâles ou faux-bourdons se reconnaissent par les
organes de la génération dont ils sont pourvus, et que l'on aperçoit facilement, pour peu qu'on leur presse les parties postérieures du corps. Ils n'ont point d'aiguillon; leur trompe et
leurs pattes ne sont point propres à la récolte de la cire et du
miel, aussi sont-ils dispensés du travail; ils ne volent sur les
fleurs que pour sucer le miel. Ils ne songent qu'à leurs plaisirs;
tout le travail roule sur les abeilles mulets. Jusqu'à l'approche
de l'automne, promenade, bonne chère, sont le plaisir des mâles.
La nature qui les a produits en grand nombre, et qui ne leur
offre qu'une seule femelle pour satisfaire au vœu de la nature,
les a formés d'un tempérament très froid : c'est une sage pré-

voyance de sa part, qui doit exciter l'admiration plutôt que les plaisanteries de l'observateur. Ne vaut-il pas mieux que la reine abeille soit obligée de faire les avances, de stimuler les desirs des mâles qu'elle veut bien gratifier de ses faveurs, que d'être l'objet des emportemens amoureux d'une tourbe d'assaillans qui nuiraient à son repos et à sa fécondité, par l'abus des jóuissances? Elle fait, il est vrai, presque tous les frais des caresses, mais c'est pour obéir à la loi impérieuse de la nature; le moment qui voit son vœu rempli, est fatal au mâle; il était né pour vivre dans les plaisirs, et celui que lui procure l'acte de la génération est sa dernière jouissance; il périt aussitôt. Dès que la reine est fécondée, le moment de la proscription est décidé. Les abeilles mulets se précipitent sur les mâles qu'elles regardent comme des membres inutiles dans la république; elles les poignardent à coups d'aiguillon; elles arrachent même les nymphes des mâles qui ne sont encore qu'au berceau : le devant des ruches est un théâtre d'horreur et de carnage.

Les *abeilles mulets* sont sans sexe, et composent presque toute la ruche, au nombre de seize ou dix-huit mille. Elles se partagent entre elles tout le travail de l'intérieur; les unes sont voyageuses, et se répandent dans les campagnes pour aller chercher les provisions qui leur sont nécessaires; les autres, appelées *travailleuses,* restent dans l'intérieur et donnent les dernières façons aux matériaux que les premières leur apportent, pour construire leurs loges et les garnir de miel. Elles sont toutes armées d'un aiguillon; ce dard, si petit à la vue, n'est que l'enveloppe écailleuse de deux petits aiguillons terminés en fer de flèches, qui peuvent jouer séparément; leur piqûre cause de vives inflammations et une douleur poignante : ce dard reste presque toujours dans la plaie; pour en arrêter les effets, le meilleur moyen est d'élargir un peu la plaie, d'enlever l'aiguillon, et de se laver avec de l'eau. On peut également calmer la douleur en frottant la partie piquée, avec de l'alcali volatil ou une eau spiritueuse.

Les principales fonctions des abeilles mulets sont d'aller pomper sur les fleurs des plantes, à l'aide de leur trompe, le suc

sucré dont elles forment le miel, et de recueillir sur les étamines des mêmes fleurs, le pollen dont elles forment la cire
avec laquelle elles construisent leurs alvéoles. Il ne faut pas
imaginer qu'elles soient réduites à n'aspirer que le suc sucré
qu'elles peuvent rencontrer dans les nectaires des fleurs, comme
on ne cesse de le répéter; il s'en faut bien que toutes les fleurs
soient pourvues de nectaires, et leurs provisions ne seraient pas
considérables, si leur instinct ne les conduisait ailleurs que sur
ces glandes nectarifères, situées à la base des corolles des fleurs;
mais elles vont profonder leur pompe jusque dans l'ovaire
des fleurs, qui contient réellement un corps muqueux sucré,
destiné à protéger l'œuf végétal, et à servir d'aliment au fœtus,
jusqu'à ce qu'il soit assez fort pour recevoir l'aliment plus solide que lui transmettent la racine et la tige, et c'est là qu'elles
puisent la plus grande partie du miel dont elles remplissent les
alvéoles de leurs rayons.

Les *abeilles-voyageuses* se portent donc sur les fleurs pour
y recueillir ce qui leur convient. Les unes vont se rouler sur
la poussière des étamines, qui s'attache sur les parties postérieures de leur corps, lesquelles sont garnies de rugosités; on
peut les voir passer sur leur corps, leurs pattes armées de
petites brosses, empiler cette poussière dans deux espèces de
corbeilles placées à leurs pattes de derrière; chacune peut en
contenir la grosseur d'une lentille. Cette charge rend leur vol
pesant; elles se traînent, pour ainsi dire, jusqu'à la ruche, où
d'autres abeilles viennent au-devant d'elles, avalent cette cire
brute, et leur estomac est le laboratoire où cette matière se
convertit en vraie cire. L'élaboration faite, chaque abeille la
dégorge, la pétrit avec ses pattes, et en construit ces gâteaux de
cire dont chaque cellule présente une forme hexagonale régulière (1). Telle est l'opinion la plus généralement admise sur la

----

(1) Terme de Géométrie, qui signifie six angles. Cette forme des cellules
des abeilles a fait long-temps l'objet de l'étonnement des physiciens naturalistes. On se demandait pourquoi plutôt cette forme qu'une autre. La ques-

formation de la cire. Mais de nouvelles recherches semblent l'infirmer. Ainsi, M. Huber de Genève, qui a fait de ces insectes industrieux l'objet des observations de toute sa vie, dit avoir enfermé des abeilles dans des ruches et les avoir nourries exclusivement de miel et de sucre, pendant fort long-temps, et que cependant elles formèrent de même des alvéoles de cire. Ce n'est donc pas le pollen qu'elles recueillent sur les fleurs qui sert à former la cire; car M. Huber les ayant nourries uniquement de cette poussière végétale, ses abeilles cessèrent de construire des alvéoles. Il est encore un autre fait que nous devons relater, c'est qu'il est aujourd'hui prouvé que ce n'est pas par la bouche que les abeilles rendent la cire à mesure qu'elle est élaborée dans leur estomac. Elle exsude à travers la membrane qui réunit les anneaux de leur abdomen.

Les abeilles qui ont été pomper le suc sucré des fleurs, vont le déposer dans les cellules, après l'avoir suffisamment élaboré dans leur estomac, ou elles le présentent, en allongeant leur trompe, aux abeilles travailleuses qui l'avalent, l'élaborent et le dégorgent dans les cellules pour en faire la provision d'hiver. Ce miel, dans l'intérieur de la ruche, est demi-fluide; pour empêcher qu'il flue hors de l'alvéole, elles garnissent celle-ci d'une membrane extrêmement mince, transparente, de la nature de la propolis, laquelle le retient dans sa cavité. C'est surtout dans le moment de l'établissement de leurs nouvelles colonies, que les abeilles construisent leurs gâteaux ou rayons de cire, avec une activité si grande, qu'en huit jours elles font plus d'ouvrage que pendant tout le reste de l'année.

Poursuivons cette histoire qui est vraiment intéressante. Les abeilles-mulets ont un attachement extraordinaire pour leur reine-mère; elles lui font un cortége plus ou moins nombreux, elles la caressent avec leur trompe, et portent les soins pour elle jusqu'à l'extrême. Leur instinct affectionné les guide jus-

---

tion a été résolue, après avoir découvert, à l'aide du microscope, que l'œil de cette mouche avait lui-même la forme hexagone. Elle est donc nécessitée à bâtir ses loges selon la forme que la lumière vient réfléchir à son œil.

que dans la construction de leurs rayons de cire. Elles font des
cellules de trois grandeurs; les plus grandes sont les cellules
royales destinées pour les femelles, les moyennes pour les mâles
et les plus petites pour les mulets; ce qu'il y a de plus remarquable, c'est qu'elles ne se trompent point pour le nombre.
L'abeille qui sent l'espèce d'œufs qu'elle va pondre, les place
chacun dans la cellule qui lui convient. Dans l'espace de deux
ou trois jours, les œufs éclosent; les abeilles mulets en deviennent
les mères nourrices, leur apportent de la pâtée faite de cire
brute et de miel, et les élèvent avec le plus grand soin. Au
bout de vingt-un jours, les jeunes abeilles sont en état de former
une nouvelle colonie. C'est encore à cette occasion que nous
allons faire connaître l'attachement des mulets pour leur reine.
Lorsque la ruche contient une nouvelle famille, il se fait un
grand mouvement dans l'intérieur; chaque abeille prend parti
pour la reine qu'elle a adoptée; les plus jeunes sont portées
d'inclination pour la plus jeune reine, et quelques anciennes
abeilles se rangent du parti des nouvelles, tandis que quelques
jeunes adoptent la colonie ancienne; mais lorsque leur choix
est fixé, leur attachement est irrévocable. Quand la saison
est avantageuse, c'est-à-dire, lorsqu'elle est sèche et chaude,
le nouvel essaim qui s'est décidé à chercher une nouvelle demeure, se rassemble au-dehors de la ruche, du côté où le soleil
darde ses rayons; toutes les mouches se réunissent et s'accrochent
les unes sur les autres, elles figurent au bas de la ruche, comme
une barbe pendante; on entend un bourdonnement considérable.
C'est ordinairement du 25 au 30 juillet, que le nouvel essaim
quitte l'ancienne ruche pour aller chercher une nouvelle demeure, et l'on remarque que c'est à l'heure de midi qu'il part.
La reine prend son essor et vole. Des personnes apostées pour
épier le moment du départ, frappent sur des poêlons ou chau-
drons de cuivre, pour les effrayer; la reine va se poser sur le
premier arbre, et tout l'essaim la suit et s'arrête autour d'elle.
Si on ne l'a pas guetté, l'essaim parcourt un grand espace, et se
trouve perdu pour le propriétaire. Quelques-uns se permettent
de jeter en l'air de la poussière pour les intimider; mais on court

risque de les blesser et même de les tuer. On a eu soin de disposer d'avance une ruche vide, que l'on a frottée intérieurement de miel, et elles vont s'y rendre d'elles-mêmes ; mais on est bien plus certain de les y rassembler en allant prendre la reine qui s'est arrêtée sur l'arbre, avec la précaution convenable pour ne la pas blesser, et en la portant soi-même dans la ruche qu'on a disposée pour recevoir le nouvel essaim. Toutes les abeilles suivent leur reine, et celle-ci ne sort plus de la demeure qu'on lui a assignée.

Si la saison n'est pas favorable, c'est-à-dire dans le cas où elle est pluvieuse et froide, le nouvel essaim ne quitte pas l'ancienne ruche, mais il se bâtit une demeure séparée dans la même ruche, en élevant une cloison en cire qui partage l'habitation en deux.

MM. Huber et Bosc ont publié de nouvelles observations fort intéressantes, et qui jettent un jour tout nouveau sur l'économie intérieure d'une ruche. Les principaux résultats de ces observations sont : 1° que les femelles ou reines s'accouplent seulement dans l'air une seule fois pour deux ans, et probablement pour toute leur vie ; 2° que toute reine qui n'est pas accouplée dans les vingt jours de sa naissance, ne peut plus pondre que des œufs de mâles ; 3° qu'il est très certain, comme l'a observé M. Schirach, que les ouvrières ou mulets d'une ruche qui ont perdu leur femelle, peuvent s'en procurer une nouvelle en agrandissant l'alvéole où se trouve une larve d'ouvrière et en nourrissant plus abondamment cette larve, et que si la larve choisie a plus de trois jours, la femelle qui en proviendra ne pourra pondre que des œufs de mâles ; 4° qu'il y a quelquefois dans les ruches de petites reines, ou mieux, des ouvrières fécondes, mais qu'elles pondent seulement des ouvrières de mâles ; de plus, que ces ouvrières fécondes viennent ordinairement des larves qui se trouvaient dans le voisinage des alvéoles des reines, et qui ont profité de la bouillie royale ; 5° que s'il n'y a jamais qu'une seule femelle dans chaque ruche, malgré le nombre de celles qui y naissent, c'est que celles qui sont adultes se battent jusqu'à ce que l'une ait tué toutes les autres ; les ouvrières ne s'opposant à leurs combats qu'à l'époque des essaims; 6°. que les reines ne pondent jamais des œufs d'ouvrières dans les alvéoles destinées aux œufs de mâles, ni des œufs de mâles dans les loges destinées aux ouvrières ou aux femelles; 7°. que c'est toujours la vieille reine qui sort avec le premier essaim; qu'il arrive quelquefois qu'il sort plusieurs femelles avec les autres essaims, mais qu'alors elles se battent à outrance; 8°. que lorsque c'est une jeune reine qui accompagne un essaim, elle est toujours vierge; 9°. que les femelles ne peuvent commencer leur grande ponte de mâles que lorsqu'elles ont acquis onze mois d'âge; 10°. qu'il y a lieu de croire que la sortie des seconds essaims est produite par la jalousie que les reines ont les unes pour les autres, et par l'inquiétude que causent, à celle qui est adulte, celles qui sont encore dans les alvéoles.

Pour recueillir le miel et la cire, on coupe les ruches dans les mois de septembre et d'octobre. Couper une ruche, c'est enlever environ la moitié des gâteaux de cire. On doit se souvenir que le miel est contenu dans les alvéoles. Il y a deux procédés pour cette opération. Le premier, qui est destructeur des mouches à miel, et que l'on ne devrait pas employer, consiste à suffoquer les abeilles par la fumée, en brûlant de la paille. On se frotte les bras avec du miel, et l'on enlève tous les rayons de cire et de miel. Le second procédé, par lequel on conserve toutes les abeilles, consiste à garnir une ruche vide de miel dans tout l'intérieur; on coule celle qui est pleine sur la première, en juxtà-posant les deux orifices des ruches, on les renverse en sens contraire, de manière que la ruche pleine se trouve la voûte en bas, et celle qui est vide, la voûte en haut. On frappe légèrement le dehors de la ruche pleine, pour déterminer les abeilles à se porter dans celle qui est en-dessus; on coule celle-ci sur son appui, et l'on coupe tout à l'aise la moitié ou les deux tiers au plus des rayons de miel. Cette opération faite, on replace les abeilles dans leur ancienne ruche, de la même manière qu'on les en avait retirées.

Il faut beaucoup de chaleur pour élever et conserver des abeilles, et propager la multiplication de l'espèce. Je me suis beaucoup occupé, dans mon jeune âge, de leur éducation. Les premiers soins portent sur l'emplacement des ruches. Elles doivent être exposées au midi, près d'un mur qui réfléchisse les rayons du soleil, garanties de la pluie au moyen d'un hangard qui les tienne à l'abri. L'appui sur lequel on les pose doit être de bois, et non pas de pierre, parce que celle-ci est plus froide. Pour qu'elles occupent moins de terrain, on les place en amphithéâtre. Le jardin dans lequel elles sont placées doit contenir beaucoup d'arbres fruitiers et des fleurs de toutes les saisons. L'hiver, il faut couvrir la ruche d'un surtout de paille qui tombe un peu plus bas que la ruche. Celle-ci doit avoir toutes les jointures mastiquées, à l'exception d'une ouverture qui regarde le soleil. Et lorsque l'hiver est long et rude, il faut les nourrir avec un sirop de miel enfermé dans une bouteille bouchée avec un linge, et dont le col se trouve renversé dans la partie supérieure de la ruche. Ce sirop, en traversant la toile, ne s'infiltre que par gouttes, et les abeilles vont les pomper à mesure qu'elles se présentent.

Les produits des abeilles sont le miel, la cire et la propolis. (*Voyez ces mots séparément.*)

ABELMOSC ou ABELMOSCH. *Hibiscus abelmoschus.* L. (Malvacées Juss. Monadelph. polyand. L.) Plante originaire de l'Inde et de l'Égypte, cultivée aux Antilles, dont les graines, qu'on nous apporte surtout de la Martinique, sont connues sous le nom d'*ambrette.* Elles sont petites, brunâtres, irrégulièrement réniformes, d'une odeur agréable, qui rappelle à la fois le musc et l'ambre. Elles sont spécialement employées comme parfum.   (A. R.)

ABLE ou ABLETTE. *Cyprinus alburnus.* L. Petit poisson blanc, long de trois à huit pouces, couvert d'écailles très brillantes et argentées, se détachant facilement. Ce poisson vit dans les eaux douces, où il est fort abondant. C'est avec la matière nacrée de ses écailles, que l'on donne aux perles de verre l'éclat argentin qui les fait si bien ressembler aux perles naturelles. Pour obtenir cette matière, on lave le poisson, on le pile dans un mortier de marbre, et l'on en forme une sorte de pâte sur laquelle on verse une grande quantité d'eau. Cette eau entraine avec elle la matière nacrée, qui, étant la plus lourde, se dépose au fond du vase sous la forme d'une poussière argentée. On décante et l'on fait sécher la poudre. Pour fabriquer les perles artificielles, on insuffle cette poudre dans des petits globes de verre que l'on a soufflés et que l'on a enduits intérieurement de colle de poisson.

ABRICOT, s. m. Fruit de l'abricotier.

ABRICOTIER, s. m. *Armeniaca vulgaris*. Lamk. Rich. Bot. méd. II, p. 527. (Rosacées J. Icosand. monog. L.) Arbre de moyenne grandeur, originaire de l'Arménie, d'où il a été ensuite transporté à Rome, et de là dans le reste de l'Europe. Ses fruits, connus sous le nom d'*abricots*, et qui sont mûrs au mois de juillet, sont des drupes globuleuses, à chair un peu pâteuse, jaune, sucrée, contenant un noyau à surface unie. L'abricotier se cultive soit en plein vent, soit en espalier. Les fruits de la première variété sont plus sucrés et plus savoureux.

L'abricot est un fruit recherché sur les tables; néanmoins on ne doit en manger que sobrement, car ces fruits sont du nombre de ceux que l'on considère vulgairement comme propres à donner la fièvre. On fait avec les abricots des marmelades, des gelées, des pâtes, ou bien on les confit à l'eau-de-vie.

On trouve sur les abricotiers, de même que sur les amandiers, les pruniers, etc., une gomme rougeâtre qui jouit à peu près des mêmes propriétés que la gomme arabique. *V*. Gomme.

L'amande de l'abricot a une saveur un peu amère et une odeur d'acide prussique.   (A. R.)

ABRUS, s. m. *Abrus precatorius*. L. (Légumin. J. Diadelph. décand. L.) Petit arbrisseau qui croît naturellement dans l'Inde et l'Amérique méridionale. Sa racine est longue, cylindrique, jaunâtre, d'une saveur douce et sucrée. Elle porte le nom de *réglisse des Antilles*, et dans les pays où croît l'abrus, on l'y emploie aux mêmes usages que notre réglisse.

Les graines sont ovoïdes, un peu comprimées, d'un rouge vif, avec une tache noire; elles sont très dures. On en fait des colliers, des bracelets et d'autres ornemens.   (A. R.)

ABSINTHE, s. f. *Artemisia absinthium*. L. *Absinthium*

officinale. Rich. Bot. méd. I, p. 378. *Grande absinthe* ou *aluine*.
(Synanthérées Rich. Syngen. superfl. L.) Plante vivace qui croît
naturellement dans les lieux pierreux et incultes. Sa tige, haute
de deux à trois pieds, porte des feuilles profondément découpées en lobes linéaires un peu obtus, couvertes sur leurs deux
faces, ainsi que la tige, d'un duvet blanchâtre et cotonneux.
Les fleurs sont petites, flosculeuses, presque globuleuses, jaunâtres, disposées en une sorte de panicule très alongée à la
partie supérieure des ramifications de la tige. Les feuilles et les
sommités fleuries d'absinthe, parties dont on fait usage, ont
une odeur aromatique extrêmement forte et une saveur à la fois
très amère, chaude et aromatique.

Les propriétés actives de l'absinthe paraissent dépendre d'une
huile volatile d'un vert foncé, et d'une matière animalisée particulière d'une saveur très amère. 600 grammes de la plante
récente analysée par M. Braconnot de Nancy, ont donné les
résultats suivans :

Eau.	487,7
Fibre ligneuse	65,0
Huile volatile d'un vert foncé.	0,9
Matière résineuse verte.	3,0
Albumine.	7,5
Fécule particulière.	1,0
Nitrate de potasse.	2,0
Matière résineuse extrêmement amère...	1,4
Matière animalisée peu sapide.	8,0
Matière animalisée très amère.	18,0
Absinthate de potasse.	5,5
Sulfate et muriate de potasse.	»
	600.0.

L'absinthe est un médicament très énergique, à la fois tonique
et stimulant. On en fait usage dans la dispépsie ou digestion
difficile, dans les fièvres intermittentes, dans l'anasarque ; dans
la jaunisse, et dans les maladies occasionées par la présence des
vers.

On l'emploie en infusion aqueuse, ou vineuse, ou alcoolique, et en extrait. On s'en sert aussi extérieurement en fomentation, en cataplasme, qui sont excitans et résolutifs.

On prépare avec l'absinthe un vin d'absinthe, un alcool ou teinture, une eau distillée, une huile volatile, un extrait. On conserve la plante sèche; on la brûle pour en obtenir la cendre; on lessive cette cendre, et l'on obtient les carbonate et sulfate de potasse qu'elle contient, par l'évaporisation, la cristallisation, et par l'évaporation jusqu'à siccité.

On en prépare une huile par macération, une conserve; on en tire le suc par expression.

Les feuilles d'absinthe, ses sommités fleuries, entrent dans un grand nombre de compositions pharmaceutiques. Ses semences font partie de la poudre contre les vers.

L'absinthe est donnée en poudre à la dose de 1 à 2 scrupules.

On la fait entrer dans des infusions dans la proportion d'une demi-once à une once pour une livre d'eau.

On emploie encore diverses autres espèces d'absinthe, qui jouissent à peu près des mêmes propriétés médicales, quoiqu'à un plus faible degré. Telles sont la petite absinthe ou absinthe pontique, *Artemisia pontica*. L. L'absinthe maritime, *Artemisia maritima*, etc. *Voyez* aussi ARMOISE, AURONE, GENEPI, SEMENTINE, etc.   (A. R.)

ABSORBANS. On désignait sous ce nom les oxides métalliques alcalins, tels que la chaux, la potasse, la magnésie; les carbonates de chaux, de potasse et de soude. Ces combinés sont recommandés par les praticiens pour saturer ou absorber les acides introduits ou développés dans les voies digestives. Cette dénomination, qui a beaucoup vieilli et qui est peu usitée, a été remplacée par le mot *anti-acide*.   (A. C.)

ACACIA D'ÉGYPTE (suc d'). *Acacia vera*. C'est le suc exprimé du fruit encore vert d'un arbre appelé *Mimosa nilotica*. L. Rich. Bot. méd. II. p. 585. (Légumin. Juss. Polyg. monoécie L. C'est le même arbre qui donne la gomme arabique.

On écrase les gousses que l'on arrose avec un peu d'eau; on en exprime le suc, que l'on fait épaissir jusqu'à consistance d'extrait ; ensuite on l'enferme dans des vessies qui peuvent en contenir, lorsqu'il est sec, jusqu'à 8 onces (250 grammes); il est inodore, d'une couleur rouge tirant sur le brun, d'une saveur acerbe, soluble en grande partie dans l'eau; il paraît composé d'un acide libre, de tannin, de mucilage, et d'un sel calcaire.

On nous l'apporte d'Égypte par la voie de Marseille. Il est astringent. On le fait entrer dans la composition de la thériaque, du mithridate, et des trochisques de succin, etc.

(A. R.)

Acacia nostras. Suc épaissi des fruits du prunier sauvage, *Prunus spinosa* L. (Rosacées J. Icosandrie monogynie L.) Cet arbre croît dans les lieux incultes, et forme des haies vives. Son fruit est une drupe noirâtre, de la grosseur d'une cerise, d'une saveur extrêmement âpre. On le cueille un peu avant sa maturité, et on en exprime le suc de la même manière que le précédent, ensuite on le fait évaporer jusqu'à consistance d'extrait ; on en remplit des vessies que l'on suspend dans un lieu où l'air circule librement, et où elles soient à l'abri de la pluie.

On nous apporte cette espèce d'acacia de l'Allemagne, où on le prépare. Il est renfermé dans des vessies pareilles au précédent; il est plus noir et d'une saveur plus astringente que l'acacia *vera,* auquel on le substitue à cause de la rareté de ce dernier.

On s'en sert comme astringent. (A. R.)

ACAJOU (bois d'). Ce bois, qui est extrêmement recherché pour les ouvrages d'ébénisterie, à cause de sa dureté, de ses veines, du poli qu'il peut prendre et de sa couleur brune-rougeâtre, qui se fonce par l'action de l'air, est celui du *Swietenia mahagoni* L. (Méliacées J. Monadelph. décandrie L.) , grand arbre originaire des forêts de l'Amérique méridionale, d'où on l'expédie pour toutes les contrées du globe, sous la forme de grosses charpentes. Son écorce est, dit-on, astringente tonique et fébrifuge, mais elle n'est d'aucun usage en Europe. (A. R.)

Acajou (*gomme d'*). Elle découle du *Cassuvium occidentale* Lamk, grand arbre de la famille des Térébenthacées et de l'ennéandrie monogynie. Elle forme des larmes allongées, dures, jaunâtres et ressemblant au succin, à cassure vitreuse. Elle est incomplètement soluble dans l'eau froide, une partie s'y gonfle, une autre s'y dissout. La première est analogue à la gomme de Bassora, la seconde à la gomme arabique. Inusitée. (A. R.)

Acajou (noix d'). On appelle ainsi le fruit du *Cassuvium occidentale.* C'est une sorte de noix réniforme, de la grosseur d'une fève, d'une teinte grise, lisse et luisante. Il est porté sur un pédoncule qui est devenu charnu et a pris un tel accroissement, qu'il offre presque la grosseur du poing. Cette partie est désignée sous le nom de *pomme d'acajou.* Sa saveur est astringente et assez agréable. En Amérique on en fait des boissons rafraîchissantes. Quant au fruit lui-même, il est indéhiscent, assez épais, coriace, et renferme une seule graine ou amande blanche, émulsive, contenant une huile grasse et douce. Elle est d'une saveur agréable et on la mange; on peut en faire des émulsions.

Le péricarpe contient, dans des espèces d'alvéoles, un suc huileux, brun-noirâtre et très caustique, qui sert à ronger les cors, les verrues, etc., et avec lequel on imprime au linge blanc des marques indélébiles.

Ce suc huileux, séparé des alvéoles à l'aide de l'alcool et de la chaleur, par M. Chevallier, a été essayé par MM. Breschet et Edwards sur les animaux. Introduit dans le tube intestinal, et sous le système cutané, il n'a produit aucun accident. Sa propriété corrosive n'est donc pas bien prouvée. (A. R.)

ACANTHE, BRANC-URSINE ou Pied d'ours. *Acanthus mollis.* L. Rich. Bot. méd., t. I, p. 241. (Acanth. J. Didynam. angiosp. L.)

Cette belle plante vivace, dont les grandes feuilles élégamment sinueuses sur les bords, ont servi de modèle aux architectes grecs pour orner le chapiteau des colonnes corinthiennes, pousse du milieu de ses feuilles étalées à la surface du sol, une tige d'environ deux pieds de hauteur, portant dans sa moitié supérieure de grandes fleurs blanches disposées en épi. Elle croît dans les lieux secs et pierreux des provinces méridionales. On

la cultive dans les jardins. Elle est émolliente, apéritive. On s'en
sert en lavement et en cataplasme. (A. R.)

ACAPALTI, sorte de poivre long et rond, de deux à trois
pouces, de couleur rouge lorsqu'il approche de la maturité,
lequel naît sur une plante sarmenteuse de la Nouvelle-Espagne
d'où on nous l'apporte en France. Il ne faut pas le confondre
avec le poivre long; c'est une espèce de poivre de qualité
inférieure.

Ce poivre est assez rare en France.

ACÉRATE. On a donné le nom d'acérate à un sel de chaux
que l'on rencontre dans la sève laiteuse de l'érable commun,
Acer campestre, selon Scherer. Ce sel est d'une couleur blanche, demi-transparent, inaltérable à l'air. Il est soluble dans
100 parties d'eau froide et dans moitié moins d'eau à 100°.
(A. C.)

ACÉTATES. Les acétates sont des combinaisons salines, résultant de l'union de l'acide acétique avec les bases salifiables.
Ces sels possèdent les caractères suivans, qui peuvent servir à
les faire reconnaître : 1°. exposés à l'action de la chaleur, ils se
décomposent et donnent, comme produits de cette décomposition, de l'eau, du gaz acide carbonique, du gaz oxide de carbone, de l'huile, du gaz hydrogène carboné, du charbon, de l'a-
cide acétique et de l'esprit pyro-acétique. On a reconnu qu'en
général les acétates très décomposables par la chaleur donnent beaucoup d'acide acétique (exemple, l'acétate de cuivre)
et peu d'esprit pyro-acétique, tandis qu'au contraire les acétates qui exigent une haute chaleur pour leur décomposition
(exemple, acétates de potasse, de soude) donnent plus d'esprit
pyro-acétique et moins d'acide.

2°. Les acétates sont presque tous solubles dans l'eau.

3°. Traités par plusieurs acides, tels que l'acide hydrochlorique, l'acide nitrique, l'acide phosphorique, l'acide sulfurique, les acétates sont décomposés avec dégagement d'acide
acétique; il y a formation d'autres sels (hydrochlorates, nitrates, phosphates, sulfates).

L'acide sulfurique étant fixe, on doit l'employer de préférence pour reconnaître et décomposer les acétates. Cet acide dégage l'acide acétique et forme des sulfates avec les bases.

(A. C.)

ACÉTATE D'ALUMINE, *proto-acétate d'alumine.* Résultat de la combinaison de l'alumine avec l'acide acétique. Ce sel s'obtient par la double décomposition de l'alun, par les acétates de chaux et de plomb; le sulfate de plomb ou celui de chaux étant insoluble, tandis que l'acétate reste en dissolution. On sépare du précipité le produit liquide que l'on fait évaporer. L'acétate de plomb est le plus souvent employé pour cette décomposition, et le mélange doit se faire dans les proportions suivantes :

Acétate de plomb 100

Alun . . . . 60,5.

On doit toujours mettre un excès d'alun, afin d'être certain qu'il n'y a pas d'acétate de plomb dans la liqueur contenant l'acétate d'alumine. L'acétate d'alumine peut s'obtenir en cristaux aiguillés déliquescens. Ces cristaux ont une saveur astringente. M. Gay-Lussac a fait voir que lorsque l'acétate d'alumine est soumis à l'action de la chaleur, une partie de l'alumine contenue dans ce combiné se précipite, mais qu'elle peut être redissoute lorsque la liqueur se refroidit.

L'analyse de l'acétate d'alumine, faite par Richter, présente les résultats suivans :

Acide 73,81

Base . . . . 26,19.

Composition d'après le poids des atomes.

Acide acétique . . . . 1 atome   6,25

Alumine. . . . . 1 atome   2,25

Eau. . . . . 1 atome   1,125

—————

9,625.

(A. C.)

ACÉTATE D'AMMONIAQUE, *esprit de Minderer ou de Mindererus,* employé pour la première fois par Raymond Minderer, d'où lui vient le dernier nom. Il doit, quel que soit son mode de préparation, être clair, incolore, sans excès d'acide, et marquer 5° au pèse-sel, 1,036 à l'aréomètre à densité. Il peut être préparé de plusieurs manières : la plus simple consiste à saturer de l'acide acétique marquant 3° par du sous-carbonate d'ammoniaque, à filtrer le produit lorsque la saturation est bien exacte, et à le conserver dans des flacons bien fermés. M.M. Steinacher, Destouches, Martius, ont indiqué divers procédés pour préparer ce sel ; mais tous ces procédés, qui ont été décrits dans le Manuel du Pharmacien de MM. Chevallier et Idt, n'ont aucun avantage sur celui que nous venons d'indiquer.

L'acétate d'ammoniaque a une saveur fraîche d'abord, puis sucrée. Il est susceptible de prendre une forme cristalline : les cristaux sont longs, très fins et aplatis, d'un blanc nacré; ils sont toujours terminés en pointe, et sont déliquescens, fusibles à la température de 77° centigrades; ils se subliment lorsqu'on les expose à une chaleur de 121°. Traités par la potasse, la soude, la baryte ou la chaux, il y a décomposition et dégagement d'ammoniaque; traités par les acides sulfurique, nitrique, hydrochlorique et phosphorique, il y a aussi décomposition, mais avec dégagement d'acide acétique.

L'analyse de cet acétate, difficile à faire, a cependant été entreprise par Wenzel et Richter, qui ont présenté les résultats suivans :

Acide   62,45   68,77 Acide
Base   37,55 (Wenzel).   31,23 Base (Richter).

Messieurs les rédacteurs du nouveau Codex font observer que *l'esprit de Mindererus* doit être distingué de l'acétate d'ammoniaque proprement dit. Le premier de ces médicamens doit être préparé avec le sous-carbonate d'ammoniaque huileux, recueilli dans la distillation de la corne de cerf. Cette combinaison ainsi obtenue diffère de la première en ce qu'elle contient un savonule auquel on reporte une partie de ses propriétés.

L'acétate d'ammoniaque existe tout formé dans quelques végétaux. M. Chevallier en a trouvé dans des eaux distillées qu'il a soumises à l'analyse chimique. L'acétate d'ammoniaque contient quelquefois du cuivre qui provient des vaisseaux dans lesquels s'est faite la saturation de l'acide par la base ou par l'emploi d'un acide impur. Pour reconnaître la présence de ce métal, on verse dans l'acétate d'ammoniaque quelques gouttes d'acide en excès, et on y trempe une lame de fer : celle-ci se recouvre d'une couche de cuivre si l'acétate examiné contient de ce métal; si cet effet n'a pas lieu, c'est que ce combiné n'en contenait pas.

La calcination indique si l'acétate d'ammoniaque est pur : dans ce cas, il doit se détruire en entier sans laisser d'alcali, ce qui n'arrive pas lorsqu'on calcine un acétate ammoniacal qui contient de la soude ou de la potasse (1).   (A. C.)

ACÉTATE DE BARYTE, *acète de baryte, proto-acétate de barium*. Résultat de la combinaison de l'oxide de barium avec l'acide acétique. Ce sel cristallise en aiguilles fines prismatiques, transparentes; sa saveur est acide et amère; il est soluble dans l'eau : 100 parties de ce liquide bouillant peuvent, selon Bucholz, dissoudre 96 parties d'acétate, et 88 seulement si ce liquide est à la température de 16°. La solution aqueuse de l'acétate de baryte peut être employée pour constater, dans les vinaigres ou autres liquides, la présence de l'acide sulfurique ou des sulfates; le moyen de l'employer consiste à verser, dans une solution soupçonnée contenir de l'acide sulfurique ou un sulfate libre, de l'acétate de baryte liquide jusqu'à ce que celui-ci ne forme plus de précipité, à recueillir le précipité, à le laver d'abord avec de l'eau acidulée par l'acide nitrique, puis avec de l'eau pure, à le faire sécher, à prendre le poids du précipité d'où l'on déduit celui de l'acide sulfurique qui le constitue sulfate.

On prépare l'acétate de baryte de deux manières : 1°. par la décomposition du sulfure de baryte. On délaie dans l'eau pure le sulfure de baryte obtenu de la calcination du sulfate avec le charbon; on verse dans ce mélange de l'acide acétique par pe-

---

(1) L'acétate d'ammoniaque est très employé comme médicament; on le donne à la dose de 20 gouttes dans l'eau sucrée, pour détruire l'ivresse.

tites portions; on continue l'addition de cet acide jusqu'à ce qu'il y en ait un léger excès. On chauffe le liquide pour chasser l'acide hydrosulfurique qui ne se serait pas dégagé; on filtre, et on fait évaporer convenablement : le sel cristallise; lorsque la cristallisation est opérée, on décante l'eau mère, on met le sel a égoutter, on le lave ensuite avec un peu d'eau pure : lorsqu'il est sec, on l'enferme dans des flacons pour le soustraire au contact de l'air (ce sel étant un peu efflorescent).

2°. En saturant la solution aqueuse de baryte par l'acide acétique. On prend une solution d'hydrate de baryte faite à chaud, on la sature par cet acide, on fait évaporer la liqueur lorsqu'elle a été filtrée. Les cristaux qu'on obtient de cette manière sont plus purs que ceux provenant de la décomposition du sulfure.

L'analyse de l'acétate de baryte a donné les résultats suivans :

Acide   43,17
Base   56,83 (Thénard et Gay–Lussac).

Les résultats donnés par Thompson sont les suivans :

Acide acétique . . . .   1 atome   6,25
Baryte. . . . .   1 atome   9,75
Eau . . . .   3 atomes 3,375
                                           ―――――
                                           19,375.
                                           (A. C.)

ACÉTATE DE CHAUX, *proto - acétate de calcium, terre foliée calcaire.* Ce sel est le résultat de la combinaison de l'acide acétique avec l'oxide de calcium. Cette combinaison, qui fut décrite avec soin par Crollius, n'est pas employée en médecine, mais elle est usitée dans les arts chimiques pour la préparation de l'acide acétique du bois, et pour la préparation de quelques acétates solubles.

Pour préparer l'acétate de chaux, on sature l'acide pyroligneux brut par de la chaux ou par du carbonate de la même base, en ayant soin, si l'on emploie *la chaux,* de ne pas en ajouter un excès; sans cette précaution, on saponifierait une partie de l'huile qui accompagne l'acide pyroligneux; elle serait alors plus difficile à séparer. Lorsque la saturation est complète, on décante l'acétate de chaux liquide, on fait évaporer le produit, qui donne de l'acétate de chaux sali par de l'huile empyreumatique qui était en dissolution dans la liqueur. On sépare l'huile en faisant torréfier légèrement l'acétate. Cette opération bien conduite charbonne et détruit l'huile sans décomposer le sel. Lorsque la torréfaction est terminée, on traite le produit par l'eau, on filtre, et on fait évaporer la liqueur filtrée; elle donne en résultat de l'acétate à un état de pureté convenable à l'extraction de l'acide.

L'acétate de chaux a une saveur amère, un peu acide; il est soluble dans l'eau, susceptible de cristalliser en belles aiguilles prismatiques, d'un aspect blanc brillant et satiné. Traité par l'acide sulfurique, ce sel est décomposé; il y a dégagement d'acide acétique et formation de sulfate de chaux. Soumis à l'action d'une forte chaleur, ce sel se décompose en donnant des produits semblables à ceux qu'on obtient des matières végétales, et un peu d'acide acétique.

L'analyse de ce sel, faite par M. Berzelius, a donné les résultats suivans :

Acide acétique   64,6
Chaux.   35,4

Résultats atomistiques.

Acide acétique . . . . .   1 atome   6,25
Chaux. . . . .   1 atome   3,50
Eau . . . .   6 atomes   6,75
                                      ———
                                      16,50.

(A. C.)

ACÉTATE DE CUIVRE *avec excès de base, sous - acétate de cuivre, verdet, vert-de-gris, sous-deuto-acétate de cuivre.* Ce sel est formé d'acide acétique et d'oxide de cuivre dans les proportions de 46,5 d'acide acétique, 40 d'oxide de cuivre et

10 parties d'eau (Vauquelin); il est en masses amorphes d'un vert particulier, d'une saveur âpre, métallique, insupportable. Le vert-de-gris ne se prépare pas dans les pharmacies, mais dans quelques départemens de la France, et particulièrement dans ceux de l'Aude et de l'Hérault. Pour cela, on prend des plaques de cuivre, on les place sur une couche de marc de raisin, on les recouvre d'une seconde couche de marc, on place sur celle-ci une couche de plaques recouvertes de marc, et ainsi successivement ; on abandonne ces couches ainsi stratifiées pendant quarante jours ; au bout de ce temps, on enlève les plaques métalliques qui sont recouvertes de vert-de-gris; on les bat pour faire tomber le produit qui s'est formé, ou bien encore on les racle avec un couteau; on recueille le verdet ainsi obtenu pour le livrer au commerce. On fait servir ces lames de cuivre, ainsi débarrassées du verdet, à d'autres opérations semblables, et cela jusqu'à ce qu'elles soient entièrement converties en vert-de-gris. (*V.* le *Manuel du fabricant de vert-de-gris,* par M. Le Normand.)

Le verdet est facile à reconnaître à sa couleur et à ses propriétés physiques; traité par l'eau, il s'y dissout en partie : la partie dissoute est un sur-acétate, la partie non dissoute est au contraire un sel avec excès de base.

Ce sel, pris à l'intérieur, agit comme poison; il occasione des vomissemens. Les premiers secours à donner contre son introduction dans l'économie animale consistent : 1°. à favoriser le vomissement; 2°. à administrer au malade l'eau albumineuse tenant en suspension de la limaille de fer porphyrisée.

Ce sel, soumis à l'examen des réactifs, présente les résultats suivans : par la chaleur, il se décompose en donnant des produits semblables à ceux obtenus de la décomposition des matières végétales, laissant ensuite pour résidu du cuivre divisé, mêlé de charbon. Soumis à l'action de l'eau pure, il donne un liquide bleu qui précipite en brun marron par le prussiate de potasse. Ce même liquide, mis en contact avec une lame de zinc ou de fer, donne un précipité brun qui n'est autre chose que du cuivre métallique très divisé.

Le vert-de-gris est employé dans plusieurs médicamens externes. Quelques praticiens l'ont également donné à l'intérieur contre quelques maladies, mais en petite quantité. Ce mode de l'administrer demande des précautions de la part du praticien.   (A. C.)

Acétate de cuivre, *deuto-acétate de cuivre, verdet cristallisé, cristaux de Vénus*. Ce sel, qui se fabriquait autrefois en Hollande avec le vert-de-gris acheté dans les départemens du midi, était vendu sous le nom de *vert distillé*. La fabrication de ce sel fut d'abord établie en France, à Grenoble, puis à Montpellier. Les produits de ces fabriques sont aussi beaux que ceux que l'on nous apportait de l'étranger. Le procédé de fabrication est simple; il consiste à délayer dans une chaudière de cuivre 100 parties de vert-de-gris et 200 parties de vinaigre distillé; on chauffe doucement, en agitant de temps en temps avec une spatule de bois. Lorsqu'on voit que le liquide ne dissout plus de verdet, on laisse déposer; puis on décante le liquide clair dans des terrines destinées à cet usage; on épuise ensuite le verdet non dissous par de nouvel acide. Quand les résidus sont épuisés, on les met de côté. On fait évaporer la liqueur claire, jusqu'à ce qu'elle offre une pellicule; on fait alors cristalliser ce sel dans des terrines, en ayant soin de placer dans ces vases des morceaux de bois destinés à recevoir les cristaux.

Ce sel a une couleur verte foncée, une saveur âpre; la forme de ses cristaux est l'octaèdre à base rhomboïdale; il est soluble dans l'eau froide, plus soluble dans l'eau bouillante, cristallise par refroidissement. Exposé à l'action de l'air, il s'effleurit; exposé à l'action de la chaleur, il est décomposé en donnant de l'acide acétique gazeux et laissant pour résidu du métal divisé mêlé de charbon. Le fer et le zinc précipitent ce métal de ses dissolutions : le précipité est du cuivre métallique.

L'acétate de cuivre, analysé par M. Proust, lui a donné les résultats suivans:

       Acide et eau.................. 61
       Oxide de cuivre............. 39.

Principes constituans, d'après le poids des atomes,

Acide acétique, 1 atome....... 6,25
Oxide de cuivre, 1 atome...... 5
Eau ,........ 1 atome....... 1,125
                                        ————
                                        12,150.

L'acétate de cuivre est un poison; il ne doit être délivré
qu'avec précaution.   (A. C.)

ACÉTATE DE MERCURE, *proto - acétate de mercure*. Ce sel,
qui est un combiné d'oxide de mercure et d'acide acétique,
se prépare de la manière suivante : on verse dans une dissolution de proto-nitrate de mercure de l'acétate de potasse , en
ayant soin d'ajouter de ce sel en excès; on recueille le précipité
sur un filtre, et on le lave avec une quantité d'eau suffisante
pour enlever l'acétate de potasse qui serait encore mêlé à l'acétate de mercure formé; on fait ensuite sécher le produit, que
l'on enferme dans un flacon recouvert de papier noirci.

On peut encore obtenir le proto-acétate de mercure en traitant le protoxide de mercure par l'acide acétique et faisant rapprocher et cristalliser.

Cet acétate a une saveur âcre; il est insoluble dans l'alcool,
peu soluble dans l'eau (1 partie d'acétate exige 600 parties d'eau
pour être dissoute). Ce sel est reconnaissable aux caractères suivans : traité par les alcalis, il est précipité en noir; le précipité est du protoxide de mercure; traité par l'acide sulfurique,
il y a décomposition, formation de sulfate de mercure et dégagement d'acide acétique. Chauffé dans une cornue de verre , ce
sel se décompose; il y a dégagement de vapeurs contenant des
acides acétique et pyro-acétique ; la réduction du métal s'opère,
alors le métal se dégage: on peut le condenser ou le recueillir sur
une lame de cuivre ou d'or. Ces métaux prennent une couleur
blanche, mais ils la perdent lorsqu'on les expose à une température un peu élevée.

Quelques médecins emploient le proto-acétate de mercure
comme anti-vénérien. Ce sel doit être administré avec précaution; donné à haute dose, il est vénéneux. Les premiers

secours à donner contre les accidens produits par ce sel sont l'eau albumineuse en grande quantité, la farine de seigle. (A. C.)

Acétate de mercure au maximum, *terre foliée mercurielle, deuto-acétate de mercure.* Ce sel est formé d'acide acétique et de deutoxide de mercure ; il s'obtient en traitant le deutoxide par l'acide acétique, faisant évaporer et cristalliser.

On peut encore obtenir ce sel en précipitant le deuto-nitrate de mercure par l'acétate de potasse en excès, recueillant le précipité sur un filtre, le lavant avec de l'eau froide, puis le faisant sécher, l'enfermant ensuite dans un flacon qu'on met à l'abri des rayons lumineux (1).

Ce sel est employé, de même que le proto-acétate, comme antisyphilitique ; il doit être administré avec précaution. Il entre dans plusieurs médicamens et particulièrement dans les dragées de Keyser. Introduit dans les sirops de fumeterre, de pensée sauvage, à la dose de 12 grains par pinte, il donne des sirops antisyphilitiques employés avec succès. Les effets du deuto-acétate sur l'économie animale sont les mêmes que ceux produits par le proto-acétate ; son action vénéneuse est aussi détruite par la farine de seigle, l'eau albumineuse, le gluten.

Les réactifs sont aussi les mêmes que ceux que nous avons indiqués pour les sels de mercure. (A. C.)

Acétate de plomb, *proto-acétate de plomb, sel de Saturne, sucre de Saturne, sucre de plomb.* Ce sel est le produit résultant de la combinaison de l'acide acétique et du protoxide de plomb. Connu depuis long-temps, ainsi que l'attestent les ouvrages des chimistes anciens, il est très employé en teinture, dans l'imprimerie sur toile, et dans l'art de guérir. Ce sel fut d'abord fabriqué en grand en Hollande et en Angleterre ; ces nations nous en fournissaient : notre industrie s'étant considérablement accrue, nous en livrons maintenant au commerce de grandes quantités, et quelques nations sont devenues nos tributaires par les exportations que nous faisons de ce sel.

---

(1) Ce sel, préparé de cette manière, a été regardé par quelques chimistes comme un proto-acétate. (*V.* Journal de Physique, t. LI, p. 205.)

L'acétate de plomb peut être obtenu avec des vinaigres de
bière, de vin, ou avec celui retiré de la distillation du bois.
Des procédés différens entre eux ont été proposés pour le préparer ; quelques auteurs indiquent de traiter le carbonate de
plomb par l'acide acétique ; d'autres prescrivent l'oxidation
d'abord du métal à l'aide du vinaigre, puis le traitement de
l'oxide par cet acide. Le moyen le plus simple et le plus souvent
mis en usage est le suivant : on prend de la litharge exempte
de cuivre, 58 liv.; on verse sur cet oxide 65 liv. d'acide acétique
exempt d'acide sulfurique et portant 40° acidimétriques. La dissolution s'effectue immédiatement ; elle est si prompte, qu'il
résulte de l'action de ces substances l'une sur l'autre un dégagement de chaleur assez considérable. On amène la liqueur à
55° de l'aréomètre, en ajoutant un peu d'eau. On ajoute sous la
chaudière une petite quantité de feu, pour tenir la liqueur
chaude et laisser déposer quelques matières insolubles (1).
Aussitôt que la liqueur est claire, on la tire dans des terrines
et on la porte à cristalliser. Lorsque la liqueur est refroidie, ce
qui a lieu environ 46 heures après qu'on l'a mise dans les vases,
on verse les eaux mères et on laisse égoutter le sel ; lorsqu'il est
égoutté, on le fait sécher à l'étuve à une douce chaleur, de
manière à le dessécher sans lui donner une couleur blanche,
ce qui arrive quand on lui enlève une partie de son eau de
cristallisation. Lorsqu'on le sort de l'étuve, on le place dans
des boîtes ou dans des barils garnis de papier. On réunit ensuite les eaux mères que l'on fait évaporer jusqu'à 55°, et on fait
de nouveau cristalliser. Lorsque ces eaux refusent de donner des cristaux, on les précipite par du sous-carbonate de
potasse ou de soude, on forme aussi du carbonate de plomb et
des acétates de potasse ou de soude ; ces derniers doivent être
exempts de plomb, et s'ils en contenaient, on peut les en débarrasser par l'hydrogène sulfuré, ou par les hydro-sulfates.

L'acétate de plomb est un solide blanc, cristallisant ordinai-

---

(1) Ces matières contiennent quelquefois de l'argent ; il est bon de les
mettre de côté pour en retirer ce métal.

rement en petites aiguilles brillantes, satinées, ayant la forme de prismes tétraèdres aplatis, terminés par des sommets dièdres; il a une saveur sucrée astringente. Il est soluble dans l'eau froide, plus soluble dans l'eau chaude. Exposé à l'air, ce sel est peu altérable; cependant quelquefois il blanchit légèrement, ce qui est dû à son efflorescence; exposé à l'action de la chaleur, il s'effleurit d'abord; si on continue de chauffer, on obtient de l'eau acidulée, de l'acide acétique, de l'esprit pyro-acétique mêlé d'huile empyreumatique, enfin un résidu de plomb mêlé de charbon.

L'acétate de plomb, suivant l'analyse de Berzelius, est un composé

de 26,96 d'acide acétique,

de 58,71 d'oxide au 1er degré,

et de 14,33 d'eau de cristallisation.

Ce sel est reconnaissable aux caractères suivans : il est soluble dans l'eau; sa solution a une saveur sucrée; elle est précipitée en blanc par les carbonates et les sulfates alcalins, en jaune par le chromate de potasse, en jaune brillant par l'hydriodate de potasse, en noir par l'hydrogène sulfuré et par les hydrosulfates. Par l'action de la chaleur, ce sel est converti en plomb métallique. (A. C.)

ACÉTATE DE PLOMB AVEC EXCÈS DE BASE, *sous-acétate de plomb, sous-proto-acétate de plomb, extrait de Saturne, extrait de Goulard.* Schéele fut le premier qui reconnut la nature du sous-acétate de plomb. M. Thénard est le chimiste qui examina avec le plus de soin ce sel, que l'on prépare de la manière suivante :

On prend 30 parties d'acétate de plomb cristallisé, 90 parties d'eau distillée et 10 parties de litharge pure et porphyrisée; on fait dissoudre le mélange, puis on porte à l'ébullition en ayant soin d'agiter avec une spatule, jusqu'à ce que la dissolution soit presque complète et que la liqueur porte 30° à l'aréomètre; on laisse alors refroidir la liqueur, on la filtre, et on la tient dans des bouteilles bien fermées.

L'acétate de plomb liquide est employé à l'usage externe ; pris à l'intérieur, ce serait un poison contre lequel on pourrait administrer avec succès les sulfates de soude et de magnésie. Le sous-acétate de plomb a une saveur moins sucrée que l'acétate ; lorsqu'on le met en contact avec les réactifs que nous avons cités précédemment à l'article ACÉTATE, il se comporte à peu près de même que ce sel ; l'acide carbonique le précipite en plus grande quantité que l'acétate.

On prépare quelquefois le sous-acétate de plomb avec des vinaigres impurs ; ce sel liquide a alors une couleur jaune. Quelquefois il contient du cuivre : on peut s'en apercevoir en ajoutant une goutte d'acide à la liqueur et y plongeant une lame de fer *décapée;* celle-ci se recouvre aussitôt de cuivre.   (A. C.)

ACÉTATE DE POTASSE, *proto-acétate de potassium , terre foliée de tartre , arcanum tartari , sel essentiel du vin, tartre régénéré, sel diurétique , sel digestif de Sylvius.* L'acétate de potasse est le résultat de la combinaison de l'acide acétique avec l'oxide de potassium ; il fut décrit par Raymond Lulle, qui le fit connaître le premier.

Ce sel se prépare de la manière suivante : on verse dans une solution de sous-carbonate de potasse préparé par la combustion du tartre, de l'acide acétique pur jusqu'à ce que la saturation soit complète; on fait chauffer pour aider le dégagement de l'acide carbonique, puis on ajoute un excès d'acide à la liqueur. Cet excès, conseillé par M. Fremy, doit être ajouté, afin que la potasse ne réagisse pas sur l'acide : cette réaction donnerait lieu à la coloration du liquide. Lorsque la saturation est plus que complète et qu'il ne se dégage plus d'acide carbonique, on fait évaporer jusqu'aux trois quarts, en ayant soin de maintenir toujours le sel à l'état acide. On laisse refroidir la liqueur qui est un peu colorée; on la laisse en repos pendant quelques heures, puis on la décante. On mêle à la liqueur décantée un cinquième de son poids de charbon animal ; on fait bouillir quelques instans, on filtre. Le liquide décoloré doit passer clair et limpide; on le fait évaporer jusqu'à ce qu'il forme pellicule. On retire du feu, on le divise alors par petites portions, que l'on évapore à siccité en l'exposant dans une bassine d'argent à fond plat sur un feu modéré : avec une cuiller d'argent on amène sur les bords de la bassine la pellicule qui se forme continuellement. Lorsque l'évaporation est terminée, on retire promptement la bassine de dessus le feu et on la couvre d'un papier. On laisse refroidir ; on enferme ensuite le sel obtenu dans un flacon à col droit, qu'on a eu soin de dessécher d'avance et que l'on bouche parfaitement.

On peut encore préparer l'acétate de potasse en agissant par double décomposition : pour cela, on verse dans une solution d'acétate de plomb du sulfate de potasse·en quantité suffisante pour que les deux sels soient complètement décomposés ; on recueille le sulfate de plomb, et on fait évaporer l'acétate de potasse formé de la même manière que nous l'avons indiqué. L'acétate préparé par ce moyen doit être examiné avec soin ; car s'il y avait du sel de plomb en excès, ce serait un médicament *infidèle* et vénéneux.

Quelques auteurs ont indiqué la décomposition de l'acétate de chaux par le sulfate de potasse : quelquefois l'acétate ainsi préparé retient du sulfate de potasse, et ce médicament ne doit pas être employé.

L'acétate de potasse est blanc, susceptible de cristalliser en cristaux réguliers, prismatiques ; mais ce n'est pas sous cette forme qu'on le trouve dans les pharmacies : il existe sous forme de flocons blancs, légers, feuilletés, d'une saveur piquante ; il est inodore ; il attire promptement l'humidité de l'air, et se réduit en liquide ayant un aspect oléagineux. Ce sel, exposé à une plus haute température, se fond : si l'on continue de chauffer, sa décomposition a lieu, et il résulte de cette décomposition des produits fixes et volatils : les premiers sont du sous-carbonate de potasse mêlé de charbon ; les derniers sont de l'eau, de l'huile, de l'ammoniaque, de l'acide acétique, et, selon quelques auteurs, de l'acide hydrocyanique.

L'acétate de potasse est reconnaissable aux caractères suivans : traité par l'acide sulfurique, ce sel est décomposé en donnant lieu à du sulfate de potasse et à de l'acide acétique qui

se dégage ; par le muriate de platine, il est précipité ; le précipité calciné est un mélange de platine métallique et de potasse.
L'acétate de potasse est formé de 51,52 d'acide et de 48,48
d'oxide de potassium.

L'acétate de potasse, lorsqu'il est bien pur et exempt de sels
étrangers, ne doit pas précipiter par les sels barytiques, par
l'hydrogène sulfuré, par le prussiate de potasse, par la teinture
de noix de galle. Tous ces essais ont pour but de reconnaître si
l'acétate ne contient pas de sulfate de potasse ou des sels de
plomb ou de cuivre.

On peut encore par l'alcool reconnaître la pureté de l'acétate
de potasse : si ce sel était mêlé de tartrate de potasse, ce dernier
sel ne serait pas dissous. Ce sel se donne ordinairement de
24 grains à 1 gros (1).   (A. C.)

ACÉTATE DE POTASSE LIQUIDE. Cette préparation, qui est une
solution de l'acétate solide dans l'eau distillée, se fait de la manière suivante : on prend une once d'acétate de potasse et deux
onces d'eau distillée ; on filtre, et l'on conserve dans un flacon
bien fermé cette solution qui doit être limpide. L'alcool ne la
précipite pas lorsqu'elle est pure.

ACÉTATE DE POTASSE ALCOOLIQUE, *liqueur digestive du dispensaire de Lippe*. On prépare ce médicament en saturant une
livre de potasse pure par du vinaigre de vin ; on évapore la
solution jusqu'à ce qu'elle ne pèse plus que trois livres ; on laisse
refroidir, et on y ajoute alors deux onces d'alcool. Cette solution
neutre, ne rougissant pas le papier de tournesol, et ne bleuissant pas le papier de tournesol rougi, doit être conservée dans
un vase bien bouché : un flacon qui tient deux onces d'eau distillée pure doit tenir trois onces de cette solution.   (A. C.)

ACÉTATE DE MORPHINE. L'acétate de morphine est un sel résultant de la combinaison de l'acide acétique avec la morphine.
Ce combiné doit être préparé de la manière suivante : on dissout dans l'alcool, à l'aide de la chaleur, une certaine quan

---

(1) L'acétate de potasse a été conseillé par M. Masuyer, comme antigoutteux.

tité de morphine; si la dissolution n'est pas claire, on la filtre; on sature ensuite la liqueur filtrée par de l'acide acétique pur, que l'on ajoute avec précaution; on s'assure, par le papier de tournesol, que la liqueur est saturée; lorsqu'elle est arrivée à ce point, on la fait évaporer à une douce chaleur et jusqu'à ce que l'acétate puisse être réduit en poudre. On renferme cette poudre dans un flacon que l'on étiquette avec soin et que l'on place dans un lieu fermé à clef.

L'acétate de morphine est susceptible de cristalliser en aiguilles qui se réunissent pour former des petites houpes soyeuses. Ce sel est employé en Médecine dans du sirop, en pillules, etc. Il sert avec avantage à remplacer l'opium : un quart de grain d'acétate *bien préparé* produit le même effet qu'un grain d'opium.

L'acétate de morphine doit être administré avec précaution et par les praticiens seulement; donné à des doses trop fortes pour le sujet, il pourrait causer des accidens très graves. Les accidens causés par ce sel peuvent être combattus en provoquant le vomissement à l'aide du sulfate de zinc, en solution aqueuse de 9 à 10 grains à la dose, ou encore par 1 à 3 grains de tartre émétique, ou si l'on ne pouvait se procurer ces médicamens, on doit employer des moyens mécaniques pour produire le vomissement.

Les caractères particuliers qui peuvent faire reconnaître l'acétate de morphine sont les suivans : traité par l'acide nitrique, il est décomposé en formant un nouveau sel (nitrate de morphine), ayant une couleur rouge particulière; il y a dégagement d'acide acétique. Dissous dans l'eau, l'acétate de morphine est précipité de sa solution par l'ammoniaque et par les autres alcalis (la soude, la potasse); le précipité insoluble dans l'eau, lorsqu'il a été bien lavé, étant traité par l'alcool, ce véhicule dissout la morphine bouillante, qu'il laisse ensuite déposer par refroidissement. La solution d'acétate de morphine mêlée à un sel de fer (peroxidé) prend une couleur bleue. (Robinet.)   (A. C.)

Acétate de soude, *proto-acétate de sodium, terre foliée*

cristallisée, terre foliée minérale. Ce sel est le résultat de la combinaison de l'acide acétique avec la soude, dans la proportion de 36,95 d'acide, de 22,94 d'oxide de sodium, et de 40,11 d'eau. Connu des anciens, il fut successivement examiné par divers chimistes : premièrement par Baron, puis par Venzel, Richter, Berzelius, etc. Divers modes sont mis en usage pour sa préparation; le plus simple consiste à saturer de l'acide acétique pur par du sous-carbonate de soude pur en excès (1). On filtre ou l'on décante, et on fait évaporer le liquide jusqu'à ce qu'il porte 32°. On place la dissolution, encore chaude, dans une étuve; on l'abandonne à une douce température, pour que la cristallisation puisse s'opérer lentement. Lorsque la cristallisation est opérée, et que les cristaux sont bien formés, on décante les eaux mères, et on place les terrines de manière à ce que le sel puisse s'égoutter. On réunit les eaux mères, on les fait évaporer de nouveau pour obtenir de nouveau des cristaux; si les liqueurs étaient trop colorées, il faudrait les décolorer par un cinquième de charbon animal, filtrer, et faire évaporer et cristalliser.

On prépare encore l'acétate de soude en saturant le vinaigre obtenu de la distillation du bois par la soude artificielle, faisant évaporer, calciner et redissoudre dans l'eau. Ce mode de fabrication ne peut se faire dans les officines; il rentre dans les opérations des arts.

L'acétate de soude cristallisé est un solide en prismes striés ayant beaucoup d'analogie avec le sulfate de soude; mais il est très facile de distinguer ces deux sels.

Les caractères qui peuvent faire reconnaître ce sel sont les suivans : 1°. saveur acerbe; 2°. soluble dans moins de trois parties d'eau à la température de 16°; 3°. inaltérable à l'air; 4°. à une douce température, il perd son eau de cristallisation; à un degré de chaleur plus élevé, il est décomposé, et laisse dégager des produits volatils semblables à ceux qu'on obtient de

____

(1) S'il n'y avait pas d'excès de base, la cristallisation n'aurait pas lieu avec facilité.

la décomposition des végétaux, en laissant pour résidu du sous-carbonate de soude; 5°. traité par l'acide sulfurique, il est décomposé avec dégagement d'acide acétique et formation de sulfate de soude. L'acétate de soude peut être distingué de l'acétate à base de potasse par le muriate de platine: l'acétate de potasse forme avec le sel de platine un précipité jaune, tandis que l'acétate de soude ne donne pas lieu à ce précipité.

L'acétate de soude est employé comme diurétique; les doses sont les mêmes que celles de l'acétate de potasse. Ce sel, comme le précédent, peut être altéré par la présence de sels métalliques (sels de cuivre, de plomb) qui le rendraient vénéneux; il peut aussi être mêlé de sulfate ou de muriate de soude. La présence de ces sels est indiquée par le nitrate d'argent, qui, avec l'acide hydrochlorique ou les hydrochlorates, donne de suite naissance à un combiné (le chlorure d'argent) dont les caractères sont bien tranchés. (*V.* CHLORURE D'ARGENT.) Par le nitrate de baryte on reconnaît s'il y a du sulfate de soude en solution; la présence de ce sel donne naissance à un précipité (sulfate de baryte) insoluble dans l'acide nitrique concentré; ce précipité, séché et traité par le charbon à l'aide de la chaleur, peut être converti en sulfure de barium, susceptible d'être converti en sel par les acides. La présence du cuivre peut être constatée par le prussiate de potasse, qui donne lieu à un précipité marron, ou encore par une lame de fer décapée, qui prend la couleur du cuivre en précipitant ce métal.

La présence du plomb est démontrée par l'hydrogène sulfuré, qui précipite le plomb à l'état de sulfure; celui-ci est gris noirâtre; il a le brillant métallique.   (A. C.)

ACHE DES MARAIS. *Apium graveolens,* L. Rich. Bot. méd. II, p. 463. (Ombellif. J. Pentand. digyn. L.). Cette plante bisannuelle présente deux variétés principales : dans l'état sauvage, elle porte spécialement le nom d'*ache* ou *ache des marais;* transportée dans nos jardins et modifiée par la culture, on la nomme *ache douce* ou *céleri.*

L'ache des marais est une plante bisannuelle qui croît dans les marais et sur le bord des ruisseaux.

Elle pousse plusieurs tiges d'environ deux pieds, grosses, cannelées, vertes, creuses en dedans; ses feuilles ressemblent à celles du persil, mais elles sont beaucoup plus grandes, vertes, lisses, luisantes, remplies d'un suc d'une odeur forte et désagréable, d'une saveur âcre. Les feuilles radicales sont portées sur de longs pétioles rougeâtres, cannelés, creux.

Ses fleurs sont blanches et disposées en ombelles.

Aux fleurs succède le fruit, qui consiste en deux petites coques arrondies sur le dos, cannelées, grises, d'une odeur aromatique, d'une saveur âcre.

La racine est longue, grosse, droite, blanche, pivotante, se divisant en plusieurs branches.

On fait un sirop avec le suc de la plante, une conserve avec ses sommités.

La racine est une des cinq racines apéritives, et entre dans la composition du sirop de ce nom.

Les semences entrent dans la composition de l'électuaire bénit laxatif, du philon romain, des trochisques d'alkekenge, de la poudre chalybée.

L'ache des marais est excitante, apéritive et carminative.

(A. R.)

Ache douce, *scéleri* ou *céleri*. *Apium dulce, celeri Italorum.* Ce n'est qu'une variété de la précédente.

La racine, la tige et les sommités de cette plante sont d'usage sur nos tables: on les mange en salade. On donne à la racine le nom de *pied de céleri* ou *tête de céleri*, parce qu'elle présente un centre commun assez gros, charnu, auquel adhèrent les fibres radicales qui constituent les organes suçoirs.

La tige et les feuilles de l'ache douce qui végètent à l'air libre, et qui sont maintenues constamment en contact avec la lumière, sont d'une couleur verte et d'une saveur âcre, désagréable. Les maraîchers ont soin de réunir les tiges en un faisceau, de les lier et de cacher les racines qui y adhèrent, dans du terreau, en les couvrant de fumier, pour intercepter le contact de la lumière; c'est ce qu'ils nomment *blanchir*, et ce que les botanistes appellent *étioler*. Cet étiolement des végétaux leur enlève leur saveur âcre, vireuse ; la couleur blanche qu'ils acquièrent est due à un commencement de désorganisation.

La semence du céleri ou ache douce entre dans la composition de la thériaque.

MM. Hubner et Vogel ont récemment constaté la présence de la mannite ou principe sucré de la manne dans la racine et les feuilles du céleri.

L'analyse du céleri a été faite par Vogel de Munich, qui y a trouvé les substances suivantes :

1°. De l'huile volatile incolore à laquelle est due l'odeur pénétrante du céleri ;

2°. Une huile grasse mêlée de chlorophylle ;

3°. Du soufre en petite quantité ;

4°. De la bassorine dissoute dans un acide faible qui constitue une gélatine tremblante ;

5°. Une matière brune extractive et une matière gommeuse ;

6°. De la mannite ;

7°. Du nitrate de potasse en quantité considérable ;

8°. Du muriate de potasse.

Il y a une variété du céleri dont la racine acquiert une grosseur très considérable, et qu'on nomme, pour cette raison, *céleri-rave*. On la mange après l'avoir fait cuire.

Ache de montagne. L'un des noms vulgaires de la livèche.

(A. R.)

ACIDES. On a nommé acides des combinés qui, en général, sont aigres, rougissent le papier de tournesol, saturent les bases salifiables, et donnent naissance à des combinaisons nouvelles appelées *sels*. La propriété de rougir plus ou moins fortement le papier bleu de tournesol, d'être plus ou moins aigre au goût, de saturer plus ou moins vivement, ou en plus ou moins grande quantité les bases, distingue les acides, en acides plus ou moins forts, *plus ou moins acides.*

Les acides forment de grandes classes qu'il est nécessaire de faire connaître. On les distingue en acides minéraux, formés d'hydrogène ou d'oxigène et d'un corps du règne minéral. Ces acides minéraux sont *oxacides* lorsqu'ils doivent leur acidité à la combinaison du corps combustible avec l'oxigène; et en *hydra-cides*, lorsque cette acidité résulte de l'union d'un corps simple, de nature minérale, combiné avec l'hydrogène.

On appelle *acides végétaux* les acides qui sont composés des élémens des substances végétales, l'oxigène, l'hydrogène et le carbone.

On nomme *acides animaux* des acides composés d'hydrogène, de carbone, d'oxigène et d'azote. On voit que ces derniers ne diffèrent des acides végétaux que parce qu'ils contiennent, outre l'hydrogène, l'oxigène, le carbone, une certaine proportion d'azote.

Les acides végétaux contiennent, tous, les mêmes principes, mais en proportions différentes. Ces différences de proportions donnent naissance à divers acides. Les chimistes, dans quelques cas, déterminent le changement de ces proportions, et convertissent un acide végétal en un autre acide de même nature, mais contenant les principes végétaux en des proportions différentes.   (A. C.)

Acide acétique, *acide acéteux; vinaigre distillé* (1), *vinaigre radical; acide pyroligneux, vinaigre de bois.* L'acide acétique est connu sous un grand nombre de dénominations diverses, selon qu'il est le produit de diverses opérations, ou qu'il est retiré de divers liquides. On le trouve dans le commerce sous diverses formes et états. Nous indiquerons successivement ces diverses préparations, en les différenciant par les noms qui leur sont donnés.

Acide acétique impur. Vinaigre obtenu par la fermentation. Ce produit, préparé en faisant fermenter des liqueurs diverses (la bière, le cidre, le vin, etc.), est un liquide acide ayant une faible odeur piquante et agréable; il contient de l'alcool, de l'acide tartrique, de l'acide malique, des matières extractives et colorantes, des sulfates et tartrates de potasse; il est peu employé pour la préparation des produits pharmaceutiques, mais beaucoup dans l'usage domestique. Le vinaigre ordinaire se trouve

---

(1) *Voyez ce mot.*

3.

sous deux états : le premier, coloré par la matière rouge du
raisin, est rouge et porte le nom de *vinaigre rouge;* le second, coloré en jaune, porte la mauvaise dénomination de *vinaigre blanc.*
Tous ces vinaigres ne sont pas identiques ; ils sont plus ou moins
colorés, plus ou moins acides, selon qu'ils proviennent de différentes liqueurs, ou qu'ils ont été préparés avec des vins recueillis
dans divers terroirs, et dans des années sèches ou pluvieuses.

Le vinaigre ordinaire doit avoir une saveur aigre franche, une
odeur agréable ; il doit tenir son acidité de l'acide acétique même,
et non d'autres acides ajoutés. Versé dans le creux de la main,
il ne doit pas y laisser d'odeur désagréable après qu'il s'est
évaporé.

Ce produit se prépare de la manière suivante : on met dans
des tonneaux qui doivent contenir de 3 à 400 pintes de liquide,
100 pintes de bon vinaigre ; on y mêle, en huit jours, 10 litres
de vin ; après ce temps, on ajoute une même quantité de ce liquide ; on répète une troisième et une quatrième addition de vin,
après le même espace de temps. Le quarantième jour, on retire
une quantité de vinaigre équivalente à celle du vin ajouté, et
l'on y remet de nouveau, et par intervalles, une nouvelle quantité de vin, que l'on enlève lorsqu'il est converti en vinaigre.

On a reconnu qu'il fallait, pour que l'acidification du vin eût
lieu, que le tonneau fût toujours au tiers vide ; qu'il fallait en
outre enlever, au bout d'un certain temps, le tartre et la lie
qui se déposent au fond des tonneaux (nommés *mère*). Ces
dépôts s'opposeraient à la fermentation.

La quantité de temps demandée pour la conversion du vin
en vinaigre peut être plus ou moins longue ; mais on peut
reconnaître que le vinaigre est fait, en plongeant dans
la liqueur un bâton blanc, recourbé à son extrémité, et
en le retirant horizontalement : si cet instrument est chargé
d'une écume blanche, on regarde le travail comme fini ; si le
bâton, qui doit être blanc, est rouge, il faut encore laisser fermenter. Les conditions nécessaires à la fermentation du vinaigre
sont : 1º. l'accès de l'air dans le tonneau où il doit se former ;
2º. le lieu où sont placées les liqueurs destinées à être con-

verties en vinaigre doit avoir une température plus élevée que celle de l'atmosphère ; 3°. les liqueurs doivent contenir des matières qui fassent la fonction de ferment; si elles n'en contenaient pas, il faudrait en ajouter; 4°. le liquide doit contenir une certaine quantité d'alcool, ou tout au moins de matière sucrée susceptible d'être convertie en alcool (1).

Le vinaigre ordinaire peut être altéré: 1°. par la présence de sels métalliques provenant des ustensiles ou vases; 2°. par des acides qu'on lui aurait ajoutés dans le but de le rendre plus fort; 3°. par l'addition de substances très âcres, destinées à lui donner de la force. On reconnaît la présence du cuivre par une lame de fer ou par le prussiate de potasse ; celle du plomb par l'hydrogène sulfuré, qui précipite le métal à l'état de sulfure; celle de l'acide hydrochlorique par le nitrate d'argent, qui donne lieu à la formation d'un chlorure insoluble dans l'acide nitrique et soluble, lorsqu'il est encore humide, dans l'alcali volatil. L'acide sulfurique est démontré dans le vinaigre par le muriate de baryte; il y a formation d'un précipité, sulfate de baryte, qui est insoluble dans l'acide nitrique, et qui est incombustible lorsqu'on l'expose sur des charbons ardens. La force apportée au vinaigre par des substances âcres se reconnaît en faisant évaporer cet acide: celui-ci se volatilise en laissant un résidu âcre qui se fait sentir vivement lorsqu'on porte une portion de l'extrait sur la langue.

Vinaigre de bois. On appelle *vinaigre de bois, acide pyroligneux,* l'acide acétique obtenu de la distillation du bois. Cet acide se prépare en introduisant, dans des appareils qui peuvent être regardés comme de grandes cornues, des quantités plus ou moins grandes de bois, en plaçant ces appareils sur des fourneaux, et en chauffant. Le bois se décompose, donne lieu à la formation de gaz, de goudron, et à de l'acide acétique. On adapte à l'appareil une allonge en métal qui se rend dans un cylindre plus ou moins long; on rafraîchit le cylindre par de l'eau qui l'entoure au

---

(1) Près de Berlin, on prépare du vinaigre avec de l'alcool étendu d'eau, mêlé à des substances fermentescibles et à du tartre.

moyen d'un second cylindre; enfin, on recueille le produit liquide condensé dans des réservoirs faits exprès. Le produit condensé est un mélange d'acide acétique faible, mêlé à du goudron, dont une partie est seulement mélangée, tandis qu'une autre partie est dissoute; on sépare le goudron mélangé qui surnage en enlevant l'acide au moyen d'une pompe qui plonge au fond du réservoir, et on reçoit le liquide dans des chaudières de fer. On sature l'acide acétique par de la craie pulvérisée que l'on ajoute peu à peu; on enlève au moyen d'une cuiller de fer une certaine quantité de goudron qui se sépare et qui vient surnager; on laisse ensuite déposer la liqueur, et l'on tire à clair par décantation; on fait évaporer la liqueur décantée jusqu'à ce qu'elle porte 15° à l'aréomètre; on verse alors dans cette liqueur une solution concentrée de sulfate de soude, jusqu'à ce qu'une nouvelle addition de ce sel ne détermine plus de précipité. Il y a double décomposition, formation d'acétate de soude et de sulfate de chaux : ce dernier sel étant insoluble, se précipite au fond de la bassine ; on laisse déposer, et l'on décante la partie liquide, qui est une solution d'acétate de soude; on la fait évaporer jusqu'à ce qu'elle porte 28° à l'aréomètre; on la laisse déposer, et on place cette solution encore chaude dans des terrines que l'on porte à l'étuve pour que la cristallisation puisse *bien* s'opérer. On sépare les cristaux, on fait évaporer les eaux mères: si elles sont trop colorées, on les traite par un cinquième de charbon animal, on filtre et on fait cristalliser de nouveau. Lorsque les eaux mères refusent de donner des cristaux, on les fait évaporer à siccité; on calcine, on traite le résidu par l'eau pour obtenir par le lavage du carbonate de soude liquide, qu'on fait évaporer et cristalliser.

L'acétate de soude ainsi obtenu, on le dissout une deuxième fois pour l'obtenir plus blanc; et lorsqu'il est cristallisé et bien sec, on le décompose dans un alambic, à l'aide de la chaleur: et de l'acide sulfurique, après l'avoir réduit en poudre fine. Dans cette opération, l'acide sulfurique décompose l'acétate, il s'unit à la soude, met l'acide acétique à nu; celui-ci se volatilise et est recueilli par la condensation. L'alambic doit être garni d'un chapiteau en argent, si l'acide qu'on veut obtenir est destiné à être employé daus l'économie domestique; un chapiteau en étain suffit pour préparer l'acide destiné à la plupart des usages des arts.

L'acide acétique du bois peut être plus ou moins étendu d'eau, et par conséquent avoir une valeur plus ou moins grande. On doit toujours, lorsqu'on achète un acide, n'apprécier sa force qu'avec un pèse-acide dont l'exactitude soit bien connue; à défaut de cet iustrument, on peut s'assurer de sa valeur par son pouvoir saturant.

Le vinaigre de bois peut être additionné d'acides étrangers. On doit s'assurer de sa pureté et chercher à reconnaître si cet acide ne contient pas d'acides sulfurique, hydrochlorique, ou même quelquefois des acides végétaux, comme nous l'avons dit pour le vinaigre. On constate la présence de l'acide muriatique par le nitrate d'argent, celle de l'acide sulfurique par un sel de baryte, enfin celle d'un acide végétal par l'évaporation, qui laisse l'acide végétal à l'état sec, tandis que l'acide acétique se volatilise.

Quelques falsificateurs ajoutent au vinaigre de bois de l'acétate de soude; d'autres mettent dans le commerce de l'acide qui contient du sulfate de soude. On peut reconnaître toutes ces falsifications en faisant évaporer le vinaigre : il laisse pour résidu ces sels, tandis que l'acide, s'il est pur, se volatilise en entier.

Le vinaigre de bois, plus ou moins concentré, s'obtient à ces divers états de concentration par plusieurs procédés. 1º. On peut se servir d'un sel avide d'eau qui ne soit pas décomposable par l'acide acétique; le muriate de chaux est de ce nombre: ainsi, on distille du vinaigre de bois sur du muriate de chaux fondu; on obtient cet acide plus concentré. On se sert ensuite du froid pour obtenir une plus grande concentration; à cet effet, on expose du vinaigre de bois déjà très concentré, et obtenu par le muriate de chaux, à une basse température; le vinaigre le plus fort cristallise; on enlève ces cristaux, on les fait liquéfier, et on les expose de nouveau à une température de 20° sous 0°; on répète l'opération jusqu'à ce que tout l'acide soit susceptible de se congeler à une température de 12°. Cet acide très fort porte de 88° à 90°.

2°. On peut obtenir du vinaigre très concentré en mélant à du charbon de bois parfaitement desséché une quantité de vinaigre, et en plaçant le mélange dans la cucurbite d'un alambic; distillant ensuite, l'eau passe d'abord: par une chaleur plus forte, on obtient l'acide acétique privé de la plus grande partie de ce liquide.

Depuis peu, le vinaigre de bois a été recommandé comme un médicament convenable pour la guérison des ulcères phagédéniques. Ces ulcères lavés avec cet acide étendu d'eau, changent de nature, et l'on obtient leur cicatrisation.

Vinaigre radical. Cet acide s'obtient de la distillation de l'acétate de cuivre; on le prépare de la manière suivante. On introduit dans une cornue de grès, lutée d'avance, une certaine quantité d'acétate de cuivre; on met cette cornue sur un triangle placé dans un fourneau à réverbère; on recouvre la cornue d'un laboratoire et celui-ci d'un dôme; on adapte ensuite une allonge au col de la cornue et on fait succéder à l'allonge un ballon tubulé surmonté d'un tube de sûreté courbé à angle droit; l'extrémité du tube doit plonger dans un flacon contenant de l'acide acétique. Cet acide est destiné à condenser les vapeurs acides qui pourraient se dégager pendant l'opération. L'appareil étant disposé, on lute les jointures avec soin, et, lorsque les luts sont secs, on échauffe la cornue doucement d'abord, puis on élève graduellement la température : par cette opération, l'acétate de cuivre est décomposé, une partie de l'acide acétique est mise à nu, tandis qu'une autre partie de cet acide se décompose et est convertie en acide carbonique, en hydrogène carboné, en eau, en esprit pyro-acétique et en charbon mêlé au métal très divisé qui reste au fond de la cornue.

On recueille à l'état de vapeur l'acide qui passe à la distillation; on le condense en rafraîchissant le ballon au moyen d'un filet d'eau que l'on fait couler sur ce vase, et cela, jusqu'à la fin de l'opération. (Cette manière de rafraîchir vaut mieux que celle qui consiste à se servir de linges mouillés: si l'on oublie de renouveler ceux-ci, le ballon s'échauffe; on risque de briser ce vase en le mettant ensuite en contact avec des linges trempés dans l'eau froide.)

On continue de chauffer la cornue jusqu'à ce qu'elle soit d'un rouge obscur et qu'il n'y ait plus de dégagement de vapeur; lorsqu'on est arrivé à ce point, on arrête le feu, on laisse refroidir l'appareil, on le démonte : on recueille l'acide qui a passé à la distillation; il est ordinairement coloré en vert; cet effet est dû à ce qu'une partie de l'acétate de cuivre est entraînée dans l'allonge au moment où s'opère la décomposition de l'acétate. MM. Vauquelin et Vogel ont même remarqué que cet acétate se déposait en petits cristaux blancs sur les parois de l'allonge, et que ces cristaux, mis en contact avec l'eau, reprenaient leur couleur bleue.

L'acide acétique radical ainsi obtenu doit être rectifié pour pouvoir être livré au commerce; cette rectification se fait de la manière suivante :

On introduit l'acide obtenu dans une cornue tubulée, on adapte à celle-ci une allonge, puis un ballon; on place le tout sur un fourneau, et on procède à une nouvelle distillation. On a soin de condenser l'acide par le refroidissement, et on le conserve dans des vases de verre fermés avec des bouchons à l'émeri.

L'acide acétique, dans les acétates secs, est composé, selon MM. Berzelius, Gay-Lussac et Thénard, de

Carbone	50,224	46,83
Oxigène	44,147	46,82
Hydrogène	5,629.	6,35.
(Gay-Lussac et Thénard.)		(Berzelius.)

Les chimistes ont long-temps fait la distinction de deux acides plus ou moins oxigénés, *l'acide acéteux* et *l'acide acétique*. Darrac et M. Adet ont démontré, par des travaux publiés dans les journaux scientifiques, que l'acide appelé acéteux ou acétique est le même acide, et qu'il diffère seulement par un état de concentration plus ou moins grand.

L'acide acétique pur est d'une pesanteur de 10,63 à 16° de température; il est incolore; il répand une odeur piquante, agréable, qui lui est particulière; il cristallise à 13°; il rougit les couleurs bleues végétales, s'unit aux oxides métalliques, aux alcalis organiques, les sature et forme avec eux des combinaisons salines connues sous le nom d'*acétates*. A l'état de concentration, *tel que nous venons de le désigner,* s'il était introduit dans l'économie animale, il produirait des accidens, et agirait comme poison. L'acide acétique provenant de l'acidification des vins, et quelquefois *le vinaigre de bois* étendu d'eau, est employé en Thérapeutique comme rafraîchissant et antiseptique; on l'administre ordinairement dans diverses boissons qu'on acidule convenablement. Le vinaigre de vin entre dans beaucoup de préparations pharmaceutiques; il sert à préparer le sirop de vinaigre, les oximels, l'extrait de saturne, l'onguent égyptiac, l'oxicrat, etc., etc. Le vinaigre radical est introduit dans des flacons avec du sulfate de potasse pour obtenir la préparation connue sous le nom de sel de vinaigre: on le mêle quelquefois avec les essences de girofle, de cannelle et avec un peu de camphre, pour préparer des flacons de vinaigre qu'on demande sous le nom de *vinaigre aromatique anglais.*

Les moyens à employer pour reconnaître si le vinaigre radical contient du cuivre ou tout autre métal qui pourrait venir des instrumens qui ont servi à le préparer ou à le contenir sont les mêmes que ceux que nous avons indiqués pour l'essai du vinaigre ordinaire.   (A. C.)

ACIDE OXI-ACÉTIQUE. On a donné ce nom à l'acide acétique obtenu de la manière suivante :

On prend la baryte oxigénée, *deutoxide de barium,* on la met en contact avec de l'acide acétique pur qui la dissout sans effervescence; lorsque la dissolution est faite, on verse dans le sel formé (acétate de baryte) de l'acide sulfurique, en ayant soin de n'en ajouter que la quantité nécessaire pour précipiter la baryte dissoute. Il y a formation de sulfate de baryte insoluble et d'acide acétique combiné à une certaine quantité d'oxigène; on laisse déposer, puis on sépare l'acide liquide du sulfate de baryte solide qui se dépose.

Les caractères de l'acide acétique oxigéné ont été peu étudiés; on sait cependant que lorsqu'on le traite par la soude ou par la potasse, pour en former des acétates, il laisse échapper du gaz oxigène et de l'acide carbonique.   (A. C.)

ACIDE AMBRÉIQUE découvert par MM. Pelletier et Caventou, dans l'ambre gris. Cet acide est jaune lorsqu'il est en masse; sa couleur, lorsqu'il est divisé, est blanche; il est fusible à une température au-dessus de 100°; peu soluble dans l'eau, il se dissout facilement dans l'alcool et l'éther; il s'unit aux bases salifiables, et forme des sels nommés *ambréates*.   (A. C.)

ACIDE ANTIMONIEUX, *oxide d'antimoine par le nitre, oxide blanc d'antimoine, oxide d'antimoine majeur*. Cet acide est le résultat de la combinaison de l'antimoine avec l'oxigène, dans les proportions de 29,87 d'oxigène, et de 100 d'antimoine. Il peut être préparé par la combustion de l'antimoine, ou encore par le traitement du métal par l'acide nitrique à l'aide de la chaleur. Cet acide est d'un beau blanc; il est insoluble dans l'eau, soluble dans les acides, mais moins que le protoxide; il est fusible à une haute température; pendant son exposition à la chaleur, il se sublime sous forme de cristaux blancs prismatiques. Fondu avec un quart de son poids d'antimoine métallique, cet acide est ramené à l'état de protoxide d'antimoine. L'acide antimonieux, combiné aux bases salifiables, donne naissance à des sels appelés *antimonites*.

(A. C.)

ACIDE ANTIMONIQUE. L'acide antimonique est le résultat de la combinaison de l'oxigène et de l'antimoine, dans les proportions de 35,556 d'oxigène, et de 100 parties de métal.

Cet acide s'obtient de la manière suivante : on jette dans un creuset un mélange d'une partie d'antimoine pur en poudre, et de six parties de nitrate de potasse; on continue de chauffer le creuset à une chaleur rouge pendant une heure; au bout de ce temps, on retire le creuset du feu et on le soumet à des lavages réitérés qui enlèvent toute la potasse. On fait ensuite digérer le produit, ainsi lavé par l'eau, dans de l'acide hydrochlorique : quand cet acide s'est emparé de la potasse, on jette sur un filtre, on lave de nouveau avec de l'eau distillée, on fait sécher, et on continue la dessiccation pour enlever toute l'eau restante.

L'acide ainsi obtenu est sous forme pulvérulente, de couleur blanc - jaunâtre; il rougit les couleurs bleues végétales; chauffé au rouge, il laisse dégager de l'oxigène et passe à l'état d'acide antimonieux.

L'acide antimonique est administré à l'intérieur comme diaphorétique, à la dose de 10 à 40 grains. (A. C.)

Acide allantoïque, acide amniotique. Cet acide fut découvert par MM. Vauquelin et Buniva; ces chimistes remarquèrent qu'en faisant évaporer jusqu'aux trois quarts de leur volume des eaux de l'amnios de la vache, et en laissant refroidir les liqueurs ainsi évaporées, il s'y formait des cristaux; ceux-ci étaient colorés et impurs; lavés avec une petite quantité d'eau, ils sont débarrassés de la matière extractive qui les accompagne; ils deviennent alors blancs et brillans; ils sont légèrement acides, rougissent le papier de tournesol, sont solubles dans l'alcool, dans l'eau froide, et plus solubles encore dans l'eau bouillante; placés sur des charbons ardens, ils se boursouflent, se décomposent en donnant lieu à un charbon très volumineux, à de l'acide prussique, à de l'eau, à de l'ammoniaque, enfin, à des gaz et à tous les produits de la décomposition des matières animales.

L'acide amniotique s'unit aux alcalis, et forme avec eux des sels très solubles; il s'unit aussi aux carbonates alcalins, mais avec le concours de la chaleur, qui aide alors à la réaction de l'acide sur ces sels. Les acides décomposent les *amniotates*, ils en précipitent l'acide sous forme d'une poudre blanche. Les sels formés par l'acide amniotique ou allantoïque ne précipitent pas les sels terreux; ils ne décomposent pas non plus les solutions nitriques d'argent, de mercure et de plomb.

D'après un Mémoire de notre collègue Lassaigne, cet acide

n'existe pas dans les eaux de l'amnios, mais bien dans celles de l'allantoïde ; c'est pourquoi ce chimiste lui a donné le nom d'*acide allantoïque*.   (A. C.)

Acide arsenieux , *protoxide d'arsenic ; arsenic blanc*. Combinaison de l'oxigène et de l'arsenic métallique dans les proportions de 9,5 de métal et de 3 d'oxigène. Ce produit se trouve en petite quantité à l'état naturel ; mais on l'obtient du grillage des minerais qui contiennent des alliages d'arsenic et d'autres métaux : on le recueille dans les cheminées des fourneaux qui servent à opérer ce grillage. Il est sous forme de croûtes blanches, transparentes à l'intérieur, recouvertes d'une couche opaque. Si l'on chauffe de l'arsenic métallique, avec le contact de l'air, on voit l'acide arsenieux se former et se déposer sur les parois du vase où se fait l'opération ; il est alors sous forme d'une poudre blanche, quelquefois sous celle de petites aiguilles.

Cet acide est d'une pesanteur spécifique de 3,7 ; il rougit les couleurs bleues végétales. Mis sur les charbons ardens, il se réduit en vapeurs blanches qui ont une forte odeur d'ail, mais qui a quelque chose de particulier. Chauffé en vaisseaux clos, il se volatilise et se condense sur les parois du vase. Si la chaleur est portée à un assez haut degré, on peut le convertir en un verre transparent, susceptible de cristalliser en tétraèdres à angles tronqués. Soumis à l'action de l'hydrogène ou du carbone à l'aide de la chaleur, cet acide est décomposé, il est converti en métal, et si l'on a employé l'hydrogène, il y a formation d'eau ; si au contraire on s'est servi de carbone, on obtient de l'acide carbonique. L'acide arsenieux est soluble dans 80 parties d'eau froide, dans 13 parties d'eau bouillante. Il cristallise par le refroidissement de cette dernière solution ou par l'évaporation de la première ; sa forme cristalline a été regardée comme un tétraèdre par Fourcroy, et comme un octaèdre par Bouillon-Lagrange. L'eau qui contient l'acide arsenieux en solution a une saveur d'abord douceâtre, mais ensuite elle cause à la gorge une irritation très forte ; elle excite la salivation. L'acide arsenieux est soluble en petite quantité dans les huiles et dans l'alcool ; traité par la chaux dans un tube de verre, cet acide est en partie décomposé, et son oxigène se porte sur une partie de l'acide arsenieux, et le convertit en acide arsenique qui s'unit à la chaux, forme un *arséniate de chaux*, tandis que la partie du métal privée d'oxigène se sublime et se condense sur les parois du tube.

L'acide arsenieux s'unit aux bases, et forme des sels nommés *arsénites*.

Traité par l'acide nitrique, à l'aide de la chaleur, cet acide est converti en acide arsenique. L'acide arsenieux est un des plus violens poisons connus; on ne doit le remettre que d'après des ordonnances de praticiens connus ou en suivant des formalités indiquées par les lois.

Les secours à donner dans les cas d'accidens causés par cet acide consistent à provoquer le vomissement par les moyens ordinaires, à administrer ensuite l'eau de chaux mêlée à des boissons adoucissantes et albumineuses, enfin des eaux minérales hydrosulfurées préparées pour boisson. Les réactifs qui servent à indiquer la présence de cet acide sont : 1°. lorsqu'il est à l'état solide, l'action de la chaleur, qui le volatilise avec l'odeur d'ail; son mélange avec le charbon dans un tube, qui donne lieu à la réduction du métal qui se condense sur les parois du tube; 2°. lorsqu'il est à l'état liquide, il rougit le papier de tournesol, verdit le sirop de violettes. Il est précipité sous forme de poudre blanche par la chaux. Le précipité recueilli et séché, mis sur les charbons, donne des vapeurs d'odeur alliacée, et laisse un résidu terreux qui n'est autre chose que l'oxide de calcium. Il est précipité de sa solution sous forme de flocons jaunes par l'acide hydrosulfurique; le précipité lavé doit présenter les caractères du sulfure d'arsenic, qui sont les suivans : il est décomposé par la potasse, qui s'unit au soufre, et laisse dégager l'arsenic. Si l'on fait cette opération dans un tube de verre, le métal se volatilise et se dépose sur les parois du tube. On peut aussi obtenir un précipité par les hydrosulfates; mais il faut avoir soin d'ajouter, en même temps que l'hydrosulfate, une petite quantité d'acide hydrochlorique ou nitrique.

L'acide arsenieux est encore précipité de sa solution par le nitrate d'argent ammoniacal; le précipité doit être jaune. On doit, dans ce dernier cas, avoir égard à ce que le liquide qu'on examine ne contienne pas de muriates : ces sels nuisent à l'effet du réactif; il faut alors, par des opérations préliminaires, priver la liqueur de ces sels. On peut aussi reconnaître la présence de l'acide arsenieux par le sulfate de cuivre ammoniacal; ce sel détermine un précipité d'un beau vert (vert de Scheèle). Ce précipité, lavé et séché, mis sur des charbons ardens, laisse dégager l'odeur alliacée qui caractérise l'arsenic. Le sulfate de cuivre ammoniacal peut faire reconnaître la présence de l'acide arsenieux dans une liqueur qui ne contiendrait qu'un *cent-dix-millième* de son poids de métal. La pile voltaïque peut encore servir à faire reconnaître l'acide arsenieux liquide : en soumettant cet acide à son action, il est décomposé; l'oxigène se dégage au pôle positif, l'arsenic se porte au pôle négatif. Si l'on a employé des fils de cuivre, le fil où se porte le métal est blanchi; il y a formation d'un alliage du cuivre et d'arsenic; en chauffant ce fil, on donne lieu à la volatilisation de l'arsenic, qui s'oxide et se volatilise avec l'odeur d'ail.

Le chimiste appelé pour constater la présence de l'acide arsenieux doit surtout procéder de manière à obtenir l'arsenic réduit. Ce métal jouit de propriétés particulières qui le font bientôt reconnaître, et qui ne laissent aucun doute sur l'opération que l'on a été appelé à faire.

L'acide arsenieux est employé dans les arts et dans la Thérapeutique; on l'administre contre les fièvres intermittentes, dans les cas d'affections cutanées, dans les cas de rhumatismes chroniques, etc., etc. Il entre dans la préparation de la liqueur de Fowler, dans les onguents contre les ulcères, dans la pâte caustique de Rousselot et du frère Côme. Cette pâte a été modifiée par le docteur Dubois. On ne doit employer ces médicamens qu'avec la plus grande précaution, et ils ne doivent être mis entre les mains des malades qu'au moment même où ils doivent s'en servir.

L'acide arsenieux doit être acheté entier : on risque, lorsqu'on le prend à l'état de poudre, d'avoir un produit mélangé. On trouve cet acide mêlé à de la craie (carbonate de chaux), à du sulfate de baryte : on reconnaît qu'il est pur en le soumettant à l'action de la chaleur : l'acide arsenieux se volatilise en entier et ne laisse pas de résidu, ce qui n'a pas lieu lorsque cet acide est altéré. (A. C.)

Acide arsenique. Cet acide, qui est le résultat de la combinaison de l'arsenic métallique et de l'oxigène, ne diffère du précédent que parce qu'il contient une plus grande quantité d'oxigène par rapport au métal. Les proportions de cette combinaison sont les suivantes :

    Arsenic métallique.   100
    Oxigène. . . . .   52,631.

L'acide arsenique se prépare, ou en traitant l'arsenic métallique par l'acide nitrique, ou en soumettant l'acide arsenieux à l'action de ce même acide. Dans ces deux cas, on ajoute de l'acide nitrique en excès sur l'acide ou sur le métal pulvérisé; on fait réagir jusqu'à ce qu'il n'y ait plus de dégagement de gaz nitreux; on fait dissoudre le résidu, qui est de l'acide arsenique; on filtre la solution, et on la fait évaporer jusqu'à siccité.

L'acide préparé d'après ce procédé est sous la forme d'une masse solide blanche, n'ayant presque pas de saveur d'abord ; mais celle-ci se développe après quelques instants; elle est âcre, caustique et métallique. La pesanteur spécifique de l'acide arsenique est de 3,391. Soumis à l'action de la chaleur, il est fixe d'abord; mais à une haute température il devient fusible, conserve sa transparence, prend la forme vitreuse, attaque les vaisseaux dans lesquels on le fond, attire l'humidité de l'air. Si on le chauffe plus fortement, l'acide est en partie décomposé : il y a dégagement d'oxigène; une partie de l'acide est ramenée à l'état d'acide arsenieux qui se volatilise. L'acide arsenique est soluble dans 6 parties d'eau froide et dans 2 parties d'eau bouillante. L'acide à l'état liquide, évaporé à moitié, prend la forme d'un sirop; si l'on continue l'évaporation, par le refroidissement, on obtient des cristaux grenus.

Les corps combustibles simples, le carbone, l'hydrogène, à l'aide de la chaleur, décomposent cet acide ; quelquefois cette décomposition a lieu avec production de flamme.

Les combinaisons salines de l'acide arsenique avec les bases salifiables sont appelées *arséniates*.

L'acide arsenique étant plus soluble que l'acide arsenieux, il est plus actif et plus dangereux encore que ce dernier. Les secours à donner contre les accidens que peut causer son introduction dans l'économie animale sont les mêmes que ceux que nous avons indiqués pour l'oxide d'arsenic (*l'acide arsenieux*). Les réactifs qui servent à le faire reconnaître sont : 1°. la chaleur ; à un haut degré, elle le décompose avec dégagement d'oxigène et formation d'oxide d'arsenic qui se volatilise sous forme de vapeurs blanches ayant l'odeur d'ail.

2°. Les dissolutions de chaux, de baryte, de strontiane, précipitent la dissolution d'acide arsenique. Les précipités formés par ces solutions (arséniates de chaux, de baryte, de strontiane), lavés, séchés, étant exposés sur des charbons ardens, se décomposent en donnant des vapeurs blanches, ayant l'odeur d'oxide d'arsenic. On obtient pour résidu, ou de la baryte, ou de la chaux, ou enfin de la strontiane, selon la solution employée.

3°. La solution d'acide arsenique, saturée par la potasse, et mise en contact avec une solution de sulfate de cuivre, donne lieu à un précipité bleu, lequel séché, lavé et soumis à l'action de la chaleur, fournit de la vapeur d'acide arsenieux, et laisse pour résidu de l'oxide de cuivre.

Combiné à la potasse, l'acide arsenique précipite en rouge la solution de nitrate d'argent.

4°. L'acide arsenique mêlé au charbon, à l'huile ou au savon, et traité par la chaleur, se décompose : l'acide est converti en métal qui se sublime et se condense sur les parois du vase où se fait l'opération ; le charbon passe à l'état d'acide carbonique qui se dégage.

5°. L'acide hydrosulfurique, les hydrosulfates, à l'aide de

quelques gouttes d'acide, déterminent la décomposition de
l'acide arsenique; le métal combiné au soufre se précipite sous
forme d'une poudre jaune, qui est le sulfure d'arsenic (*orpin,* etc.).

Cet acide ne doit être délivré qu'avec la plus grande précaution, soit de la part des praticiens qui pourraient l'ordonner,
soit de celle des pharmaciens qui sont appelés à le préparer.

(A. C.)

Acide benzoïque; *fleurs de benjoin; acide du benjoin.* L'acide
benzoïque est connu depuis long-temps; cependant la description
de ses propriétés ne fut faite qu'en 1608, par Blaise Vigénère,
dans son *Traité de l'Air et du Feu.*

Cet acide existe dans les baumes. Fourcroy et M. Vauquelin
l'ont reconnu dans les urines des animaux (particulièrement
dans celles de la vache, du cheval et du chameau); il existe
encore dans la vanille, la cannelle, et quelquefois, suivant
M. Bouillon-Lagrange, dans l'ambre gris. Il a été découvert
par M. Braconnot dans la *fève-tonka,* dans l'*holcus odoratus,*
dans l'*authoxanthum odoratum* (graminées), et quelques chimistes l'ont trouvé dans l'urine des enfans et dans celle des
adultes. Un grand nombre de procédés ont été prescrits pour
obtenir cet acide : le premier et le plus ancien est la distillation sèche (sublimation), qui a valu à cet acide le nom de *fleurs
de benjoin;* les autres sont la distillation, 1°. avec le muriate de
soude; 2°. avec une demi-partie d'acide sulfurique, ajoutée
au benjoin pulvérisé (Hatchett); 3°. avec un mélange de
parties égales de benjoin et d'acide sulfurique; 4°. avec
l'alun; la décoction avec l'eau; la décoction avec l'eau et la
chaux (Scheèle); le traitement au sous-carbonate de potasse
par digestion; le traitement par le sous-carbonate de soude;
le même traitement par décoction avec le même sel (Suersen
et Jéromel); par l'action de l'eau chaude (procédé de Geoffroy); par la dissolution dans l'alcool (méthode de Bucholz);
enfin par la dissolution dans l'alcool, suivant le procédé de
Stolze, que ce chimiste regarde comme le procédé le plus avantageux et le plus économique.

Procédé par sublimation. Il consiste à mettre du benjoin grossièrement pulvérisé dans une terrine de terre vernissée, à recouvrir ce vase avec une autre terrine de la même grandeur, percée
d'un trou, ou encore à la recouvrir d'un cône de carton adapté
et luté à la terrine, à soumettre le tout à une douce chaleur.
L'acide benzoïque, plus volatil que la matière résineuse, se sublime et se condense, ou sur les parois de la terrine supérieure,
ou sur les parois du cône de carton. Au bout d'une heure de
sublimation on délute l'appareil, on recueille l'acide sublimé ;
on lute de nouveau, et on recommence la sublimation ; on
enlève de nouveau l'acide, et on continue de la même manière
jusqu'à ce que le benjoin fournisse de l'acide coloré ; on peut
alors arrêter l'opération, laisser refroidir l'appareil, et traiter le
résidu par la chaux. Ce mode d'agir donne de nouveau une certaine quantité d'acide (1).

Procédé de Scheèle. On prend 1 partie de chaux caustique
délitée, 4 parties de benjoin pulvérisé et 25 parties d'eau ; on
mêle le tout ensemble, et on fait bouillir pendant vingt minutes.
On laisse déposer et on décante la liqueur lorsqu'elle est claire ;
on ajoute de nouveau de l'eau, on porte à l'ébullition et on filtre
la liqueur bouillante ; on épuise le précipité par de l'eau, on
réunit les liqueurs et on les fait évaporer jusqu'aux trois quarts.
Le liquide étant ainsi rapproché, et contenant un sel d'acide
benzoïque et de chaux (benzoate de chaux), on verse dans ce
produit, goutte à goutte, de l'acide hydrochlorique, jusqu'à ce
qu'il y en ait un léger excès ; par cette addition d'acide hydro-
chlorique, on décompose le benzoate de chaux. L'acide hydro-
chlorique s'empare de la chaux, forme un hydrochlorate de
chaux soluble, tandis que l'acide benzoïque se précipite sous
forme de petits cristaux. On laisse déposer l'acide, on sépare la
liqueur claire, et on jette les cristaux sur un filtre ; on les lave à
plusieurs reprises avec de l'eau froide. On peut alors faire cristalliser de nouveau ou faire sublimer : dans le premier cas, il
suffit de dissoudre l'acide dans l'eau bouillante, et de laisser

---

(1) Modification. (A. Ch.)

cristalliser par refroidissement; dans le second cas, on se sert du même procédé que celui employé pour obtenir l'acide benzoïque par sublimation.

Procédé de Stoltze. On réduit en poudre le benjoin, on mêle ensuite 1 partie de ce baume solide avec 3 parties d'alcool : lorsque la dissolution est complète, on filtre, on introduit la liqueur qui est acide dans un alambic, on sature l'excès d'acide par du sous-carbonate de soude neutre, dissous dans 8 parties d'eau additionnées de 3 parties d'alcool. Lorsque la saturation est complète, on soumet à la distillation pour obtenir l'alcool; le résidu de la distillation contient de l'acide benzoïque combiné à la soude (benzoate de soude); on décompose ce sel par l'acide sulfurique : l'acide benzoïque se dépose et reste à l'état solide dans la solution de sulfate de soude d'où l'on le sépare. Cet acide étant encore coloré, on le redissout dans l'eau bouillante et on le fait cristalliser. M. Stoltze ayant répété les divers procédés connus pour comparer les quantités d'acide que l'on peut obtenir en les employant, il a cru devoir les classer de la manière suivante, d'après le produit qu'il a obtenu du traitement de 1000 parties de benjoin, contenant 194,25 parties d'acide benzoïque.

	Parties.
Par son procédé, Stoltze a obtenu.	180
Par celui de Bucholz.	138
Par celui de Scheèle.	135
Par le sous-carbonate de potasse.	123
Par le sous-carbonate de soude (décoction). . .	120
Par le sous-carbonate de soude (digestion). . .	115
Par distillation avec $\frac{1}{2}$ partie d'acide sulfurique.	88
Par distillation avec 1 partie d'acide sulfurique.	86
Par la distillation avec le muriate de soude. .	83
Par la distillation avec l'alun.	81
Par sublimation.	76
Par l'eau bouillante.	59

D'après cette table, le procédé donné par l'auteur de ces expériences serait le meilleur à suivre : il pourrait encore être modifié en employant d'abord la sublimation, qui donne de l'acide benzoïque d'une odeur très agréable; ensuite, en traitant le le résidu par le procédé de Stoltze, pour épuiser le baume. Ce moyen combiné pourrait donner, ce me semble, de bons résultats (Chevallier).

L'acide benzoïque pur obtenu par sublimation est sous forme de prismes allongés, ayant un aspect satiné; sa couleur est blanche; il est quelquefois coloré en jaune. La saveur est chaude, âcre, piquante; dissous dans l'eau ou dans l'alcool, sa solution rougit la teinture de tournesol. L'acide benzoïque est odorant lorsqu'il a été obtenu par sublimation; mais cette odeur ne lui appartient pas, elle lui est communiquée par une huile volatile que l'on peut en séparer de la manière suivante : on fait dissoudre l'acide benzoïque dans l'alcool; lorsque la solution alcoolique est faite, on la filtre et on la précipite par l'eau, l'acide benzoïque étant peu soluble dans l'eau, se dépose, dépourvu d'odeur; l'huile essentielle reste dissoute dans l'alcool étendu (Giese).

L'acide benzoïque est inaltérable à l'air; sa pesanteur spécifique s'élève à 0,667; soumis à l'action de la chaleur à 110° centigrades, il se fond et se résout en un fluide transparent; à une température plus élevée, il commence à se sublimer. Cet acide est soluble dans les acides sulfurique et nitrique concentrés; si l'on étend d'eau ces solutions, l'acide benzoïque s'en précipite : il est soluble dans les huiles grasses; il s'unit aux bases salifiables, et forme des composés salins, nommés *benzoates*.

L'acide benzoïque est quelquefois altéré par des substances étrangères qui proviennent de la négligence apportée dans sa préparation; on peut y trouver un peu d'acide sulfurique, des traces de sels employés à son extraction; quelquefois il est sali par de l'huile volatile qui s'est déposée sur l'acide lors de la distillation. Il est facile de reconnaître la présence de l'acide sulfurique par le muriate de baryte; celle des carbonates par les acides faibles, qui déterminent une effervescence. Des falsifica-

teurs ont cherché à tromper le pharmacien en ajoutant à cet
acide de l'*asbeste* en filamens soyeux; il est très facile de reconnaître cette falsification et de déterminer la proportion dans
laquelle elle est faite : pour cela, on traite 100 grains de cet acide
falsifié, par l'alcool : à l'aide de la chaleur, l'acide est dissous;
on filtre et on fait évaporer; l'asbeste reste sur le filtre. Ces
substances étant ainsi séparées, on prend le poids de chacune
d'elles.

L'acide benzoïque est employé en Médecine à l'intérieur, à
la dose de 10 grains à ½ gros, et à l'extérieur, en fumigations
contre quelques rougeurs. (A. C.)

ACIDE BOLÉTIQUE, découvert par M. Braconnot, dans le suc
exprimé du *boletus pseudo-ignarius.* On l'obtient en traitant
par l'alcool rectifié le suc du bolétus réduit en consistance de
sirop, en dissolvant dans l'eau distillée le produit insoluble
dans l'alcool qui contient cet acide, et en précipitant la dissolution aqueuse par la solution de nitrate de plomb; le précipité
formé de bolétate et de phosphate de plomb, décomposé par l'hydrogène sulfuré, le sulfure précipité séparé par la filtration, et la
liqueur évaporée, donne des cristaux permanens, qui sont de
l'acide bolétique. Cet acide doit être purifié par solution dans
l'alcool; on l'obtient alors par l'évaporation de la solution;
en prismes tétraèdres irréguliers, de couleur blanche. Ces
cristaux sont inaltérables à l'air. Sa saveur est acide, analogue
à celle de la crème de tartre; il est soluble dans 180 parties
d'eau, dans 45 fois son poids d'alcool; il rougit les couleurs
bleues végétales, précipite les solutions nitriques de fer, d'argent et de mercure. Soumis à l'action de la chaleur, l'acide
bolétique se sublime; les vapeurs refroidies se condensent sous
forme d'une poussière blanche que l'on peut recueillir.

Cet acide sature quelques oxides métalliques, et donne naissance à des sels nommés *bolétates.* (A. C.)

ACIDE BOMBIQUE. Cet acide, qui fut signalé, en 1781, par
M. Chaussier, comme existant dans le ver à soie, est peu
connu; il serait à souhaiter qu'on l'étudiât de nouveau pour reconnaître ses propriétés et constater ou non son existence. Le

travail de M. Chaussier fait partie du t. II. des *Mémoires de l'Académie de Dijon.*   (A. C.)

ACIDE BORIQUE, *acide boracique; sel sédatif de Homberg, sel narcotique volatil de vitriol.* Cet acide est le résultat de l'union du *bore* avec l'oxigène, dans les proportions de 100 de bore et de 228,57 d'oxigène; il fut découvert en 1702 par Homberg, qui l'obtint, pour la première fois, en chauffant ensemble un mélange de sulfate de fer et de borate de soude. Ce procédé fut ensuite modifié. Leméry fils prépara l'acide borique par sublimation, mais au moyen de l'acide nitrique et de l'acide hydrochlorique. Geoffroi indique le moyen de l'obtenir en précipitant la solution du sous-borate de soude par les acides. C'est ce moyen qui est encore mis en usage aujourd'hui.

L'acide borique existe dans la tourmaline. Hoëffer, chimiste toscan, reconnut, en 1776, son existence dans les eaux des lacs de la Toscane. Mascagny, qui fit presqu'en même temps cette découverte, eut l'idée d'exploiter en grand l'eau de ces lacs, pour en obtenir l'acide. Cette idée, mise à exécution il y a quelques années, n'eut pas tout l'avantage qu'on pouvait en attendre; la grande quantité d'acide ainsi obtenu ne pouvant être mis en usage dans le commerce, le prix de l'acide et du borate de soude baissa considérablement. L'acide borique obtenu des lacs n'est pas à l'état de pureté, il est mélangé avec d'autres substances étrangères. L'analyse d'un échantillon de cet acide naturel nous a donné pour résultat, sur 100,

Eau (humidité).	34
Acide borique pur.	55
Résidu insoluble (1).	2
Potasse.	2,50
Oxide de fer.	1
Ammoniaque.	1
Acide sulfurique.	4
	99,50

---

1) Terre, charbon, une matière animale insoluble dans l'eau.

Plus, des traces d'acide hydrochlorique,
            d'acide carbonique,
            d'alumine,
            de chaux,
            de cuivre et de silice.

Cet acide, ainsi extrait des lacs, ne peut être employé dans l'usage médical sans avoir été purifié : pour cela, on le fait dissoudre dans l'eau distillée; on rapproche la solution pour faire cristalliser; on recueille les cristaux qu'on lave, qu'on fait redissoudre de nouveau et cristalliser; on recueille les cristaux, on les fait égoutter, on les lave ensuite avec de l'eau distillée, et on les fait sécher.

Un moyen plus ordinairement usité pour préparer l'acide borique consiste à faire dissoudre dans l'eau le sous-borate de soude, à en saturer ce liquide, et à filtrer la solution lorsqu'elle est encore chaude : par ces opérations, on sépare les substances étrangères insolubles qui peuvent s'y trouver. Lorsque la liqueur est filtrée, on ajoute peu à peu à ce liquide de l'acide sulfurique; celui-ci ayant plus d'affinité pour la soude que n'en a l'acide borique, s'unit à cette base et met à nu l'acide borique; qui se sépare et se dépose dans la liqueur sous forme de paillettes (1); on le recueille, on le lave à l'eau froide à plusieurs reprises, et on le fait sécher sur du papier, puis on le conserve dans des boîtes de bois garnies de papier à l'intérieur.

L'acide borique cristallise en lames hexaèdres, minces, irrégulières, d'un blanc satiné, d'un toucher doux et onctueux; sa saveur est légèrement aigre, puis fraîche, amère, et enfin un peu sucrée; mis sous la dent, il est ductile. Il est inodore : sa pesanteur spécifique lorsqu'il est en écailles s'élève à 1,479 et à 1,803 lorsqu'il est fondu. L'acide borique en paillettes, soumis à l'action du feu dans un creuset de platine, se boursoufle; si

---

(1) La quantité d'acide sulfurique à ajouter à la solution est de 100 grammes pour 320 grammes de sous-borate de soude.

l'on augmente la chaleur, il entre en fusion, et donne, par refroidissement, un verre dur, transparent, qui, exposé au contact de l'air, devient un peu opaque. Cet acide vitrifié, traité par l'eau bouillante, se dissout dans ce liquide, et donne par refroidissement des cristaux d'acide borique. L'acide borique vitrifié ne diffère du précédent que parce qu'il contient une moins grande quantité d'eau que l'acide cristallisé en paillettes, qui, selon quelques auteurs, contient 43 parties d'eau sur 100 d'acide.

L'acide borique est soluble dans treize fois son poids d'eau bouillante, et dans 35 parties d'eau à 10°. Si l'on soumet à la distillation la solution aqueuse d'acide borique, une partie de l'acide dissous passe et cristallise dans le récipient.

L'acide borique est plus soluble dans l'alcool que dans l'eau: cette solution brûle avec une flamme verte.

Cet acide s'unit aux bases salifiables, et donne naissance à des sels particuliers nommés *borates*.

La découverte de la décomposition de l'acide borique et la connaissance du bore sont dues à MM. Gay-Lussac et Thénard. Ces savans obtinrent ce résultat en traitant de l'acide borique par le potassium. (*V.* bore.)

L'acide borique est employé en Médecine pour faire la crème de tartre soluble; dans les arts, comme mordant pour plusieurs couleurs; il sert aussi aux chaudronniers, aux bijoutiers, comme fondant, pour faire couler les soudures.

L'acide borique peut quelquefois être mêlé d'acide sulfurique et de sulfate de soude. Cette altération est facile à reconnaître: cet acide, lorsqu'il contient de l'acide sulfurique, attire légèrement l'humidité de l'air; lorsqu'il contient du sulfate de soude, ce sel étant bien examiné, on reconnaît une légère efflorescence.

On peut facilement s'assurer de la présence de l'acide sulfurique ou d'un sulfate : on verse dans une solution faite avec l'acide borique soupçonné impur, une solution d'hydrochlorate de baryte; le sel de baryte est décomposé; il y a précipitation de la baryte à l'état de borate et de sulfate : en traitant par l'acide nitrique, le borate est dissous, tandis que le sulfate ne l'est pas.   (A. C.)

ACIDE BUTYRIQUE, découvert, en 1814, par M. Chevreul, dans le savon et dans le lait de beurre, mais seulement connu à l'état de pureté en 1818. Cet acide est composé de

> Oxigène, atomes. . . . 3 30,585
> Carbone. 8 62,417
> Hydrogène. . . . . . . 11 . . . . 6,998.

Cet acide se prépare de la manière suivante : on saponifie le beurre par la potasse; on délaie la masse savonneuse dans l'eau, on décompose la dissolution par l'acide tartrique, et l'on soumet à la distillation la liqueur filtrée : les acides volatils, au nombre desquels est l'acide butyrique, passent à la distillation. On reprend de nouveau le produit de la distillation, et on le soumet une seconde fois à cette opération.

On neutralise la liqueur distillée avec de l'hydrate de baryte cristallisé; on forme alors du butyrate, du caproate et du caprate de baryte; mais comme 100 parties d'eau dissolvent 36 parties de butyrate, tandis qu'elles n'en dissolvent que 8 de caproate à 10°,5, et 5 seulement de caprate, quoiqu'elle soit à 20°, en évaporant la liqueur à siccité, et en traitant les sels par des quantités d'eau convenables, on obtient ces sels séparés les uns des autres. Une fois le butyrate obtenu pur, on le décompose par l'acide sulfurique, en ayant soin de ne pas mettre d'acide en excès (1) : l'acide se sépare; il se rassemble à la surface du vase, et on le recueille avec une pipette.

Cet acide est liquide, ressemblant à une huile volatile; il est presque incolore; sa saveur est acide, piquante, ayant un arrière-goût douceâtre; son odeur est celle de la pomme de reinette : à 9° au-dessus de zéro, il est encore liquide; il a besoin

____

(1) 100 de butyrate de baryte exigent, pour être décomposés, 63 parties d'acide sulfurique étendu de 63 parties d'eau.

de plus de 100° pour entrer en ébullition. Dans un vase vide d'air, il se volatilise sans se décomposer; avec de l'air, le contraire arrive.

Cet acide s'unit à la plupart des bases salifiables, et donne naissance à des sels nommés *butyrates*. (A. C.)

Acide camphorique. Cet acide fut découvert par M. Kosegarten. Ce chimiste reconnut qu'en faisant réagir huit fois de suite, et dans un appareil distillatoire, de l'acide nitrique sur du camphre, on obtenait, pour résultat de ces opérations, un acide ayant des propriétés particulières. M. Bouillon-Lagrange, ayant répété les expériences de M. Kosegarten, les modifia de la manière suivante : on traite le camphre par l'acide nitrique; on distille; on a soin de détacher le camphre qui se volatilise; on l'ajoute à l'acide resté dans la cornue; on verse de nouveau une quantité d'acide, et l'on distille; on continue l'opération de la même manière jusqu'à ce que tout le camphre soit acidifié. 20 parties d'acide nitrique à 36° sont nécessaires pour convertir en acide une partie de camphre. L'acide camphorique formé cristallise dans la liqueur; on sépare les cristaux; on les place sur un filtre; on les lave avec de l'eau distillée, pour séparer l'excès d'acide nitrique; on les fait dissoudre dans l'eau distillée chaude; on filtre la liqueur : on fait évaporer jusqu'à ce qu'il se forme une pellicule : par refroidissement, on obtient l'acide camphorique cristallisé.

L'acide camphorique a une saveur acide amère; il rougit la teinture de tournesol; il est soluble dans l'eau, cristallise par refroidissement en cristaux parallélépipèdes d'une belle couleur blanche; exposé à l'action de la chaleur, à une douce température, il se fond et se sublime; à une chaleur plus forte, il répand une fumée épaisse et se dissipe en totalité.

Cet acide diffère de l'acide benzoïque en ce qu'il n'est pas précipité de sa solution alcoolique par l'eau. Il n'a pas été assez examiné; on ne connaît ni son action sur l'économie animale ni les usages qu'on peut en faire.

L'acide camphorique s'unit aux oxides métalliques, et forme des sels nommés *camphorates*. (A. C)

ACIDE CAPRIQUE, découvert en 1818, par M. Chevreul, dans le savon fait avec le beurre de vache; il est formé de

Oxigène. . . 3 atomes. 16,142
Carbone. . . 18 atomes. 74,121
Hydrogène... 29 atomes. . . . . <u>9,737</u>
                                 100,000.

Cet acide s'obtient, ainsi que les acides des corps gras, par la saponification. Il a une odeur analogue à celle de la sueur, mêlée d'une faible odeur de bouc; sa saveur est acide, brûlante, ayant aussi la saveur de bouc. Cette dernière propriété le fait distinguer de l'acide caproïque. L'acide caprique est soluble dans l'eau, dans la proportion d'un dixième; il est soluble dans l'alcool en toutes proportions.

L'acide caprique s'unit aux oxides métalliques, et forme des sels qu'on appelle *caprates*.   (A. C.)

ACIDE CAPROÏQUE, découvert en 1819, par M. Chevreul, dans le savon préparé avec les beurres de vache et de chèvre. Même mode de préparation que l'acide caprique; cet acide est formé

D'oxigène. . . 3 atomes. . . . 22,439
Carbone. . . . 12 atomes. . . . 68,692
Hydrogène.... 19 atomes. . . . <u>8,869</u>
                                 100,000.

Il est incolore, son odeur est semblable à celle de l'acide acétique faible; sa saveur est acide, piquante, ayant un arrière-goût plus prononcé que celui de l'acide butyrique; il blanchit la partie de la langue sur laquelle on le met pour connaître sa saveur; il est très peu soluble dans l'eau, il est au contraire trè soluble dans l'alcool. L'acide caproïque s'unit aux bases salifiables, et donne naissance à des sels nommés *caproates*.

                                 (A. C.)

ACIDE CARBONIQUE, *air méphytique, air fixe, acide crayeux*. Cet acide, dont la nature demeura long-temps inconnue, est le résultat de la combinaison du carbone et de l'oxigène, dans les proportions de 27,67 de carbone, et de 72,33 d'oxigène. Cette combinaison gazeuze est d'une densité plns grande que celle de l'air atmosphérique; l'air pesant 1,0000, l'acide carbonique pèse 1,5245. Cet acide existe mêlé à l'oxigène et à l'azote dans l'air atmosphérique; il fait partie constituante de l'*albâtre calcaire* et *des marbres;* on le trouve presque pur dans des lieux bas et caverneux (1), dont il forme l'atmosphère; il se rencontre en dissolution dans des eaux acidulées répandues sur la surface du globe; il se dégage d'un grand nombre de fermentations, et se forme pendant la combustion du bois, du charbon, etc.

On peut se procurer l'acide carbonique gazeux, ou dissous dans l'eau, en agissant de la manière suivante : on introduit dans un flacon à double tubulure du carbonate de chaux en petits fragmens; on adapte à l'une des ouvertures du flacon un tube de verre recourbé à angle droit, et qui va plonger dans un deuxième flacon semblable au premier, que l'on a rempli d'eau : à la deuxième tubulure de ce dernier flacon, on adapte un tube courbé à angle droit. Si l'on veut obtenir l'acide carbonique dissous dans l'eau, alors on fait plonger ce tube dans de l'eau très froide, ou si l'on veut recueillir le gaz sous une cloche, on a un tube approprié à ce genre d'opération. (*V.* le mot TUBE.) L'appareil étant monté, on le lute de manière à ce que le gaz ne puisse se dégager que par les tubes : les luts étant secs, on introduit dans le premier flacon, par la tubulure opposée à celle qui porte le tube, de l'acide hydrochlorique étendu; on ferme ensuite cette tubulure avec un bouchon. L'acide hydrochlorique se trouve en contact avec le carbonate de chaux; celui-ci est décomposé; la chaux s'unit à l'acide hydrochlorique, forme un hydrochlorate de chaux (*muriate de chaux*) qui reste en dissolution; l'acide carbonique gazeux se dégage, passe dans le premier flacon; il se lave dans l'eau qu'on y a mise; il passe ensuite dans le

____

(1) La grotte du Chien, dans le royaume de Naples, offre un exemple des lieux bas, offrant une atmosphère d'acide carbonique.

second, et de là par le tube; alors on le recueille, soit dans l'eau où il s'en dissout une partie, soit dans des cloches à l'état gazeux.

L'eau dissolvant peu de gaz acide carbonique à la pression ordinaire de l'atmosphère, on a recours, pour opérer cette solution, à des efforts produits par des machines nommées pompes. (*V.* Eaux minérales.)

Propriétés de l'acide carbonique gazeux. Ce gaz est transparent, plus pesant que l'air atmosphérique; on peut, par conséquent, le verser d'un vase dans un autre. Il est impropre à la combustion et à la respiration : une bougie plongée dans ce gaz s'éteint subitement; un animal que l'on y place est asphyxié sur-le-champ. L'acide carbonique rougit le papier et la teinture de tournesol; si on laisse le papier et le liquide exposés à l'air, la couleur rouge disparaît. Recueilli dans la bouche ou par les narines, il a un goût piquant particulier, qu'on ne peut mieux définir qu'en le comparant à celui que nous fait sentir le vin de Champagne mousseux ou les liqueurs fermentées qui pétillent. Il est traversé par la lumière qu'il réfracte; mais il n'est pas altéré. Exposé à l'action de la chaleur, il se dilate. Il est absorbé par le charbon sec, et on peut l'en dégager sans qu'il ait subi d'altération : si on le fait passer sur du charbon incandescent, il se charge d'une nouvelle quantité de ce corps, et passe à l'état d'oxide de carbone. Cet acide est utile dans la végétation; il est décomposé par les organes des végétaux, son radical reste fixé dans ces corps, et l'oxigène se dégage.

Propriétés de l'acide carbonique dissous dans l'eau.

L'acide carbonique liquide rougit le papier et la teinture de tournesol; sa saveur est d'une acidité agréable. Si l'on expose à l'air ou que l'on chauffe sa solution, l'acide se dégage : le même dégagement a lieu lorsqu'on expose l'eau acidulée à une basse température. L'acide carbonique, gazeux ou liquide, s'unit aux oxides métalliques, les sature et donne naissance à des sels nommés *carbonates.*

Cet acide est très employé en Médecine. C'est dans le but de l'administrer que l'on ordonne la potion de Rivière, les eaux minérales gazeuses, etc. (A. C.)

Acide caséique. Cet acide fut découvert par M. Proust, dans les fromages *faits;* il lui attribue l'odeur et une partie des propriétés de cet aliment.

On prépare l'acide caséique en traitant par l'eau chaude, ou la matière caséeuse qui a subi la fermentation putride, ou les fromages lorsqu'ils sont *faits* (1). On divise ces substances dans l'eau; on filtre la liqueur qui a dissous de l'acétate, du phosphate, du caséate d'ammoniaque, de l'oxide caséeux, de la gomme et du sel marin; on fait évaporer la liqueur en consistance sirupeuse; on traite par l'alcool ordinaire qui dissout les sels ammoniacaux; on abandonne le liquide alcoolique dans un flacon étroit, et on y ajoute, tous les deux jours, une petite quantité d'alcool concentré: par cette addition, on détermine le dépôt d'une matière gommeuse. Après quinze jours de traitement, on décante la partie liquide, on évapore, puis on délaie le résidu dans l'eau; on ajoute ensuite à ce mélange du carbonate de plomb, dans la proportion d'un huitième du poids du liquide; on fait bouillir pendant quelques minutes: l'ammoniaque se dégage à l'état de carbonate. On a, dans la liqueur, du phosphate, de l'acétate et du caséate de plomb. Ces deux derniers sels étant solubles, on les sépare du phosphate qui ne l'est pas et qui reste sur le filtre; on fait ensuite passer dans la liqueur de l'acide hydrosulfurique qui décompose l'acétate et le caséate, en précipitant le plomb à l'état de sulfure. On filtre, et dans la liqueur on a l'acide caséique et l'acide acétique libres, mais mêlés à un excès d'acide hydrosulfurique; on évapore en consistance sirupeuse: pendant l'évaporation, les acides acétique et hydrosulfurique se volatilisent et laissent l'acide caséique à l'état de pureté.

----

(1) On entend par ce mot, le fromage fermenté de manière à pouvoir être mangé avec plaisir.

L'acide caséique est un peu jaune; il a une saveur amère, acide, se rapprochant de la saveur du fromage; il prend, par une évaporation convenable et ménagée, une consistance grenue; soumis à l'action du feu, il se décompose en se comportant comme les matières animales et en donnant les mêmes produits. Il est soluble dans l'eau et dans l'alcool; il précipite en blanc l'infusion de noix de galles, en jaune le muriate d'or, en blanc le perchlorure de mercure, en blanc le nitrate d'argent. Ce dernier précipité devient jaune, ensuite rougeâtre.

L'acide caséique rougit le papier de tournesol; il s'unit à l'ammoniaque et à d'autres oxides métalliques; il forme des sels que l'on a nommés *caséates*.

L'acide caséique, traité par l'acide nitrique, se convertit en acide oxalique. Cet acide étant séparé des fromages, ceux-ci n'ont plus ce goût qui les fait rechercher et qui ne paraît être dû qu'à la présence de l'acide caséique. C'est sans doute à l'acide caséique combiné à l'ammoniaque qu'est due la propriété digestive du fromage.   (A. C.)

Acide cétique. (*V.* Cétine.)

Acide cévadique. Cet acide fut annoncé en 1820 par MM. Pelletier et Caventou, qui le découvrirent dans le *veratrum sabadilla*. Ces chimistes l'obtinrent de la manière suivante : on met en contact avec de l'éther sulfurique, à l'aide de la chaleur, de la cévadille; le produit éthéré, filtré, soumis à la distillation, laisse un résidu très acide, gras, onctueux, de couleur jaune, tout-à-fait insoluble dans l'eau et d'une odeur particulière. Ce produit doit être saponifié au moyen de la potasse, et le savon formé décomposé par l'acide tartrique en excès, les matières grasses sont alors recueillies sur un filtre. La liqueur filtrée, soumise à la distillation, donne pour produit volatil un liquide aqueux, acide, très odorant; l'acide qui existe dans ce liquide saturé par l'eau de baryte, donne par l'évaporation de la solution saturée, un résidu formé de baryte et d'acide cévadique (cévadate de baryte), d'une belle couleur blanche. Ce sel, traité par l'acide phosphorique est décomposé, l'acide

s'en sépare sous forme d'aiguilles blanches, brillantes, nacrées.
Pour débarrasser cet acide du phosphate de baryte qu'il
retient, on l'introduit dans une cornue et on soumet celle-ci
à une douce chaleur : l'acide se réduit en vapeurs; ces vapeurs
condensées, laissent l'acide pur, sous forme de cristaux d'une
belle couleur blanche.

L'acide cévadique est blanc, solide, sous formes d'aiguilles;
il est soluble dans l'eau, l'alcool, l'éther; son odeur *a quelque
ressemblance* avec celle de l'acide butyrique; il est fusible à 20°;
un peu au-dessus de ce degré, il se réduit en vapeurs qui peuvent être condensées; il s'unit aux bases salifiables, et forme
un genre de sels nommés *cévadates.*

L'action de cet acide sur l'économie animale n'a pas encore
été étudiée.   (A. C.)

Acide chlorique. L'existence de cet acide fut indiquée par
Berthollet, puis par Chénevix; mais la découverte en est due
à M. Gay-Lussac, qui se le procura à l'état de pureté en 1814 :
à cette époque il en fit connaître les propriétés.

Cet acide s'obtient en précipitant le chlorate de baryte par
l'acide sulfurique faible, en ajoutant de cet acide en quantité convenable pour que toute la baryte soit précipitée.
Le sulfate de baryte qui se forme étant insoluble, on le sépare par le filtre de l'acide chlorique qui reste en dissolution
dans le liquide; ainsi obtenu, l'acide chlorique est incolore, inodore; son odeur se développe lorsqu'il est concentré; sa saveur
est acide; il rougit les couleurs bleues végétales; il est indécomposable par la lumière; si on le concentre par une douce
chaleur, il acquiert une consistance oléagineuse; si l'on continue d'élever la température, il se volatilise en partie sans
éprouver d'altération; une autre partie de l'acide se décompose
et donne lieu à un dégagement de chlore et d'oxigène. Mêlé
avec les acides hydrochlorique, sulfurique, sulfureux, ces acides
le décomposent. L'acide chlorique, mis en contact avec les
solutions métalliques, ne les précipite pas; il s'unit cependant
aux bases salifiables, et forme des sels nommés d'abord *suroximu-
riates*, puis *chlorates* par M. Gay-Lussac.

Tome I.   5

L'acide chlorique est composé d'oxigène et de chlore, dans les proportions de 100 de chlore et 111,11 d'oxigène.

Un grand nombre des sels formés par l'acide chlorique (chlorates) ont été étudiés par M. Vauquelin.   (A. C.)

ACIDE CHLORIQUE OXIGÉNÉ. Cet acide fut découvert par M. le comte de Stadion; on le prépare en traitant 100 parties de chlorate de potasse par 100 parties d'acide sulfurique affaibli. Étendu d'eau, l'acide chlorique oxigéné est liquide, incolore, inodore; il se volatilise à une température de 140° centigrades; il est formé de 100 parties de chlore et de 159,79 d'oxigène. Quelques chimistes ont élevé des doutes sur l'existence de cet acide, qui d'ailleurs est inusité jusqu'à présent.   (A. C.)

ACIDE CHLORO-CYANIQUE, *acide prussique oxigéné*. Il fut découvert par Berthollet, qui étudia en partie ses propriétés. C'est à M. Gay-Lussac qu'est due la connaissance de la nature de cet acide, composé de chlore et de cyanogène. On le prépare de la manière suivante : on fait passer un courant de chlore dans une solution d'acide hydrocyanique, on continue de faire passer de ce gaz jusqu'à ce que la liqueur soit arrivée au point de pouvoir décolorer de la solution d'indigo faite avec l'acide sulfurique; on prive ensuite cette solution de l'excès de chlore qu'elle contient, à l'aide du mercure, en soumettant la solution à l'action d'une chaleur modérée. En agissant de la sorte, on obtient un fluide élastique qui est un mélange d'acide carbonique et d'acide chloro-cyanique; mais ce fluide possède toutes les propriétés de l'acide chloro-cyanique; il est incolore, son odeur est très vive. Une petite quantité de ce gaz irrite la membrane pituitaire, détermine le larmoiement. Sa densité est de 2,123 ; il rougit le papier de tournesol; mêlé à deux fois son volume d'oxigène ou d'hydrogène, il ne détonne point par l'étincelle électrique: pour le faire détonner, il faut ajouter de l'un et de l'autre de ces gaz. L'acide chloro-cyanique gazeux brûle vivement avec une flamme blanche bleuâtre; il se forme, pendant la combustion, une vapeur blanche très épaisse, qui a une odeur analogue à celle de l'acide nitreux, et une saveur qui a quelque chose de mercuriel.

Chauffé avec le potassium et le sodium, l'acide chloro-cyanique se trouve décomposé : le chlore et le cyanogène qui le constituent sont absorbés, le gaz carbonique lui-même qui accompagne l'acide est en partie décomposé. Lorsque cet acide est dissous dans l'eau, sa solution ne trouble ni l'eau de baryte ni le nitrate d'argent; mêlée avec de la potasse, on obtient lorsqu'on la verse dans la solution d'argent un précipité de chlorure.

Les alcalis absorbent rapidement le gaz chloro-cyanique; quand il y a un excès d'alcali, l'odeur de ce gaz disparaît totalement, ce qui n'a pas lieu s'il n'y en a pas un excès.

Les sels formés avec l'acide chloro-cyanique sont les *chloro-cyanates*.

L'acide chloro-cyanique a pour caractère, lorsqu'il est uni à la potasse, de former des précipités verts dans les solutions de fer au minimum. Pour obtenir ce résultat, il faut d'abord mêler l'acide avec la solution métallique, puis ajouter un peu de potasse : si on fait l'opération d'une autre manière, on n'obtient pas ce résultat.

L'acide chloro-cyanique n'a pas encore été employé dans l'art médical. Il serait à désirer que l'on étudiât ses propriétés, qui doivent être énergiques. (A. C.)

ACIDE CHLORIODIQUE de Davy, *chlorure d'iode* de M. Gay-Lussac. Cet acide fut découvert par Davy; mais il fut examiné par M. Gay-Lussac quelque temps avant la publication des recherches du chimiste anglais.

L'acide chloriodique est formé de chlore et d'iode dans les proportions de 63,45 d'iode et de 36,55 de chlore.

Cet acide s'obtient de la manière suivante : on fait passer un courant de chlore dans un flacon contenant de l'iode : la combinaison de ces deux substances s'opère instantanément. Lorsque la saturation est complète, sans excès de chlore ou d'iode, le produit est blanc; il est rouge s'il y a excès d'iode, et jaune s'il y a excès de chlore. Cette opération est assez longue à faire; mais on peut activer le travail en dissolvant le composé rouge (où l'iode est en excès) dans de l'eau, et en faisant passer dans cette solution un courant de chlore jusqu'à saturation réciproque, c'est-à-dire jusqu'à ce que la liqueur soit incolore.

L'acide chloriodique est volatil, déliquescent; il détruit les couleurs bleues végétales avec lesquelles on le met en contact; il décolore la solution d'indigo. La dissolution de cet acide mise en contact avec une base salifiable, est décomposée; l'acide est converti en acide hydrochlorique et en acide iodique. Cette manière de se comporter a fait donner le nom de *chlorure d'iode* à ce composé. M. Gay-Lussac pense que ce combiné n'est acide que lorsqu'il a déjà éprouvé une décomposition.

Des essais sur l'emploi de l'acide chloriodique pourraient donner lieu à quelques découvertes utiles; c'est aux praticiens à tenter ces essais qui doivent enrichir la science thérapeutique.   (A. C.)

ACIDE CHLORO-PHOSPHOREUX. *V.* PROTO-CHLORURE DE PHOSPHORE.   (A. C.)

ACIDE CHLORO-PHOSPHORIQUE. *V.* DEUTO-CHLORURE DE PHOSPHORE.   (A. C.)

ACIDE CHLORO-SULFURIQUE. *V.* CHLORURE DE SOUFRE.   (A. C.)

ACIDE CHLOROXI-CARBONIQUE; *phosgène.* Cet acide, dont la connaissance est due à M. John Davy, se prépare de la manière suivante : on mêle ensemble, dans un flacon où on a fait le vide, parties égales de chlore sec et de gaz oxide de carbone également sec; on expose ensuite le mélange au soleil : la réaction des gaz a lieu, le volume se réduit à moitié; on ouvre alors le flacon sur un bain de mercure qui prend la place des gaz condensés.

Le gaz acide chloroxi-carbonique est incolore; son odeur est suffocante, ayant de l'analogie avec celle du chlorure d'azote; il provoque les larmes, irrite les yeux, rougit le papier de tournesol; il est impropre à la combustion; il est d'une pesanteur spécifique de 3,399; il n'a aucune action sur l'oxigène, ne répand point de vapeurs avec le contact de l'air; les corps combustibles non métalliques ne le décomposent pas. L'effet

contraire a lieu si on le met en contact avec plusieurs métaux.
(L'antimoine, l'arsenic, l'étain, le zinc.) Ces métaux absorbent le
chlore et rendent libre le gaz oxide de carbone. L'eau le décompose; il y a alors formation d'acide carbonique et d'acide
hydrochlorique : les oxides métalliques donnant aussi lieu à
une décomposition, il y a formation d'acide carbonique et de
chlorures métalliques.

L'alcool concentré dissout cet acide. La quantité dissoute
ayant été examinée, on a reconnu qu'à la température ordinaire, ce liquide en absorbait douze fois son volume.

L'acide chloroxi-carbonique s'unit au gaz ammoniac; il en
absorbe quatre fois son volume, et forme un sel jouissant de
propriétés particulières que l'on peut appeler *le chloroxi-car-
bonate d'ammoniaque.*

Les propriétés de cet acide n'ont pas encore été étudiées :
on pourrait le faire en employant sa solution alcoolique.

(A. C.)

ACIDE CHOLESTÉRIQUE. Cet acide fut découvert par MM. Pelletier et Caventou, en 1817; ils l'obtinrent en traitant la cholestérine par l'acide nitrique, en opérant de la manière suivante :
on prend parties égales de *cholestérine* et d'acide nitrique
concentré; on introduit ces deux substances dans une fiole à
médecine, et on fait chauffer. la cholestérine étant en contact
avec l'acide nitrique : celui-ci est décomposé; il y a dégagement de gaz oxide d'azote, formation d'un nouvel acide
qui se sépare en partie de la liqueur par refroidissement. Pour
purifier cet acide, imprégné d'acide nitrique, on le lave à plusieurs reprises avec de l'eau bouillante : pour mieux le priver
de tout l'acide qu'il peut contenir, on le fait bouillir avec de
l'eau à laquelle on a ajouté une petite quantité de carbonate
de plomb; on décante, et on recueille l'acide sur un filtre.
Lorsqu'il est sec, on le met en contact avec de l'alcool; ce
véhicule dissout l'acide cholestérique, que l'on obtient ensuite
par l'évaporation de la solution alcoolique.

L'acide cholestérique est solide; vu en masse, il est d'un
jaune orangé; dissous dans l'alcool, il peut être obtenu par

évaporation spontanée, sous forme d'aiguilles blanches, dont la forme n'a pas été déterminée; sa saveur est faible, un peu styptique; son odeur se rapproche de celle du beurre; il est d'une pesanteur spécifique plus considérable que celle de l'alcool et moindre que celle de l'eau. Il est fusible à 58°; mais il ne se décompose qu'à une température supérieure à celle de l'eau bouillante. Il donne alors des produits analogues à ceux que l'on obtient de la décomposition des matières végétales, sans traces sensibles d'ammoniaque.

Il est soluble dans l'alcool, l'éther sulfurique, l'éther acétique, dans les huiles volatiles, dans l'acide nitrique, à froid et à chaud; mais il est insoluble dans les huiles fixes et dans les acides végétaux; il est presque insoluble dans l'eau.

L'acide sulfurique, mis en contact avec l'acide cholestérique, le convertit en charbon au bout d'un certain temps.

L'acide cholestérique s'unit aux bases salifiables, et donne lieu à un genre de sels qu'on appelle *cholestérates*. Ces sels ont été étudiés par MM. Pelletier et Caventou. (*V.* Journal de Pharmacie, t. III, p. 298 et suivantes.)

On n'a pas encore cherché à reconnaître les propriétés médicales de cet acide; il n'est donc pas employé comme médicament.   (A. C.)

Acide chromique. Cet acide fut découvert en 1797, par M. Vauquelin, il fut étudié ensuite par MM. Mussin Puschin, Godon et Gay-Lussac. Il existe, à l'état de sel, dans le plomb rouge de Sibérie, dans le rubis spinelle, dans le chromate de fer. On l'obtient de la manière suivante : on expose à une forte chaleur, et pendant deux heures, dans un creuset de Hesse fermé avec un couvercle luté, un mélange de deux parties de chromate de fer et d'une partie de nitrate de potasse; au bout de ce temps, on laisse tomber le feu, on retire le creuset, on le laisse refroidir, on verse sur la masse une très petite quantité d'eau bouillante, de manière à l'humecter seulement. Au bout de deux heures, on jette le tout dans un mortier de verre ou de marbre; on triture avec un pilon; on lave avec de l'eau bouillante; on continue le lavage jusqu'à ce que la liqueur sorte incolore de dessus le résidu (1). On sature l'excès d'alcali qui existe dans le liquide, par de l'acide acétique; on fait évaporer la liqueur qui contient le chromate et l'acétate de potasse. Quand la liqueur est assez concentrée, on l'abandonne à elle-même: le chromate de potasse cristallise; on prend ce sel, on le place sur un entonnoir et on le laisse égoutter; on le lave ensuite avec une petite quantité d'eau; lorsqu'il est lavé et égoutté, on le redissout de nouveau; on ajoute alors à la solution de l'hydrochlorate de baryte, jusqu'à ce que l'addition de ce sel ne donne plus lieu à un précipité. Cette addition donne lieu à une double décomposition: la baryte s'unit à l'acide chromique, forme du chromate de baryte qui se précipite, et de l'hydrochlorate de potasse reste en dissolution. On recueille le chromate de baryte sur un filtre; on le lave à grande eau, et lorsqu'il est ainsi lavé, on le fait dissoudre dans une quantité suffisante d'acide nitrique étendu d'eau, puis par une addition d'acide sulfurique, on sépare la baryte de la solution. On a soin de ne pas ajouter un excès de cet acide; mais cependant on doit en ajouter assez pour que tout le phosphate soit décomposé; on laisse en repos, on décante ou on filtre. La partie liquide qui passe est un mélange d'acide nitrique et d'acide chromique; on la soumet à l'évaporation dans une capsule de porcelaine. Sur la fin de l'évaporation, on ménage la chaleur, afin de ne pas décomposer l'acide chromique, qui reste dans la capsule sous forme d'une matière rougeâtre, tandis que l'acide nitrique s'est volatilisé.

L'acide chromique est formé de 100 parties de chrôme et de 89,65 d'oxigène (Berzelius); il est soluble dans l'eau; sa solution, évaporée convenablement, cristallise par refroidissement sous forme de prismes d'une belle couleur rouge, semblable à celle du rubis; sa saveur est âcre, styptique; cette stypticité est

---

(1) Le résidu ne doit pas être jeté; il peut être traité de nouveau par du nitrate de potasse, et fournir une nouvelle quantité de chromate.

persistante. L'acide chromique est très acide; il rougit la teinture de tournesol, sature les bases; soumis à une forte chaleur, il se décompose, et donne naissance à de l'oxide de chrôme; en même temps il y a dégagement d'oxigène. Cet acide tient peu à son oxigène; il est décomposé par la plupart des corps combustibles simples, même sans l'aide de la chaleur. L'acide sulfureux mis en contact avec l'acide chromique, le décompose, il en résulte un sulfate vert de chrôme.

L'acide chromique s'unit aux bases salifiables, et donne naissance à des sels colorés nommés *chromates*. Cette propriété de former des sels colorés lui a fait donner le nom d'*acide chromique*.

L'action de l'acide chromique sur l'économie animale n'a pas encore été étudiée; cette action ne serait pourtant pas sans intérêt, si l'on considère ses propriétés.

Parmi les réactifs qui peuvent facilement faire reconnaître l'acide chromique, on compte la solution de nitrate d'argent, avec laquelle il donne un précipité de couleur carmin; mais cette couleur passe au pourpre par l'exposition à la lumière; 2°. les solutions de plomb déterminent un précipité d'une belle couleur jaune plus ou moins foncée; 3°. les solutions de mercure, avec cet acide, donnent lieu à un précipité d'une belle couleur brune foncée. Ce précipité, chauffé dans un creuset de platine ou de grès, laisse après la calcination une belle poudre verte qui est l'oxide de chrôme.

L'acide chromique, fondu au chalumeau avec le borax ou avec le phosphate d'ammoniaque, donne un verre coloré en vert émeraude.   (A. C.)

ACIDE CHROMO - SULFURIQUE. On a donné le nom d'*acide chromo-sulfurique* à un mélange d'acide sulfurique et d'acide chromique. Ce mélange liquide, soumis à une évaporation convenable, laisse déposer de petits cristaux prismatiques, quadrangulaires, d'un rouge foncé. Cet acide peut être obtenu, 1°. en traitant le chromate de baryte par un excès d'acide sulfurique, filtrant le liquide et soumettant la liqueur filtrée à une évaporation ménagée; 2°. en mêlant ensemble de l'acide sulfurique et de l'acide chromique dans un état convenable de concentration.

Cet acide a été examiné par M. Gay-Lussac, qui a trouvé qu'il était formé d'un atome d'acide chromique et d'un atome d'acide sulfurique. Les poids de ces atomes sont : acide chromique 1303,64, acide sulfurique 501,16.

L'acide chromo-sulfurique est déliquescent, très soluble dans l'eau et l'alcool. Si l'on mêle cet acide à de l'alcool concentré, il y a une réaction très vive, quelquefois suivie d'explosion ; dans ce cas, il y formation d'oxide vert de chrôme, d'éther sulfurique et d'huile douce de vin (1).

L'action de l'acide *chromo-sulfurique* sur l'économie animale n'a pas encore été étudiée. (A. C.)

ACIDE CICÉRIQUE, *acide de l'exsudation du pois chiche*. Cet acide, qui se trouve sur les pois chiches, dans la liqueur exsudée par les poils qui couvrent cette plante, fut nommé acide *cicérique* par M. Dispan, qui, ayant examiné ses propriétés, consigna le résultat de ses recherches dans un mémoire inséré dans le Journal de Physique, germinal an 7; ce résultat fut mis par extrait dans le tome XXX des Annales de Chimie. Des expériences faites par MM. Vauquelin et Deyeux firent penser à ces chimistes que cet acide était un composé d'acide acétique, oxalique et malique. Un travail analogue à celui de ces savans vient d'être entrepris par M. Dulong d'Astafort, et ce pharmacien, après avoir cherché en vain l'acide oxalique dans la liqueur retirée de la plante, a regardé l'acidité de la liqueur comme le résultat de la présence de l'acide malique et de l'acide acétique (2).

L'existence de l'acide cicérique est donc plus que douteuse d'après l'examen fait par MM. Vauquelin, Deyeux et Dulong,

---

(1) Annales de Chimie et de Physique, t. XVI, p. 102.

(2) L'époque à laquelle M. Dulong a fait son analyse est peut-être seule la cause de l'absence de l'acide oxalique dans la liqueur acide des pois chiches. On voit souvent ces conversions d'acides végétaux en d'autres acides, pendant l'acte de la végétation.

et qui constate que l'acidité de la liqueur des poils du *cicer arietinum* est due à un mélange d'acide oxalique, malique et acétique, ou acétique et malique seulement.

D'après une traduction de l'ouvrage intitulé *Materia medica of Indoostan*, faite par M. Fée (1), les Indiens emploient l'eau acidulée retirée du *cicer arietinum*, qu'ils nomment *cudalay poolippoo neer*, pour extraire les acides minéraux qu'ils emploient dans leur Thérapeutique. Pour recueillir ce liquide, ils étendent de grands draps sur les champs de pois chiches, et après une nuit de séjour il les retirent, les tordent et recueillent la liqueur qui en sort par expression.

D'après quelques essais qui nous sont particuliers, nous pensons que ce liquide ne contribue en rien par son acidité à la décomposition qu'éprouvent les sels qui sont destinés à fournir ces acides, et qui sont, l'hydrochlorate de soude, le nitrate de potasse et le sulfate d'alumine, mais que le mélange de ces sels entre deux donne lieu à des décompositions dont le résultat est un acide mis à nu.   (A. C.)

ACIDE CITRIQUE, *acide du citron*. Cet acide, connu depuis long-temps dans le suc du citron, fut étudié par Scheèle. Ce chimiste lui reconnut des propriétés particulières qui en font un acide distinct de tous les autres. Cet acide existe dans plusieurs produits des végétaux, libre ou combiné, et quelquefois mêlé à d'autres acides : on a constaté sa présence dans les tubercules du *solanum tuberosum* (2), dans les bulbes de l'ognon, dans les oranges, dans les baies de l'airelle à fruit rouge, de l'airelle canneberge, de l'airelle myrtille, dans les fruits du merisier et du merisier à grappes, dans les fruits de la belle de nuit, de l'églantier, du groseiller velu, des groseillers à fruits rouges et à fruits blancs, dans ceux de l'alisier, du fraisier, de la ronce sans épines, enfin dans ceux du framboisier, etc.

---

(1) Journal de Chimie médicale, première année, mai 1825.

(2) Nous n'avons pu faire cristalliser l'acide citrique retiré des pommes de terre.   (A. C.)

Le suc de citron, dont on retire l'acide citrique, se prépare de la manière suivante : on enlève la pellicule jaune (le
zeste) qui recouvre le fruit du citron, on écrase ensuite;
l'on recueille le suc qu'on en tire par pression, dans des terrines ou des vases de bois blanc, qu'on expose dans un lieu où
la température soit à 15°, et on laisse en repos. Ainsi placé,
ce liquide laisse déposer une matière filamenteuse blanche,
demi-transparente, que l'on sépare en jetant doucement ce
suc sur un tissu de fil que l'on a soin de mouiller d'avance
avant de le placer sur un carré. Ce suc passe d'abord un peu
trouble, puis il s'éclaircit; on fait passer de nouveau les premières portions qui n'étaient pas claires, et on recueille tout
le liquide passé, dans une cuve de bois blanc.

L'extraction du suc ne pouvant se pratiquer en France, vu
la rareté et le prix élevé des citrons, on est obligé de se procurer du suc de citron venu de pays lointains, et qui ayant été
plus ou moins bien préparé (*V. Suc de citron*), est d'une
valeur qu'il est nécessaire de déterminer; on doit donc, avant
de l'employer, rechercher quelle est la quantité d'acide qu'il
contient et surtout se mettre en garde contre la présence d'une
certaine quantité d'acide étranger que l'on y aurait ajoutée.
On a recours, pour s'assurer de la quantité d'acide, à la saturation par une base quelconque, en prenant pour point de
comparaison du suc de citron dont la pureté serait connue:
on pourrait encore se servir de la solution de muriate acide
de baryte, et verser de cette solution dans une quantité donnée
de suc, 1000 grammes, par exemple, jusqu'à ce qu'il n'y ait
plus de précipité; recueillir ce précipité sur un filtre, le faire
sécher, en prendre le poids, et déduire par le calcul la quantité d'acide de celle du sel (1). Le citrate de baryte doit
être entièrement soluble dans l'acide nitrique; ce sel obtenu,

_____

(1 Le citrate sec de baryte contient, selon M. Vauquelin,

Acide........................... 5o parties,
Oxide de barium................. 5o parties.

s'il contenait du sulfate provenant d'acide sulfurique ajouté ne serait pas soluble dans l'acide nitrique : on établirait alors quelle est la quantité d'acide sulfurique qui a pu être ajoutée.

On s'assure aussi par la solution de nitrate d'argent, s'il n'y a pas d'acide hydrochlorique dans le suc : pour cela, on verse de cette solution qui doit donner un précipité soluble dans l'acide nitrique, ce qui n'arrive pas s'il s'est formé un chlorure d'argent insoluble dans cet acide.

On doit aussi examiner si le suc n'est pas allongé d'acide tartrique : pour cela, on verse du suc dans une solution de sous-carbonate de potasse; si le suc est mélangé de cet acide, il se forme alors un précipité grenu (crème de tartre), effet qui n'a pas lieu si le suc de citron est pur.

Lorsque l'on est assuré d'avoir un suc de citron propre à donner de bons résultats, on sature l'acide contenu dans ce suc, chauffé à 100°, par de la craie divisée (carbonate de chaux), et on ajoute de ce sel par petites portions (1). On continue d'en ajouter de nouveau jusqu'à ce qu'il n'y ait plus d'effervescence; on cesse alors, et on laisse en repos. On décante la partie claire (après s'être bien assuré qu'il n'y a plus d'acide en dissolution), on ajoute de l'eau bouillante, on brasse fortement, on laisse déposer, on tire le liquide clair; on renouvelle plusieurs fois les lavages à l'eau bouillante, puis on jette le sel calcaire (le citrate de chaux) sur un filtre; on le laisse égoutter. Ce sel étant ainsi préparé, on le traite, dans une bassine de plomb, par l'acide sulfurique affaibli, préparé dans la proportion d'une partie d'acide sulfurique à 66° sur 6 parties d'eau; on emploie 9 d'acide sulfurique à 66° pour 10 de carbonate de chaux employé (2). On brasse fortement

---

(1) Il est nécessaire d'ajouter très peu de craie à la fois pour ne pas occasioner un trop grand dégagement de gaz acide carbonique, qui ferait passer le liquide par-dessus les bords du vase où se fait la décomposition.

(2) Le carbonate de chaux que l'on trouve dans le commerce pouvant

lorsque l'on ajoute l'acide, en ayant soin d'en ajouter peu
à la fois; on chauffe pendant un quart d'heure. L'acide sulfurique décompose le citrate de chaux; il s'unit à l'oxide
de calcium pour former du sulfate de chaux insoluble; l'acide
citrique mis à nu reste en dissolution. On laisse déposer, on
tire la partie liquide qui surnage, et qui contient l'acide citrique en dissolution; on enlève les dernières portions d'acide
qui imprègnent le sel, en lavant avec de l'eau bouillante, à
plusieurs reprises; on réunit toutes les liqueurs dans des bassines de plomb placées dans un bain de sable, et on fait évaporer. (Quelques auteurs prescrivent d'employer des terrines
de grès placées au bain-marie.) On continue l'évaporation
avec ménagement sur la fin; on la pousse jusqu'à ce que l'on
aperçoive à la surface du liquide de petits cristaux; on arrête alors le feu, et on laisse en repos pendant cinq à six jours
et plus: au bout de cet espace de temps, on enlève les terrines,
on décante la liqueur et on recueille les cristaux, que l'on
place dans une terrine de plomb, afin de les laisser égoutter ;
ces cristaux sont colorés; ils ont besoin d'être soumis à quelques opérations pour fournir l'acide citrique blanc.

On fait évaporer de nouveau les eaux mères, qui donnent
de nouveau des cristaux, et on répète cette opération jusqu'à
ce qu'elles refusent d'en fournir. Lorsque l'on est arrivé à ce
point, on les étend d'eau, puis on décompose par la chaux:
on reforme de nouveau du citrate de chaux que l'on traite
de la même manière que nous l'avons dit précédemment.

On réunit tous les cristaux obtenus des diverses cristallisations, on les fait dissoudre dans l'eau, on ajoute un cinquième

contenir de la silice, et le suc de citron anciennement préparé exigeant
d'abord moins de craie pour sa saturation, et une partie de la chaux restant
dans la liqueur à l'état d'acétate, il serait plus convenable de déterminer la
quantité de chaux contenue dans le citrate, pour n'employer que la quantité d'acide sulfurique convenable à la saturation de la chaux, plus une
petite quantité en excès; quantité recommandée par M. Dizé, qui la croit
nécessaire à la destruction d'une partie du mucilage qui a échappé au lavage,
et qui nuirait à la cristallisation.

du poids de l'acide citrique de charbon animal, dépouillé des
carbonate et de phosphate de chaux; on fait bouillir quelques
instans, on filtre; le liquide est ensuite mis à évaporer, et
abandonné à la cristallisation.

Si après cette seconde dissolution l'acide n'était pas blanc,
il faudrait lui faire subir de nouveau une nouvelle dissolution
et une nouvelle cristallisation.

Les eaux mères provenant de cette seconde solution sont
traitées comme celles qui proviennent d'une première opération.

Les auteurs donnent le résultat suivant : 160 livres de suc
de citron de bonne qualité donnent 18 livres de citrate de
chaux, qui fournissent 10 livres d'acide citrique blanc.

L'acide citrique pur est blanc; cristallisé dans *les circonstances
convenables,* il est sous forme de prismes rhomboïdaux,
dont les plans sont inclinés entre eux sous des angles de 60
à 120°, dont les extrémités sont terminées par quatre faces
trapézoïdales qui embrassent les angles solides. Sa saveur est
très acide; il rougit fortement la teinture de tournesol; chauffé
fortement, il se décompose, et donne naissance à de l'acide
acétique, à de l'huile, à des gaz, et à un nouvel acide nommé
acide pyro-citrique. L'acide citrique est soluble dans l'eau :
75 parties d'eau à 18° en dissolvent 100 parties; il est encore plus soluble dans l'eau bouillante. Placés dans un air sec
et chaud, les cristaux d'acide citrique deviennent blancs; ils
simulent l'efflorescence. Si l'acide citrique retient de l'acide
sulfurique, il attire l'humidité de l'air. Traité par l'acide nitrique, il se convertit en acide oxalique. L'acide citrique est
composé en poids, selon MM. Thénard et Gay-Lussac et Berzelius:

De carbone	33,811	ou de carbone	41,40
oxigène	59,859	oxigène	54,96
hydrogène	6,330	hydrogène	3,64
	100,000		100,00
MM. Gay-Lussac et Thénard.		M. Berzelius.	

L'acide citrique est quelquefois falsifié par de l'acide tartrique ; on reconnaît cette falsification à l'examen des cristaux :
ceux d'acide tartrique sont plus alongés et moins grands. L'a-
cide citrique falsifié, dissous dans l'eau, mis en contact avec la
solution d'hydrochlorate de potasse, donne lieu à des cristaux
de crème de tartre, effet qui n'a pas lieu avec l'acide citrique
pur.

Quelques falsificateurs ont mêlé à de l'acide citrique des gros
cristaux d'acide oxalique ; ces cristaux, bien différens, sont
faciles à reconnaître : ils sont comme feuilletés, n'ont pas la
solidité ni la transparence de l'acide citrique. Dissous
la solution mêlée à de l'hydrochlorate de potasse, donne
lieu à la formation d'un oxalate acidule de potasse qui se
précipite.

L'acide citrique s'unit aux bases salifiables, et forme avec elles
des sels nommés *citrates*.

L'acide citrique est employé dans les arts pour enlever les
taches de rouille de dessus les tissus ; on l'emploie avec succès
pour aviver les couleurs rouges du carthame ; on s'en sert
pour préparer une solution d'étain qui produit avec la co-
chenille une belle couleur écarlate que l'on applique sur la soie
et sur le maroquin.   (A. C.)

Acide citrique pur. Le chimiste ayant besoin d'acide citrique parfaitement pur, et l'acide préparé par les moyens que
nous venons d'indiquer contenant un peu d'acide sulfurique,
on le prive de cet acide en agissant de la manière suivante : on
dissout de l'acide citrique, 25 grammes, dans de l'eau distillée ;
on ajoute à cet acide une petite quantité de litharge en poudre,
2 grammes, et on fait bouillir. L'acide sulfurique se porte sur
l'oxide de plomb, s'unit avec lui, et donne naissance à du sulfate de plomb insoluble ; on filtre ; on fait passer un courant
d'hydrogène sulfuré dans la liqueur filtrée et refroidie : cet
acide précipite un excès de plomb qui aurait pu rester en dissolution ; on filtre et on fait évaporer le liquide, qui fournit alors
des cristaux d'acide citrique pur. Ces cristaux doivent être lavés avec un peu d'eau, puis mis à sécher et conservés.

L'acide citrique pur précipite la solution de baryte ; mais le précipité doit être entièrement redissous par l'acide nitrique.

L'acide citrique dissous dans l'eau est employé en Médecine ; on le donne pour remplacer le suc de citrons, lorsque l'on ne peut se procurer ce suc : la dose, dans ce cas, est 1 d'acide sur 19 parties d'eau. Cet acide entre dans des limonades, dans des pastilles. S'il était donné à l'état de concentration, dans l'économie animale, il causerait des accidens.   (A. C.)

ACIDE COLUMBIQUE, *acide colombique*. Découvert en 1801 par M. Hatchette. Il existe en petite quantité dans la nature, en combinaison avec l'oxide de fer et l'oxide de manganèse (1), et avec l'oxide de fer, l'oxide de manganèse et l'oxide d'yttria. Les minéraux qui le contiennent sont l'*yttro-colombite*, le *colombite* ou *tantalite*.

On prépare cet acide de la manière suivante : on mêle le colombate réduit en poudre fine avec le double de son poids de potasse à l'alcool ; on met le tout dans un creuset d'argent, et on chauffe pendant une heure. Au bout de ce temps, on retire le creuset du feu, on laisse refroidir, et on traite par l'eau bouillante ; on filtre la liqueur, et lorsqu'elle est filtrée, on la traite par un excès d'acide hydrochlorique : il se forme un précipité qui est l'acide colombique (ou *l'oxide de colombium*) ; on recueille sur un filtre, on lave bien et on fait sécher.

L'acide colombique est blanc, pulvérulent, inodore, insipide, infusible, peu soluble dans l'eau, rougissant légèrement la teinture de tournesol (2) ; il est insoluble dans les acides nitrique et sulfurique, incomplètement soluble dans l'acide hydrochlorique. Lorsqu'il est à l'état humide, il est soluble dans les acides citrique, oxalique et tartrique. Cette solution n'a pas

---

(1) Et selon M. Berzelius, à de l'oxide d'étain en petite quantité.

(2) J'avais tenté quelques essais pour reconnaître si l'acidité de ce produit n'était pas due à une petite quantité d'acide hydrochlorique retenue par l'oxide, le manque de matériaux m'a forcé de renoncer à l'éclaircissement d'un fait sur lequel j'avais des doutes. (A. Ch.)

lieu si l'acide est sec. Il est très soluble dans la potasse, la soude; il forme alors avec ces oxides des sels particuliers. Exposé à une chaleur violente dans un creuset de charbon ou contenant du charbon, on parvient à le réduire (Berzelius); chauffé avec de la limaille de fer, on obtient un alliage de fer et de colombium : on peut séparer le fer par l'acide hydro-chlorique; on obtient alors le colombium, qui ne se dissout pas dans cet acide.

D'après M. Berzelius, l'acide colombique est composé

$$\begin{aligned} &\text{de colombium} \dots\dots\dots\dots\dots \text{ 100 parties} \\ &\text{d'oxigène} \dots\dots\dots\dots\dots\dots \text{ 5,485.} \end{aligned}$$

(A. C.)

ACIDE ELLAGIQUE. On doit la découverte de cet acide, qui existe dans la noix de galle, à M. Chevreul, qui le signala en 1815, et à M. Braconnot, qui l'étudia en 1818; on l'obtient à l'aide de la manipulation suivante : on prépare une infusion de noix de galle; lorsqu'elle est préparée, on la filtre, puis on la laisse en repos. Il se forme dans ce liquide un dépôt cristallin qui contient de l'acide gallique, de l'acide ellagique, du gallate, du sulfate de chaux, et une petite quantité de matière colorante brune; on recueille ce dépôt sur un filtre, on le lave avec un peu d'eau, on le détache du filtre après avoir fait sécher, on l'introduit dans un ballon, et on traite par l'eau à l'aide de la chaleur. Ce liquide dissout l'acide gallique sans toucher à l'acide ellagique; on recueille sur un filtre, et quand l'eau a séparé tout l'acide gallique, on fait agir sur le résidu une solution très faible de potasse : celle-ci s'unit avec l'acide, et forme de l'ellagate de potasse; on filtre la liqueur, et on l'abandonne à une évaporation spontanée au contact de l'air. De cette manière, on obtient des cristaux nacrés qui se déposent dans la liqueur; on lave les cristaux, isolés du liquide, et lorsqu'ils sont bien lavés, on les traite par l'acide hydro-chlorique qui décompose ce sel en s'emparant de la potasse, formant un hydro-chlorate soluble, tandis que l'acide ellagique devenu libre, étant insoluble, se précipite sous la forme de poudre.

L'acide ellagique est insipide, pulvérulent, d'un blanc fauve; il rougit légèrement le papier de tournesol; il est presque insoluble dans l'eau bouillante, et par conséquent moins soluble dans l'eau froide : l'alcool et l'éther n'ont pas plus d'action sur lui.

Soumis à l'action de la chaleur dans une cornue, il se décompose, donne lieu à quelques produits semblables à ceux obtenus des végétaux, et à une vapeur jaune qui se condense sur les parois de la cornue, en cristaux transparens, aciculaires d'une couleur jaune-verdâtre.

Il est converti en acide oxalique par l'acide nitrique à l'aide d'une douce chaleur.

Il s'unit aux bases salifiables, et donne lieu à des sels nommés *ellagates*.

Cet acide n'a pas été employé dans l'art médical; il serait curieux de tenter quelques expériences avec les sels qu'il est susceptible de former avec la soude et la potasse.

(A. C.)

Acide fluo-borique. L'acide fluo-borique est un acide gazeux, formé d'acide borique et d'acide fluorique, selon quelques chimistes, et de fluor et de bore selon d'autres (1). Il fut découvert en 1808 par MM. Gay-Lussac et Thénard, qui en étudièrent les propriétés; elles furent ensuite étudiées de nouveau par MM. Humphry et John Davy. Cet acide n'existe pas dans la nature, on l'obtient de la manière suivante : on prend une partie d'acide borique vitrifié, 2 parties de fluate de chaux à l'état de pureté; on réduit en poudre l'acide et le sel, on les mêle intimement, on les introduit ensuite dans un matras de plomb, avec 12 parties d'acide sulfurique con-

---

(1) Des proportions données établissent que ce composé est formé

de fluor. 100,
et de bore. . . . . 43,75.

centré; on adapte un tube recourbé pour recueillir les gaz,
et on chauffe peu à peu le mélange : après quelques instans, il
y a formation de gaz acide fluo-borique qui chasse l'air du matras et se dégage sous forme de vapeurs très épaisses; on recueille ces vapeurs sur le mercure, dans une cloche remplie de
ce métal, qui est déplacé par ce gaz. On reconnaît que l'acide est
à l'état de pureté lorsqu'il est entièrement soluble dans l'eau
distillée.

Cet acide est gazeux, sans couleur; son odeur est piquante,
et a quelque analogie avec celle de l'acide hydro-chlorique; on
ne pourrait le respirer sans être suffoqué; il est impropre à la
combustion, rougit fortement le papier bleu de tournesol, a
peu d'action sur le verre, beaucoup sur les substances organiques, qu'il attaque et détruit avec autant de force que le fait
l'acide sulfurique concentré; de même que le fait cet acide, il les
charbonne avec formation d'eau. L'air, l'oxigène, secs, ne lui
font subir aucune altération : si ces gaz contiennent de l'eau,
l'acide s'en empare, se liquéfie et donne des vapeurs très denses;
(cette faculté peut le faire employer pour reconnaître si un gaz
contient de l'humidité). Il est, comme nous l'avons déjà dit,
très soluble dans l'eau, qui peut en dissoudre 2 fois son poids,
ce qui équivant à 700 fois son volume. L'eau qui en a dissous cette quantité est fumante, acide et très caustique; on
peut en dégager une certaine quantité d'acide en chauffant ce
liquide.

Mis en contact avec tous les corps combustibles simples,
métalliques, excepté avec le sodium et le potassium, l'acide
fluo-borique n'éprouve aucune décomposition; mais avec ces
deux métaux, et à l'aide de la chaleur, il y a décomposition,
dégagement de calorique et de lumière, production de bore et
de proto-fluate de potasse, ou de soude, selon que l'on a employé le sodium ou le potassium.

L'énergie de cet acide ferait désirer que ses propriétés sur
l'économie animale fussent connues; c'est aux praticiens à tenter
quelques essais sur les animaux, pour en tirer des conséquences
sans doute utiles.   (A. C.)

Acide fluo-borique liquide. Solution de l'acide fluo-borique. Cet acide s'obtient en recueillant le gaz dans une éprouvette à pied, contenant du mercure dans lequel plonge le tube. Cette précaution est nécessaire pour que l'eau ne soit pas en contact avec le gaz fluo-borique, ce qui donnerait lieu à une absorption qui apporterait l'eau dans l'appareil où se produit le gaz. Le matras de plomb et un tube courbé à angle droit sont les instrumens convenables à la production de ce gaz. Lorsque l'opération est terminée, on recueille l'acide, qui est limpide, fumant et caustique : chauffé, on en retire le cinquième seulement du gaz en solution; le liquide restant a la causticité et et l'apparence de l'acide sulfurique concentré.

(A. C.)

Acide fluorique. L'acide fluorique est un acide dont la composition n'est pas encore connue; on ne sait s'il est formé d'un corps combustible simple nommé fluor et d'oxigène, ou s'il est composé de fluor et d'hydrogène. Cette question n'a pu encore être décidée, malgré les savantes recherches de MM. Davy, Gay-Lussac et Thénard; cependant, sa manière d'agir étant analogue à celle de l'acide hydro-chlorique, on pourrait croire que cet acide est un acide hydrogéné.

Cet acide se trouve dans un grand nombre de substances, mais toujours à l'état de combinaison; on l'a trouvé combiné à la chaux en très grande quantité en Angleterre, dans le Derbyshire; dans la terre de Marmorosch, dans la proportion de 28,00; dans les topazes, dans une dent d'éléphant fossile, dans dans les dents humaines, dans les défenses du sanglier, dans les os frais, dans l'urine, etc., etc.

L'acide fluorique fut découvert par Scheèle, en 1771; il a été obtenu pour la première fois à un état de pureté plus grand par MM. Gay-Lussac et Thénard en 1811. Le procédé qu'ils employèrent est le suivant :

On prend une cornue de plomb composée de 2 pièces qui s'emboîtent l'une dans l'autre; on adapte à la cornue un récipient allongé dont le milieu fait la panse et dont l'extrémité inférieure est un peu relevée; on introduit dans la cornue une

partie de fluate de chaux pur, privé de silice et parfaitement
pulvérisé, et 2 parties d'acide sulfurique à 66°; on lute avec
de l'argile les deux pièces de la cornue, et on adapte l'allonge, que l'on lute aussi de la même manière; on place la
cornue sur un banc de sable; on chauffe doucement, en évitant
d'élever la chaleur de manière à faire fondre l'appareil; on
rafraîchit l'allonge en l'entourant de glace pilée et mêlée avec
du sel marin, ou l'on se sert de tout autre mélange réfrigérant. Le
fluate de chaux étant en contact avec l'acide sulfurique, à l'aide
de la chaleur, ce sel est décomposé; la chaux s'unit à l'acide sulfurique, forme un sulfate de chaux fixe; l'acide fluorique est
mis à nu : cet acide se volatilise, passe dans le récipient où il
se condense. A cet état, il contient encore de l'eau provenant
de l'acide sulfurique; il possède les caractères suivans : il est
liquide, incolore comme l'eau; il ne se congèle pas même à un
froid de 40°; il entre en ébullition à une basse température ;
son odeur est piquante, sa saveur est insupportable; il est
regardé comme le corps le plus corrosif et qui agit avec le
plus de force sur la peau; il la désorganise à l'instant avec une
vive douleur, et en laissant une ampoule épaisse qui se remplit de *matière puriforme*. Il est plus pesant que l'eau. Cette pesanteur n'a point encore été exactement déterminée; cependant
Davy la regarde comme étant 1,0609. Lorsque l'acide fluorique
est à ce point de concentration et que l'on en laisse tomber
une goutte dans l'eau, il donne lieu à un bruit semblable à
celui produit par l'immersion d'un morceau de fer dans l'eau.
Mis en contact avec le verre, cet acide le corrode, et il est
converti en gaz fluorique qui contient de la silice en solution,
et que l'on a appelé gaz fluorique silicé. L'acide fluorique s'unit
aux bases salifiables, et il forme un genre de sels nommés
fluates; il n'a pas d'action sur l'oxigène : exposé au contact de
l'air, il se combine avec l'eau qui est en dissolution dans ce
gaz, et donne lieu à des vapeurs blanches très épaisses et très
visibles. Mêlé avec quelques métaux, le zinc, le fer, le manganèse, il donne lieu à des combinaisons salines (fluates)
et à un dégagement d'hydrogène. Mis en contact avec le potas-

sium, on n'est point parvenu à obtenir son radical (1), mais
bien un fluate acide de potasse : avec le sodium, on obtient le
même résultat, mais le fluate est à base de soude.

L'acide fluorique est employé pour graver sur le verre. Le
procédé que l'on emploie est le suivant : on couvre de vernis (2) une plaque ou l'objet en verre que l'on veut graver ; ensuite, avec une pointe, on dessine sur le vernis. Lorsque le dessin est terminé, on expose l'objet ainsi préparé à la vapeur de
l'acide, ou bien on introduit de l'acide fluorique étendu de
5 parties d'eau dans les traits du dessin. Quand la gravure est
terminée, on nettoie l'objet en enlevant le vernis.

L'acide fluorique ayant une grande énergie sur l'économie
animale, on ne doit le délivrer qu'avec précaution, et à des
personnes bien connues. On doit le conserver dans des vases
d'argent ou de platine, et jamais dans des vases de grès ou de
verre.

L'acide fluorique étant susceptible de causer sur la peau des
ampoules, il nous est arrivé, brûlé par cet acide, d'obtenir une
prompte guérison de l'application de quelques compresses
trempées dans une solution faible d'alcali volatil. L'eau de
chaux et les autres solutions alcalines peuvent être employées
au même usage.   (A. C.)

Acide fluo-silicique, *acide fluorique silicé.* L'acide fluorique
silicé, composé de silice et d'acide fluorique, dans les proportions de 62,4 de silice, et de 37,6, d'acide fut découvert par
Scheèle ; il fut ensuite examiné par Priestley, qui, depuis la
découverte de Scheèle, l'obtint à l'état gazeux, et il en examina
les propriétés en 1802. John Davy publia de nouveau des notions importantes sur cet acide.

Pour l'obtenir, on introduit dans une cornue une pâte faite

---

(1) Ce radical a été nommé fluor ou phtore.
(2) Le vernis employé à ce travail est composé

     de cire.............................. 3 parties
     de térébenthine.................... 1 partie.

avec de l'acide sulfurique à 66°, quantité convenable, et parties égales de fluate de chaux et de verre pilé; on chauffe doucement la cornue : le gaz se dégage abondamment, on le recueille sous une cloche de verre placée sur le mercure.

Ce gaz est incolore, élastique, d'une odeur analogue à celle des acides hydro-chlorique et fluorique, d'une saveur très acide; répandu dans l'atmosphère, il en absorbe l'humidité et donne lieu à des fumées blanches. Sa pesanteur spécifique est de 3,5735 (John Davy); il est soluble dans l'eau, qui le décompose et en précipite la silice. L'eau peut en absorber 263 fois son volume.

L'acide fluo-silicique n'est pas employé; l'étude de son action pourrait peut-être fournir des applications utiles.

(A. C.)

ACIDE FORMIQUE, *acide des fourmis*. Cet acide est formé

    d'hydrogène   2,86
    d'oxigène 64,67
    et de carbone. . . . . . . 32,47 (Berzelius).

Il existe tout formé dans la fourmi rouge, *formica rufa*. Sa découverte date de 1671 : à cette époque, M. Ray exposa, dans un mémoire, les observations de MM. Halse et Fisher sur cet acide. Ces observations furent suivies d'un mémoire de Margraff, qui indiqua le moyen de l'obtenir. MM. Arvidson, Oehrn, Hermbstadt, Richter, Deyeux, Fourcroy, Vauquelin, Gehlen, Berzelius, Lecanu, s'occupèrent ensuite de cet acide, et c'est à ces savans que sont dues les connaissances acquises sur ce sujet.

On obtient l'acide formique de la manière suivante ('procédé de Margraff, modifié par Richter) : on distille dans une cornue de verre une infusion préparée avec les fourmis, dans la proportion de 3 parties d'eau bouillante sur une de fourmis; on continue la distillation de ce liquide jusqu'à ce que l'eau distillée commence à prendre un goût de brûlé; on arrête la distillation, et on sature la liqueur distillée par le carbonate de potasse; on fait évaporer à siccité la liqueur saturée, qui donne un résidu blanc (le formiate de potasse); l'on décompose ce résidu par de l'acide sulfurique, en quantité convenable pour saturer la potasse employée, mais en ayant soin d'étendre l'acide sulfurique de son poids d'eau distillée; on introduit ensuite ce mélange dans une cornue, et on distille lentement; on rectifie ensuite en distillant de nouveau, et à une douce chaleur, le liquide qui a passé dans le récipient, et qui est de l'acide formique contenant encore un peu d'acide sulfurique. Gehlen voulant obtenir l'acide formique pur, saturait l'acide obtenu comme nous venons de le dire, par des carbonates de cuivre; il obtenait ainsi un sel de cuivre (formiate de cuivre) qu'il décomposait en traitant ce sel, dans une cornue, par les deux tiers de son poids d'acide sulfurique; il recueillait le produit de la distillation dans un récipient, le rectifiait en distillant une seconde fois à une douce chaleur.

13 onces de formiate de cuivre ont donné à Gehlen 6 onces $\frac{1}{2}$ d'acide formique pur.

M. Doebereiner a annoncé que l'on pouvait former de l'acide formique en mettant en contact de l'acide tartrique avec de l'eau et de l'oxide de manganèse; selon cet auteur, on peut l'obtenir en employant les proportions suivantes :

Acide tartrique en cristaux. . . . . . 1 gramme
Peroxide de manganèse d'Allemagne. 2 gram. 5 décigr.
Acide sulfurique. . . . . 2 gram. 5 décigr.
Eau. . . . . 7 grammes.

L'acide tartrique se transforme alors en acide carbonique, en acide formique et en eau.

L'acide formique est incolore, sa saveur est aigre, son odeur est piquante, son poids spécifique, à 20°, est de 1,116. Il ne peut cristalliser, même à une très basse température; sa force de saturation est plus faible que celle de l'acide acétique; distillé avec de l'alcool, il forme un éther (éther formique) qui a l'odeur de la fleur de pêcher, odeur que l'on a attribuée à la présence de l'acide hydro-cyanique, mais on n'a pu reconnaître dans cet éther la présence de cet acide. L'acide formique, chauffé dans un vase de verre, se volatilise sans se décomposer; il s'unit aux bases salifiables, et forme des sels nommés *formiates.*

L'acide formique n'est pas employé dans la Thérapeutique; ses propriétés doivent se rapprocher de celles de l'acide acétique. On lui a reconnu la propriété d'activer la guérison des ulcères chroniques; pour cela, on l'étend d'eau et on y trempe des compresses que l'on applique sur l'endroit malade. (Woolden.)   (A. C.)

Acide fungique. Cet acide a été découvert par M. Braconnot, qui l'a trouvé en partie à l'état libre dans la *pezize noire,* et à l'état de fungate de potasse dans le *bolet du noyer.* C'est de ce dernier champignon qu'il l'a retiré en employant le procédé suivant :

On exprime fortement ce champignon; on fait bouillir le suc exprimé; on filtre, et on sépare par cette opération l'albumine qui s'est coagulée; on fait évaporer la liqueur filtrée jusqu'à ce qu'elle soit amenée en consistance d'extrait; on traite cet extrait par l'alcool : ce liquide n'a aucune action sur le fungate de potasse; il dissout quelques substances qui accompagnent ce sel. On opère la dissolution du fungate insoluble dans l'alcool par l'eau, et on y verse une solution d'acétate de plomb qui décompose le fungate, donne lieu à de l'acétate de potasse et à du fungate de plomb. On recueille le précipité sur un filtre, et on le lave à plusieurs reprises; on détache ensuite le précipité du filtre, on le met dans une capsule, et on le décompose par l'acide sulfurique qui s'unit au plomb, forme un sulfate de plomb insoluble, et laisse l'acide fungique à l'état de liberté; on sature cet acide par de l'alcali volatil; on filtre et on fait évaporer et cristalliser. Lorsqu'on a obtenu le fungate d'ammoniaque à l'état de pureté, ce qui arrive après quelques cristallisations répétées, on le décompose par l'acétate de plomb, et au moyen de l'acide sulfurique on en sépare l'acide, en ayant soin de ne pas mettre un excès d'acide sulfurique.

L'acide fungique pur est incolore, d'une saveur aigre; il est

incristallisable et déliquescent; il forme avec les bases salifiables un genre de sels nommés *fungates*. Le fungate à base de
chaux est inaltérable à l'air; il est soluble dans 80 parties d'eau
à 23°.

L'acide fungique n'a pas encore été employé dans l'économie
animale; on n'a pas même cherché à déterminer son action sur
les animaux.   (A. C.)

Acide gallique, *acide des noix de galle.* Les chimistes
connaissaient depuis long-temps les propriétés que possèdent
divers végétaux, de précipiter les sels de fer en noir; ils attribuaient ce phénomène à leur *propriété astringente.* Macquer,
Lewis, Cartheuser, Geoanetti, ayant fait des expériences dans
le but de rechercher quelle était la manière d'agir des substances
astringentes sur les dissolutions de fer, ils ne tirèrent aucune
conclusion de ces expériences. C'est en 1772 que les acadé-
miciens de Dijon adoptèrent l'idée que ces phénomènes étaient
dus à un corps particulier, dont ils reconnurent l'acidité, ainsi
que la solubilité dans l'eau, l'alcool, l'éther, l'action sur le fer
et sur quelques oxides métalliques. Malgré toutes ces découvertes, ils ne donnèrent pas de procédés pour obtenir cet acide à
l'état de pureté, et de manière à constater ses propriétés avec
une grande exactitude. Sa découverte est donc due à Scheèle,
qui le premier (en 1780) publia un procédé propre à fournir cet
acide à l'état cristallin; ce procédé est le suivant : on réduit en
poudre grossière une livre de noix de galle, on verse dessus 6 livres d'eau pure; on laisse macérer pendant quinze
jours à une température de 20°; on filtre au bout de ce temps,
et on met la liqueur filtrée dans un grand vase de terre ou de
verre; on l'expose à l'air pour déterminer une évaporation
lente. Le liquide, au bout de quelque temps, se recouvre d'une
couche de moisissure, qui prend de plus en plus de la consistance; la liqueur se trouble; elle laisse déposer, au bout d'un
temps plus ou moins long (selon le degré de température),
une grande quantité d'une matière muqueuse, sous forme de
flocons. Cette liqueur, qui était astringente, le devient moins,
et prend une saveur plus acide après deux ou trois mois d'ex-

position à l'air ; les parois du vase se recouvrent, ainsi que la pellicule, d'une croûte mêlée de cristaux grenus, brillans, d'un gris jaunâtre. On décante l'eau ; on verse sur le dépôt, la pellicule et la croûte de l'alcool à 36°, et on fait chauffer. L'alcool dissout l'acide gallique et une certaine quantité de matière colorante ; mais ne touche pas à la matière mucilagineuse. On fait alors évaporer la dissolution alcoolique, qui laisse déposer l'acide gallique sous forme de petits cristaux grenus, brillans, d'une couleur grise légèrement jaunâtre ; on sépare ces cristaux du liquide, on les redissout dans l'eau pour les purifier.

M. Braconnot a indiqué un moyen plus simple d'obtenir cet acide ; il consiste à prendre les cristaux, à les dissoudre dans l'eau, à ajouter à ce liquide un dixième de charbon animal, à faire bouillir le tout et à jeter sur un filtre : on obtient de la sorte une liqueur qui, par refroidissement, donne de l'acide gallique, que l'on recueille, que l'on fait égoutter et que l'on prive de l'eau qu'il contient en le comprimant entre deux feuilles de papier joseph.

La liqueur décantée contient encore de l'acide gallique dissous que l'on peut obtenir par évaporation, et que l'on purifie de la même manière.

Un autre procédé a été indiqué par M. Deyeux. Ce procédé consiste à introduire la noix de galle concassée dans une cornue, à distiller, et à recueillir de l'acide gallique qui se sublime pendant l'opération, qui se dépose sur les parois de la cornue, sous la forme de cristaux lamelleux, brillans ; cet acide, que l'on peut facilement détacher, est en très petite quantité, encore est-il sali par de l'huile empyreumatique.

D'autres procédés pour obtenir l'acide gallique ont été indiqués dans les Annales de Chimie, volumes XLV et XLIX. Ces procédés sont dus à MM. Fiedler, Richter, Barruel, Braconnot, Chevreul. Le procédé de M. Barruel étant le procédé le plus usité, nous croyons devoir l'indiquer ici. On prend de la noix de galle (1), on la réduit en poudre grossière ; on

____

(1) Quelques auteurs ont recommandé la noix de galle noire, la noix de

verse sur cette poudre de l'eau bouillante; on laisse infuser pendant vingt-quatre heures; on tire à clair l'infusion; on verse sur le résidu une nouvelle quantité d'eau, que l'on porte à l'ébullition; on réunit les liqueurs, on les met dans une bassine; on ajoute aux liqueurs réunies de l'eau contenant de l'albumine, jusqu'à ce que l'addition de cette eau ne détermine plus de précipité; on filtre alors la liqueur, et on fait évaporer jusqu'à siccité; on traite le produit de l'évaporation par l'alcool à 36°. Lorsque l'alcool a séjourné assez long-temps sur le produit, on filtre, on introduit dans un appareil distillatoire, et on pousse la distillation jusqu'à ce que le résidu soit en consistance sirupeuse; on l'abandonne au repos et à une évaporation spontanée; au bout d'un certain laps de temps, il se produit dans la liqueur des cristaux d'acide gallique; on les sépare du liquide, on les fait redissoudre, on ajoute un huitième de leur poids de charbon animal; on fait bouillir, on filtre, et par une évaporation convenablement ménagée, on obtient de nouveau des cristaux; on les fait égoutter, d'abord sur un entonnoir, puis sur du papier non collé; on les introduit, lorsqu'ils sont secs, dans un flacon bien desséché.

L'acide gallique pur est blanc, sous forme d'aiguilles soyeuses; il a une saveur faiblement acide et sucrée; soumis à l'action de la chaleur dans une cornue de verre, il se décompose en partie en donnant les produits analogues à ceux des matières végétales, et à de l'acide gallique non décomposé qui se réduit à l'état de vapeur, et se condense sur les parois de la cornue.

Cet acide est soluble dans 3 parties d'eau à 100° centigrades, dans 20 parties d'eau froide; il est très soluble dans l'alcool et dans l'éther. Sa dissolution mise en contact avec les sels de fer, les décompose; il en résulte un gallate de fer de couleur noire : ce sel fait la base de l'encre.

---

galle blanche, contenant en son centre un globule d'apparence résinoïde, est préférable à la première.   (A. C.)

Selon Berzelius, l'acide gallique est formé en poids

de carbone 57,08
d'oxigène 37,89
d'hydrogène . . . . 5,03.

L'acide gallique est employé comme réactif, 1°. pour reconnaître la présence des sels de fer; 2°. pour reconnaître sur les actes les altérations que l'on a fait subir aux écritures.

En Médecine, on l'emploie, mais mêlé à d'autres substances, au tannin, par exemple, avec lequel il est combiné dans un grand nombre de végétaux et de produits de végétaux combinés à ce corps. On doit attribuer à ce mélange la propriété *tænifuge* de la racine de grenadier.

Cet acide, pris intérieurement à petites doses, ne cause aucun accident; on l'a donné seul, et inutilement, contre le ver solitaire, à la dose d'un et de deux grammes. L'un de nous en ayant pris 24 grains, a remarqué sa saveur sucrée et un léger sentiment de chaleur à l'intérieur; aucun autre symptôme ne s'est manifesté.

L'acide gallique existe dans un grand nombre de plantes; on l'a indiqué dans les végétaux suivans : l'*orme,* le *chêne*, le *maronnier-d'inde,* le *hêtre,* le *saule,* le *sureau,* le *prunier,* le *sycomore,* le *bouleau,* le *cerisier,* le *frêne,* le *peuplier,* le *noisetier,* le *châtaigner,* le *sumac.* Il existe en outre dans un très grand nombre de végétaux (1).   (A. C.)

ACIDE HIRCIQUE. Cet acide fut découvert par M. Chevreul, qui l'obtint en traitant par les alcalis l'hircine, qui est une huile particulière, unie à l'oléine et à la stéarine, dans les graisses de bouc et de mouton. Cet acide s'obtient de la même manière que l'acide phocénique.

L'acide hircique est incolore, liquide à 0°; il est plus léger

(1) M. Séné, professeur de Chimie, à Dijon, a entrepris un travail sur l'acide gallique; il obtient avec facilité cet acide; mais son travail n'est pas encore terminé.

que l'eau distillée; il a une odeur participant de celle de l'a-
cide acétique et de celle du bouc; il est volatil, peu soluble
dans l'eau, très soluble dans l'alcool, rougit fortement la teinture de tournesol; il s'unit aux bases salifiables, et forme des sels
nommés *hirciates*.

L'acide hircique n'a pas encore bien été examiné : M. Chevreul a pu s'en procurer de si petites quantités, qu'il n'a pu
déterminer, à plusieurs reprises, la capacité de saturation de
cet acide.

On n'a fait aucun essai sur cet acide, parce que l'on n'a pu
s'en procurer d'assez grandes quantités pour cela. Ses propriétés
doivent être analogues à celles des autres acides gras.

(A. C.)

ACIDE HYDRIODIQUE. La découverte de l'acide hydriodique
paraît avoir été faite par M. Clément; mais c'est principalement à M. Gay-Lussac, puis à M. Davy, que sont dues les connaissances que nous avons sur sa nature et sur ses propriétés.

Cet acide peut être préparé de la manière suivante : on met
de l'iode avec de l'eau dans un flacon, et on fait passer dans
ce mélange un courant d'acide hydro-sulfurique. La décomposition de l'acide a lieu; l'iode s'unit à l'hydrogène pour former de l'acide hydriodique qui se dissout dans l'eau. Tandis
que le soufre se précipite, on filtre et on fait évaporer avec
précaution; on peut alors obtenir l'acide hydriodique à un
assez grand état de concentration.

On obtient l'acide hydriodique à l'état de gaz, en chauffant,
dans une petite cornue de verre, un mélange de 4 parties
d'iode et d'une partie de phosphore légèrement humide. En
opérant de cette manière, on obtient l'acide à l'état gazeux; on
le recueille sur le mercure.

L'acide hydriodique gazeux est élastique comme l'air; il est
incolore, impropre à la respiration et à la combustion; son
odeur ressemble à celle de l'acide hydro-chlorique; sa saveur
est très acide; il rougit fortement le papier de tournesol; sa
pesanteur est de 4,443. Ce gaz en contact avec le mercure se
décompose; il y a formation d'iodure de mercure et sépara-

tion de l'hydrogène : il est aussi décomposé par le chlore; il y a formation de gaz acide hydro-chlorique; l'iode se dépose sous forme de belles vapeurs violettes.

L'eau dissout l'acide hydriodique; elle a pour ce liquide une très grande affinité. Comme le gaz acide hydro-chlorique, l'acide hydriodique peut s'emparer de l'eau contenue dans l'air et donner lieu à des vapeurs blanches.

L'acide hydriodique s'unit aux bases salifiables, et forme un genre de sels nommés *hydriodates*. Ces sels sont employés en Médecine; ils participent des propriétés médicales de l'iode, dont l'acide doit jouir aussi, puisqu'il les donne à ses composés.

La propriété que possède le chlore de décomposer l'acide hydriodique et de précipiter l'iode, fait de ce corps simple un excellent réactif pour faire reconnaître cet acide. Le mercure peut aussi être employé avec avantage, puisqu'il y a formation d'iodure de mercure, et séparation de l'hydrogène qui acidifiait ce corps simple.   (A. C.)

ACIDE HYDRO-CHLORIQUE, *acide muriatique*, *esprit de sel marin*. Glauber est le premier qui fit connaître l'acide hydro-chlorique, et cette découverte date du milieu du 17e siècle. Sa nature étant inconnue, on lui donna un nom dérivé de la substance d'où on l'avait retiré.

Cet acide fut le sujet de travaux très nombreux auxquels prirent part MM. Henry, Berthollet, Gay-Lussac, Thénard, Berzelius, Davy et un grand nombre d'autres chimistes. Le principal but des recherches de ces savans était de déterminer sa composition chimique, qui maintenant est reconnue comme un résultat de l'union du chlore avec l'hydrogène, dans les proportions d'un volume d'hydrogène et d'un volume de chlore, ce qui équivaut en poids

à d'hydrogène 0,125
et chlore. . . . . 4,5.

Depuis Glaubert, le mode de préparation employé pour obtenir l'acide hydro-chlorique a été modifié: maintenant cet acide, que l'on n'obtenait qu'en petites quantités, et dans les laboratoires seulement, se fabrique en grand et se place dans le commerce par milliers. On a utilisé le procédé de fabrication de sulfate de soude destiné à être converti en *soude factice,* en recueillant l'acide qui se dégage pendant cette décomposition; l'acide qui en résulte n'est pas pur, il consiste en un mélange de cet acide avec de l'acide sulfureux, des sels de fer et de chaux qui proviennent des appareils, enfin avec de l'huile volatile séparée du goudron mêlé, avant l'opération, au sel marin qui doit servir à la fabrication de la soude.

La préparation de l'acide hydro-chlorique pour les besoins du commerce est le résultat de la décomposition du muriate de soude par l'acide sulfurique; mais les appareils dans lesquels on fait ces opérations sont différens dans diverses fabriques. Ces appareils sont : 1°. les *bastringues,* qui consistent en un bassin de plomb revêtu de maçonnerie. Dans ces appareils on décompose des quantités considérables de sel marin par l'acide sulfurique, et on recueille l'acide hydro-chlorique qui se dégage en le faisant traverser des réfrigérans composés de bouteilles de grès superposées les unes sur les autres de manière à ce que le goulcau de l'une entre dans le fond de l'autre, lutant ensuite tous les points de contact des bouteilles entre elles. L'acide traverse toutes ces bouteilles de bas en haut et il est condensé avant d'arriver à la dernière; ainsi condensé, on en emplit des bouteilles disposées à le recevoir et dans lesquelles on le livre au commerce. 2°. Les *chaudières* et les *cylindres* peuvent être considérés comme des appareils de Woolf, dont la cornue serait une chaudière de fonte ou un cylindre de la même matière; de ces appareils partent des tubes qui vont porter l'acide dans des tourilles de grès figurant les flacons de cet appareil, et qui sont plongées dans de l'eau destinée à les rafraîchir : l'acide qui ne se condense pas dans les premières tourilles se condense dans les secondes. Nous nous bornerons à ce peu de mots sur la fabrication de cet acide en grand; ce sujet appartient à la Chimie technologique.

. L'acide hydro-chlorique obtenu par la décomposition du sel marin dans les grands appareils est appelé acide hydro-chlorique du commerce; il peut être employé par le pharmacien, par le droguiste, par le fabricant, aux divers travaux qui ne demandent pas l'emploi de l'acide hydro-chlorique pur. Il doit, pour un grand nombre d'opérations, ne pas être employé à cet état, et dans ce nombre nous comptons la fabrication de l'acide carbonique pour faire les eaux minérales (1). Pour se le procurer convenable à ces travaux, on est obligé de prendre quelques précautions préliminaires pour l'obtenir, ou de faire subir à l'acide du commerce une rectification.

Préparation de l'acide pur.

On met dans une tourille de grès ou dans un ballon de verre du sel marin pur et décrépité, 3 parties (2); on met ce vase dans un bain de sable placé sur un fourneau; on adapte à la tubulure de la tourille ou du ballon un bouchon qui supporte deux tubes : l'un, courbé en S, sert à introduire l'acide; l'autre, courbé à angle droit, conduit le gaz dans un flacon contenant une petite quantité d'eau destinée au lavage du gaz. Ce flacon, qui a deux tubulures, porte un tube qui va plonger dans un flacon tubulé d'où part un autre tube conduisant le gaz dans un autre flacon. Ces deux derniers flacons, qui sont placés dans des cuves pleines d'eau, destinées à les rafraîchir, doivent contenir chacun une partie d'eau. Les tubes qui doivent conduire l'acide gazeux ne doivent plonger que de quelques lignes seulement. Si les tubes employés pour conduire les gaz ne sont pas des tubes de sûreté, on doit avoir soin d'adapter aux deux premiers flacons un petit tube droit, plon-

---

(1) Il est arrivé plusieurs fois que de l'acide carbonique préparé avec de l'acide hydro-chlorique du commerce avait une odeur sulfureuse et empyreumatique, qui rendait insupportables les eaux minérales préparées avec cet acide.

(2) Le mot partie indique la quantité; mais on peut employer 3 onces, 3 livres, etc., etc.

geant dans le liquide; ce tube est destiné à permettre la rentrée de l'air extérieur dans l'appareil, et par conséquent à éviter l'absorption qui pourrait avoir lieu lors du refroidissement du vase où se fait la décomposition du sel.

L'appareil étant disposé, on lute toutes les jointures avec un lut fait avec de la colle et de la farine de lin, ou quelquefois avec du lut gras ou de l'argile; on laisse sécher. Lorsque les luts sont secs, on introduit par le tube en S, 3 parties et demie d'acide sulfurique à 66°, auxquelles on a ajouté en outre une demi-partie d'eau; on ajoute cet acide peu à peu et par petites portions. Lorsque tout l'acide est ainsi introduit dans la tourille, on laisse pendant quelque temps réagir l'acide sur le sel, et lorsqu'on s'aperçoit que la réaction se ralentit et qu'il n'y a pas de dégagement de gaz par les tubes, on chauffe modérément le bain de sable ; on élève graduellement la température, et on continue de l'entretenir jusqu'à ce que le dégagement des gaz n'ait plus lieu : ce phénomène indique que toute action a cessé; on retire le feu de dessous l'appareil, on le démonte, et on recueille l'acide contenu dans les deux derniers flacons. L'acide du premier flacon, destiné au lavage, contient un acide impur et mêlé d'acide sulfurique; le deuxième contient de l'acide pur; le troisième contient de l'acide plus pur encore. L'acide hydro-chlorique ainsi obtenu doit être conservé dans des flacons de verre fermés à l'émeri; on place ces flacons dans un lieu dont la température soit peu élevée.

Voici ce qui se passe dans cette opération.

L'acide sulfurique, qui a plus d'affinité pour l'oxide de sodium que n'en a l'acide hydro-chlorique, décompose le sel marin, s'unit à la soude et forme du sulfate de soude; l'acide hydro-chlorique mis à nu se dégage, et est recueilli à l'état de gaz, puis en dissolution dans l'eau : en cet état, il forme l'acide hydro-chlorique liquide.

On peut rectifier l'acide hydro-chlorique du commerce et en obtenir de l'acide pur. L'appareil à employer est le même que celui que nous venons de décrire; mais au lieu d'introduire dans la tourille ou dans le ballon le mélange de sel et d'acide, on y introduit de l'acide hydro-chlorique du commerce, et on chauffe le bain de sable : l'acide étant chauffé, le gaz hydro-chlorique se réduit en vapeurs, se lave dans le premier flacon, et se condense dans de l'eau placée dans les derniers.

L'acide hydro-chlorique gazeux est incolore; lorsqu'il est répandu dans l'atmosphère, il s'empare de l'eau qui s'y trouve en dissolution, et donne naissance à des fumées blanches; il est impropre à la combustion : lorsqu'on le respire, il détermine une irritation des membranes muqueuses; il produit alors un crachement de sang. Sous une forte pression et à une basse température, ce gaz devient liquide; exposé, dans un tube de verre, à un haut degré de chaleur, il n'éprouve aucune altération; soumis à l'action d'un courant d'air électrique, il est décomposé; il résulte de cette décomposition du chlore et de l'hydrogène. Mis en contact avec de l'eau, ce gaz s'y dissout avec rapidité à la température de 20° centigrades; l'eau dissout 464 fois son volume de gaz, et donne lieu à de l'acide hydro - chlorique liquide (1). L'acide hydro - chlorique, lorsqu'il est pur, ne doit donner aucun précipité, ni par les solutions de baryte et de strontiane, ni par celles de potasse, de soude et d'ammoniaque. 100 parties de sel marin sec peu-

____

(1) D'après les expériences de M. Davy, à la température de 8° centigrades et sous la pression barométrique de 76 centimètres de mercure, 100 parties d'acide hydro-chlorique liquide contiennent, d'après le poids spécifique du gaz hydro-chlorique, les proportions suivantes de ce gaz :

Pesanteur de l'acide.	Quantité de gaz.	Pesanteur de l'acide.	Quantité de gaz.
à 1,21 il contient	42,43	à 1,10 il contient	20,20
1,20	40,80	1,09	18,18
1,19	38,38	1,08	16,16
1,17	34,34	1,07	14,14
1,16	32,32	1,06	12,12
1,15	30,30	1,05	10,11
1,14	28,28	1,04	8,08
1,13	26,26	1,03	6,06
1,12	24,24	1,02	4,04
1,11	22,30	1,01	2,02.

vent fournir, par une opération bien faite et sans perte de gaz, 200 parties d'acide d'une pesanteur de 1,160.

L'acide hydro-chlorique est indiqué dans la Thérapeutique comme stimulant, antiseptique, diurétique; on le donne à la dose de 10 à 40 et 50 gouttes par livre d'eau; il entre dans quelques gargarismes, dans des injections contre les blennorrhagies. Uni au miel, il forme un médicament employé pour toucher·les aphthes; il a souvent réussi dans les cas de scorbut. Pris à l'état de concentration, ce médicament serait vénéneux. Les premiers secours à porter contre son administration sont une solution légère de soude, de la magnésie divisée dans de l'eau, du lait, de l'albumine. Si l'on est incommodé pour avoir respiré de ce gaz, il faut passer légèrement sous le nez de l'eau dans laquelle on a mis de l'alcali volatil, et répéter ce traitement à plusieurs reprises.

Les réactifs qui servent à indiquer la présence de l'acide muriatique sont : 1°. le nitrate d'argent, qui donne lieu, lorsqu'on le met en contact avec cet acide ou avec une de ses combinaisons solubles, à un précipité blanc caillebotté, insoluble dans l'eau, dans l'acide nitrique en excès, soluble, lorsqu'il est humide, dans l'ammoniaque liquide. Ce précipité, exposé au contact de la lumière, prend une couleur d'un rouge violet; chauffé fortement, il acquiert un aspect particulier, et devient semblable à de la corne (ce qui l'a fait appeler *argent corné*). Chauffé dans un creuset avec un oxide alcalin, la potasse ou la soude, ce chlorure est décomposé, le chlore s'unit à l'alcali, et le métal mis à nu se dépose au fond sous forme de globule.

On détermine facilement la quantité d'acide hydro-chlorique contenue dans un liquide, par la quantité de chlorure d'argent obtenue par précipitation. 100 parties de chlorure d'argent contiennent 24,26 de chlore; ces 24,26 absorbent 0,712 d'hydrogène pour produire 25,372 d'acide hydro-chlorique qui s'unissent avec 75,34 d'argent pour former 100 de chlorure.

Le proto et le deuto-nitrate de mercure sont encore employés pour reconnaître la présence de l'acide hydro-chlorique.

Le proto-nitrate, mis en contact avec l'acide hydro-chlorique, donne lieu à du proto-chlorure de mercure insoluble; le deûto-nitrate à du sublimé corrosif, deuto-chlorure de mercure soluble: le nitrate d'argent est cependant préférable pour constater la présence de l'acide hydro-chlorique, ainsi que pour déterminer quelle est sa proportion.

L'acide hydro-chlorique s'unit aux bases salifiables; il forme des sels que l'on nomme *hydro-chlorates, muriates.* Plusieurs de ces sels sont employés en Médecine.   (A. C.)

ACIDE HYDRO-CHLORO-NITRIQUE, *acide nitro-muriatique, eau régale.* On a donné le nom d'eau régale, d'acide nitro-muriatique, etc., à un mélange d'acide nitrique et d'acide hydro-chlorique en diverses proportions. Ce mélange est destiné à dissoudre l'or, le platine.

On obtient l'acide hydro-chloro-nitrique en mêlant ensemble une partie d'acide nitrique à 33° et 3 parties d'acide hydro-chlorique à 20°. On conserve ce mélange dans des flacons bouchés à l'émeri, que l'on place dans un lieu frais.

Quoique les proportions que nous indiquons ici ne soient pas celles rapportées dans les divers formulaires, elles conviennent parfaitement pour préparer l'acide destiné à dissoudre l'or, le platine et former les combinaisons employées par le pharmacien (*V.* CHLORURE D'OR ET DE PLATINE.)

L'acide hydro-chloro-nitrique est employé comme pédiluve dans le traitement des maladies du foie. Ce pédiluve se prépare en acidulant l'eau ordinaire avec de l'acide nitro-hydro-chlorique préparé dans les proportions de 2 parties d'acide nitrique sur 3 parties d'acide hydro-chlorique : l'eau acidulée doit marquer de 3° à 6°.

L'acide hydro-chloro-nitrique, pris à l'intérieur, est un violent poison; les secours à donner sont le lait de magnésie en abondance, l'albumine, le lait. On ne doit le délivrer qu'à des personnes bien connues, sur l'ordonnance de médecin, ou en remplissant les formalités exigées.

On reconnaît l'acide nitro-muriatique à l'odeur de chlore qu'il répand, à sa couleur d'un beau jaune d'or, et à la propriété qu'il possède de dissoudre l'or et le platine. Cette dernière propriété est due au chlore qui, par la réaction des deux acides l'un sur l'autre, est mis à nu.   (A. C.)

Acide hydro-cyanique, *acide prussique*. Cet acide est composé, d'après les résultats donnés par M. Gay-Lussac, de

Carbone 444,69
D'azote. 51,66
D'hydrogène. . . . . 3,65.

Il fut découvert par Scheèle, qui indiqua le premier quel était le procédé à employer pour l'obtenir. Cependant l'acide obtenu par ce chimiste n'était pas l'acide pur, et nous devons au savant M. Gay-Lussac la connaissance de l'acide hydro-cyanique obtenu à cet état.

Un grand nombre de chimistes se sont successivement occupés de cet acide : parmi ceux qui ont fait les travaux les plus récens sur ce sujet, on compte MM. Berzelius, Vauquelin, Proust, Porret, Robiquet. Les résultats de leurs travaux sont consignés dans les divers volumes des Annales de Chimie et des Annales de Chimie et de Physique; ils ont éclairé les chimistes et sur la nature de cet acide et sur celle des combinaisons qu'il est susceptible de former.

L'acide hydro-cyanique étant employé dans l'art médical et ses propriétés étant très énergiques, le pharmacien doit le préparer avec le plus grand soin et par le procédé qui lui est indiqué, pour que le praticien puisse compter sur l'effet du médicament qu'il administre. Le praticien doit aussi savoir que l'acide hydro-cyanique médical peut être préparé par plusieurs procédés indiqués dans le *Codex medicamentarius,* 1818. Nous avons cru devoir les décrire ici, et indiquer quelques-uns de ceux proposés par d'autres chimistes.

PROCÉDÉ DE SCHEÈLE.

Ce procédé, qui fut d'abord décrit dans les Mémoires de l'Académie de Stockholm, est le suivant : on prend 4 onces de bleu de Prusse pur (hydro-cyanate de fer), 2 onces d'oxide rouge de mercure; toutes ces substances étant réduites en poudre fine, on les met avec 16 onces d'eau distillée dans une capsule, et on fait bouillir pendant vingt minutes en agitant sans cesse avec une spatule de bois; on laisse ensuite déposer, on tire à clair, on filtre le liquide qui s'est séparé, on recueille le précipité sur un filtre; on le laisse égoutter d'abord; on le lave avec 4 onces d'eau à 100° centigrades.

Le filtre étant bien égoutté, tout le liquide étant réuni, on l'introduit dans un matras; on y ajoute 3 onces de limaille de fer porphyrisée et 6 gros d'acide sulfurique à 66°; on agite le tout pour que toutes les substances soient en contact; on laisse réagir pendant une heure, en prenant la précaution de placer le matras dans de l'eau froide. Par le contact, la réaction s'opère; il en résulte une décomposition: l'acide sulfurique se porte sur le mercure et sur le fer; il oxide les métaux et se combine avec eux; l'acide hydro-cyanique, chassé de sa combinaison, est mis à nu, il reste en grande partie en solution dans le liquide: pour l'obtenir, on décante la liqueur, on introduit le produit décanté dans une cornue tubulée, on place ce vase sur un bain de sable, on y adapte une allonge dont l'extrémité est jointe au ballon tubulé qui supporte un tube courbé à angle droit et qui plonge de quelques lignes dans de l'eau; on lute toutes les jointures des pièces de l'appareil avec du lut de farine de lin; on recouvre le lut de bandes de toile enduites de chaux en poudre et de blanc d'œuf, et on procède à la distillation à un feu doux. On retire de la sorte 6 onces de liquide que l'on enlève, et que l'on enferme, s'il est bien clair, dans des flacons à l'émeri, couverts de papier noir ou bleu. On place ces flacons à la cave ou dans un lieu dont la température soit peu élevée. Si la liqueur qui a passé à la distillation était colorée, il faut ajouter aux 6 onces de liquide, 2 gros de *craie* (carbonate de chaux), et procéder de nouveau à une distillation dans la vue d'obtenir 4 onces seulement de liquide: on conserve celui-ci de la même manière que nous l'avons dit plus haut.

L'acide obtenu par ce procédé ayant été examiné par M. Robiquet, cet habile chimiste reconnut qu'il variait souvent par sa pureté et par son degré de force. Il résulte de cet examen que le praticien ne peut guère l'employer, puisqu'il ne peut prescrire, selon sa volonté, les mêmes doses d'acide.

PROCÉDÉ DE M. ROBIQUET (1).

On adapte à une cornue tubulée un tube de verre dont la dimension soit assez grande pour que le bec de la cornue puisse s'y engager ; on place dans ce tube du marbre concassé et des fragmens de chlorure de calcium, en quantité convenable pour remplir le tube ; on ferme la partie opposée du tube avec un bouchon : de celui-ci part un tube courbé dont une des branches va plonger dans une petite cloche renversée, dont les parois sont entourées d'un mélange réfrigérant.

Les parties de l'appareil étant ainsi assemblées, on place la cornue sur un bain de sable ; on lute les points de jonction de la cornue avec le tube, et celle du tube avec le bouchon ; on introduit dans la cornue du cyanure de mercure, puis de l'acide hydro-chlorique, en ayant soin que l'acide soit en quantité telle, qu'il puisse recouvrir d'un travers de doigt le cyanure de mercure ; on ferme la tubulure de la cornue ; on chauffe doucement le bain de sable afin que l'acide hydro-chlorique ne se volatilise pas sans avoir réagi sur le cyanure, et en outre, afin que l'acide hydro-cyanique, mis à nu, puisse être quelque temps en contact avec le marbre et le muriate de chaux sec, et le dépouiller de l'eau et de l'acide hydro-chlorique qu'il aurait pu entraîner. L'acide hydro-cyanique, ainsi purifié, arrive dans la cloche, où il se condense et se réunit. Cet acide, qui est d'une densité égale à 0,7, sert à préparer l'acide médicinal : pour cela, M. Robiquet étend de 2 parties d'eau le produit obtenu, et il a pour résultat un acide semblable à celui de Scheèle, et d'une densité de 0,9.

---

(1) Ce procédé est celui de M. Gay-Lussac ; il n'en diffère que parce que l'acide de M. Gay-Lussac, lorsqu'on l'a obtenu, est étendu d'eau.

Cet acide, comme on le voit, s'obtient en étendant d'eau l'acide hydro-cyanique préparé par le procédé de M. Gay-Lussac; il se conserve, comme le précédent, dans des vases recouverts de papier noir, placés dans une cave, etc.

Un procédé analogue à celui employé par M. Gay-Lussac donne de l'acide prussique, ordonné par M. Magendie dans son Formulaire. Pour obtenir cet acide, on prend : acide prussique obtenu d'après le procédé de M. Gay-Lussac, une partie; et au lieu de le mêler, comme le fait M. Robiquet, à 2 parties d'eau seulement, on l'additionne de 6 parties d'eau distillée pure; on mêle et on conserve pour l'usage. Ce procédé a aussi été modifié par le même praticien (M. Magendie), qui indique de mêler une partie d'acide de M. Gay-Lussac à 6 parties d'alcool pour former de l'acide prussique *étendu et alcoolisé*.

PROCÉDÉ DE M. VAUQUELIN.

Ce procédé, qui est simple et facile à mettre en pratique, donne toujours un acide au même degré de concentration. Pour l'obtenir, on prend une partie de cyanure de mercure, on fait dissoudre ce composé dans 8 parties d'eau distillée, et on fait passer dans cette solution un courant de gaz acide hydro-sulfurique, jusqu'à ce qu'il y ait un excès de cet acide. Par cette opération, le cyanure de mercure est décomposé, le mercure est converti en sulfure; l'hydrogène s'unit au cyanogène, donne lieu à de l'acide hydro-cyanique, qui reste en dissolution dans le liquide, mêlé à de l'hydrogène sulfuré; le sulfure de mercure insoluble se précipite sous forme de flocons; on filtre pour séparer le sulfure; on sépare ensuite l'excès d'hydrogène sulfuré, en ajoutant au mélange des deux acides (hydro-cyanique et hydro-sulfurique) de la céruse (carbonate de plomb) bien pure et bien divisée; on agite : l'acide hydro-sulfurique décompose ce sel, s'unit au plomb, forme un sulfure insoluble: l'acide hydro-cyanique reste en dissolution. On filtre la liqueur, et on obtient l'acide hydro-cyanique; on le conserve comme nous l'avons dit précédemment.

Une modification a été apportée à ce mode de préparation ; elle a pour but d'obtenir un acide prussique alcoolisé susceptible de se conserver plus long-temps. Cette modification est due à M. Caillot, pharmacien de Paris, qui l'avait pratiquée chez un de nos confrères, M. Guillaume, l'un des habiles pharmaciens de la capitale ; elle consiste à préparer l'acide hydro-cyanique de la même manière que nous venons de le dire (procédé de M. Vauquelin), mais de n'employer que 4 parties d'eau au lieu de 8, et d'ajouter lorsque l'acide est préparé 4 parties d'alcool à 40°, pour remplacer les 4 parties d'eau qui n'ont pas été employées.

Divers autres procédés ont encore été consignés dans les journaux scientifiques. Celui de M. GEA PESSINA, publié dans le *Giornale di Phisica*, août 1822, consiste à décomposer l'hydro-cyanate ferruré de potasse par l'acide sulfurique (1) ; à laisser d'abord réagir le sel et l'acide pendant 12 heures en entourant la cornue de glace, qu'on renouvelle à mesure qu'elle se fond ; à distiller au bout de ce temps, et à continuer la distillation jusqu'à ce qu'il s'élève une vapeur bleue qui menace de passer dans le récipient ; à arrêter alors le feu, à laisser refroidir l'appareil, à recueillir en suite l'acide lorsqu'il est refroidi, et à le conserver convenablement.

D'autres procédés sont encore indiqués. Celui de TRANTWEIN, publié dans le journal allemand *Repert für die pharma,* a été regardé par le docteur ARATING comme préférable aux autres. Quoi qu'il en soit, il serait à désirer qu'un seul moyen de préparer l'acide hydro-cyanique (le procédé de M. Vauquelin, ou celui de M. Robiquet) fût permis pour l'art médical ; le praticien n'éprouverait aucune crainte sur l'efficacité des médicamens dans lesquels il le fait entrer, et le pharmacien, à son tour, ne serait pas arrêté dans la préparation des médicamens, comme cela arrive quelquefois lorsque la pres-

___

(1) *Proportions.* Hydro-cyanate ferruré, 18 parties; acide sulfurique à 66°, 9 parties mêlées à 12 parties d'eau distillée.

cription porte acide hydro-cyanique, sans indiquer par quel procédé cet acide a dû être obtenu.

Malgré les précautions que le pharmacien prend pour conserver l'acide hydro-cyanique, il s'altère plus ou moins promptement : alors il ne doit plus être employé. Cette décomposition présente quelquefois des anomalies bien singulières, dont voici un exemple : de l'acide hydro-cyanique préparé dans la même opération, mais distribué dans différens flacons, était en décomposition dans quelques-uns de ces vases, tandis que dans d'autres il ne présentait aucune trace d'altération. Il est nécessaire que le pharmacien soit en garde contre ces décompositions ; pour cela, il doit ne préparer cet acide qu'en très petite quantité à la fois, et le renouveler à la moindre marque d'altération.

L'acide hydro-cyanique pur est, à la température ordinaire de l'atmosphère, un liquide transparent, incolore, d'une odeur forte, pénétrante, qui étourdit et asphyxie ; cette odeur, atténuée par une très grande quantité d'air, ressemble à celle des amandes amères. Son poids spécifique est de 0,70583 à 7°. Cet acide est volatil, entre en ébullition à 26°, se congèle à une température de 15 à 16°. Si l'on verse quelques gouttes de cet acide sur du papier, une partie du liquide versé se volatilise avec rapidité en absorbant une partie du calorique de l'acide restant, celui-ci alors cristallise. Soumis à l'action de la pile, l'acide hydro-cyanique est décomposé ; le cyanogène se rend au pôle positif, et l'hydrogène au pôle négatif. Cet acide est très soluble dans l'eau, et plus soluble dans l'alcool.

L'acide hydro-cyanique a été reconnu par plusieurs chimistes dans les végétaux ; de ce nombre sont : l'écorce du merisier à grappes (Bergmann), les feuilles du laurier-cerise, les feuilles et les fleurs de pêcher, les fruits amers de l'amandier, les amandes de cerise, de prunes ; M. Chevallier croit l'avoir reconnu dans les fleurs du sureau.

L'acide hydro-cyanique, selon qu'il est plus ou moins concentré, est un poison plus ou moins violent ; l'acide concentré, préparé selon la méthode de M. Gay-Lussac, est d'une horrible énergie; c'est le plus actif de tous les poisons connus. Ses effets sont moins énergiques lorsqu'il est en dissolution dans l'eau que lorsqu'il est dissous dans l'alcool. Cet acide, à cause de cette action, ne doit être délivré qu'à des médecins bien connus, et après avoir rempli toutes les formalités voulues par les lois.

Cet acide ne doit être donné intérieurement qu'avec les plus grandes précautions. On a administré contre la phthisie, à la dose de 3 à 6 gouttes mêlées à 4 onces d'eau distillée, l'acide préparé selon les méthodes de Scheèle, de MM. Vauquelin et Robiquet; on prend une cuillerée à café de ce mélange. On a aussi administré l'acide prussique dans du sirop, dans des mélanges et potions pectorales (Magendie). (*V*. ces mots.) L'action médicale de cet acide et les avantages qu'on en a obtenus n'ont pas encore été constatés d'une manière bien exacte.

L'acide hydro-cyanique étant vénéneux, on a recours, pour combattre les accidens qui pourraient résulter de son emploi, à l'usage des médicamens excitans (l'émétique, l'essence de térébenthine, etc.). Quelques personnes, parmi lesquelles on compte le savant Murray, conseillent l'emploi de l'alcali volatil comme antidote ; mais des essais qui ont été faits n'ont pas donné des résultats propres à constater cette assertion.

Le praticien pouvant être appelé à constater la présence de l'acide hydro-cyanique dans des cas d'empoisonnement, doit avoir recours aux réactifs suivans : 1°. au sulfate de fer, qui donne, avec cet acide saturé d'abord par un alcali, un précipité bleu (hydro-cyanate de fer, bleu de Prusse), que sa couleur et ses propriétés chimiques font reconnaître (*voyez* Bleu de Prusse); 2°. au sulfate de cuivre, que M. Lassaigne a reconnu comme susceptible de démontrer la présence de $\frac{1}{10,000}$ et même de $\frac{1}{20,000}$ d'acide hydro-cyanique en dissolution dans l'eau distillée. Ce jeune et savant chimiste a reconnu que, dans les cas d'empoisonnement par l'acide prussique, on retrouvait toujours cet acide dans les viscères où cette substance avait été primitivement ingérée, et qu'il était encore possible de reconnaître cet acide dans les organes, quarante-huit heures après la mort du sujet. Les moyens que M. Lassaigne prescrit, et qui sont ceux qu'il a employés, sont : 1°. l'incision des parties des viscères, leur ébullition avec l'eau, en ayant soin de recueillir la partie liquide distillée qu'on sature par une légère quantité d'alcali, et que l'on essaie avec une solution de sulfate de cuivre ; on ajoute ensuite assez d'acide hydro-chlorique pour redissoudre l'excès d'oxide de cuivre précipité par l'alcali : à l'instant même, si la liqueur contient de l'acide hydro-cyanique, elle prend un aspect laiteux plus ou moins intense ; il y a formation d'un précipité qui a pour caractère particulier de disparaître du liquide en quelques heures. Dans un cas de Médecine légale, ce précipité doit être isolé pour qu'on puisse constater son identité et reconnaître que ce composé contient réellement de l'acide prussique, sans laisser aucun doute à cet égard.

On peut aussi reconnaître l'acide hydro-cyanique gazeux, en plaçant dans ce gaz un papier imprégné de sulfate de fer et que l'on a trempé ensuite dans une solution de potasse : ce papier en contact avec cette vapeur prend une couleur bleue ; si elle contient de cet acide, l'odeur de l'acide prussique peut servir à indiquer sa présence ; mais il est ensuite nécessaire de la constater d'une manière exacte.   (A. C.)

Acide hydro-sulfurique, *hydrogène sulfuré, eau hydro-sulfurée, gaz et acide hépatique, acide hydrothionique des Allemands.* Scheèle est le premier qui fit connaître l'acide hydro-sulfurique, sous le nom d'hydrogène sulfuré. Ce gaz fut le sujet de nombreuses recherches, dont les principales sont dues à Berthollet, à MM. Chaussier, Dupuytren, Davy, Gay-Lussac, Thénard (1), etc. Berthollet, le premier, considéra le gaz hydrogène sulfuré comme jouissant des propriétés des acides, et il conclut de ses expériences qu'on pouvait obtenir des acides sans le concours de l'oxigène ; par conséquent, il

---

(1) Ces recherches sont consignées dans les Annales de Chimie.

doit être regardé comme l'auteur de la découverte des *hydra-cides*. Ce gaz se trouve naturellement dans les trois règnes; il se produit dans les fermentations, se trouve en dissolution dans les eaux minérales, se dégage de quelques minéraux par le simple frottement (1), etc., etc.

Cet acide, lorsqu'on veut le préparer pour l'usage médical, s'obtient par les procédés que nous allons décrire.

On introduit dans un matras à long col 4 parties d'acide sulfurique à 18° et 2 parties de sulfure de fer convenablement préparé; on ferme l'ouverture du matras par un bouchon sur lequel est fixé un tube de sûreté courbé à angle droit. Ce tube va se rendre dans un flacon à deux tubulures, contenant de l'eau en petite quantité, ou, si l'on veut, une solution faible de sous-carbonate de soude; de la seconde tubulure de ce flacon part un tube courbé à angle droit, qui va se rendre dans un flacon contenant de l'eau distillée. Ce dernier flacon doit être entouré d'un mélange réfrigérant, pour que la température de la solution ne devienne par trop élevée, ce qui empêcherait la dissolution du gaz. L'appareil étant ainsi disposé, on lute exactement toutes les jointures; on fait chauffer jusqu'à ce qu'il n'y ait plus de dégagement. Par l'action de la chaleur, une partie de l'eau est décomposée; son oxigène se porte sur le fer, le réduit en oxide qui s'unit à l'acide sulfurique pour former du sulfate de fer, lequel reste en dissolution. L'hydrogène mis à nu se combine au soufre qui se trouve libre, et donne naissance à de l'acide hydro-sulfurique qui se dégage, passe dans le premier flacon, où il se lave dans l'eau ou dans la solution de sous-carbonate de soude; de là il passe dans le deuxième flacon, où il se dissout en partie dans l'eau, en donnant naissance à de l'acide hydro-sulfurique liquide.

Si l'on veut obtenir l'acide hydro-sulfurique gazeux, au lieu d'adapter au deuxième flacon un tube courbé à angle droit,

---

(1) Observations particulières qui n'ont pas encore été publiées.

on le remplace par un tube destiné à recueillir les gaz, et on
fait passer ce tube sous un flacon rempli de mercure, ou même
rempli d'eau. Le gaz déplace le métal ou l'eau, et se substitue
à sa place. Quand le vase est plein, on le ferme avec un bouchon. On a alors l'acide hydro-sulfurique gazeux.

Pour obtenir l'acide hydro-sulfurique en très grande quantité, on se sert de sulfure de fer préparé d'après le procédé
de M. Gay-Lussac, et on agit de la manière suivante.

On introduit de ce sulfure dans un grand flacon à deux tubulures; on adapte à la première tubulure un tube en S; à la
seconde, un tube de Welter, courbé à angle droit. Ce tube va
plonger dans un flacon destiné au lavage du gaz. On décompose
le sulfure de fer en versant par le tube en S de l'acide sulfurique étendu de 4 fois son poids d'eau, en prenant toutefois la
précaution de n'ajouter de l'acide que peu à peu; l'acide hydro-sulfurique produit passe dans le vase destiné au lavage,
ensuite on le recueille soit à l'état gazeux, soit dans l'eau distillée pour l'obtenir en dissolution.

On peut aussi préparer l'acide hydro-sulfurique en traitant
le sulfure d'antimoine, une partie, par l'acide hydro-chlorique,
6 parties, et en se servant du même appareil que celui que
nous avons indiqué premièrement; l'acide hydro-chlorique, à
l'aide de la chaleur, décompose le sulfure d'antimoine; il se
forme un sel à base d'antimoine et un dégagement d'acide hydro-sulfurique, que l'on recueille comme nous l'avons dit plus
haut.

On peut encore se procurer cet acide en décomposant les
hydro-sulfates par les acides acétique, hydro-chlorique, sulfurique, etc.; mais ce mode d'agir étant plus coûteux, on doit
préférer l'emploi du sulfure de fer préparé d'après l'indication de M. Gay-Lussac, en ayant soin de ne préparer le sulfure qu'au moment où l'on veut l'employer.

L'acide hydro-sulfurique gazeux est incolore; son odeur est
celle qui s'exhale des *œufs gâtés;* sa saveur, qui, selon quelques
personnes, est désagréable, nous paraît supportable. Ce gaz
éteint les corps en ignition qui y sont plongés subitement. Par

refroidissement et compression, il passe à l'état liquide; il rougit faiblement la teinture de tournesol; mêlé à l'oxigène et exposé à une haute température, il y a décomposition avec flamme et formation d'eau, d'acide sulfureux et d'acide sulfurique. Exposé à la flamme d'une bougie, il brûle lentement et couche par couche, avec une flamme d'un rouge bleuâtre, en laissant déposer sur les parois du vase du soufre hydraté. Mis en contact avec le chlore, ce gaz est décomposé; il résulte de cette décomposition de l'acide hydro-chlorique : du soufre se dépose sur les parois du vase dans lequel on fait la décomposition. L'iode en vapeur produit le même effet : il y a alors formation d'acide hydriodique.

Suivant les expériences de MM. Gay-Lussac et Thénard, ce gaz est d'une pesanteur de 1,1912 ; selon H. Davy, de 1,1967 ; enfin, selon Thompson, de 1,180.

Le gaz acide hydro-sulfurique est soluble dans l'eau; il prend alors le nom d'*acide hydro-sulfurique liquide*, ou celui d'*eau hydro-sulfurée*. L'eau dissout près de trois fois son volume de ce gaz; elle est acide; elle possède l'odeur et la saveur du gaz hydrogène sulfuré; elle présente alors les propriétés des acides. Exposé à l'air, le gaz hydro-sulfurique se dégage par degrés : on aperçoit souvent un précipité blanc, qui est du soufre hydraté. Soumis dans un tube de porcelaine à un feu de fourneau de réverbère, ce gaz se décompose en partie; il y a séparation d'une partie de soufre qui reste à l'état solide, tandis que l'hydrogène gazeux se volatilise.

Le gaz acide hydro-sulfurique est plus soluble dans l'alcool que dans l'eau (Saussure) ; il est aussi susceptible de se dissoudre dans l'éther (Higgins).

L'acide hydro-sulfurique liquide est décomposé par le chlore (1), par l'acide sulfureux, et par l'iode. Il décompose la plupart des dissolutions métalliques. Les précipités qui ré-

---

(1) On doit profiter de cette propriété pour désinfecter les lieux où l'air est altéré par ce gaz. On peut aussi employer le chlorure de chaux et de soude.

sultent de ces opérations sont des sulfures. Ces précipités varient de couleur; ils peuvent indiquer quels sont les métaux qui se trouvaient dans ces dissolutions. Les solutions d'or et de platine sont aussi décomposées par l'acide hydro-sulfurique, mais les métaux dissous sont ramenés à l'état métallique.

L'acide hydro-sulfurique s'unit aux bases salifiables; il forme avec celles-ci des sels particuliers nommés *hydro-sulfates*.

Cet acide est composé en poids de 100 de soufre

et de. . . . . 6,13 d'hydrogène. .

Lors de la préparation de ce produit, le pharmacien doit se préserver des vapeurs qui pourraient s'échapper de l'appareil. S'il ne prenait cette précaution, le gaz hydro-sulfurique pourrait agir sur lui avant qu'il ne s'en aperçût; il faut, dans ces circonstances, opérer, autant que possible, dans un lieu vaste et aéré, et si de l'acide en excès se dégageait des flacons destinés à le recueillir, il faudrait faire passer l'acide en excès dans du lait de chaux, ou le conduire dans un fourneau contenant du charbon allumé : là ce gaz se décomposerait.

Les premiers secours à porter dans un cas d'asphyxie par ce gaz, sont l'exposition *au grand air* du sujet indisposé, les lotions d'eau froide sur le corps, l'inspiration faite sur un flacon de chlorure de chaux solide, l'introduction dans les voies alimentaires de quelques gouttes de chlorure mêlé à de l'eau sucrée (de 20 à 30 gouttes pour 4 onces d'eau). On peut, à défaut de chlorure de chaux ou de soude, se servir de chlore; mais il faut faire respirer celui-ci avec la plus grande précaution, et si on l'administre intérieurement, donner 20 gouttes de chlore dans 6 onces d'eau.

On doit aider l'action de ces agens (que nous avons employés avec succès) en frictionnant le malade sur les cuisses, la poitrine, la colonne vertébrale et les bras.

Ces secours, qui ne sont que les premiers à administrer, doivent être suivis de ceux qui sont ordonnés par les praticiens, qu'on doit se hâter d'appeler en ces circonstances (1).

---

(1) L'acide hydro-sulfurique dissous dans l'air est un des gaz les plus délé-

Les réactifs qui font reconnaître la présence de l'acide hydro-sulfurique, très reconnaissable d'ailleurs à son odeur, sont :

1°. les solutions d'argent, de bismuth, de plomb, de mercure, qui donnent avec cet acide des précipités noirs (sulfures) qui jouissent de propriétés particulières ;

2°. La solution d'acide arsenieux, qui donne lieu, avec cet acide, à un précipité jaune, sulfure d'arsenic, facile à reconnaître ;

3°. Le chlore, qui le décompose, en précipitant le soufre, et donnant naissance à de l'acide hydro-chlorique en détruisant son odeur ;

4°. L'iode, qui décompose cet acide, en donnant lieu à la précipitation du soufre, avec production d'acide hydriodique.

(A. C.)

ACIDE HYPO-NITREUX. Cet acide est formé, selon M. Gay-Lussac, de 100 d'azote et de 150 d'oxigène. Il n'a pu encore être isolé, et on ne l'obtient qu'en combinaison avec la potasse, à l'état d'hypo-nitrite de potasse. Lorsqu'on veut s'emparer par un autre acide de la potasse avec laquelle il est combiné, il y a de suite décomposition, transformation de cet acide en deutoxide d'azote en acide nitreux ou nitrique. Ce dernier reste en dissolution, tandis que le premier se dégage.

L'acide hypo-nitreux se forme lorsqu'on laisse pendant long-temps en contact du deutoxide d'azote avec une solution de potasse concentrée. Il y a production d'hypo-nitrite de potasse qui cristallise dans la liqueur.

On obtient encore l'hypo-nitrite de la manière suivante : on emplit une éprouvette de mercure, l'on y fait passer 5 à 600

---

tères. L'air qui en contient $\frac{1}{1500}$ tue les petits oiseaux ; celui qui en contient $\frac{1}{500}$ suffit pour asphyxier un chien de moyenne taille ; enfin, celui qui en contient $\frac{1}{200}$ suffit pour faire périr un cheval.

Cet acide se conserve dans des flacons de verre bien bouchés et placés dans un endroit frais ; au bout d'un certain temps, il est décomposé.

Comme médicament, il entre dans la préparation des eaux minérales sulfurées ; on l'a donné avec succès en potion contre la gale ; il sert au traitement des maladies cutanées, des dartres, etc., etc.   (A. C.)

parties de deutoxide d'azote, un peu d'eau alcaline et 100 parties d'oxigène. L'absorption qui a lieu ayant été mesurée, elle a été reconnue être de 5oo parties. Il en résulte un composé formé d'oxigène et d'azote, et qui est l'acide hypo-nitreux de M. Gay-Lussac. (Voyez *Annales de Chimie et de Physique*, t. I, p. 3o99.) (A. C.)

Acide hypo-phosphoreux. Cet acide fut découvert par M. Dulong en 1816. Il n'existe pas dans la nature; mais il est le résultat d'opérations chimiques, et se forme toutes les fois qu'on traite un phosphore alcalin par l'eau.

Pour l'obtenir, on délaie dans l'eau distillée du phosphure de barium. Ce combiné se décompose en donnant naissance à de l'acide hypo-phosphoreux, à de l'acide phosphorique et à de l'hydrogène phosphoré. Ce dernier se dégage à l'état de gaz, tandis que l'acide hypo-phosphoreux et l'acide phosphorique s'unissent à la baryte pour former deux sels, l'un soluble (l'hypophosphite), l'autre insoluble (le phosphate). On sépare le liquide qui contient l'hypo-phosphite, du précipité, par le filtre; et on décompose ce sel par de l'acide sulfurique étendu d'eau. On ajoute de cet acide jusqu'à ce qu'il ne forme plus de précipité dans la liqueur; on doit avoir soin de ne pas ajouter un excès d'acide sulfurique; et si on dépassait le point de saturation, il faudrait, par une solution de baryte, précipiter l'excès d'acide sulfurique qu'on aurait ajouté.

La saturation étant faite exactement, on filtre la liqueur qui ne contient plus, lorsqu'elle est filtrée, que de l'acide hypophosphoreux; on la fait évaporer à une douce chaleur. On termine l'évaporation dans le vide, en plaçant la capsule qui le contient sous une cloche qui a reçu un autre vase contenant de l'acide sulfurique concentré, et on fait le vide.

L'acide hypo-phosphoreux est liquide, sa saveur est acide; il rougit fortement le papier de tournesol; il n'est pas susceptible de cristalliser. On peut l'obtenir en consistance sirupeuse, mais on ne peut le dessécher : si on pousse trop loin l'évaporation, on en opère la décomposition. Il est soluble dans l'eau en toute proportion; il s'unit à un grand nombre de bases sa-

8..

lifiables, et donne naissance à un nouveau genre de sels nommés *hypo-phosphites*. Chauffé dans une cornue de verre, il se décompose et il est converti en phosphore, en hydrogène phosphoré et en acide phosphorique.

Cet acide est composé, selon M. Dulong, de 100 parties de phosphore et de 3,744 parties d'oxigène. Suivant M. Davy, il ne contient que 33,15 d'oxigène.

Les propriétés médicales de cet acide ne sont pas encore connues : elles doivent participer de celles du phosphore et de l'acide phosphorique. Il serait utile de l'étudier sous le rapport thérapeutique. (A. C.)

Acide hypo-phosphorique, *acide phosphatique* (1), *acide phosphoreux*. Cet acide, selon M. Thénard, est composé de 100 de phosphore et de 110,39 d'oxigène; et, selon M. Dulong, de 109 d'oxigène seulement. Il est peu connu. Tel qu'on l'a obtenu jusqu'à présent, il présente les propriétés suivantes : il est liquide, incolore, de consistance sirupeuse ; son odeur est légère et ressemble à celle du phosphore ; sa saveur est aigre; il rougit le papier de tournesol ; sa pesanteur est plus considérable que celle de l'eau. Exposé à l'action de la chaleur dans un petit matras à long col, il se convertit en acide phosphorique en donnant lieu à un dégagement de gaz hydrogène phosphoré qui brûle avec le contact de l'air (2); il est soluble dans l'eau en toutes proportions. Si l'on ajoute l'acide concentré à ce liquide, le mélange se fait avec une élévation de température bien marquée.

L'acide hypo-phosphorique n'a pas encore été rencontré dans la nature : on l'obtient par la combustion lente du phosphore, en prenant des précautions convenables pour sa préparation.

Pour se procurer cet acide, 1°. il faut faire brûler lente-

---

(1) On a décrit dans le Codex, sous ce nom, l'acide phosphatique.

(2) Une portion de l'eau qui contient en solution l'acide hypo-phosphorique est décomposée; son oxigène se combine avec l'acide hypo-phosphorique, et forme de l'acide phosphorique; l'hydrogène s'unit à une portion du phosphore de l'acide hypo-phosphorique et se convertit en hydrogène phosphoré qui se dégage.

ment dû phosphore avec le contact de l'air renouvelé souvent;

2°. On doit placer le phosphore destiné à la combustion dans une atmosphère humide, afin d'empêcher l'acide formé de prendre l'état concret, de recouvrir le phosphore et de ralentir la combustion;

3°. Il faut placer isolément les cylindres dans de petits tubes de verre, afin d'empêcher l'élévation de la température, la fusion et la combustion rapide du corps combustible destiné à être acidifié.

Le procédé de préparation suivant, du savant chimiste Pelletier, présente toutes les conditions convenables pour obtenir avec succès cette préparation. On prend un plus ou moins grand nombre de tubes de verre longs de quelques centimètres, et dont l'une des extrémités est effilée à la lampe, on introduit dans chacun de ces tubes un petit cylindre de phosphore. Quand tous ces tubes sont ainsi remplis, on les pose sur un entonnoir placé sur un flacon à col droit; on met ce flacon sur une assiette dont les parois sont recouvertes d'eau, et on couvre le tout d'une cloche munie de deux ouvertures à la partie supérieure et latérale : le phosphore se réduit en vapeur, absorbe l'oxigène, brûle peu à peu, passe à l'état d'acide, s'empare de l'eau qui est en dissolution dans l'air, forme de l'acide phosphatique qui se rassemble en petites gouttes qui se réunissent et tombent dans le flacon sur lequel est placé l'entonnoir qui supporte les tubes.

L'acide ainsi obtenu est très étendu d'eau. On peut le concentrer en l'exposant à une douce chaleur ou, ce qui vaut mieux, en le mettant dans une capsule sous le récipient de la machine pneumatique, à côté d'une autre capsule contenant de l'acide sulfurique concentré, et faisant le vide. Ce mode de préparation donnant lieu à une très petite quantité d'acide à la fois, le phosphore devant brûler lentement, on est obligé de multiplier les appareils lorsqu'on a besoin de s'en procurer une certaine quantité.

Le caractère le plus saillant de l'acide hypo-phosphorique, caractère qui peut le faire reconnaître, est celui qui résulte de son exposition à l'action de la chaleur, en le plaçant dans un petit matras, c'est-à-dire sa conversion en acide phosphorique, avec dégagement de gaz hydrogène phosphoré, qui brûle au contact de l'air avec une odeur d'ail.

Les propriétés médicales de cet acide n'ont encore été déterminées par aucune expérience qui nous soit connue ; elles mériteraient cependant un examen approfondi. (A. C.)

ACIDE HYPO-SULFUREUX. Cet acide, qui est composé de 100 parties de soufre et de 50 parties d'oxigène, n'existe qu'à l'état de combinaison avec les bases salifiables. Il se décompose en donnant du soufre et de l'acide sulfureux, lorsqu'on essaie de le séparer par l'intermède d'autres acides. N'ayant pas été obtenu séparé de ses combinaisons, on n'a pu étudier ses propriétés physiques et chimiques.

Uni aux bases salifiables, il forme des sels, *hypo-sulfites*, qui sont aussi appelés *sulfites sulfurés.* (A. C.)

ACIDE HYPO-SULFURIQUE. Cet acide fut découvert par MM. Gay-Lussac et Welter. Il est formé de 100 parties de soufre et de 125 parties d'oxigène et d'une quantité d'eau nécessaire à son existence ; il est incolore, inodore, même lorsqu'il est très concentré ; sa saveur est acide ; il rougit fortement le papier de tournesol. Soumis à l'évaporation dans le vide, il peut être amené sans subir d'altération à une densité de 1,347 ; mais, passé ce terme, il se décompose, en donnant pour produit de cette réaction de l'acide sulfureux qui se répand dans la cloche, et de l'acide sulfurique qui reste dans le vase où était l'acide hypo-sulfurique.

A l'état liquide et très affaibli, lorsqu'on le soumet à l'action de la chaleur, il ne se volatilise d'abord que de l'eau, et l'acide ne se décompose que quand il a perdu une grande partie de ce liquide : il présente alors les mêmes phénomènes que ceux que nous avons indiqués précédemment. Il est susceptible de s'unir aux bases salifiables ; il forme alors des sels nommés *hypo-sulfates*

On prépare l'acide hypo-sulfurique de la manière suivante. On fait passer dans un flacon contenant de l'eau distillée, tenant en suspension du peroxide de manganèse, un courant de gaz acide sulfureux pur et lavé. Ce gaz, en passant dans le mélange d'eau et d'oxide, se décompose ; il en résulte des acides hypo-sulfurique et sulfurique qui s'unissent à l'oxide de manganèse pour former un sulfate et un hypo-sulfate : on filtre la liqueur et on y ajoute un excès de baryte en poudre. On facilite l'action de cet oxide par la chaleur et par l'agitation : par cette opération, l'oxide de manganèse est précipité, on obtient une liqueur contenant de l'hypo-sulfate de baryte en dissolution et un précipité de sulfate de baryte et d'oxide de manganèse. Comme la liqueur contient un excès de baryte, on précipite cet excès d'oxide en faisant passer un excès de gaz acide carbonique qui forme un carbonate. On chauffe ensuite pour chasser l'excès de gaz carbonique qui pourrait tenir en dissolution du carbonate, on filtre, on fait évaporer, et on obtient par cristallisation un sel qui est l'hypo-sulfate. On le purifie par une seconde cristallisation ; puis on le traite par l'acide sulfurique, en quantité convenable pour ne décomposer que le sel. Si l'on ne prend pas cette précaution, on obtient, au lieu d'acide hypo – sulfurique, un mélange d'acide, et d'acide sulfurique (1). Si l'on est parvenu à séparer tout l'oxide de barium, sans cependant ajouter d'excès d'acide, on filtre : le sulfate reste sur le filtre, et l'acide hypo-sulfurique passe dans la dissolution. On concentre cet acide sous le récipient de la machine pneumatique, en ayant soin de ne pas pousser trop loin l'évaporation, de peur de décomposer cet acide.

Les propriétés médicales de l'acide hypo-sulfurique n'ont pas encore été examinées ; elles doivent être analogues à celles des autres combinés formés, comme cet acide, de soufre et d'oxigène ; dans des proportions différentes.　　　　(A.C.)

Acide igasurique. Cet acide, sur l'existence duquel plusieurs

---

(1) Si on avait ajouté un excès de cet acide, il faudrait, au moyen de quelques gouttes d'eau de baryte, le séparer de l'acide hypo-sulfurique, en ayant soin de ne pas ajouter d'excès de baryte, mais la quantité nécessaire à la saturation de l'acide sulfurique seulement.

chimistes élèvent des doutes qui seront confirmés ou détruits par la suite, a été découvert par MM. Pelletier et Caventou, qui l'ont trouvé en combinaison avec la strichnine dans des plantes du genre *strichnos*, et particulièrement dans la fève de Saint-Ignace.

Cet acide peu connu a été obtenu par les moyens suivans : on divise la fève au moyen de la râpe; on la traite dans le digesteur à soupape, au moyen de l'éther sulfurique qui dissout une huile concrète et un peu d'igasurate de strichnine. Lorsqu'on a épuisé par l'éther la fève râpée, on traite le résidu par l'alcool bouillant, qui dissout, 1°. l'huile échappée à l'action de l'éther ; 2°. de la cire qui se dépose par refroidissement; 3°. de l'igasurate de strichnine; 4°. de la matière colorante. On réunit toutes les décoctions alcooliques, on les filtre lorsqu'elles sont froides, et on les fait évaporer ; elles laissent pour résidu une matière d'un jaune brunâtre. On délaie ce résidu dans l'eau; on ajoute de la magnésie, et on fait bouillir le tout ensemble pendant 12 à 15 minutes. Par cette ébullition, l'igasurate est décomposé; on obtient de la strichnine libre et un sous-igasurate magnésien qui est presque insoluble dans l'eau. On recueille ce sel sur un filtre, et on le lave avec de l'eau froide pour enlever la matière colorante; on le traite ensuite par l'alcool bouillant pour séparer la strichnine qu'il peut contenir : celle-ci se sépare de l'alcool par refroidissement; on fait ensuite dissoudre l'igasurate dans une grande quantité d'eau distillée bouillante; on précipite par l'acétate de plomb qui décompose le sel et donne lieu à de l'igasurate de plomb. On recueille ce sel sur un filtre, on le lave bien, on le délaie ensuite dans de l'eau distillée, et on fait passer dans ce mélange un courant d'hydrogène sulfuré. Ce gaz décompose l'igasurate, il convertit le plomb en sulfure, et met à nu l'acide igasurique, qui reste en solution dans la liqueur. On filtre, et on fait évaporer en consistance sirupeuse; l'acide cristallise au bout de quelque temps en petits cristaux durs et grenus.

Cet acide est soluble dans l'alcool et dans l'eau; sa saveur est styptique et acide; il rougit fortement le papier de tournesol; il

s'unit aux bases salifiables, et forme des sels nommés *igasurates*.
Le sel formé avec l'ammoniaque (l'igasurate d'ammoniaque)
a pour caractère particulier de décomposer les sels de cuivre.
Par son contact avec ces sels, la solution du sel de cuivre passe
de suite au vert, et il y a formation d'un dépôt salin d'un
blanc verdâtre.   (A. C.)

ACIDE KINIQUE. La découverte de l'acide kinique est due à
M. Vauquelin, qui obtint cet acide en décomposant le *kinate
de chaux*, sel que M. Deschamps jeune, pharmacien à Lyon,
avait obtenu de l'évaporation d'un macératum de quinquina,
et qu'il avait purifié par des cristallisations répétées.

Cet acide s'obtient de la manière suivante : on fait infuser à
plusieurs reprises du quinquina réduit en poudre; on réunit
les infusions et on les fait évaporer jusqu'à ce qu'elles soient
réduites en consistance d'extrait; on traite alors cet extrait
par l'alcool, qui dissout toute la partie résineuse et qui laisse
un résidu visqueux, brunâtre, formé de mucilage et de kinate
de chaux. On dissout ce résidu dans l'eau, on filtre la liqueur
et on la soumet à une évaporation spontanée dans une étuve :
en se concentrant, elle laisse déposer un sel d'un brun rougeâtre, qui varie dans sa forme cristalline; on sépare ce sel
des eaux mères, on le purifie par des dissolutions et des cristallisations répétées, et plus facilement encore en ajoutant à
sa solution une petite quantité de charbon animal lavé, faisant bouillir, filtrant et faisant évaporer. Lorsqu'on s'est procuré le kinate de chaux, on le fait dissoudre dans dix à douze
fois son poids d'eau, et on le décompose par une solution d'a-
cide oxalique que l'on ajoute par petites portions et jusqu'à
ce que l'addition d'une nouvelle quantité de cet acide ne donne
plus lieu à aucun précipité : le kinate est décomposé; la chaux
s'unit à l'acide oxalique, forme un oxalate de chaux insoluble;
l'acide kinique reste en dissolution dans la liqueur : on fait
évaporer celle-ci jusqu'en consistance de sirop, puis on l'abandonne à elle-même; elle fournit alors des cristaux d'acide
kinique.

Cet acide a une saveur acide qui n'a rien d'amer; il rougit

la teinture de tournesol; il cristallise en lames divergentes dont la forme n'a pas encore été déterminée jusqu'à présent. Introduit dans une cornue et soumis à l'action du feu, l'acide kinique entre en fusion, bouillonne, se décompose et donne des produits semblables à ceux qui résultent de la décomposition des matières végétales, et de plus, à un peu d'acide pyro-kinique, selon quelques chimistes. L'acide kinique est inaltérable à l'air; il est soluble dans l'eau : la solution ne précipite pas les nitrates d'argent, de mercure et de plomb. Ce caractère ne permet pas de le confondre avec un grand nombre d'acides végétaux. L'acide kinique s'unit aux bases salifiables; il forme des sels particuliers nommés *kinates*.   (A. C.)

ACIDE KRAMÉRIQUE. M. Peschier, pharmacien à Genève, a annoncé avoir trouvé dans le rhatania un acide particulier, qu'il a nommé *kramérique*. Cet acide, selon l'auteur, a une saveur vive et styptique; il est incristallisable. Il forme, avec la chaux, la magnésie, la potasse et l'ammoniaque, des *kramérates* cristallisables. Ces sels décomposent les sels à base de strontiane et de baryte. Il forme avec ce dernier oxide un sel avec excès de base, et qui est insoluble. Les sels solubles qu'il forme avec la baryte ne sont point décomposés par l'acide sulfurique, et l'affinité de l'acide kramérique pour la baryte est plus grande que celle de l'acide sulfurique pour cette base.

Des essais que l'un de nous a tentés sur de la racine de rathania, dans le but d'obtenir l'acide kramérique, décrit par M. Peschier, n'ont pas été suivis de succès. Cela tient peut-être à ce que nous avons mal opéré, ou à ce que la racine que nous avons employée n'était pas la même que celle examinée par ce chimiste.   (A. C.)

ACIDE LACCIQUE. L'acide laccique a été annoncé par John, qui l'a trouvé dans la laque dite *laque en bâton*. Cet acide est peu connu : sa couleur est jaune de vin très clair; il rougit la teinture de tournesol; il a une saveur acide; il est soluble dans l'eau, l'alcool et l'éther; il précipite en blanc la dissolution de plomb et de mercure; il ne fait éprouver aucun trouble à l'eau de chaux; il ne précipite pas le nitrate d'argent ni celui de baryte.

Les sels qu'il forme avec la chaux, la souda et la potasse
sont déliquescens.   (A. C.)

ACIDE LITHIQUE. *V*. ACIDE URIQUE.   (A. C.)

ACIDE MALIQUE, *acide sorbique*. La découverte de cet acide,
qui date de 1785, est due à Scheèle, qui, le premier, le fit
connaître. Il existe dans presque tous les végétaux, et particulièrement dans les fruits (les pommes), les poires, les prunes,
les baies du sorbier, le sureau, l'épine-vinette : il est quelquefois
seul, quelquefois mêlé à l'acide citrique, dans les groseilles, dans
les fruits de l'alisier, du merisier, etc., etc. Les plantes grasses
en contiennent aussi, et on le trouve en assez grande quantité
dans la joubarbe, le pourpier, et dans une foule d'autres
plantes de diverses familles, etc., etc. (*V*. Thomson, *Système
de Chimie*, t. IV, p. 6 et suiv.)

L'acide malique n'a été obtenu à l'état de pureté que depuis
peu d'années; ses propriétés, qui avaient été prises sur l'acide
impur, ont donné lieu à un travail publié en 1815, par M. Donovan. Ce chimiste annonçait qu'il avait découvert un acide
particulier dans les baies du sorbier; ses expériences ayant été
répétées par MM. Vauquelin et Braconnot, ces savans confirmèrent les assertions avancées par M. Donovan, et l'existence de
l'acide nommé *sorbique* fut reconnue. En 1818, MM. Braconnot
et Labillardière ayant reconnu, par des expériences faites séparément, que les propriétés de l'acide du sorbier ne diffé-
raient en rien de celles de l'acide malique pur, ils en tirèrent
la conclusion que l'acide sorbique et l'acide malique étaient
un seul et même acide. (*Annales de Chimie et de Physique*,
t. VIII.)

Plusieurs procédés peuvent être mis en usage pour obtenir
l'acide malique. Nous croyons devoir donner quelques détails
sur ces procédés.

PROCÉDÉ DE M. BRACONNOT.

On prend les fruits presque mûrs, du *sorbus aucuparia*,
sorbier des oiseleurs; on les pile dans un mortier de marbre,
on en sépare le jus au moyen de la pression, on le fait bouillir

dans une bassine, on le filtre, puis on y projette peu à peu du
carbonate de chaux pulvérisé ; on continue d'ajouter de ce sel
jusqu'à ce que l'addition d'une nouvelle quantité ne donne
plus lieu à aucune effervescence ; on évapore jusqu'en consistance de sirop, en ayant soin pendant cette évaporation d'enlever l'écume qui se forme. Lorsque la liqueur est arrivée à l'état
sirupeux, il s'y forme un dépôt abondant, grenu, qui est du
sorbate ou malate de chaux. On laisse précipiter ce sel; au bout
de quelques heures, on décante les eaux mères, on lave le sel
avec un peu d'eau, on le détache de la bassine et on le dessèche
en l'exprimant fortement entre des morceaux de linge usé. En
cet état, ce sel est légèrement coloré en jaune fauve; on le traite
avec un poids égal au sien de sous-carbonate de soude cristallisé,
dissous dans une certaine quantité d'eau; on fait bouillir pendant
un quart d'heure. Le malate de chaux est décomposé : il résulte
de cette décomposition un malate de soude coloré par une matière rouge : on précipite celle-ci par un petit excès de chaux,
en aidant à la réaction par la chaleur. On laisse déposer, on
filtre; la liqueur passe incolore; on la soumet à un courant de
gaz acide carbonique pour séparer l'excès de chaux qui peut
rester en dissolution; ensuite on fait bouillir pendant quelques
minutes, pour chasser l'excès d'acide carbonique qui pourrait se
trouver dans la liqueur; on filtre de nouveau, puis on verse
dans la liqueur filtrée de l'acétate de plomb. Ce sel décompose
le sorbate de soude, donne naissance à de l'acétate de soude et
à du malate de plomb; on recueille ce sel sur un filtre, on le
délaie dans l'eau, et on verse en quantité convenable, dans ce
mucilage, de l'acide sulfurique affaibli. Cet acide décompose le
sorbate de plomb. L'acide sulfurique s'unit à l'oxide, forme un
sulfate de plomb qui se précipite. L'acide sorbique reste dans la
liqueur; on filtre pour séparer le sulfate de plomb, puis on fait
évaporer la solution acide jusqu'en consistance sirupeuse; on
abandonne la liqueur à elle-même : l'acide cristallise en mamelons. On peut aussi traiter le malate de plomb par l'acide
hydro - sulfurique, qui décompose ce sel, forme un sulfure
de plomb insoluble. L'acide sorbique mis à nu reste en dis-

solution, on fait évaporer, et on obtient l'acide cristallisé.

On peut aussi obtenir cet acide par le procédé de M. Labillardière : on traite le suc de joubarbe par le lait de chaux, filtrant ce suc lorsque l'excès d'acide est saturé, en faisant évaporer jusqu'aux trois quarts, puis laissant en repos. Le malate de chaux se précipite, on le sépare du liquide dans lequel il a cristallisé, on le traite par de l'alcool à 15° qui enlève la matière colorante qui le salissait. On le dissout dans l'eau, on le décompose par une solution de nitrate de plomb; on recueille le malate sur un filtre, on le lave et le décompose comme nous l'avons dit plus haut.

On peut encore obtenir l'acide malique en traitant une partie de sucre par 3 parties d'acide nitrique à 25° à l'aide de la chaleur; mais ce procédé ne donne jamais un acide aussi blanc et aussi pur que celui obtenu des procédés que nous venons de décrire.

L'acide malique pur est blanc, cristallisé en mamelons; il est inodore; sa saveur est fortement acide; il est d'une densité plus grande que celle de l'eau, mais cette densité n'a pas encore été déterminée. Exposé à l'air, il attire bientôt l'humidité et il se résout en liqueur. Il est très soluble dans l'eau et dans l'alcool. Soumis à l'action du feu dans une cornue de verre, il se fond, laisse dégager de l'eau, se décompose en laissant un résidu qui est du charbon impur, en fournissant deux acides pyrogénés, l'un liquide, l'autre solide ayant la forme d'aiguilles, d'une belle couleur blanche. Traité par l'acide nitrique, l'acide malique est facilement converti en acide oxalique. La dissolution de cet acide ne précipite pas les solutions nitriques de plomb et d'argent.

L'acide malique s'unit aux bases salifiables, et forme avec elles des sels appelés *malates* ou *sorbates*.

Les propriétés médicales de l'acide malique n'ont pas encore été examinées. Il est probable que ces propriétés sont analogues à celles des acides citrique et tartrique, et qu'il pourrait être donné dans les mêmes circonstances et aux mêmes doses que ces acides. (A. C.)

Acide margarique, *margarine*. Cet acide *gras* fut obtenu pour la première fois en 1811, par M. Chevreul. Ce chimiste le fit connaître en 1813, sous le nom de *margarine;* et il lui donna ce nom à cause de sa couleur blanche et de son aspect nacré qui le fait ressembler à la perle. En 1816, M. Chevreul lui donna le nom d'*acide margarique*, sous lequel il est connu aujourd'hui.

Cet acide existe tout formé dans le gras des cadavres. Depuis peu, MM. Lecanu et Casaseca l'ont découvert dans la coque du Levant. Pour se le procurer, on saponifie de la graisse, et on isole l'acide qui se forme, des acides oléique, stéarique, et de la glycérine qui l'accompagnent.

On peut préparer l'acide margarique par deux procédés : celui que nous allons indiquer ici est le plus simple et le plus facile à mettre en usage.

On prend 100 parties de savon préparé avec la graisse humaine et aussi sec que possible, on le traite par 200 parties d'alcool à 43°; on laisse macérer à froid pendant vingt-quatre heures, en agitant de temps en temps; on filtre : l'alcool passe, tenant en dissolution de l'oléate de potasse; le résidu qui reste sur le filtre est du margarate de cette base; on lave ce résidu avec de l'alcool, et on le laisse égoutter.

Lorsque le margarate est bien égoutté, on le traite par 200 parties d'alcool bouillant. Par le refroidissement de ce liquide, on obtient un dépôt salin, qui est du margarate de potasse. On recueille ce sel, on le fait égoutter, on le traite de nouveau par de l'alcool bouillant; on répète la même opération jusqu'à ce que ce sel soit assez pur pour fournir un acide qui soit fusible à 60°.

On peut séparer une certaine quantité de margarate de potasse de l'alcool qui est resté en macération sur le savon, et qui contient l'oléate : pour cela, on fait évaporer cet alcool à une douce chaleur; le margarate se précipite; on le recueille et on le purifie comme nous venons de le dire.

On décompose le margarate à base de potasse en le faisant chauffer dans une capsule avec de l'acide hydro-chlorique faible;

cet acide s'empare de la potasse, forme un hydro-chlorate de potasse soluble. L'acide margarique mis à nu vient surnager au-dessus du liquide. Aussitôt que cet acide est solidifié, on le sépare du liquide et on le lave avec de l'eau; on continue ce lavage jusqu'à ce que l'eau qui a passé sur l'acide ne précipite plus le nitrate d'argent. On met alors l'acide à sécher, et on l'enferme lorsqu'il est sec. Si cet acide était mêlé de substances étrangères, on peut l'en séparer en le faisant fondre et en le faisant passer, lorsqu'il est fondu, à travers un filtre lavé à l'acide hydro-chlorique d'abord, puis à l'eau bouillante, jusqu'à ce que l'eau ne contienne plus de traces d'acide hydro-chlorique. Cette opération a pour but d'enlever tout le carbonate de chaux que le papier pouvait contenir, et qui nuirait à la pureté de ce produit.

L'acide margarique est insoluble dans l'eau, il est soluble dans l'alcool et l'éther; il rougit la teinture de tournesol, décompose à l'aide de la chaleur les sous-carbonates de potasse et de soude; il dégage l'acide carbonique, et s'unissant aux oxides de sodium et de potassium, il donne naissance à des sels nommés *margarates*. Soumis à l'action de la chaleur, il est fusible à 60° lorsqu'il est pur; il se prend, par refroidissement, en aiguilles entrelacées, plus rapprochées entre elles que ne le sont celles qui résultent de la cristallisation de l'acide margarique. Chauffé dans une cornue, il entre en ébullition; il laisse dégager une vapeur élastique, liquide d'abord, puis qui se solidifie: ce produit solide est chargé d'huile empyreumatique. Le fond de la cornue, après l'opération, contient une petite quantité de charbon.

Selon M. Chevreul, l'acide margarique est hydraté; il contient alors :

$$
\begin{array}{lr}
\text{Acide sec} & 96{,}6 \\
\text{Eau} & 3{,}4 \\
\end{array}
$$

Cet acide hydraté décomposé donne pour produits de la décomposition,

Oxigène. 11,656
Carbone 76,366
Hydrogène. 11,978

Sec, il donne,

Oxigène 8,937
Carbone 79,053
Hydrogène. 12,010

Depuis peu de temps, MM. Bussy et Lecanu d'un côté, M. Dupuy de l'autre, ont reconnu que l'on pourrait tirer, par la distillation du suif, des huiles de pavot , etc., de l'acide margarique mêlé à d'autres acides gras, etc. Cette belle découverte, qui promet de grands résultats, permettra sans doute l'emploi de cet acide dans les arts. Nous ferons remarquer ici que Perkins a reconnu que dans les changemens qu'éprouve la graisse employée dans les machines à vapeurs, pour lubréfier le piston, il se formait un produit analogue aux acides gras. Cette remarque peut faire conclure que les corps gras sont encore susceptibles de subir diverses modifications d'où peuvent résulter des produits utiles pour les arts.

L'acide margarique entre dans la composition des savons; uni à l'oxide de plomb, il forme un sel qui est une des parties constituantes des emplâtres. (A. C.)

ACIDE MÉCONIQUE. L'acide méconique n'est pas encore bien connu. Il a été découvert par Sertuerner pharmacien d'Eimbeck, qui le trouva dans l'extrait d'opium ; il n'a encore été signalé dans aucun autre produit.

Cet acide est blanc; sa forme cristalline varie : quelquefois il est en aiguilles, d'autres fois en lames carrées ou en ramifications formées par des octaèdres très allongés. Il est fusible à une température de 120 à 125°. A peine fondu, il commence à se sublimer : cette sublimation peut avoir lieu sans qu'aucune portion d'acide soit altérée ; il suffit pour cela d'appliquer la chaleur avec ménagement et de la continuer de même jusqu'à ce que tout l'acide soit volatilisé. Cet acide est soluble dans l'eau, dans l'alcool; il rougit la teinture du tournesol; il s'unit aux bases salifiables, et forme des sels nommés *méconates*. Mis en contact avec les solutions de peroxide de fer, il donne naissance à une couleur rouge des plus intenses, sans causer de précipité; avec les sels de cuivre, il y a changement de couleur, celle-ci passe au vert émeraude, ensuite il y a précipitation d'une substance pulvérulente de couleur jaune pâle.

Le meilleur procédé à suivre pour obtenir l'acide méconique est celui donné par M. Robiquet : il consiste à faire bouillir pendant 15 à 20 minutes une infusion d'opium avec une petite quantité de magnésie caustique; filtrant la liqueur; lavant à l'eau distillée froide la matière qui s'est déposée sur le filtre (le méconate de magnésie impur); le traitant par l'alcool faible, puis par l'alcool concentré; la décomposant ensuite par l'acide sulfurique très affaibli, à l'aide de la chaleur; précipitant par la solution de muriate de baryte la liqueur acide, qui donne un précipité coloré composé de méconate et de sulfate de baryte. Ce précipité, lavé, est ensuite mis en macération avec de l'acide sulfurique faible, qui décompose le méconate de baryte en s'unissant avec l'oxide de barium; on filtre, on lave le résidu, l'on fait évaporer la liqueur et les eaux de lavage: lorsqu'elles sont concentrées convenablement, l'acide méconique se sépare du liquide à l'état solide et sous forme de petites houpes rayonnées d'un jaune rougeâtre. On sépare cet acide du liquide où il a cristallisé, on le lave dans une petite quantité d'eau froide, on le fait sécher, on le sublime ensuite à une chaleur convenable et que l'on continue jusqu'à ce que tout l'acide soit volatilisé. Cet acide, par cette opération, perd sa partie colorante qui reste dans le fond du vase où l'on a opéré la sublimation.

L'acide méconique n'est point employé dans la Thérapeutique, mais comme il existe dans l'opium en combinaison avec la morphine, il doit être connu de ceux qui étudient les sciences qui sont en rapport avec la Médecine. (A. C.)

Acide ménispermique. Cet acide fut annoncé par M. Boul-

lay, qui l'obtint du *menispermum cocculus*. Son existence
n'ayant pas paru démontrée à M. Thénard (*Traité de Chimie,*
tome III, page 664), M. Casaseca fit à ce sujet des expériences qui le conduisirent à reconnaître que *l'acide ménispermique* n'existait pas. Ce travail, lu à la société de Pharmacie de Paris, porta M. Boullay à faire de nouvelles recherches
qu'il a soumises au jugement du savant professeur de Chimie M. Vauquelin; il est résulté de ces recherches que l'acide
retiré de la coque du Levant était un mélange d'acides sulfurique et malique colorés par un peu de matière végétale
d'un goût amer.   (A. C.)

Acide méphitique. *V.* Acide carbonique.   (A. C.)

Acide molybdeux, *oxide bleu de molybdène.* Cet acide est
le résultat de la combinaison de l'oxigène avec le molybdène
dans les proportions de 100 parties de métal et de 33,511
d'oxigène. Il est sous forme d'une poudre de couleur bleue;
il possède les propriétés des acides; il rougit les couleurs bleues
végétales; il est soluble dans l'eau; il se combine aux bases
salifiables, et forme des sels.

L'acide molybdeux est peu connu; mais il serait peut-être
utile de l'étudier sous le rapport de ses propriétés médicales.
Il s'obtient par le procédé suivant, indiqué par Bucholz.

On prend une partie de molybdène métallique, on le réduit
en poudre très fine; lorsqu'il est en cet état, on le mêle à
2 parties d'acide molybdique, on triture dans un mortier
de verre; on y ajoute une petite quantité d'eau bouillante;
on continue la trituration jusqu'à ce que le mélange devienne
bleu; on verse de nouveau dans le mortier 8 à 10 parties
d'eau; on introduit le tout dans une fiole, et on fait bouillir
pendant quelques minutes; on filtre, et on fait évaporer dans
le vide ou à une chaleur de 40 à 50 degrés centigrades la liqueur
filtrée; l'acide molybdeux reste à l'état d'une poudre de couleur bleue; on le recueille, et on le conserve dans un flacon
bien desséché.

Si le mélange de molybdène et d'acide n'était pas entièrement dissous, il faudrait faire bouillir de nouveau avec

de l'eau le résidu, filtrer, et faire évaporer comme nous l'avons déjà dit.   (A. C.).

ACIDE MOLYBDIQUE. L'acide molybdique est le résultat de la combinaison du molybdène avec l'oxigène dans les proportions suivantes :

   Molybdène 100
   Oxigène .... 5o.

Cet acide fut découvert en 1778 par Scheèle; il fut ensuite examiné par MM. Bucholz et Hatchett, qui nous firent connaître plus particulièrement les propriétés de cet acide.

L'acide molybdique est sous forme de poudre, d'un gris blanchâtre; il est soluble dans 960 parties d'eau bouillante; sa solution est légèrement colorée; elle rougit le papier et la teinture de tournesol : traitée par les acides sulfurique, nitrique et hydro-chlorique l'acide en est précipité. Chauffé dans un creuset fermé, l'acide molybdique se fond, cristallise : si le creuset est découvert, on aperçoit l'acide qui se volatilise sous forme de vapeurs blanches qui se condensent en écailles sur les corps froids qu'on place au milieu de ces vapeurs.

Cet acide est susceptible de s'unir aux bases salifiables et de former des combinaisons salines nommées *molybdates*. Mis en contact avec le métal divisé, à l'aide de la chaleur et de l'eau, il passe à un état moindre d'oxidation, et se convertit en acide *molybdeux*.

Préparation. On prépare cet acide par deux procédés différens : le premier consiste à traiter du sulfure de molybdène natif réduit en poudre, par l'acide nitrique, et mieux encore par un mélange d'acide nitrique et d'acide hydro-chlorique; on distille jusqu'à siccité; on ajoute de nouveau de l'acide, et on répète l'opération jusqu'à ce que tout le mélange soit converti en une masse blanche. On lave cette masse avec de l'eau distillée bouillante, pour enlever l'acide sulfurique formé et les autres acides qui pourraient encore rester dans le résidu; lorsque le lavage est terminé, on fait sécher le résidu qui est de l'acide molybdique.

On peut aussi obtenir l'acide molybdique en opérant de la manière suivante : on calcine dans un creuset ouvert le sulfure de molybdène réduit en poudre, en ayant soin de renouveler les surfaces pendant la calcination ; lorsque le résidu est entièrement privé de soufre, on le pulvérise et on le met en contact avec une solution aqueuse de soude ou avec de l'ammoniaque liquide. Au bout d'un certain temps le molybdène séparé du soufre et qui a absorbé l'oxigène est passé à l'état d'acide ; celui-ci se combine à la soude ou à l'ammoniaque, et forme des sels. On décante la partie liquide claire, qui contient les molybdates de soude ou d'ammoniaque ; on décompose par l'acide hydro-chlorique qui s'unit à la base et met à nu l'acide molybdique. Cet acide se précipite sous forme d'une poudre blanche ; on sépare cette poudre, et par le lavage fait avec l'eau distillée bouillante, on la prive.des substances solubles qu'elle peut encore retenir.

Les réactifs qui peuvent servir à faire reconnaître l'acide molybdique sont : 1°. le papier blanc. Trempé dans la solution de cet acide et exposé à la lumière du soleil, la partie immergée prend une belle couleur bleue. 2°. L'acide sulfurique. Cet acide dissout l'acide molybdique à l'aide de la chaleur ; cette dissolution, lorsqu'elle est chaude est incolore, mais elle prend en se refroidissant une belle couleur bleue, qu'on peut rendre plus intense encore par l'addition d'une solution de soude. La solution sulfurique soumise à l'évaporation, laisse pour résidu de l'acide molybdique. 3°. La limaille d'étain : mise dans la solution de molybdate de potasse en même temps qu'une petite quantité d'acide hydro-chlorique, elle donne lieu à une belle couleur bleue.

L'action du molybdate d'ammoniaque a été examinée par M. Gmelin ; ce chimiste a reconnu : 1°. que ce molybdate, lorsqu'il est introduit, chez le chien, dans l'estomac ou dans le système de la circulation, agit en déterminant le vomissement et la diarrhée; 2°. que lorsque ce sel est ingéré dans les vaisseaux sanguins dont il ne peut s'échapper promptement, il occasione des symptômes de paralysie qui durent long-temps ; 3°. que lorsqu'il est donné à haute dose aux lapins ($\frac{1}{2}$ gros) par l'estomac, il excite dans ce viscère une violente inflammation, diminue les mouvemens du cœur et finit par causer la mort au milieu des convulsions. (Voyez *Journal de Chimie médicale* , tom. I, page 553 et suiv.)

(A. C.)

ACIDE MORIQUE, *acide moroxilique.* En 1802 M. Thompson ayant remarqué que l'écorce d'un mûrier blanc qui se trouvait dans le jardin botanique de Palerme était recouverte d'une exsudation saline sous forme de petits grains d'un brun noirâtre, recueillit ce produit et l'adressa à Klaproth. Ce chimiste en fit l'analyse, qu'il publia en 1803 ; il annonça en même temps la découverte d'un nouvel acide qui était combiné avec la chaux dans le produit examiné.

Cet acide a une saveur analogue à celle de l'acide succinique ; il est soluble dans l'eau et dans l'alcool ; sa solution rougit le papier de tournesol ; mise à évaporer, elle fournit de petits cristaux aiguillés d'une couleur jaunâtre ; mais elle peut être privée de cette couleur qui lui est communiquée par des substances étrangères. Chauffé dans une cornue, l'acide morique se décompose en partie ; il résulte de cette décomposition : 1° un acide qui se sublime sur les parois de la cornue et qui est sous forme de cristaux prismatiques transparens ; 2°. une liqueur acide empyreumatique qui a encore la saveur de l'acide morique ; 3°. du charbon qui reste dans la cornue et des gaz qui se dégagent. L'acide morique uni à la chaux forme un sel (le morate de chaux) soluble dans vingt-huit fois son poids d'eau bouillante, dans soixante-six fois son poids d'eau froide. Uni à la soude, à la potasse, il forme des sels très solubles (*morates de soude et de potasse*). .

Le procédé à employer pour obtenir l'acide morique est le suivant :

On traite par une grande quantité d'eau distilée bouillante, l'écorce du mûrier, ou l'exsudation saline qu'on a séparée de cette écorce ; on fait bouillir la solution aqueuse de morate de chaux avec un excès d'acétate de plomb. Ces sels se décomposent mutuellement ; il résulte de cette décomposition , du morate de plomb insoluble, et de l'acétate de chaux qui reste en dissolution; on filtre; on lave le précipité; puis on décompose le sel de plomb par l'acide sulfurique qui forme un sulfate de plomb insoluble, et met l'acide morique à nu ; on fait évaporer l'acide, qui cristallise. Il vaut mieux, au lieu d'acide sulfurique, employer l'acide hydro-sulfurique : pour cela, on délaie le morate de plomb dans de l'eau distillée ; on fait passer dans ce mélange un courant d'hydrogène sulfuré. Lorsqu'il y a un excès d'acide hydro-sulfurique dans la liqueur, on filtre; puis on ajoute du charbon animal lavé à l'acide hydro-chlorique (le cinquième du poids de la liqueur); on fait bouillir pendant quelques minutes; on filtre de nouveau, et on fait évaporer : ou obtient par l'évaporation l'acide cristallisé.

L'acide morique n'est pas encore bien connu ; il n'y a guère que M. Klaproth qui ait travaillé sur cet acide.

Nota. Une petite quantité d'une exsudation à peu près semblable à celle décrite par Klaproth, mais dont l'origine n'était pas bien certaine, nous ayant été remise, par l'expérience, elle nous a donné des résultats qui s'éloignaient un peu de ceux de ce savant chimiste; mais le peu de matériaux que nous possédions nous a forcé à ne rien publier de ce travail.   (A. C.)

Acide **mucique**, *acide saccholactique, acide sachlactique, acide du sucre de lait, acide muqueux.* Cet acide, qui n'existe pas dans la nature, est un des produits de l'art : sa découverte date de 1780; elle est due à Scheèle.

L'acide mucique est sous forme d'une poudre blanche, craquant sous la dent; sa saveur est faiblement acide, cependant il rougit la teinture et le papier de tournesol. Soumis à l'action de la chaleur dans un vase distillatoire, on voit cet acide se gonfler, noircir, se fondre, se décomposer et donner naissance par cette décomposition à des produits semblables à ceux que l'on obtient de la décomposition des matières végétales, et en outre à un acide qui passe d'abord à l'état de vapeurs qui se condensent par refroidissement dans le col de la cornue. Cet acide, regardé par Trommsdorf comme de l'acide succinique mêlé d'acide pyro-tartrique, a été nommé acide *pyro-mucique* par M. Houton Labillardière, qui a fait connaître ses propriétés.

L'acide mucique, soumis à l'action de l'air atmosphérique, n'éprouve aucun changement ; mis en contact avec l'eau bouillante, il est soluble dans ce liquide dans la proportion d'une partie d'acide pour 64 parties d'eau à 100°. Cette solution aqueuse, par refroidissement, laisse déposer une petite quantité d'acide mucique cristallisé. Selon les auteurs, l'acide mucique est absolument insoluble dans l'alcool ; nous sommes cependant parvenus à dissoudre de petites quantités de cet acide dans ce liquide.

La solution d'acide mucique précipite les dissolutions de chaux, de baryte, de strontiane ; elle opère aussi la précipitation des nitrates de mercure, d'argent ; il en est de même lorsqu'on la met en contact avec le nitrate, l'acétate et l'hydro-chlorate de plomb.

L'acide mucique a été nommé *acide du sucre de lait*, parce que Scheèle l'obtint, pour la première fois, en traitant le sucre de lait par l'acide nitrique. Cette dénomination fut remplacée par celle de saccholactique, puis sachlactique ; elle fut encore changée par Fourcroy, qui lui donna le nom d'acide muqueux, parce que l'on obtient cet acide en traitant de la gomme arabique et d'autres substances mucilagineuses par l'acide nitrique.

On prépare cet acide de la manière suivante : on prend trois parties d'acide nitrique, une partie de sucre de lait, ou bien deux parties d'acide nitrique et une partie de gomme ; on introduit l'un des deux mélanges dans une cornue d'une capacité quadruple de celle du volume du mélange ; on adapte un matras tubulé à long col au bec de la cornue ; on lute la partie où la cornue se joint au matras ; on place la cornue sur un triangle supporté par un fourneau, puis on chauffe modérément : la réaction de l'acide sur la matière végétale a lieu avec vivacité; il en résulte un dégagement de vapeurs nitreuses.

L'acide mucique produit se précipite sous forme d'une poudre blanche; lorsqu'il n'y a plus d'effervescence ni de dégagement de gaz, on arrête l'opération, on démonte l'appareil; on verse dans une capsule le produit qui reste dans la cornue, on le lave avec une grande quantité d'eau; par ce lavage, on le sépare de l'acide nitrique qu'il pourrait retenir.

Pour obtenir l'acide mucique, il est préférable d'employer le sucre de lait, à la gomme. Selon M. Laugier, l'acide mucique préparé avec la gomme contient toujours une petite quantité d'oxalate ou de mucate de chaux. On peut cependant débarrasser cet acide de ces sels, en mettant en digestion avec de l'acide nitrique faible l'acide mucique impur; l'acide nitrique dissout ces sels, et les sépare de l'acide qui reste insoluble.

Les propriétés médicales de l'acide mucique ne sont pas connues, et cet acide n'est pas encore employé dans la Thérapeutique. (A. C.)

Acide muriatique. *V.* Acide hydro-chlorique.

(A. C.)

Acide muriatique déphlogistiqué. *V.* Chlore.

(A. C.)

Acide muriatique oxigéné. *V.* Chlore. (A. C.)

Acide muriatique hyper-oxigéné. *V.* Acide chlorique.

(A. C.)

Acide nancéique, découvert par M. Braconnot dans les substances qui ont acquis l'acescence, le *riz aigri*, le *jus de betterave putréfié*, les *pois* et les *haricots bouillis*, puis devenus *acides*, l'*eau sure*, préparée avec le levain de boulanger, etc.

Cet acide, selon M. Braconnot, se développe en même temps que l'acide acétique, dans toutes les substances organiques qui deviennent *aigres*.

'Le procédé suivant est celui qu'il emploie pour séparer cet acide du suc de betterave aigri. On concentre ce suc à une douce chaleur, et on continue la concentration jusqu'à ce qu'il soit amené à l'état d'extrait presque solide; on traite cet extrait par l'alcool; on fait évaporer dans un alambic la solution alcoolique jusqu'à ce qu'elle soit en consistance de sirop; on traite cette liqueur sirupeuse par une certaine quantité d'eau distillée; on y projette ensuite du carbonate de zinc. Ce sel se décompose, l'acide carbonique se dégage, l'acide nancéique s'unit à l'oxide de zinc, et forme un *nancéate*. Lorsque tout l'acide est séparé et qu'il n'y a plus de dégagement d'acide carbonique, malgré l'addition d'une nouvelle quantité de carbonate, on jette le tout sur un filtre : le sel de zinc passe en solution dans la liqueur; on fait évaporer cette solution jusqu'à pellicule, puis on laisse refroidir le sel qui se trouve dans la dissolution cristallisée; on le sépare des eaux mères ; on le fait dissoudre et cristalliser une seconde fois; ensuite on le fait dissoudre de nouveau dans l'eau, on le décompose par l'eau de baryte qui s'unit à l'acide et forme un sel que l'on décompose par l'acide sulfurique; cet acide s'empare de la baryte, et forme une sulfate insoluble qui se précipite : l'acide mis à nu reste en solution dans la liqueur; on l'amène par l'évaporation à l'état de concentration convenable.

Cet acide est incolore, incristallisable; sa saveur est fortement acide; chauffé dans une cornue, il se décompose complètement en fournissant des produits analogues à ceux que l'on obtient de la décomposition des matières végétales. L'acide nancéique dissout l'oxide d'argent; il ne précipite aucune dissolution métallique (excepté la dissolution de zinc) lorsqu'elle est concentrée.

Cet acide s'unit aux bases salifiables, et forme des sels nommés *nancéates*.

Selon quelques auteurs, l'acide nancéique a beaucoup d'analogie avec l'acide *lactique*. La remarque en a été faite par M. Thénard; M. Vogel, ensuite, a confirmé en partie cette assertion.

L'acide nancéique est encore peu connu : nous ne croyons pas devoir en parler davantage, nous renverrons aux ouvrages suivans. (*V.* le t. LXXXVI des Annales de Chimie et le t. III du Journal de Pharmacie.)   (A. C.)

ACIDE NITREUX, *esprit de nitre, acide rutilant, acide fumant, acide nitreux phlogistiqué.* La découverte de l'acide nitreux est due à Scheèle, qui le premier, en 1774, établit une différence entre les acides nitreux et nitrique. Cet acide fut ensuite examiné par d'autres chimistes, au nombre desquels on doit citer, parmi ceux de notre époque, MM. Berzelius, Davy, Dulong, Gay-Lussac. M. Dulong a démontré que cet acide, regardé jusqu'alors comme substance gazeusé, peut être amené à l'état liquide, sous la pression et à la température ordinaire de l'atmosphère, et qu'il est, à 0°, d'une couleur jaune tirant sur le fauve, presque incolore à 10°, et jaune orangé de 15 à 28°. M. Houton Labillardière a annoncé que cet acide, soumis à un froid de 40°, se prenait en une masse blanche solide.

L'acide nitreux a une saveur caustique; sa densité est de 1,451; il agit fortement sur le tournesol; mis en contact avec la peau, il la tache en jaune et la désorganise instantanément. A 28°, sous une pression de 76 centimètres, il bout et se réduit en gaz rutilant; il répand alors des vapeurs rouges dans l'atmosphère. Mis en contact avec l'oxigène pur et sec, cet acide colore seulement ce gaz; si l'oxigène est humide, il y a combinaison et formation d'une certaine quantité d'acide nitrique. L'acide nitreux se conduit avec les corps combustibles à peu près de la même manière que le fait l'acide nitrique avec ces mêmes corps; mis en contact avec l'acide hydro-sulfurique, il décompose cet acide, et donne lieu à la précipitation du soufre; versé dans une grande quantité d'eau, il est décomposé avec dégagement de deutoxide d'azote et formation d'acide nitrique qui se dissout. Si la quantité d'eau ajoutée est peu considérable, la décomposition n'a pas lieu et l'acide prend une belle couleur vert-émeraude. On peut obtenir divers degrés de coloration, le bleu verdâtre, le vert foncé, le jaune orangé: pour cela, on ajoute à une quantité donnée d'eau des quantités plus ou moins grandes d'acide nitreux.

L'acide nitreux, à la température ordinaire, se combine avec l'acide sulfurique. Cette combinaison donne naissance à un produit cristallin, susceptible d'être décomposé par l'eau.

Cet acide s'unit aux bases salifiables, et forme un genre de sels que l'on a appelés *nitrites*.

L'acide nitreux s'obtient de la manière suivante : on introduit dans une cornue de verre du nitrate de plomb sec et neutre; on adapte au bec de la cornue un petit récipient tubulé; on entoure ce vase d'un mélange de glace et de sel; on chauffe la cornue : le nitrate de plomb se décompose; une vapeur rouge passe de la cornue dans le récipient, elle s'y condense et donne naissance à un liquide jaune orangé qui est l'acide nitreux. Berzelius est le premier qui ait remarqué la production de ce liquide lors de la distillation du nitrate de plomb; mais l'examen en fut fait par MM. Gay-Lussac et Dulong. L'acide nitreux est, selon M. Dulong, composé de 44,25 d'azote et de 100 d'oxigène; sa couleur, son odeur, sa manière de se comporter avec l'eau, sont des caractères suffisans pour faire reconnaître l'acide nitreux.

On peut décomposer l'acide nitreux en le faisant passer à l'état de vapeurs sur des fils de fer ou de cuivre chauffés au rouge: dans ce cas, l'oxigène de l'acide s'unit au métal et l'azote passe à l'état de gaz; on recueille celui-ci pour reconnaître la quantité.

L'acide nitreux est peu usité dans l'art médical, cependant on l'a employé avec succès, mêlé à l'alcool, pour toucher des ulcères chroniques et déterminer par cette application la cicatrisation de ces ulcères. (A. C.)

ACIDE NITRIQUE, *esprit de nitre, eau forte, acide azotique.* L'acide nitrique est le résultat de la combinaison de l'azote avec l'oxigène, dans la proportion (en poids) de 35,40 d'azote et de 100 d'oxigène. (Davy, Gay-Lussac.) Cet acide fut découvert par Raymond Lulle, qui l'obtint en soumettant à la distillation un mélange de nitre et d'argile. La connaissance des propriétés et la détermination des élémens de l'acide nitrique sont dues aux nombreux travaux de Cavendisch, de Priestley, de Lavoisier, et à ceux de MM. Gay-Lussac, Davy, Dalton. Ces derniers étudièrent plus particulièrement ses propriétés; ils déterminèrent son emploi dans les arts et dans les essais chimiques.

L'acide nitrique se fabriquait, il y a quelques années encore, de la manière suivante : on introduisait dans des cornues de *grès* nommés *cuines,* un mélange de nitre et d'argile; on soumettait ensuite à l'action de la chaleur les cornues contenant ce mélange : il résultait de l'action de la chaleur une décomposition du nitre; l'acide nitrique, mis à nu, passait à l'état de vapeurs et était recueilli dans des vases destinés à servir de récipient. Ce moyen n'est plus mis en usage aujourd'hui, et le procédé suivant est celui des arts; il sert à fournir de grandes quantités d'acide.

On a un fourneau en maçonnerie qui contient trois ou quatre cylindres de fonte; les extrémités des cylindres se ferment par des bouchons de métal; à l'un de ces bouchons est une ouverture qui reçoit un tube recourbé qui va se rendre dans une tourille de grès placée dans un vase plein d'eau, facile à renouveler; de cette tourille, qui a trois tubulures, part un tube qui communique avec une autre tourille, et ainsi de suite avec autant de ces vases qu'il est nécessaire d'en mettre. La troisième tubulure sert à supporter un tube qui est destiné à empêcher l'absorption, en permettant à l'air de rentrer au besoin pour que l'acide soit condensé. On lute les points de jonction des tubes avec les tourilles, puis on introduit dans les cylindres, par l'extrémité opposée à celle qui reçoit le tube, du nitrate de potasse, 100 parties, de l'acide sulfurique à 66°, 60 parties; on ferme, et on lute l'extrémité du cylindre avec de l'argile; on laisse réagir pendant quelques instans, puis on allume le feu dans le fourneau où sont placés les cylindres. L'affinité de l'acide sulfurique pour la potasse étant plus grande que celle de l'acide nitrique du nitrate, ce sel est décomposé ; l'acide sulfurique s'unit avec l'oxide de potassium, forme un sulfate de potasse ; l'acide nitrique mis à nu et à l'état gazeux, passe dans les tubes, se rend dans les tourilles, où il rencontre de l'eau, et se condense. On continue le feu sous le cylindre jusqu'à ce que l'on reconnaisse que les vapeurs, devenues plus rouges, cessent ensuite de se faire apercevoir; on donne un dernier coup de feu, on arrête, on laisse refroidir, puis avec une pince on enlève le sulfate de potasse, résultat de la décomposition du nitrate par l'acide sulfurique.

L'acide qui a été recueilli dans la première bouteille est moins pur que celui recueilli dans les suivantes; il contient de l'acide sulfurique et quelquefois des sels entraînés par les vapeurs. On destine cet acide à la fabrication de l'acide sulfurique, ou bien on le rectifie en lui enlevant les substances étrangères qu'il tient en solution ; l'acide contenu dans les bouteilles qui sont à la suite de la première est plus pur. Cet acide, pour être livré au commerce, doit porter 36° à l'aréomètre de Baumé. Pour obtenir l'acide saturé, on met à la place de la première bouteille, celles des bouteilles qui étaient les plus éloignées de l'appareil, et on remplace ces dernières par des bouteilles contenant de l'eau destinée à condenser d'abord l'acide qui s'échappe des bouteilles précédentes. Ce procédé est celui des fabriques : celui mis en usage dans les laboratoires est le même, si ce n'est qu'au lieu de cylindres de fer et de tourilles de grès, on emploie des cornues de verre et des flacons de Woulf.

Description de l'appareil. On prend une cornue tubulée, on adapte à ce vase une allonge qui se rend dans un ballon tubulé; on place sur la tubulure de ce ballon un tube de verre très long qui se rend dans une cheminée où il porte les vapeurs nitreuses qui se dégagent pendant l'opération ; on lute parfaitement les parties de l'appareil, et on introduit par la tubulure de la cornue 100 parties de nitrate de potasse (1) et 60 parties d'acide sulfurique concentré; on ferme la tubulure de la cornue; on chauffe graduellement le mélange

---

(1) La pureté du nitrate de potasse employé dans la fabrication de l'acide nitrique influe sur la pureté de ce produit; si ce sel contient des hydro-chlo-

qui entre en fusion. La réaction s'opère; l'acide sulfurique s'empare de la potasse; l'acide nitrique mis à nu se dégage et va se condenser dans le ballon que l'on doit avoir soin de rafraîchir par un mélange réfrigérant, ou en faisant tomber sur ce vase un filet d'eau continu, comme dans l'opération en grand. On s'aperçoit que l'opération est terminée lorsque le mélange se boursoufle au point de s'élever jusqu'au col de la cornue, en laissant dégager une assez grande quantité de vapeurs rutilantes. Ces vapeurs sont dues à la décomposition d'une certaine quantité d'acide nitrique qui ne trouve plus d'eau pour rester à l'état liquide, et qui en outre se trouve élevé à une haute température. Lorsqu'on est arrivé à ce point, on arrête l'opération, on démonte l'appareil et on recueille l'acide qui s'est condensé dans le ballon. On peut, au lieu d'une cornue *tubulée,* employer une cornue *non tubulée :* au lieu d'introduire le nitre par la tubulure de la cornue, on le fait entrer par le col, et on fait arriver l'acide sur le sel en se servant d'un entonnoir à long tube. On a soin, en retirant cet entonnoir, de ne pas laisser tomber d'acide dans le col de la cornue ; un pareil manque de précaution augmenterait l'impureté de l'acide nitrique obtenu.

Purification de l'acide nitrique. L'acide obtenu (soit en grand, soit en petit) par les moyens que nous venons d'indiquer n'est pas à l'état de pureté; il contient du chlore, de l'acide hydrochlorique, de l'acide sulfurique. Pour priver cet acide de toutes ces substances et l'obtenir à un état de pureté convenable à divers emplois, on agit de la manière suivante : on verse goutte par goutte dans un flacon contenant une certaine quantité d'*acide nitrique du commerce,* de la solution concentrée de nitrate acide d'argent ; on remue, on laisse déposer: quand le dépôt est fait, on ajoute de nouveau de la solution d'argent jusqu'à ce que cette solution ne produise plus de précipité dans l'acide ; on laisse en repos. Lorsque le liquide est parfai-

---

rates, ces sels sont décomposés en même temps que le nitrate, l'acide hydro-chlorique passe à la distillation et se trouve mêlé à l'acide nitrique.

tement clair, on décante, on introduit le produit décanté dans une cornue ; on emplit ce vase jusqu'à moitié ; on fait tomber dans ce liquide un fil de platine tourné en spirale, destiné à s'opposer à l'effet des soubresauts pendant le temps de l'ébullition, on place la cornue sur une grille posée sur un fourneau ; on adapte au bec de la cornue une allonge, et à celle-ci un matras tubulé dont la tubulure est surmontée d'un bouchon portant un long tube effilé. On ne met point de bouchons pour joindre la cornue avec l'allonge, ni celle-ci avec le matras ; ces bouchons, en se corrodant, pourraient tomber dans l'acide et le jaunir.

Lorsque l'appareil est placé, on chauffe doucement la cornue, on augmente ensuite le feu pour porter à l'ébullition : l'acide nitrique se réduit en vapeurs, passe de la cornue dans l'allonge et de là dans le récipient ; on rafraîchit ce dernier vase en dirigeant sur lui un filet d'eau qui doit tomber tout le temps de l'opération ; on fixe ce récipient dans une terrine percée dans le fond, et qui laisse écouler l'eau qui a servi à rafraîchir le matras.

Lorsque la distillation est assez avancée, on laisse refroidir l'appareil, on le démonte. On enferme l'acide obtenu dans un flacon bouché à l'émeri et qui d'avance a été lavé à l'eau distillée et mis à égoutter ; on place ensuite ce flacon à l'abri des rayons lumineux, dans un lieu dont la température soit peu élevée. Cette précaution est utile pour pouvoir conserver cet acide sans qu'il éprouve de décomposition.

L'acide nitrique pur est un liquide blanc ; son odeur est particulière ; sa saveur est forte, corrosive ; mis en contact avec la peau, il la tache en jaune et la désorganise. Sa pesanteur spécifique est de 1,513 (Gay-Lussac). Il a une très grande affinité pour l'eau ; on n'a pas encore pu l'obtenir privé de ce liquide. A l'état de concentration, il attire l'humidité de l'air ; mêlé à l'eau, il donne lieu à un dégagement de chaleur ; exposé à l'air, il exhale des vapeurs blanches qui sont nuisibles à l'économie animale. A 54° centigrades au-dessous de 0°, l'acide nitrique commence à se congeler ; si l'on agite le vase qui le contient, on le convertit en une masse épaisse qui a l'appa-

rence du beurre. Un grand nombre de corps combustibles ont
de l'action sur l'acide nitrique; ils le décomposent en donnant
lieu à des produits nouveaux, et en donnant naissance à du
deutoxide d'azote. Parmi ces corps combustibles, il en est
qui, au moment du contact, donnent lieu à des phénomènes
particuliers. Parmi ces phénomènes, on remarque l'inflammation qui est produite par l'action de l'acide nitrique
versé sur le zinc, le bismuth, l'étain, ces métaux étant à une
température élevée; le même effet a lieu lorsqu'on met cet
acide en contact avec de la limaille de fer bien sèche.

L'acide nitrique absorbe avec rapidité le deutoxide d'azote;
par cette absorption, il change de couleur, et il devient jaune
ou brun, selon les quantités de ce gaz qu'il a dissoutes.

Cet acide s'unit aux bases salifiables; il forme avec ces bases
des sels nommés *nitrates*.

L'acide nitrique marquant à l'aréomètre de Baumé 26°, est
appelé *eau forte;* étendu d'eau et amené à 20°, on le nomme
eau forte seconde.

Cet acide sert aux pharmaciens, dans la fabrication de l'a-
cide oxalique, dans la préparation de l'acide hydro-chloro-
nitrique, du précipité rouge, etc., etc.

Dans l'art médical, on l'emploie dans des pédiluves, étendu
d'eau de manière à marquer à l'aréomètre de 1 à 3°; on le
donne dans de l'eau sucrée et en limonade, à la dose de 1 gros
pour 2 livres d'eau; on l'emploie à l'extérieur comme escha-
rotique pour toucher les dartres, les ulcères, etc., etc.

Cet acide a été employé en fumigation, et son emploi
comme désinfectant a eu du succès. M. Menzies, docteur anglais, a prouvé par des expériences faites en Angleterre par
ordre de l'amirauté, que la contagion qui s'était manifestée
à bord du bâtiment l'*Union*, à ceux du *Ravetsan* et de la
frégate la *Revel*, avait cessé par l'effet des fumigations d'acide
nitrique. Ce moyen, qui n'est pas aussi facile à employer que le
chlore et le chlorure de chaux, peut cependant être mis en
usage, en cas de besoin, en opérant de la manière suivante :

On place dans une capsule de porcelaine ou dans une petite

terrine, du nitrate de potasse réduit en poudre fine (12 parties), on verse sur ce sel de l'acide sulfurique concentré à 66° (18 parties); on fait un mélange du tout, et on place la capsule sur un petit fourneau. On met ce fourneau dans le milieu de la pièce que l'on veut désinfecter : l'acide gazeux se répand dans l'air, et désorganise les miasmes qui se trouvaient mêlés à ce gaz. On doit éviter de respirer le gaz acide nitrique, et on doit tenir la chambre bien fermée.

Les réactifs qui peuvent servir à démontrer la présence de l'acide nitrique sont :

1°. La chaleur qui, appliquée à cet acide, le décompose en partie, et donne lieu à un dégagement de gaz acide nitreux et d'oxigène ; 2°. la saturation par l'oxide de potassium ; cette opération donne lieu à un sel particulier, le *nitrate de potasse*, dont les caractères sont faciles à reconnaître ; 3°. la tournure de cuivre, mise en contact avec l'acide nitrique, donne naissance à un sel coloré en bleu et à un dégagement de vapeurs rutilantes.

Des falsifications que l'on fait subir à l'acide nitrique. Quelques personnes emploient le nitrate de baryte pour faire l'essai de l'acide nitrique et pour reconnaître sa pureté ; cette méthode demande des précautions ; il faut que l'acide soit très étendu : sans cette condition, le nitrate de baryte ne trouvant pas d'eau pour être tenu en dissolution, ce sel se précipite ; on peut attribuer mal à propos ce précipité à des substances étrangères, à de l'acide sulfurique, par exemple.

L'acide nitrique du commerce contient assez souvent de l'acide sulfurique, de l'acide hydro-chlorique, du fer et des sels contenus dans l'eau qui a servi à condenser l'acide ; on détermine les quantités d'acide hydro-chlorique en précipitant 100 grammes d'acide nitrique par du nitrate d'argent, recueillant le chlorure formé, le lavant, le faisant sécher, le pesant, puis cherchant par le calcul quelle est la quantité de chlore contenue dans le chlorure, et la quantité d'hydrogène susceptible de s'unir à ce corps pour former l'acide hydro-chlorique.

On détermine la quantité d'acide sulfurique contenue dans

100 grammes d'acide nitrique, par le muriate de baryte; on
étend d'eau distillée l'acide nitrique, puis on verse dans l'a-
cide étendu de la solution de muriate de baryte, jusqu'à ce
qu'il ne se forme plus de précipité; on laisse déposer; on recueille sur un filtre le sulfate de baryte formé, on le lave à
grande eau, on le fait sécher, puis on le pèse : de la quantité
de sulfate de baryte obtenu on déduit la quantité d'acide sulfurique existant dans l'acide.

On peut déterminer la quantité de fer en faisant évaporer
l'acide, recueillant le résidu, le calcinant à une haute température, dissolvant dans l'eau et recueillant l'oxide de fer provenant du sel de fer décomposé par la chaleur.

Quelques falsificateurs augmentent la densité de l'acide nitrique en ajoutant à cet acide des sels solubles. On détermine
les proportions de sel ajoutées en faisant évaporer 100 grammes
d'acide, desséchant le résidu qu'il laisse et prenant le poids
de ce résidu. J'ai trouvé dans des acides du commerce jusqu'à
7 pour 100 de sels qui y avaient été ajoutés.

L'acide nitrique, pris à l'état de concentration, est un poison des plus violens. Les premiers secours à donner dans les accidens qui sont la suite de l'introduction de ce poison dans
l'économie animale sont : 1°. l'eau chargée de magnésie ou de
craie (le lait de chaux ou de magnésie); 2°. les solutions alcalines légères ; 3°. l'eau chargée de beaucoup de blancs d'œufs.
L'emploi de la magnésie délayée dans l'eau a parfaitement réussi
dans un cas d'empoisonnement que j'ai pu suivre à l'hôpital de
la Pitié.   (A. C.)

ACIDE NITRO-HYDRO-CHLORIQUE. *V.* ACIDE HYDRO-CHLORO-NI-
TRIQUE.   (A. C.)

ACIDE NITRO-MURIATIQUE. *V.* ACIDE HYDRO-CHLORO-NITRIQUE.
                                                 (A. C.)

ACIDE OLÉIQUE. Cet acide fut découvert par M. Chevreul qui
le signala en 1813, et le fit connaître à la même époque sous le
nom de *graisse* fluide. Le nom d'oléique lui a été donné du
mot d'*oleum*, à cause de sa ressemblance avec l'huile. Il existe
dans les savons préparés avec les graisses de porc, d'homme, etc.

L'acide oléique hydraté a l'aspect d'une huile incolore ; à 19°,
sa densité est de 0,898 ; à quelques degrés au-dessous de zéro,
il se prend en masse formée d'aiguilles blanches. Il a une légère
saveur et une légère odeur de ranci. Dans le vide, il est volatil
sans éprouver d'altération. Il est insoluble dans l'eau, soluble
en toutes proportions dans l'alcool à 0,822 de densité. Sa solution alcoolique mêlée avec l'eau, l'acide en est précipité. Mis
en contact avec les bases salifiables, il forme des *savons ou sels*
nommés *oléates;* il rougit le papier de tournesol ; il décompose
les sous-carbonates à l'aide de la chaleur. Il est souvent uni avec
les acides margarique et stéarique ; mais on peut le séparer de
ces acides au moyen de l'alcool. Soumis à la distillation dans
une petite cornue avec le contact de l'air, il donne pour résultat de cette opération : 1°. une huile presque incolore ; 2°. une
huile colorée en jaune citrin ; 3°. une huile colorée en brun ;
4°. du gaz acide carbonique de l'hydrogène carboné ; 5°. du charbon en petite quantité : ce dernier produit reste dans la cornue.

L'acide oléique se prépare de la manière suivante : on traite
la graisse de porc par la potasse, comme nous l'avons dit à
l'acide margarique (*V.* ce mot) ; on sépare le savon formé,
composé de stéarate, de margarate et d'oléate ; on le traite à
froid par de l'alcool à 0,821 : ce liquide dissout l'oléate sans
presque dissoudre des autres sels. On fait évaporer l'alcool à une
douce chaleur ; on recueille le résidu, on le laisse refroidir,
on le traite de nouveau à froid par de l'alcool à la même densité ;
on filtre, on fait évaporer ; on reprend une troisième fois par
l'alcool, on filtre, et lorsque l'oléate a été ainsi purifié, on
le décompose par l'acide tartrique. Cet acide s'unit à la potasse, forme un sel soluble qui reste dans la liqueur ; l'acide
oléique séparé vient nager à la surface du liquide ; on le sépare
au moyen d'une pipette ; on l'agite avec de l'eau chaude pour
le débarrasser des substances étrangères qu'il contient ; on l'expose ensuite dans un vase à une température assez froide pour
ne congeler qu'une partie de la masse ; on filtre ; on reprend
le liquide filtré, on le soumet de nouveau à une basse température. Chaque fois que l'on expose l'acide au froid, on le

filtre (1) : on le sépare ainsi de l'acide margarique qui y était encore mêlé, et qui se congèle plus facilement; enfin, on enferme l'acide oléique ainsi obtenu, dans un flacon à l'émeri.

Cet acide entre dans la composition des savons faits avec la graisse, dans les emplâtres, etc.

L'acide oléique hydraté contient

$$96,2 \text{ d'acide sec et}$$
$$3,8 \text{ d'eau.}$$

A l'état sec il est composé, en poids,

D'oxigène. 7,669
De carbone. 80,942
D'hydrogène. . . . . . . 11,359 (M. Chevreul).

L'acide oléique n'est pas employé comme médicament.

(A. C.)

ACIDE OXALIQUE, *acide saccharin, acide du sucre, acide de l'oseille, acide oxalin, acide oxi-sacharique, acide rheumique de M. Henderson.* La découverte de l'acide oxalique est due, selon quelques auteurs (Westrumb, Hermstad, Ehrart), à Scheèle; selon d'autres, on l'attribue à Bergman, qui le premier a décrit un procédé pour sa préparation.

Cet acide existe tout formé et à l'état de combinaison dans différentes parties des végétaux (les racines, les écorces, les feuilles, les fruits). Parmi les végétaux qui en contiennent le plus, on peut citer les *berberis,* les *oxalis,* les feuilles de la *rhubarbe,* les *rumex,* etc., etc.

C'est en 1776 que Bergman découvrit que le sucre était converti par l'acide nitrique en un acide particulier. En 1784, Scheèle reconnut que l'acide que Bergman obtenait par la réaction de l'acide sur le sucre était le même que celui qui formait avec la potasse le sel d'oseille, et qu'en outre on pouvait obtenir cet acide en dissolvant le sel d'oseille dans l'eau,

---

(1) Les filtres doivent avoir été lavés à l'acide hydro-chlorique, puis à l'eau bouillante.

saturant l'excès d'acide par l'ammoniaque, décomposant le sel de potasse et d'ammoniaque (*l'oxalate de potasse et d'ammoniaque*) par une solution de nitrate de baryte, recueillant sur un filtre le précipité formé (l'oxalate de baryte), le lavant à l'eau bouillante, et le décomposant ensuite par l'acide sulfurique qui s'unit à l'oxide de barium , forme un sulfate insoluble qui se précipite, en mettant ainsi à nu l'acide oxalique qui reste en dissolution dans le liquide, filtrant; faisant évaporer en consistance convenable et recueillant les cristaux, les lavant avec un peu d'eau et les mettant à égoutter sur du papier à filtrer.

On peut obtenir l'acide oxalique de la manière suivante : on dissout dans l'eau le sel d'oseille, ou encore on traite le suc des plantes qui contiennent cet oxalate par l'acétate de plomb. Ce sel décompose l'oxalate acide de potasse; l'acide s'unit au plomb, forme un oxalate de plomb insoluble qui se précipite; l'acide acétique s'unit à la potasse, et forme un sel qui reste en solution dans la liqueur. On filtre: l'oxalate du plomb reste sur le filtre; on le lave, et lorsque l'eau qui en sort n'est plus sapide, on délaie ce sel dans l'eau et on soumet ce mélange à un courant d'hydrogène sulfuré qui convertit l'oxide de plomb en sulfure et met l'acide oxalique à nu ; on filtre de nouveau , et par l'évaporation on obtient l'acide cristallisé; on le lave avec un peu d'eau, puis on le met d'abord à égoutter sur un entonnoir, et ensuite sur des papiers; on l'enferme, lorsqu'il est bien sec, dans un flacon bouché. Ce mode d'extraction, qui pourrait être employé avec avantage en France, n'est pas suivi; on se sert du procédé suivant : on introduit dans une cornue 25 parties de sucre ou d'amidon et 75 parties d'acide nitrique. La réaction a bientôt lieu; le sucre est dissous; la décomposition commence, et il y a dégagement de gaz deutoxide d'azote qui, avec le contact de l'air, passe à l'état de gaz nitreux : on entretient l'action au moyen d'une douce chaleur. Lorsque la réaction est terminée, on ajoute de nouveau, et à plusieurs reprises, 24 parties d'acide nitrique; on chauffe doucement : les vapeurs rutilantes reparaissent et se dégagent de nouveau; on continue de chauffer doucement la cornue jusqu'à ce que l'on s'aperçoive qu'il n'y a plus de dégagement de gaz nitreux et que la réaction est terminée; on retire le vase du feu, et on verse la liqueur dans des capsules où l'acide cristallise. On obtient ordinairement de cette première cristallisation une quantité d'acide oxalique qui équivaut au cinquième des produits employés. On place l'acide sur des entonnoirs de verre pour qu'il puisse s'égoutter; on réunit les eaux mères, on les introduit dans la cornue, et on les traite de nouveau par 25 parties d'acide nitrique. Ce second traitement donne lieu à la formation d'une nouvelle quantité de cristaux; on les sépare du liquide, on renouvelle deux ou trois fois le traitement des eaux mères par de l'acide nitrique, et après chaque opération, on sépare l'acide oxalique qui cristallise. Le produit obtenu en acide cristallisé équivaut, lorsque cet acide est purifié, à un peu plus de la moitié du poids de la fécule employée. Ce procédé ne serait pas économique si l'on ne trouvait un moyen d'utiliser les produits gazeux. Les Anglais se servent du gaz qui provient de cette opération pour convertir l'acide sulfureux en acide sulfurique; à cet effet, ils l'introduisent dans les chambres de plomb. Déjà ce moyen est mis en usage par plusieurs de nos chimistes manufacturiers, et je l'ai vu employer avec succès dans le bel établissement de M. Cartier fils. Cet emploi permet alors de donner l'acide oxalique à un prix moins élevé.

L'acide oxalique que l'on obtient à l'aide de l'acide nitrique retient toujours de cet acide; pour le séparer, on lave les cristaux d'acide oxalique avec un peu d'eau, on les met à égoutter, et lorsqu'ils sont presque secs, on leur fait subir plusieurs dissolutions et cristallisations.

On peut obtenir l'acide oxalique en traitant par l'acide nitrique, la gomme, le miel et la plupart des substances végétales. Tromsdorff a reconnu que l'huile volatile de valériane, traitée par l'acide nitrique, donne naissance à l'acide oxalique. M. Bonnastre a observé le même fait en traitant l'huile volatile de gérolles.

L'acide oxalique qui se trouve dans le commerce est quelquefois en aiguilles, quelquefois il est en gros cristaux. Quelques auteurs ont attribué cette différence de cristallisation au mode de préparation suivi pour l'obtenir; nous nous sommes assurés que cette différence dépend des soins apportés lors de la purification et de la cristallisation de l'acide. Pour obtenir l'acide oxalique en gros cristaux, on peut employer deux procédés : 1°. on dissout dans l'eau bouillante, et dans des terrines de grès placées sur un bain de sable, autant d'acide que l'eau peut en dissoudre; quand la solution est faite, on arrête le feu, on couvre les terrines avec d'autres vases et on laisse refroidir lentement; ce refroidissement permet à l'acide de cristalliser régulièrement, et les cristaux que l'on obtient sont d'autant plus gros que la masse d'acide dissoute est plus considérable.

2°. On prépare une dissolution saturée d'acide oxalique; on met cette dissolution dans un vase de plomb carré à fond plat; on place ce vase dans une étuve chauffée de 20 à 25°. L'évaporation lente donne lieu à des rudimens de cristaux qui augmentent chaque jour si l'on a soin de remuer les cristaux et d'ajouter de la solution d'acide oxalique propre à remplacer le liquide qui s'est évaporé.

L'acide oxalique, à l'état de pureté, est un solide cristallisant en longs prismes blancs transparens; sa saveur acide est très forte; il rougit fortement le papier et la teinture de tournesol; chauffé dans une cornue, il se fond dans son eau de cristallisation : si l'on continue de chauffer, il se divise en deux parties; l'une se décompose et donne lieu à des produits semblables à ceux qui proviennent de la décomposition des matières végétales en laissant du charbon pour résidu; l'autre se volatilise sans se décomposer, et se dépose sur les parois de la cornue sous forme de cristaux.

L'acide oxalique est plus soluble dans l'eau à chaud qu'à froid; il cristallise par refroidissement : lorsqu'on le met en contact avec l'eau froide, ses cristaux laissent entendre un bruit assez fort qui pourrait servir à le faire distinguer des autres acides végétaux qui ont de l'analogie avec lui. Cet acide est soluble dans l'alcool; ce liquide bouillant en dissout 56 parties pour 100, et seulement 40 lorsqu'il est à une température de 10°.

L'acide oxalique est composé, selon MM. Berzelius, Gay-Lussac et Thénard,

De carbone   26,556   33,35 (Berzelius)

(Gay-Lus. et Thén.) D'oxigène   70,689   66,41 (1).

D'hydrogène   2,745.

Selon M. Berzelius, l'acide oxalique est un acide hydraté formé

D'acide réel . . . . 52 et

D'eau 48

                           100

L'acide oxalique a été trouvé dans la rhubarbe par MM. Vogel et Henderson : ce dernier le considéra comme un acide particulier qu'il nomma acide *rheumique*. M. Lassaigne prouva d'une manière évidente que ce nouvel acide n'était que de l'acide oxalique.

Les réactifs qui peuvent faire reconnaître l'acide oxalique sont : 1°. l'eau de chaux, l'eau de baryte; cet acide forme avec ces solutions des oxalates qui jouissent de propriétés particulières; 2°. la potasse avec cet acide forme plusieurs sels; le plus connu est celui vulgairement appelé *sel d'oseille*.

L'acide oxalique s'unit aux bases salifiables, il donne naissance à un genre de sels nommés *oxalates*.

L'acide oxalique est mis en usage comme médicament. A de faibles doses, il est rafraîchissant, légèrement diurétique; on en a tiré de grands secours comme antiscorbutique; on le donne mêlé au sucre sous forme de pastilles; on l'administre en limonade: on prépare cette boisson en ajoutant de la solution d'acide oxalique dans de l'eau sucrée, jusqu'à ce que cette eau ait

---

(1) On voit que M. Berzelius n'admet pas d'hydrogène dans la composition de cet acide; ce résultat infirme celui qu'il avait annoncé à la page 380 du tome XLIV des Annales de Chimie.

acquis une acidité agréable. On aromatise cette limonade avec un *oleo-saccharum* de citron.

Cet acide, introduit à haute dose dans l'économie animale, y cause du désordre et offre des symptômes d'empoisonnement. Les premiers secours à donner dans ce cas, sont des liqueurs alcalines légères, le lait de magnésie, les solutions albumineuses.

Il est employé dans les arts, pour aviver la couleur, enlever les taches d'encre, détruire les taches de rouille, etc.

L'acide oxalique du commerce est quelquefois falsifié. La plus commune de ces falsifications consiste dans un mélange d'acide et de sel d'oseille: on s'assure de la présence de cet oxalate, en calcinant une quantité donnée d'acide et en incinérant le charbon, qui ne doit pas fournir de potasse si l'acide est pur, tandis que le contraire a lieu si l'acide en contient. On détermine par la quantité de potasse obtenue la quantité d'oxalate qui existait dans le mélange.

Lorsque l'on veut reconnaître si l'acide oxalique que l'on examine contient de l'acide nitrique, on dissout de cet acide dans l'eau, on sature par la potasse, lorsque la saturation est faite, on trempe dans le produit des morceaux de papier, on les fait sécher et on les allume; si l'acide contient de l'acide nitrique, cet acide, en se combinant avec la potasse, donne naissance à du nitre qui, avec le papier, brûle avec des scintillations. On peut aussi traiter la solution d'oxalate évaporée par l'acide sulfurique, qui décompose le nitrate et qui met l'acide à nu; cet acide se dégageant à l'état de vapeurs, peut facilement être reconnu.   (A. C.)

Acide phosphorique, *acide ourétique, acide de l'urine*. L'acide phosphorique est le résultat de la combinaison de l'oxigène avec le phosphore, dans les proportions de 127,61 d'oxigène, et de 100 de phosphore (Berzelius), ou, selon Davy, de 100 de phosphore et de 132,76 d'oxigène (1). Margraff fut le premier

---

(1) M. Dulong a donné les résultats suivans :
    Phosphore 100
    Oxigène............... 124,80.

qui le fit distinguer des autres acides, et jusqu'en 1740, sa nature était restée inconnue ; Sthal l'avait même considéré comme de l'acide hydro-chlorique.

Cet acide existe dans la nature, dans les trois règnes : en Espagne, dans la province d'Estramadure, on le trouve combiné à la chaux, formant des montagnes entières; dans d'autres contrées, on le trouve combiné au fer, au plomb, etc. Dans le règne végétal, on l'a trouvé, non-seulement à l'état de combinaison avec la chaux et la potasse, mais encore à l'état libre. Au nombre des chimistes qui ont constaté sa présence dans les parties des végétaux, on doit citer Meyer, Thuren, Bergman, Fourcroy, Vauquelin, etc., etc. Dans le règne animal, il existe à l'état de combinaison : avec la chaux, il forme la charpente osseuse de l'homme et celle des animaux ; uni à la soude, on le trouve en dissolution dans les urines et quelquefois dans la vessie ; il constitue des concrétions formées d'acide phosphorique et de chaux, ou d'acide phosphorique, d'ammoniaque et de magnésie, etc.

On peut obtenir l'acide phosphorique : 1°. en combinant directement le phosphore avec l'oxigène; 2°. en se servant de l'intermède des corps qui contiennent l'oxigène et qui peuvent le céder au phosphore; 3°. en le retirant des substances qui le contiennent tout formé.

On peut opérer la combinaison directe du phosphore avec l'oxigène de plusieurs manières : premièrement, on place dans une soucoupe un petit cylindre de phosphore plus ou moins long, on place la soucoupe sur un bain de mercure, on allume le phosphore, et on recouvre le tout d'une cloche d'une grande capacité. Le phosphore brûle; il laisse dégager une grande quantité de lumière et de chaleur; il absorbe l'oxigène de l'air contenu dans la cloche ; il se convertit en acide phosphorique qui se présente sous forme de flocons blancs très légers. L'air étant absorbé, le mercure monte dans le vase Lorsque la combustion est achevée, on fait entrer tout doucement de l'air sous la cloche pour faire descendre le métal, et l'on retire la soucoupe recouverte d'acide phosphorique con-

...ret; mais cet acide se liquéfie promptement en absorbant l'eau contenue dans l'atmosphère; on lave les parois de la cloche avec de l'eau distillée, et l'on recueille l'eau qui a servi à ce lavage; c'est l'acide phosphorique. Cette opération demande l'emploi de quelques précautions : il faut que la cloche qui sert à recouvrir la soucoupe soit très grande; sans cela, l'intensité de la chaleur pourrait la faire casser. Si l'on veut obtenir l'acide à l'état solide, il faut que l'air soit très sec; sans cette précaution, l'acide absorbe l'humidité de ce corps, et il se liquéfie.

On peut encore opérer la combinaison directe de l'oxigène avec le phosphore en agissant de la manière suivante (procédé de Pelletier) : on emplit de gaz oxigène un flacon ayant deux tubulures; l'une de ces tubulures reçoit un tube droit terminé en entonnoir à sa partie supérieure; ce tube descend au fond du flacon et dans une couche d'eau de 2 centimètres de hauteur : la deuxième tubulure porte un tube courbé à angle droit, dont la deuxième branche se rend au fond d'une éprouvette où l'on a mis quelques bâtons de phosphore. On verse de l'eau chaude sur le phosphore, de manière à remplir le tiers de la capacité de l'éprouvette. Lorsque le phosphore est fondu, on verse de l'eau dans le tube à entonnoir; ce liquide arrive dans le flacon contenant l'oxigène, et déplace un volume d'oxigène égal au sien. Ce gaz passe par le tube, vient se rendre au fond de l'éprouvette et se trouve en contact avec le phosphore fondu; il y a combustion et formation d'acide phosphorique qui se dissout dans l'eau. On continue l'opération jusqu'à ce que tout le phosphore contenu dans l'éprouvette soit converti en acide phosphorique.

On peut modifier l'appareil de manière à pouvoir introduire à volonté de l'oxigène dans le flacon. Cette modification consiste à employer un flacon à trois tubulures à la partie supérieure et une quatrième à la partie inférieure; la troisième tubulure supérieure sert à supporter un robinet de cuivre à vis, sur lequel on adapte, à volonté, une vessie pleine d'oxigène, destinée à remplacer l'eau qui s'écoule par la tubulure

inférieure. Au moyen de cet appareil, on peut, à volonté, acidifier de grandes quantités de phosphore.

Préparation de l'acide phosphorique par l'intermède d'un corps
susceptible de céder de l'oxigène au phosphore. (Emploi de
l'acide nitrique.)

On introduit dans une cornue de verre une partie de phosphore divisé (1) en petits fragmens. On verse sur ce corps
combustible 6 parties d'acide nitrique à 22°; on adapte à la
cornue une allonge et un récipient dont la tubulure porte un
tube de Velter, qui se rend dans une éprouvette contenant de
l'eau; on place la cornue sur une petite grille supportée par
un fourneau ; on chauffe modérément et on continue d'entretenir une douce chaleur jusqu'à ce que la liqueur prenne une
consistance sirupeuse. Si tout le phosphore n'est pas acidifié, il faut ménager l'évaporation; si le liquide était trop
concentré, le phosphore viendrait brûler à la surface ; il pourrait faire casser l'appareil. Si la quantité d'acide ajoutée n'était
pas suffisante pour acidifier le phosphore, il faudrait recohober
l'acide qui s'est volatilisé, ou ajouter du nouvel acide si l'on
n'employait pas le produit provenant de la distillation. Lorsque
tout le phosphore est acidifié, on le débarrasse de l'excès d'acide
nitrique qu'il peut contenir; pour cela, on verse ce qui reste
dans le fond de la cornue, dans une capsule de platine, et on
fait évaporer convenablement pour chasser l'acide nitrique
qu'il pourrait encore contenir; on introduit ensuite l'acide
dans un flacon fermé, et on le conserve pour l'usage.

On prépare encore l'acide phosphorique en décomposant
dans un creuset de platine, à l'aide de la chaleur, le phosphate
d'ammoniaque; l'ammoniaque se volatilise, l'acide phosphorique fixe reste dans le creuset : on le conserve comme nous
l'avons dit précédemment.

En 1809, M. Laudet, de Bordeaux, a conseillé de préparer
l'acide phosphorique en traitant par l'alcool à 38°, le phos-

---

(1) On divise le phosphore sous l'eau, crainte d'accidens (l'inflammation).

phate acide de chaux provenant du traitement des os calcinés par l'acide sulfurique, en décantant la partie liquide, la faisant évaporer, reprenant par de nouvel alcool le produit de l'évaporation , et faisant évaporer de nouveau la dissolution, traitant une troisième fois le résidu par l'alcool, l'amenant ensuite par l'évaporation en consistance convenable. Selon M. Laudet, l'acide phosphorique obtenu par ce procédé est à l'état de pureté. On voit que ce mode de préparation est basé sur la propriété que possède l'alcool concentré, de dissoudre l'acide phosphorique et de ne pas dissoudre le phosphate acide de chaux.

L'acide phosphorique pur est un solide d'aspect vitreux; sa saveur est très acide; il rougit fortement les couleurs bleues végétales; étendu d'une grande quantité d'eau, il jouit encore de cette propriété, qu'il communique à l'eau qui ne contient qu'un dixième de milligramme de cet acide (1).

Cet acide, lorsqu'il est sec, attire fortement l'humidité de l'air; il se convertit alors en un liquide de consistance oléagineuse; en le chauffant de nouveau dans un creuset de platine, cette eau s'évapore, l'acide prend l'apparence d'une gelée : si on continue de le chauffer, il entre en fusion. De liquide qu'il est à cet état, il prend, en refroidissant, la forme vitreuse; il ressemble alors à un cristal blanc et transparent : à cet état, on l'appelle *verre phosphorique*. Ce produit n'est autre chose que de l'acide phosphorique privé d'une portion d'eau; il est déliquescent, soluble dans l'eau et dans l'alcool.

L'acide phosphorique est soluble dans l'eau; en se dissolvant dans ce liquide, il donne lieu à une élévation de température. Il est décomposé par le charbon à l'aide de la chaleur, et ramené à l'état de phosphore; il est décomposé par le sodium, par le potassium.

L'acide phosphorique s'unit aux bases salifiables; il donne naissance à un genre de sels particuliers que l'on a nommés *phosphates.*

(1) L'acide totalement privé d'eau.

Les réactifs qui peuvent faire reconnaître l'acide phosphorique sont : 1°. le charbon, qui à l'aide de la chaleur le décompose en donnant naissance à du phosphore qui brûle, à des gaz oxide de carbone et à de l'acide carbonique qui se dégagent. 2°. L'eau de chaux détermine dans sa solution un précipité blanc, floconneux, ayant un aspect demi-transparent. Ce précipité recueilli sur un filtre, lavé et séché, est indécomposable par la chaleur; mais par l'action d'un feu très violent, il se change en un émail blanc. Le phosphate de chaux est soluble sans effervescence dans les acides nitrique; hydro-chlorique; la solution est précipitée de nouveau sous forme de flocons par l'ammoniaque. 3°. Le nitrate d'argent donne avec l'acide phosphorique, saturé d'avance par une base (*la soude, la potasse*), un précipité de phosphate d'argent; ce précipité, de couleur jaune, lavé, séché et soumis à l'action du feu à l'aide du chalumeau sur un charbon, se décompose en donnant un globule d'argent métallique et en laissant dégager du phosphore qui brûle avec une odeur d'ail. 4°. Le nitrate de mercure donne avec l'acide phosphorique combiné à une base, un phosphate de mercure qui est blanc, soluble sans effervescence dans l'acide nitrique. Ce sel, chauffé au chalumeau, se volatilise sans laisser de résidu.

L'acide phosphorique est peu employé comme médicament, cependant on le donne étendu dans de l'eau sucrée à l'état de limonade, à la dose de 10 à 30 gouttes; on regarde cette préparation comme convenable pour rétablir les forces vitales. Introduit dans l'économie animale, à l'état de concentration, l'acide phosphorique agit comme poison : les premiers secours à apporter contre les accidens qu'il peut causer, sont le lait de magnésie, les solutions alcalines légères de soude, de potasse, l'eau de chaux étendue d'eau.

L'acide phosphorique peut être falsifié ou rendu impur par des acides sulfurique, nitrique, phosphatique, par de la silice, par des sulfates et phosphates, enfin par du fer, du cuivre, du plomb. On reconnaît si l'acide phosphorique est falsifié par de l'acide sulfurique, en saturant l'acide par de la potasse à l'alcool, et en versant dans la solution saturée du nitrate de baryte. Ce sel détermine un précipité entièrement soluble dans l'acide nitrique lorsque l'acide phosphorique est pur, et qui n'est soluble qu'en partie quand cet acide est mélangé d'acide sulfurique : dans ce dernier cas, cette expérience étant faite sur un poids donné, la quantité de sulfate de baryte qui reste en résidu indique dans quelle proportion l'acide sulfurique était mélangé à l'acide que l'on examine.

Si l'acide phosphorique contient de la silice ou de l'alumine, on précipite les terres qui sont contenues dans cet acide, en saturant l'acide dissous par une solution de *potasse à l'alcool*. On peut déterminer la quantité de ces substances qui existaient dans l'acide et qui ont été précipitées : pour cela, on pèse le précipité. Lorsque l'acide est soupçonné contenir du phosphate ou du sulfate calcaire, on traite cet acide par l'alcool à 40° qui dissout l'acide et ne dissout pas ces sels. (*V*. le procédé de M. Laudet.)

Si l'acide phosphorique contient du cuivre, on étend cet acide d'eau, et on y plonge une lame de fer bien décapée: cette lame se recouvre de cuivre métallique; on détache ce métal du fer et on détermine son poids.

On reconnaît que l'acide phosphorique contient du fer et du plomb en le dissolvant dans l'eau, et saturant par la potasse qui précipite les oxides métalliques : on peut encore se servir de l'hydrogène sulfuré pour le plomb, ou de l'hydro-cyanate de potasse pour le fer.

En chauffant l'acide phosphorique dans un creuset de platine, on reconnaît s'il contient de l'acide nitrique ou de l'acide phosphatique : s'il contient de l'acide nitrique, cet acide se dégage, son odeur le fait reconnaître; s'il contient de l'acide phosphatique, il y a dégagement de phosphore. (*V*. Acide phosphatique.)   (A. C.)

Acide ourétique. *V*. Acide phosphorique.   (A. C.)

Acide prussique. *V*. Acide hydro-cyanique.   (A. C.)

Acide rhéumique. *V*. Acide oxalique.   (A. C.)

Acide rosacique (*sédiment latéritieux des médecins*). L'acide rosacique se rencontre dans *l'hypostase* ou sédiment des urines, et particulièrement dans ces liquides provenant de sujets attaqués de fièvres intermittentes, de fièvres nerveuses, de la goutte; il existe aussi dans l'urine de certains sujets sanguins, mais bien portans. Le sédiment des urines, examiné par Scheèle, fut considéré par ce chimiste comme étant un mélange d'acide urique et de phosphate de chaux. En 1798, le célèbre chimiste Proust y reconnut un acide particulier qu'il nomma rosacique, et cet acide fut le sujet de travaux que firent M. Vauquelin en 1811, et M. Vogel en 1816. Ces travaux, qui avaient pour objet l'examen de l'acide découvert par M. Proust, confirmèrent son existence.

On obtient l'acide rosacique de la manière suivante : on recueille le dépôt coloré en rouge que l'on trouve dans quelques urines, on le lave avec de l'eau distillée; on le traite par l'alcool bouillant, on filtre la solution alcoolique, qui fournit l'acide par l'évaporation.

Cet acide est solide; sa couleur est d'un beau rouge vif; sa saveur est très faible; cependant il rougit le papier coloré en bleu par la teinture de fleurs de mauves ou de tournesol; soumis à l'action de la chaleur, il se décompose, et donne lieu à une vapeur d'odeur piquante, qui n'a pas été examinée (1).

L'acide rosacique est peu soluble dans l'eau; il est très soluble dans l'alcool; il est susceptible de s'unir aux bases salifiables et de former des sels particuliers.

Cet acide n'est pas usité, cependant comme il se rattache à l'étude de l'urine, nous avons cru devoir en faire mention, en renvoyant pour ses détails aux ouvrages qui en traitent spécialement. (*V.* le t. XXXVI des Annales de Chimie, le t. III du Bulletin de Pharmacie et le t. XVII des Annales du Muséum.)

(A. C.)

Acide saccho-lactique. *V.* Acide mucique.   (A. C.)

Acide sorbique. *V.* Acide malique.   (A. C.)

----

(1) On n'a pas constaté la présence de l'azote dans l'acide rosacique.

Acide stéarique, *acide margareux*. Cet acide fut découvert par M. Chevreul, qui le nomma stéarique, du mot στέαρ, suif, parce qu'il est le produit caractéristique de la saponification de ce corps. M. Chevreul le décrivit d'abord en 1816; il lui donna en 1820 le nom d'acide margareux; enfin, depuis il l'appela acide stéarique. Cet acide existe dans les savons préparés avec les graisses de bœuf, de mouton, de porc. Il n'existe pas tout formé dans la nature, on l'obtient par la saponification des corps gras que nous venons de citer.

Pour l'obtenir, on prend 100 parties de graisse de porc, privée de substances étrangères, 25 parties de potasse caustique et 100 parties d'eau, on expose le tout à l'action du feu, dans une capsule de porcelaine : on remue de temps en temps, et on continue de chauffer jusqu'à ce que la masse soit parfaitement homogène, demi-transparente, susceptible de former avec l'eau une solution limpide, c'est-à-dire jusqu'à ce que la saponification soit complète. On recueille le savon formé, qui est composé de stéarates, d'oléates, de margarates et de glycérine; on le sépare le plus possible de l'eau qu'il retient, et on le met à froid en contact avec deux fois son poids d'alcool déflegmé; ce véhicule dissout l'oléate de potasse, et attaque à peine le margarate et le stéarate; on laisse en macération pendant l'espace de 24 heures; on jette le tout sur un filtre, et on lave les sels, résidus, par de l'alcool jusqu'à ce que ce liquide ne se charge plus d'aucune substance.

Le margarate et le stéarate de potasse retenant un peu d'oléate, étant isolés, on les sépare l'un de l'autre en les traitant par une assez grande quantité d'alcool bouillant; ce véhicule dissout ces sels, mais par refroidissement il laisse précipiter le stéarate. On recueille le précipité qui se forme, on le traite de nouveau par l'alcool et on répète plusieurs fois cette opération; on obtient de cette manière du stéarate pur. On reconnaît que ce sel est à l'état de pureté lorsqu'il peut fournir par sa décomposition de l'acide stéarique fusible à 70°.

On décompose le stéarate de potasse pur en faisant chauffer ce sel dans une capsule de porcelaine avec de l'eau aiguisée d'acide hydro-chlorique. L'acide hydro-chlorique s'empare de la potasse, forme un hydro-chlorate de potasse qui se dissout dans le liquide; l'acide stéarique vient se réunir à la partie supérieure liquide, où il se concentre par refroidissement. Lorsqu'il est à l'état solide, on le sépare et on le lave avec de l'eau distillée jusqu'à ce que l'eau de lavage ne précipite plus la solution de nitrate d'argent. Si l'acide est mêlé de substances étrangères, après l'avoir fait fondre, on le filtre sur un papier joseph lavé par l'acide hydro-chlorique d'abord, puis par l'eau distillée bouillante.

L'acide stéarique est blanc, insipide, inodore, d'une densité moindre que celle de l'eau. Soumis à l'action de la chaleur, il entre en fusion à 70°; il se présente alors sous forme d'un liquide incolore, limpide; mais par refroidissement il prend la forme d'aiguilles entrelacées, brillantes, d'une belle couleur blanche.

L'acide stéarique, lorsqu'il est froid, n'a aucune action sur la couleur du papier de tournesol; à chaud, il rougit fortement cette couleur.

Cet acide, soumis à l'action de la chaleur sans le contact de l'air, se volatilise sans être altéré; avec le contact de cet agent, il se divise en deux parties, l'une qui se décompose et qui donne du charbon pour résidu et des produits analogues à ceux que l'on obtient de la distillation des corps gras; l'autre qui se volatilise sans se décomposer. Cet acide est sali par les produits qui proviennent de la décomposition d'une partie de l'acide.

L'acide stéarique est très soluble dans l'alcool; il est insoluble dans l'eau; il est soluble dans la plupart des corps gras. La solution alcoolique d'acide stéarique soumise à l'évaporation, donne l'acide sous forme de belles écailles d'un blanc brillant. Cet acide brûle à la manière de la cire; l'acide nitrique le convertit en un acide analogue à celui qui provient de l'action de l'acide nitrique sur le suif.

L'acide stéarique, à l'état de stéarate, fait partie des emplâtres; il est composé

$$
\begin{array}{ll}
\text{d'oxigène.} & 7,377 \\
\text{de carbone.} & 86,145 \\
\text{d'hydrogène} & 12,478.
\end{array}
$$

L'acide cristallisé hydraté contient

Acide sec 96,6
Eau . . . . 3,4.

(A. C.)

ACIDE SUCCINIQUE, *acide de succin, sel volatil de succin, acide de l'ambre jaune, sel d'ambre.* Cet acide existe tout formé dans le succin (Gelhen et Funck), dans les térébenthines (Lecanu et Serbat); son examen et sa distinction, comme acide particulier, sont dus à Boyle; il fut ensuite le sujet des recherches chimiques. Parmi les savans qui se sont occupés de ce sujet, on doit citer Pott, Richter, Spielman, Guyton-Morveau, Berzelius, Stochar, Roux, Planche, Lecanu et Serbat.

L'acide succinique s'obtient de la manière suivante : on introduit dans une cornue de grès lutée à l'avance, 1 kilogramme de succin en petits fragmens (1); on adapte au col de la cornue une allonge, et on fait suivre celle-ci d'un ballon tubulé recourbé, d'un tube de sûreté à angle droit; l'extrémité de ce tube va plonger dans un flacon contenant de l'eau distillée; on ferme toutes les jointures de l'appareil avec du lut de graine de lin, on recouvre celui-ci d'un parchemin mouillé et enduit de blanc d'œuf, saupoudré de chaux. Lorsque l'appareil est ajusté, on met la cornue sur un triangle placé dans un fourneau, on recouvre ce fourneau d'un laboratoire et d'un dôme, et on met quelques charbons allumés sur la grille du fourneau; lorsque la cornue est échauffée, on augmente la chaleur et on place un linge mouillé sur le ballon; on fait tomber sur le ballon un filet d'eau destiné à rafraîchir ce vase et à condenser les vapeurs qui s'y accumulent; on continue de chauffer jusqu'à ce qu'il n'y ait plus de dégagement de vapeurs.

Par l'action de la chaleur, le succin se décompose; il résulte de cette décomposition de l'eau, de l'huile volatile, de l'acide

---

(1) On se sert ordinairement des morceaux qui se détachent lorsqu'on travaille le succin pour en faire des bijoux.

acétique, de l'acide succinique et des gaz qui se dégagent; il reste dans la cornue du charbon. On recueille tous les produits, on les met en contact avec de l'eau bouillante dans un flacon ayant deux tubulures, dont une à la partie inférieure; on agite à plusieurs reprises, puis on laisse déposer : l'acide succinique se dissout dans l'eau et se sépare de l'huile qui vient surnager le liquide. On sépare la solution aqueuse de l'huile par la tubulure située à la partie inférieure du flacon; on lave avec de nouvelle eau l'huile restante, et on sépare l'eau du lavage que l'on réunit au liquide déjà séparé. On sature l'acide par la potasse (1), et on décolore par le charbon animal le succinate de potasse formé. On décompose ensuite ce sel par le nitrate de plomb, qui donne lieu à la formation d'un succinate de plomb insoluble, et d'un nitrate de potasse soluble; on recueille le succinate formé sur un filtre, on le lave à grande eau, on le fait sécher, on le traite ensuite par de l'alcool bouillant, pour lui enlever une certaine quantité de matière colorante qu'il retient encore; lorsqu'il a été ainsi lavé, on le délaie dans six fois son poids d'eau; on traite par l'acide sulfurique, ou mieux encore par l'hydrogène sulfuré, qui décompose le succinate de plomb, convertit l'oxide métallique en sulfure, met l'acide à nu. On filtre: le sulfure reste sur le papier, et l'acide passe en dissolution; on fait évaporer, et on obtient des cristaux qui quelquefois sont colorés. On les fait alors dissoudre dans l'eau distillée, on ajoute à la dissolution un cinquième du poids des cristaux de charbon animal, privé, par l'acide hydro-chlorique, de tous les sels qu'il contient; on fait bouillir pendant quelques minutes, on filtre et on fait évaporer : on obtient l'acide pur.

M. Guyton de Morveau a reconnu que l'on pouvait purifier l'acide succinique obtenu par l'évaporation du liquide qui le contient, en employant le procédé suivant : on fait dissoudre l'acide succinique obtenu par l'évaporation des eaux de lavage qui le tiennent en dissolution, dans le double de son poids d'a-

---

(1) J'ai remarqué que lors de la saturation de l'acide succinique liquide par la potasse, il y avait toujours dégagement d'ammoniaque.   (A. C)

cide nitrique ; on fait ensuite évaporer la dissolution après l'avoir introduite dans une cornue. L'huile qui salit est décomposée, l'acide succinique reste intact, et pour l'obtenir à l'état de pureté, il suffit de le laver d'abord avec de l'eau à 0°, pour lui enlever l'acide nitrique qu'il retient, de faire dissoudre l'acide restant dans l'eau bouillante, puis de faire évaporer et cristalliser.

Notre confrère M. Planche a reconnu que l'on pouvait recueillir l'acide succinique lors de la fabrication du vernis d'ambre : dans cette opération, l'acide vient se sublimer à la partie supérieure de l'appareil; cet acide recueilli peut, à l'aide d'une nouvelle dissolution et cristallisation, être amené à l'état de pureté.

L'acide succinique pur est blanc, transparent, cristallisant en prismes ; il rougit la teinture de tournesol; il est soluble dans 5 parties d'eau à 10°, et dans 2 parties d'eau bouillante : l'alcool le dissout aussi, et si ce liquide est bouillant, il en dissout une plus grande quantité que lorsqu'il est à la température ordinaire de l'atmosphère.

La saveur de l'acide succinique est légèrement aigre, elle est suivie d'un sentiment d'âcreté.

Cet acide est inaltérable à l'air : soumis à l'action de la chaleur, il se fond d'abord, puis il offre les résultats suivans : une partie de l'acide se décompose en donnant des produits semblables à ceux que l'on obtient de la décomposition des matières végétales; une autre partie se sublime sans se décomposer.

L'acide succinique s'unit aux bases salifiables, et forme avec ces bases des sels que l'on appelle *succinates*. Les succinates à base de potasse, de soude ou d'ammoniaque, sont de bons réactifs pour séparer le fer du manganèse. (*V. le Traité des réactifs,* p. 214.) Klaproth a conseillé l'usage du succinate d'ammoniaque pour opérer cette séparation.

L'acide succinique étant d'un prix élevé, il est souvent mêlé à des substances étrangères qui altèrent sa pureté. Les auteurs qui ont parlé de ces falsifications ont indiqué l'altération de cet acide par son mélange avec du sucre, du muriate de soude, du carbonate d'ammoniaque; ces mélanges peuvent nous paraître douteux d'après quelques expériences que nous avons faites. Le goût ou sucré ou salé que prend l'acide succinique mêlé au sel et au sucre, l'odeur que lui communique (le sel de corne de cerf) le sous-carbonate d'ammoniaque, sont trop faciles à reconnaître pour que les falsificateurs osent employer ces substances.

Le sulfate acide de potasse, l'oxalate et le tartrate acidule de la même base, sont employés, selon M. Ebermayer, pour falsifier cet acide. Il est facile de reconnaître cette falsification; il suffit, pour cela, de traiter l'acide par quatre fois son poids d'alcool : ce véhicule dissout l'acide et laisse ces sels. On peut aussi, par la calcination, reconnaître ces mélanges. Le tartrate et l'oxalate de potasse se décomposent à l'aide de la chaleur, on obtient pour résidu de la potasse; le sulfate ne se décompose pas, et en faisant dissoudre le résidu salin et l'essayant par un sel de baryte et par le muriate de platine, on reconnaît la présence du sel de potasse à base d'acide sulfurique.

L'acide citrique, l'acide borique, l'acide tartrique, l'acide oxalique, suivant le même auteur, sont aussi mis en usage pour le même objet. On reconnaît que l'acide succinique est mêlé à des acides oxalique et tartrique, en versant dans une solution saturée d'acide succinique (*supposé falsifié*) une solution de potasse qui détermine la précipitation d'un sur-oxalate ou d'un sur-tartrate de potasse, si l'acide succinique est mêlé d'acide oxalique ou tartrique.

On reconnaît, par la calcination, si l'acide borique est mêlé à l'acide succinique : l'acide borique reste dans le creuset, et l'acide succinique se décompose ou se volatilise.

On s'aperçoit facilement de la présence de l'acide citrique dans l'acide succinique par l'acidité de la solution, qui est beaucoup plus considérable que s'il ne contenait que de l'acide succinique, et aussi parce que cette solution précipite l'eau de chaux, ce que ne fait pas l'acide succinique qui forme des sels de chaux solubles, tandis que l'acide citrique en s'unissant avec cette base donne lieu à un précipité insoluble de citrate calcaire.

Si la falsification de cet acide a lieu à l'aide de l'hydro-chlorate d'ammoniaque (Ebermayer), on reconnaît cette falsification en traitant 1°. une partie de l'acide falsifié par la chaux qui dégage l'ammoniaque; 2°. une autre partie par de l'acide sulfurique qui décompose l'hydro-chlorate d'ammoniaque, met à nu l'acide hydro-chlorique qui se dégage sous forme de vapeurs blanches. On peut recueillir ces vapeurs dans l'eau et essayer le liquide qui les a dissoutes par le nitrate d'argent, afin d'obtenir un chlorure dont les caractères sont bien tranchés.

Selon M. Berzelius, l'acide succinique est formé

$$
\begin{array}{ll}
\text{d'oxigène} \ldots & 47,78 \\
\text{de carbone} \ldots & 47,99 \\
\text{d'hydrogène} \ldots & 4,23.
\end{array}
$$

Le pharmacien ne prépare pas directement l'acide succinique; mais il doit le séparer de l'huile lorsqu'il opère la distillation du succin pour obtenir l'huile (1) de succin.

(A. C.)

ACIDE SULFO-SINAPIQUE. Cet acide fut découvert en 1825 par MM. Henry fils et Garot, dans la semence de la moutarde; il est composé, selon ces auteurs, de

$$
\begin{array}{ll}
\text{Carbone} \ldots & 49,5 \\
\text{Hydrogène} \ldots & 8,3 \\
\text{Soufre} \ldots & 17,33 \\
\text{Azote} \ldots & 12,96 \\
\text{Oxigène} \ldots & 11,91 \\
\hline
& 100,00.
\end{array}
$$

L'acide sulfo-sinapique s'obtient de la manière suivante :

On prend 6 parties d'huile de moutarde jaune; on traite cette huile par l'alcool à 36°; on laisse en contact les deux liquides pendant plusieurs jours, en ayant soin de remuer de temps en

---

(1) Funck a reconnu que l'addition d'un acide minéral donne lieu à la production d'une plus grande quantité d'acide, en favorisant la décomposition de la résine qui masque l'acide.

temps; l'alcool se colore en jaune, il acquiert une saveur piquante, une odeur analogue à celle des plantes de la famille des crucifères. On sépare ce liquide de l'huile, on l'introduit dans une cornue et on le soumet à la distillation pour retirer une partie de l'alcool employé; on pousse la distillation jusqu'à ce que les deux tiers de l'alcool aient passé à la distillation; on verse ensuite le résidu dans une capsule, et on fait évaporer à une douce chaleur. On traite le résidu de l'évaporation par de l'eau froide à plusieurs reprises; ce liquide dissout la matière acide sans toucher à de l'huile fixe qui a été dissoute; on filtre et on fait concentrer : l'acide cristallise sous la forme de mamelons qui sont d'une couleur jaunâtre; on traite à plusieurs reprises par l'éther sulfurique qui s'empare d'une matière colorante qui l'accompagne, et lorsque l'acide a été traité par plusieurs lavages à l'éther et que ce véhicule ne se colore plus, on dissout dans l'eau distillée, on filtre et on fait évaporer, soit à une douce chaleur, soit en employant la machine pneumatique. L'acide placé dans l'une de ces circonstances cristallise; on le sépare des eaux-mères, et on le fait sécher.

L'acide sulfo-sinapique, obtenu par le procédé que nous venons de décrire, est sous la forme de petits mamelons; il est cristallin; sa saveur est légèrement amère et piquante; son odeur est un peu sulfureuse; il est entièrement soluble dans l'eau et dans l'alcool, peu soluble dans l'éther sulfurique; il décolore plutôt qu'il ne rougit la teinture de tournesol; il semble rougir la teinture de mauves; il n'a pas d'action sensible sur la teinture de curcuma; il se dessèche à la température de 110°, en exhalant l'odeur qui lui est particulière; à une température plus élevée, il se fond et se décompose en donnant lieu, entre autres produits, à de l'hydro-sulfate d'ammoniaque et à du gaz acide carbonique : une portion de l'acide se sublime et se condense ensuite sans avoir perdu de ses propriétés.

Parmi les caractères particuliers que présente l'acide sulfo-sinapique, on peut se servir des suivans pour le reconnaître : 1°. l'acide sulfo-sinapique mis en contact avec une dissolution de fer au maximum, donne lieu au développement d'une belle couleur pourpre cramoisie; 2°. mis en contact avec les solutions d'argent et de plomb, il donne lieu à des précipités blancs qui, lorsqu'ils sont mis en contact avec de l'eau, à l'aide de la chaleur, deviennent noirs par l'action du soufre qui les transforme en sulfures; 3°. en dissolution, il forme sur les parois des vases dans lesquels on le fait évaporer, des zones concentriques et nacrées qui donnent au verre un aspect moiré.

L'acide sulfo-sinapique s'unit aux bases salifiables; il forme avec ces bases des combinaisons salines que les auteurs ont nommées *sulfo-sinapates*. L'étude de ces sels a été faite par MM. Henry et Garot. (*V*. Journal de Chimie médicale, t. Ier, page 467.)

L'acide sulfo-sinapique étant connu depuis peu, il n'a pas encore été employé en Médecine; ses propriétés sur l'économie animale ne sont pas connues.   (A. C.)

Acide sulfureux, *esprit de soufre par la cloche, acide sulfurique phlogistiqué, acide vitriolique phlogistiqué, acide vitriolique volatil.* Cet acide est le résultat de la combinaison du soufre avec l'oxigène dans les proportions suivantes :

$$\text{Soufre} \dots\dots 100$$
$$\text{Oxigène} \dots\dots 99,44.$$
$$(\text{Berzelius.})$$

La nature de cet acide, que l'on trouve quelquefois autour des volcans, dans les solfatares et dans quelques eaux qui avoisinent ces lieux, fut recherchée dans le 16e siècle par Stahl; mais elle ne fut bien connue qu'à une époque plus éloignée.

Les chimistes s'occupèrent de cet acide. Scheèle donna le premier le moyen de l'obtenir en grande quantité. Priestley l'obtint sous forme gazeuse, et étudia une partie de ses propriétés. Berthollet en fit le sujet d'intéressantes recherches. Fourcroy et M. Vauquelin l'examinèrent et publièrent une suite d'expériences qu'ils avaient faites sur ce sujet. Enfin, MM. Gay-Lussac et Berzelius déterminèrent ses élémens par l'analyse chimique. Malgré ces travaux, les chimistes ne sont pas tout-à-fait d'accord sur les proportions exactes; il est à désirer que de nouvelles expériences soient tentées pour re-connaître la cause de cette différence. L'acide sulfureux, sui-vant qu'on le destine à des fumigations, au blanchîment ou à l'usage médical, se prépare de diverses manières; nous croyons devoir indiquer ici ces divers modes.

Préparation de l'acide pour le blanchîment et pour la désin-fection. Cet acide se prépare de deux manières; 1°. par la com-bustion du soufre à l'aide de l'air atmosphérique : 2°. par la décomposition de l'acide sulfurique à l'aide d'un corps combus-tible, la sciure de bois, les copeaux, la paille hachée. Pour ob-tenir l'acide sulfureux par la combustion seulement, on place au milieu d'une boîte ou d'une chambre bien close un fourneau contenant des charbons allumés; on met sur ce charbon un plat de terre contenant du soufre en quantité plus ou moins grande, selon la capacité de la chambre; on dispose sur des cordes les objets que l'on veut blanchir, ou encore les habits provenant de personnes qui ont été affectées de maladies contagieuses (la gale, la variole, la fièvre d'hôpital), en ayant soin d'humecter d'abord ces objets. On ferme la porte de la chambre et on se retire: le soufre brûle, à l'aide de l'air atmosphérique, il se con-vertit en acide sulfureux mêlé d'une petite quantité d'acide sulfurique, et il se condense sur les objets humides, il les blan-chit ou les désinfecte. On laisse quelque temps ces objets en contact avec l'acide, on leur fait subir ensuite quelques lavages, et on les fait sécher.

La quantité de soufre à convertir en acide sulfureux dépend de la grandeur de la chambre, et de la plus ou moins grande quantité d'objets que l'on soumet à la vapeur du soufre.

Préparation de l'acide sulfureux employé contre la gale et les dartres. La manière de préparer l'acide sulfureux, pour l'administrer comme antipsorique, etc., est la même que celle que nous venons d'indiquer. On fait brûler dans une boîte, où le malade se trouve placé, à l'exception de la tête qui sort au dehors, du soufre qui se convertit en acide sulfureux : cet acide est absorbé par les pores de la peau, et il donne lieu à la guérison du malade qui se soumet un certain nombre de fois à ces fumigations. (*V*. ce mot.)

Préparation en grand de l'acide sulfureux, liquide ou gazeux. On prend une tourille de grès à deux tubulures, on la met dans un bain de sable placé sur un fourneau; on adapte, au moyen d'un bouchon, à l'une des deux tubulures, un tube de plomb. Ce tube va se rendre dans une boîte ou dans une chambre close, si l'on veut obtenir l'acide à l'état gazeux; il plonge dans l'eau si l'on veut obtenir l'acide liquide. On introduit dans la tourille, par la deuxième tubulure, de la sciure de bois et de l'acide sulfurique (1); on ferme exactement l'ouverture, on lute avec de la terre glaise, on chauffe doucement le bain de sable, et on élève successivement la température. L'acide sulfurique en contact avec la sciure de bois est décomposé; il y a formation d'acide carbonique et d'acide sulfureux, celui-ci se dissout dans l'eau, tandis que le premier se dégage. On continue de chauffer jusqu'à ce qu'il n'y ait plus de dégagement de gaz; et si la solution n'est pas assez chargée d'acide sulfureux, on peut la charger de nouveau de cet acide en faisant passer une seconde fois de l'acide.

L'acide ainsi préparé peut être employé au blanchiment des chapeaux de paille; on s'en sert aussi en lotion contre la galle; on l'aromatise avec un peu d'eau de lavande. Cette préparation qui n'a pas, comme la plupart des onguens antipsoriques, l'inconvénient de graisser les habits, et de communiquer une odeur sulfureuse au malade, a été employée avec succès contre cette maladie.

Préparation de l'acide sulfureux pur, liquide ou gazeux. On prend un matras, on introduit dans ce vase 225 parties de mercure métallique, et 375 parties d'acide sulfurique, d'une pesanteur spécifique de 1,842 (66°). On place ce matras sur une grille posée sur un fourneau, on le ferme avec un bouchon supportant un tube de Welter, dont l'extrémité inférieure va

---

(1) La quantité d'acide à ajouter est celle convenable pour former avec la sciure une pâte demi-liquide.

plonger dans un flacon à deux tubulures, contenant une petite quantité d'eau destinée à laver l'acide; de la seconde tubulure part un tube qui va plonger dans un flacon contenant l'eau distillée destinée à condenser l'acide sulfureux, lavé dans le flacon qui précède : ce deuxième flacon peut être suivi de plusieurs autres, si ces flacons sont nécessaires pour condenser tout l'acide produit.

L'appareil étant monté, on ferme les jointures avec un lut de farine de graine de lin réduite en pâte à l'aide de la colle. Quand le lut est bien sec, on place sous le matras quelques charbons allumés, et on augmente graduellement le feu jusqu'à ce qu'il n'y ait plus de dégagement de gaz. On démonte l'appareil, on ferme les vases qui contiennent l'acide et on les place dans un lieu dont la température soit peu élevée ; on verse ensuite le résidu de l'opération qui se trouve dans le ballon, (le sulfate acide de mercure) dans une capsule de porcelaine.

Dans cette opération, une partie de l'acide sulfurique en contact avec le mercure est décomposée; il cède une partie de son oxigène au mercure: par cette perte d'oxigène, cet acide passe à l'état d'acide sulfureux; il se dégage et va se rendre dans le premier flacon, où il se lave d'abord et où il se dissout en partie : l'acide lavé qui ne s'est pas dissout passe dans les flacons suivans qui composent l'appareil, et se dissout dans l'eau qu'ils contiennent. L'oxide de mercure formé s'unit à une autre partie de l'acide sulfurique non décomposé, et forme le sulfate de mercure qui reste dans le ballon.

L'acide sulfureux gazeux est permanent, invisible, d'une pesanteur spécifique de 2,234 (Thénard), son odeur est piquante, bien connue ; cette odeur est celle qui se développe lorsqu'on enflamme le soufre qui se trouve placé aux extrémités des petits fragmens de bois qu'on nomme *allumettes*; sa saveur est forte et désagréable. Ce gaz détruit les couleurs bleues végétales; il excite l'éternuement, resserre la poitrine, suffoque les animaux qui le respirent. Exposé à une forte chaleur, il ne se décompose pas ; séparé, au moyen du chlorure de calcium, de l'eau qu'il retient, il peut se liquéfier par un refroidissement dû à un mélange de deux parties de glace et d'une partie de sel marin. On l'obtient alors liquide, limpide, incolore, jouissant de la propriété d'entrer en ébullition à une température de 10° au-dessus de zéro. Versé sur la main, il se volatilise complètement, en produisant un froid des plus vifs.

M. Bussy, professeur de l'École de Pharmacie, l'un des jeunes savans sur lesquels la science peut fonder de justes espérances, est le premier qui fit la découverte de cette propriété. Il eut l'heureuse idée d'examiner quel était le degré de froid produit par la vaporisation de cet acide; il reconnut que ce degré était tel, qu'il pouvait déterminer presque instantanément la congélation du mercure métallique.

L'acide sulfureux est soluble dans l'eau à laquelle il communique ses propriétés. Ce liquide, à la température de 20° et sous une pression de 76 centimètres, dissout trente-sept fois son volume d'acide sulfureux. L'eau ainsi chargée de ce gaz est l'*acide sulfureux liquide*.

On emploie cet acide pour blanchir la soie; pour enlever les taches de fruit, sur les tissus; il est mis en usage pour muter les sucs, les sirops, les vins et surtout la préparation connue sous le nom de *cirage anglais*. Le procédé consiste à ajouter à ces divers produits une certaine quantité de cet acide qui arrête la fermentation. On s'en sert dans le traitement de la gale, dans le blanchîment des chapeaux de paille, etc., etc.

L'acide sulfureux gazeux, respiré en quantité (1), cause des accidens qui peuvent être calmés par l'emploi de l'ammoniaque que l'on fait respirer avec précaution et que l'on administre intérieurement à la dose de 5 à 6 gouttes dans un verre d'eau sucrée. Cette médication répétée plusieurs fois, donne de bons résultats.

L'acide sulfureux est reconnaissable à son odeur. On peut encore employer quelques réactifs pour reconnaître sa présence. Ces réactifs sont : le fer, que cet acide dissout sans effervescence.

____

(1) Cet accident arrive particulièrement dans les fabriques d'acide sulfurique.

L'acide iodique ; cet acide mêlé à l'acide sulfureux, donne lieu à une décomposition et à la formation d'acide sulfurique et à la précipitation d'iode.

L'acide sulfureux s'unit aux bases salifiables; il forme un genre de sels que l'on a nommés *sulfites.* (A. C.)

Acide sulfurique, *acide vitriolique, huile de vitriol.* Cet acide, dont l'usage est plus répandu que celui des autres acides dont nous avons déjà parlé, est le résultat de la combinaison du soufre avec l'oxigène, dans les proportions suivantes :

$$
\begin{aligned}
&\text{Oxigène} \dots\dots\dots\dots\dots 149,16 \\
&\text{Soufre} \dots\dots\dots\dots\dots\dots 100.
\end{aligned}
$$

L'acide sulfurique se trouve abondamment dans la nature, le plus souvent à l'état de combinaison avec les bases formant des sulfates que l'on rencontre dans les trois règnes.

L'existence de l'acide sulfurique à l'état libre, dans la nature, est encore un sujet de controverse, malgré que M. Baldassari ait annoncé avoir trouvé cet acide en 1776, à l'état solide et cristallisé dans une grotte du *mont Amiata,* au-dessous des bains de Saint-Philippe, et que M. Pictet l'ait vu tomber de la voûte d'une grotte située près de la ville d'Aix en Provence. Cette existence, tout incompréhensible qu'elle puisse être, doit cependant être regardée comme exacte, puisque de nouveau on l'a reconnue en d'autres endroits. Lucas fils, jeune minéralogiste que les savans regrettent, a pu facilement remplir plusieurs bouteilles de cet acide qui découlait de certaines cavités existantes dans les fentes du cratère des volcans. M. de Humbold a annoncé la présence de cet acide mêlé à l'acide hydro-chlorique dans les eaux du *Rio Vinagre,* présence qui a été confirmée par M. Rivero, qui a trouvé que ces eaux contenaient par litre :

$$
\begin{aligned}
&\text{Acide sulfurique} \dots\dots\dots 1,080 \\
&\text{Acide hydro-chlorique.} \dots 0,184 \\
&\text{Alumine.} \dots\dots\dots\dots 0,240 \\
&\text{Chaux} \dots\dots\dots\dots\dots 0,160.
\end{aligned}
$$

M. Vauquelin a aussi reconnu ces deux acides dans des eaux prises dans le lac d'une montagne de l'île de Java.

L'acide sulfurique fut découvert dans le moyen âge : cette découverte est attribuée par les uns, aux chimistes arabes, par les autres, aux alchimistes ; ce qu'il y a de certain, c'est qu'on ignore précisément l'époque où elle fut faite. Basile Valentin, qui écrivait au commencement du 15ᵉ siècle, en fait mention, et depuis cette époque, des travaux nombreux, entrepris par des savans de diverses nations, ont fait connaître cet acide et ils ont donné des procédés divers de préparation. Parmi les chimistes qui se sont occupés de cet acide, on doit citer Berthollet, Berzelius, Bucholz, Chaptal, Clément Désormes, Chénevix, Gould, Klaproth, Keir, Lavoisier, Morveau, Neuman, Richter, Roebuck, Thénard, Tromsdorf, Vauquelin, etc. (1).

L'acide sulfurique fut d'abord extrait du sulfate de fer par distillation ; on le prépara ensuite en faisant brûler dans de grands ballons de verre du soufre mêlé à du nitrate de potasse ; mais ces procédés donnaient, ou de l'acide coloré, ou n'en donnaient qu'en très petite quantité : on a donc abandonné ces modes de préparation, et aujourd'hui on prépare cet acide dans de grandes chambres de plomb, et par des procédés qui acquièrent tous les jours de nouveaux degrés de perfection. L'un de ces procédés, dû à M. Cartier fils, fabricant distingué, est du plus grand avantage par les quantités d'acide qu'on obtient.

Préparation en grand. Cette opération, qui n'est pas pratiquée par le pharmacien, est du ressort de la Chimie toxicologique. On fait brûler dans des chambres recouvertes de plomb (2) le

---

(1) Nous voudrions pouvoir donner les noms des manufacturiers qui ont donné des observations pratiques. Parmi ceux qui sont à notre connaissance, nous citerons MM. Pelletan, Chamberlain, Dizé, Cartier, Ador, etc.

(2) Ces chambres sont de grandeurs différentes, les proportions les plus convenables sont les suivantes :

Longueur......... 5o pieds
Hauteur......... 15 pieds
Largeur......... 27 pieds.

soufre; soit seul (en remplaçant le nitre par du gaz nitreux provenant de la décomposition de l'acide nitrique au moyen de quelques corps combustibles, des métaux, par exemple, pour préparer des nitrates métalliques, de la mélasse, du sucre ou de la fécule, pour convertir ces substances en acide oxalique), soit mêlé au nitre dans la proportion de 7 à 8 pour 100 de ce sel sur 100 de soufre. Dans les deux cas, on condense les vapeurs acides formées, en faisant jaillir avec force dans la chambre, de la vapeur d'eau au moyen d'une machine destinée à cet effet. On introduit aussi dans la chambre une quantité d'air nécessaire à la formation de l'acide sulfurique.

Dans ces opérations, le soufre brûle; il se convertit en acide sulfureux qui se trouve en contact avec le gaz acide nitreux (1) et avec de la vapeur d'eau. Ces acides étant en contact, réagissent l'un sur l'autre; il résulte de cette réaction, de l'acide sulfurique et du deutoxide d'azote : l'acide sulfurique, par de l'eau injectée en plus grande quantité, est séparé de la combinaison; il se condense et tombe en gouttelettes sur le sol de la chambre. Le deutoxide d'azote qui s'en sépare reste dans la chambre. Ce gaz absorbe une partie de l'oxigène de l'air qui existe ou qui entre dans la chambre; il passe de nouveau à l'état d'acide nitreux qui convertit l'acide sulfureux nouvellement formé en acide sulfurique qui se sépare de nouveau. Ces réactions se continuent dans les chambres, jusqu'à ce qu'il y ait épuisement total du gaz sulfureux, et de l'oxigène de l'air contenu dans les chambres ou qu'on y fait entrer par des ouvertures pratiquées exprès. Quand l'opération est terminée, on ouvre une trappe placée à la partie supérieure de la chambre et une porte à la partie inférieure : de cette manière les gaz se dégagent; on renouvelle l'air avant de commencer une nouvelle opération.

L'acide sulfurique condensé, recueilli comme nous l'avons

---

(1) Théorie de M. Clément Désormes. Cette théorie avait été conçue par M. Pluvinet qui avait écrit à M. Chaptal à ce sujet. (*V*. Dictionnaire technologique.)

dit sur la partie inférieure de la chambre qui supporte une couche d'eau acidifiée. L'acidification de cette eau par des opérations successives, est augmentée et portée de 30 à 40°; mais l'acide sulfurique obtenu à ce degré ne peut être mis dans le commerce, puisque l'on exige qu'il soit d'une densité indiquée par le 66ᵉ degré de l'aréomètre; il faut donc le séparer d'une certaine quantité d'eau pour l'amener à ce degré. Pour cela, on emploie deux procédés de concentration : le premier consiste à introduire l'acide dans des cornues de verre, à le placer sur des bains de sable et à le soumettre à l'action de la chaleur; le deuxième est la distillation dans un alambic de platine : l'eau passe la première, et l'acide concentré reste ou dans les cornues ou dans l'alambic. Dans ces deux cas, les *petites eaux* qui passent à la distillation contiennent encore de l'acide sulfurique, elles doivent être recueillies pour être introduites de nouveau dans la chambre, et servir à condenser l'acide qui doit se former dans des opérations suivantes.

L'acide sulfurique à 66° peut être employé à cet état pour la plupart des opérations des arts : on le nomme alors *acide sulfurique du commerce;* il contient des substances étrangères, des sulfates de chaux, de fer, de plomb, provenant, ou des matériaux qui composent la chambre, ou des eaux qui servent à condenser l'acide, etc. Pour l'employer à l'analyse ou à des opérations qui exigent l'emploi d'un acide privé de ces substances, on procède à une nouvelle opération que nous allons décrire, parce qu'elle est du nombre de celles qui se pratiquent dans les officines.

Purification de l'acide sulfurique du commerce. On introduit, au moyen d'un entonnoir à longue tige, dans une cornue de verre lutée et non tubulée (1), de l'acide sulfurique concentré, et on a soin de ne la remplir qu'aux deux tiers de sa capacité; on fait entrer dans la cornue quelques petits fragmens

______

(1) Les cornues non tubulées étant plus égales dans leurs parties que ne le sont celles qui portent une tubulure, elles sont moins sujettes à se rompre.

de verre ou des fils de platine tournés en spirale ; on adapte au col de la cornue un récipient dont le col soit assez large pour que le bec de la cornue puisse arriver jusque dans le milieu de ce vase ; on met dans ce ballon une petite quantité d'acide sulfurique pur, on joint la cornue au ballon ; on place ensuite le vase distillatoire sur une grille de fil de fer posée sur les bords d'un fourneau garni d'un laboratoire. La cornue étant placée sur le fourneau, on recouvre le tout du dôme, et on place quelques charbons allumés sous la cornue pour l'échauffer ; lorsque l'appareil est chaud, on continue le feu de manière à porter l'acide à l'ébullition ; on entretient convenablement la distillation dans la cornue, en se précautionnant contre les accidens qui peuvent arriver, et surtout contre sa rupture (1).

Quand la distillation de l'acide est amenée aux trois quarts, on laisse refroidir l'appareil, on le démonte, on retire du ballon l'acide pur qui a passé.

Le but que l'on se propose en recommandant de placer un peu d'acide sulfurique au fond du ballon, est d'empêcher la rupture, accident qui arriverait si l'acide sulfurique distillé tombait immédiatement sur ses parois (2).

L'introduction, dans la cornue, de fragmens de verre ou de fils de platine tournés en spirales, est faite pour éviter les soubresauts qui pourraient faire casser ce vase ; ces substances accélèrent en même temps l'évaporation.

L'acide sulfurique pur doit être conservé dans un flacon fermé à l'émeri : si le flacon restait ouvert, l'acide s'affaiblirait en absorbant une portion de l'eau qui est en dissolution dans l'atmosphère ; il se noircirait en même temps, ce qui serait dû

---

(1) On place autour du fourneau une masse de sable en poudre, destinée à absorber l'acide, qui sans cela pourrait se répandre et tomber sur l'opérateur.

(2) On pourrait simplifier l'appareil en se servant d'une cornue et d'un récipient en platine ; on n'aurait nulle crainte pour la rupture des vases ; il serait facile de rafraîchir le récipient en faisant tomber sur ce vase un filet d'eau continu.

à la carbonisation de quelques substances organiques qui se trouvent répandues dans l'air. On ne peut pas conserver cet acide pur dans un flacon fermant avec un bouchon de liége; le bouchon se corrode : l'acide est ainsi noirci et altéré (1).

L'acide sulfurique pur est un liquide blanc, d'une consistance oléagineuse; il rougit fortement la teinture de tournesol; il charbonne les matières végétales et animales en les désorganisant. A une température de 10 à 12° sous zéro, il se congèle ; à une température élevée, il bout et passe à la distillation; à une chaleur plus élevée encore, et dans un tube de porcelaine d'un très petit diamètre, il se décompose et se transforme en acide sulfureux et en gaz oxigène. La pesanteur spécifique de l'acide pur est de 1,842; à cet état, il retient encore une quantité assez considérable d'eau qu'on n'a pu, jusqu'à présent, lui enlever; il est soluble dans l'eau en toute proportion.

Comme il est utile pour le pharmacien de connaître les quantités réelles d'acide sulfurique à 66°, contenues dans un mélange d'eau et d'acide, nous croyons devoir rapporter ici une table dont les divisions sont dues à M. Vauquelin, et les subdivisions à M. D'Arcet. Cette table peut indiquer de suite quelles sont les quantités d'eau à ajouter à l'acide sulfurique à 66° pour le faire passer aux divers degrés marqués par l'aréomètre : elle indique en outre le poids spécifique de l'acide préparé par les divers mélanges.

(1) Lorsque l'acide sulfurique du commerce a pris une couleur brune, on peut le priver de cette couleur en l'introduisant dans une cornue et en chauffant jusqu'à ce que la couleur ait disparu et que l'acide ait pris une couleur blanche : dans ce cas, il y a dégagement d'acide sulfureux.

QUANTITÉ d'acide sulfurique à 66°.	QUANTITÉ d'eau.	DEGRÉ DE L'ACIDE résultat du mélange (aréomèt. de Baumé).	POIDS spécifique.
6,60	93,40	5°	1,025
11,73	88,27	10°	1,076
17,39	82,61	15°	1,114
24,01	75,99	20°	1,162
30,12	69,88	25°	1,210
36,32	63,48	30°	1,260
43,21	56,79	35°	1,315
50,41	59,59	40°	1,375
58,02	41,98	45°	1,466
59,85	40,15	46°	»
61,32	38,68	47°	1,482
62,08	37,92	48°	1,500
64,37	35,63	49°	1,515
66,45	33,55	50°	1,532
68,03	31,97	51°	1,550
69,03	30,97	52°	1,566
71,17	28,83	53°	1,586
72,07	27,93	54°	1,603
74,32	25,68	55°	1,618
82,34	17,66	60°	1,717
100,00	0,00	66°	1,845

L'acide sulfurique est employé dans un grand nombre de préparations médicales; il entre dans la composition d'un onguent anti-psorique. On le donne en boisson, à la dose de 10 à 30 gouttes dans de l'eau sucrée. Il entre dans la composition de l'eau de Rabel, des gargarismes astringens, de l'*acide sulfurique aromatique*, etc., etc.

Cet acide, combiné aux bases salifiables, donne naissance à un grand nombre de sels (sulfates) employés comme médicamens. (*V.* SULFATES, DE SOUDE, DE POTASSE, etc., etc.)

L'acide sulfurique, introduit dans l'économie animale à l'état de concentration, cause des accidens qui peuvent déterminer la mort. Les premiers secours à donner dans le cas d'empoisonnement par cet acide, consistent à administrer des solutions alcalines légères, *le lait de magnésie.* Pour éviter le dégagement de chaleur qui se manifeste lorsque l'acide concentré se mêle à de l'eau, quelques praticiens conseillent d'administrer ces antidotes en suspension dans l'huile (Gabriel Pelletan).

Les réactifs qui peuvent être employés pour reconnaître la présence de l'acide sulfurique sont : l'eau de baryte, l'acétate, le nitrate et l'hydro-chlorate de la même base.

La solution d'eau de baryte ou celles des sels barytiques, mises en contact avec l'acide sulfurique, sont décomposées. Il y a formation d'un sel de baryte (sulfate de baryte). Ce sel est insoluble dans l'eau et dans l'acide nitrique pur ; on recueille le sulfate de baryte sur un filtre, on le lave à grande eau, on le fait sécher, et on le calcine. On peut apprécier, par le poids du sulfate précipité, la quantité d'acide sulfurique existant dans le liquide que l'on a examiné (1).

On peut se servir de charbon pour reconnaître l'acide sulfurique. Ces deux substances étant mêlées et introduites dans une fiole, et soumises à l'action de la chaleur, réagissent l'une sur l'autre ; il y a décomposition de l'acide sulfurique, formation d'acide sulfureux, d'acide carbonique et d'eau ; l'acide sulfureux qui se dégage est facile à reconnaître à son odeur.

La pesanteur, l'aspect de l'acide sulfurique à 66°, peuvent servir à faire reconnaître cet acide.

L'acide sulfurique concentré, en contact avec la peau, la détruit, et cause des excoriations ; on active la guérison de ces plaies en les lavant avec une préparation d'huile d'amandes douces et d'eau de chaux, dans la proportion de 6 onces d'eau de chaux et d'une once d'huile.

L'acide sulfurique que l'on vend dans le commerce est souvent altéré par des acides nitrique, hydro-chlorique, par des traces de plomb, de cuivre, de chaux, d'alumine (2). On y trouve aussi du sulfate de soude : ce dernier produit doit être considéré comme une falsification ; ce sel n'est ajouté à l'acide que pour augmenter sa densité.

---

(1) 100 parties de sulfate de baryte sont formées

        d'acide...................... 34,38

        baryte .... 65,62.

(2) Ces substances sont combinées à l'acide sulfurique.

On s'assure de la présence de l'acide nitrique dans l'acide sul-furique par l'opération suivante : on place dans une cornue de verre une certaine quantité d'acide sulfurique; on adapte un récipient, et l'on soumet cet appareil à l'action de la cha-leur; l'acide nitrique, quelquefois en partie décomposé, se dé-gage à l'état de vapeurs rutilantes. On recueille le produit qui se volatilise; on sature ce produit par la potasse, et on fait évaporer; on examine le résidu, qui doit contenir du nitrate de potasse. Lorsque l'acide sulfurique contient de l'acide nitrique, par le procédé précédent, on obtient un sel (*nitrate de potasse*) qui brûle en scintillant lorsqu'on le jette sur des charbons allu-més, effet qui n'a pas lieu si l'acide sulfurique examiné ne con-tient pas d'acide nitrique.

On s'assure de la présence de l'acide hydro-chlorique mêlé à l'acide sulfurique, en étendant cet acide d'eau, et en ver-sant dans cette solution affaiblie du nitrate d'argent liquide. Ce sel démontre la présence de l'acide hydro-chlorique, en le précipitant et donnant naissance à du chlorure d'argent dont les caractères sont bien tranchés. (*V.* CHLORURE D'ARGENT.)

On reconnaît la présence du plomb, en saturant l'acide par la po-tasse : le sel métallique (1) est précipité à l'état d'oxide insoluble que l'on sépare du nitrate, soluble dans l'eau, par le filtre ; cet oxide, mis en contact avec l'acide hydro-sulfurique, noircit et passe à l'état de sulfure (sulfure de plomb).

On s'assure de la présence du fer en saturant l'acide par l'alcali volatil, qui précipite le fer sous forme de flocons d'un jaune rougeâtre.

On reconnaît la présence de la chaux de la manière suivante : on fait évaporer jusqu'à siccité, dans une capsule de platine, une quantité donnée d'acide sulfurique : le sulfate de chaux, qui n'est pas volatil, reste pour résidu ; on examine ses pro-priétés. Par l'emploi du même moyen, on peut se convaincre de

______

(1) Ce métal provient des appareils; il en est de même du fer. La chaux, l'alumine proviennent, ou de l'eau que l'on a introduite dans la chambre, ou des vases de terre qui reçoivent l'acide et servent à le contenir.

la présence du sulfate de soude, et s'assurer des proportions de ce sel qui étaient contenues dans l'acide.

La présence du cuivre peut facilement être démontrée par une lame de fer bien décapée : cette lame trempée dans l'acide qui contient de ce métal se recouvre d'une couche de cuivre métallique qu'il est facile de reconnaître au simple aspect.

L'acide sulfurique est très employé dans les arts; on en fait usage en métallurgie, dans le blanchîment, dans la teinture; on s'en sert pour fabriquer la soude artificielle, le vitriol de Chypre, le vitriol *ou sulfate* de fer; on l'emploie pour l'analyse des soudes et des potasses, pour rougir le papier de tournesol. (*V.* ces mots.)   (A. C.)

ACIDE SULFURIQUE DE SAXE, *acide sulfurique de Nordhausen, acide sulfurique glacial, vitriol fumant de Nordhausen.* L'acide sulfurique désigné sous le nom d'acide sulfurique fumant, etc., est l'acide que l'on obtient de la distillation du sulfate de fer privé d'eau, à une chaleur rouge, c'est un liquide très dense, ordinairement coloré en brun. Plusieurs chimistes qui se sont occupés de ce combiné l'ont considéré, les uns comme un acide nouveau (M. Vogel), d'autres comme de l'acide sulfurique ne retenant qu'une petite quantité d'eau (M. Dulong). Cette question a été décidée dans un mémoire lu par M. Bussy à la Société de Pharmacie de Paris, et imprimé dans les Annales de Chimie. Ce chimiste considère l'acide fumant comme de l'acide sulfurique ordinaire, contenant une certaine quantité d'acide anhydre, à laquelle il doit les propriétés qui le caractérisent. Cet acide ne contient de l'acide sulfureux qu'accidentellement, et cet acide n'influe en rien sur ses propriétés. Dans ce mémoire, l'auteur a démontré par des expériences que l'on peut séparer l'acide anhydre par la distillation; il a en outre déterminé les caractères particuliers de cet acide.

Des observations semblables ont été données par M. le docteur Ure dans le *Quaterly Journal of Sciences,* avril 1825. Mais ces observations, toutes justes qu'elles soient, ne laissent pas moins à notre compatriote M. Bussy l'honneur d'avoir le premier éclairé la question (1).

Cet acide, qui n'est pas employé dans l'usage pharmaceutique, s'obtient en calcinant à une forte chaleur le sulfate de fer sec, en recueillant dans l'eau le produit qui se dégage de la calcination, répétant plusieurs fois cette opération jusqu'à ce que le liquide ait absorbé assez d'acide pour marquer 66°. On l'obtient beaucoup plus facilement en faisant passer ce produit dans de l'acide sulfurique à 66° (Bussy).

L'acide de Nordhausen, tel qu'on le rencontre dans le commerce, est un liquide coloré en brun, d'une densité qui varie, mais qui diffère peu de celle de l'acide sulfurique à 66°. Il a une odeur d'acide sulfureux très prononcée; exposé à l'air, il répand des fumées blanches très suffoquantes; exposé à l'action de la chaleur, il entre en ébullition à la température de 40 à 50°: au bout de quelques temps, l'acide cesse de bouillir; il a alors perdu sa couleur brune, et présente les mêmes caractères que ceux de l'acide sulfurique du commerce.

Les vapeurs acides qui se volatilisent pendant l'opération étant recueillies convenablement et étant condensées par un mélange rafraîchissant, donnent une matière solide que M. Bussy a reconnue être de l'acide sulfurique sec, *l'acide sulfurique anhydre.* (*V.* ce mot.)

---

(1) M. Ure est arrivé aux mêmes résultats que ceux annoncés par M. Bussy. Deux moyens qu'il a employés ne laissent plus de doute sur l'existence de l'acide anhydre : le premier de ces moyens consiste à mêler un poids donné des cristaux acides avec une quantité donnée d'eau, et à voir si le poids est le même que celui d'acide sulfurique sec qui entrerait dans un mélange d'acide sulfurique ordinaire et d'eau, dont la densité serait la même; le second moyen consiste à saturer un poids donné de l'acide cristallisé par du sous-carbonate de potasse très pur, et de peser le sulfate obtenu, afin d'en déduire le poids de l'acide sulfurique sec qui s'y trouve : dans les deux cas, M. Ure a reconnu que la quantité d'acide sec était, à quelques millièmes près, la même que celle des cristaux acides employés.

Le moyen employé par M. Bussy pour obtenir le même résultat consiste à faire passer l'acide en vapeur à travers un tube contenant des fragmens de baryte. (Extrait du Bulletin des Sciences par M. le baron de Férussac.)

Les propriétés médicales de l'acide sulfurique de Nordhausen, les réactifs à employer pour le reconnaître, sont les mêmes que ceux que nous avons indiqués pour l'acide sulfurique ordinaire.

L'acide de Nordhausen concentré, introduit dans l'économie animale, agirait de la même manière que l'acide sulfurique à 66°; il faudrait, dans des cas d'accidens causés par cet acide, employer les mêmes moyens que ceux indiqués plus haut. (*V.* ACIDE SULFURIQUE.)   (A. C.)

ACIDE SULFURIQUE ANHYDRE, *acide sulfurique privé d'eau.* La nature de cet acide, que l'on extrait en chauffant doucement l'acide sulfurique de Nordhausen, qui est une solution d'acide sulfurique ordinaire, d'acide sulfurique anhydre et d'acide sulfureux, n'était pas connue. M. Bussy est le premier qui ait démontré que cet acide était l'acide sulfurique privé d'eau (1).

Propriétés. Cet acide, à une température un peu au-dessous de 25°, est un solide d'une couleur blanche opaque; il attire l'humidité de l'air; il se fond à 25°, et forme alors un liquide qui réfracte la lumière : ce liquide, dont la densité est de 1,57 étant refroidi, se prend en houpes soyeuses; chauffé, il se volatilise à une température un peu au-dessous de celle de son degré de fusion. Cet acide est très caustique; il rougit les papiers colorés avec les couleurs bleues végétales; exposé au contact de l'atmosphère, il donne lieu à d'abondantes vapeurs.

L'acide sulfurique anhydre dissout le soufre et se colore en brun, en vert ou en bleu. Si l'on ajoute de l'eau, le soufre se dépose : la liqueur n'est plus alors que de l'acide sulfurique ordinaire.

Cet acide dissout l'indigo plus facilement que ne le fait l'acide sulfurique du commerce; il donne alors une dissolution qui, au lieu d'être bleue comme celle que l'on a préparée avec l'acide sulfurique ordinaire, est d'une couleur pourpre magnifique.

---

(1) M. Bussy ayant fait passer un poids de cet acide en vapeur à travers un tube contenant une certaine quantité de baryte, reconnut qu'il n'y avait dégagement d'aucun gaz, et que le poids du sulfate de baryte formé représentait, à huit millièmes près, la quantité d'acide vaporisée.

Cet acide est peu connu; il n'a pas encore été employé dans l'art médical; on l'emploie dans l'art de la teinture.

M. Ure a donné une table de la quantité d'acide concentré et de cet acide sec dans 100 parties d'acide étendu à différentes densités; cette table pouvant être utile à nos lecteurs, nous avons cru devoir la consigner ici.

Acide liquide.	Pesanteur spécifique.	Acide sec.	Acide liquide.	Pesanteur spécifique.	Acide sec.	Acide liquide.	Pesanteur spécifique.	Acide sec.
100	1,8485	81,54	66	1,5503	53,82	32	1,2334	26,09
99	1,8475	80,72	65	1,5390	53,00	31	1,2260	25,28
98	1,8460	79,90	64	1,5280	52,18	30	1,2184	24,46
97	1,8439	79,09	63	1,5170	51,37	29	1,2108	23,65
96	1,8410	78,28	62	1,5066	50,55	28	1,2032	22,83
95	1,8376	77,46	61	1,4960	49,74	27	1,1956	22,01
94	1,8336	76,65	60	1,4860	48,92	26	1,1876	21,20
93	1,8290	75,83	59	1,4760	48,11	25	1,1792	20,38
92	1,8233	75,02	58	1,4660	47,29	24	1,1706	19,57
91	1,8179	74,20	57	1,4560	46,48	23	1,1626	18,75
90	1,8115	73,39	56	1,4460	45,66	22	1,1549	17,94
89	1,8043	72,57	55	1,4360	44,85	21	1,1480	17,12
88	1,7962	71,75	54	1,4265	44,03	20	1,1410	16,31
87	1,7870	70,94	53	1,4170	43,22	19	1,1330	15,49
86	1,7774	70,12	52	1,4073	42,40	18	1,1246	14,68
85	1,7673	69,31	51	1,3977	41,58	17	1,1165	13,86
84	1,7570	68,49	50	1,3884	40,77	16	1,1090	13,05
83	1,7465	67,68	49	1,3788	39,95	15	1,1019	12,23
82	1,7360	66,86	48	1,3697	39,14	14	1,0953	11,41
81	1,7245	66,05	47	1,3612	38,32	13	1,0887	10,60
80	1,7120	65,23	46	1,3530	37,51	12	1,0809	9,78
79	1,6993	64,42	45	1,3440	36,69	11	1,0743	8,97
78	1,6870	63,60	44	1,3345	35,88	10	1,0682	8,15
77	1,6750	62,78	43	1,3255	35,06	9	1,0614	7,34
76	1,6630	61,97	42	1,3165	34,25	8	1,0544	6,52
75	1,6520	61,15	41	1,3080	33,43	7	1,0477	5,71
74	1,6415	60,34	40	1,2999	32,61	6	1,0405	4,89
73	1,6321	59,52	39	1,2913	31,80	5	1,0336	4,08
72	1,6204	58,71	38	1,2826	30,98	4	1,0268	3,26
71	1,6090	57,89	37	1,2740	30,17	3	1,0206	2,446
70	1,5975	57,08	36	1,2654	29,35	2	1,0140	1,63
69	1,5868	56,26	35	1,2572	28,54	1	1,0074	0,8154
68	1,5760	55,45	34	1,2490	27,72			
67	1,5648	54,63	33	1,2409	26,91			

(A. C.)

ACIDE SULFURIQUE ÉTENDU. On entend par ce nom l'acide

sulfurique mêlé à l'eau. Cet acide, selon qu'il est mêlé à une plus ou moins grande quantité d'eau, marque à l'aréomètre divers degrés, et possède une densité différente. L'acide sulfurique affaibli, de la pharmacopée prussienne, consiste en un mélange de 5 parties d'eau distillée et d'une partie d'acide sulfurique pur; il doit être blanc, et conservé dans des vases de verre.

Cet acide est employé dans l'art médical. Marquant 10° à l'aréomètre, on s'en sert dans le commerce et en Chimie, pour l'essai des soudes et des potasses, afin de reconnaître leur degré d'alcalinité.   (A. C.)

ACIDE SULFURIQUE ALCOOLISÉ, *acide sulfurique dulcifié, eau de Rabel.* Cette préparation consiste en un mélange d'alcool et d'acide : ce mélange, au bout d'un certain temps, acquiert une odeur éthérée. L'éther qui se forme dans ce cas est le produit de la réaction de l'acide et de l'alcool l'un sur l'autre.

Procédé du Codex :

> Acide sulfurique pur à 66°......   120 parties
> Alcool pur........ à 36°......   360.

On mêle et on conserve le mélange dans un flacon de verre bouché à l'émeri. Ce produit doit être d'une belle couleur blanche; il est transparent : quelques praticiens lui donnent, à l'aide des fleurs de coquelicots, une couleur rose; mais cette couleur ne change en rien les propriétés de l'eau de Rabel. L'*élixir dulcifié* (*élixir acide*) de la pharmacopée prussienne ne diffère en rien de l'eau de Rabel préparée selon le procédé du Codex.

L'*élixir de Haller* est de l'alcool dulcifié, préparé en mêlant ensemble parties égales d'alcool et d'acide sulfurique.
                              (A. C.)

ACIDE TARTRIQUE, *acide tartareux, acidule tartareux, acide du tartre.* La découverte de l'acide tartrique est due à Duhamel et à Grosse, qui prouvèrent que la crème de tartre est un composé d'un acide particulier uni à la potasse : Margraff et Rouelle, peu de temps après, annoncèrent les mêmes résultats; mais Scheèle, le premier, obtint cet acide séparé du sel; il communiqua alors le procédé qu'il avait employé, et ce procédé fut publié en 1770, dans les Transactions de Stockolm.

L'acide tartrique existe dans un grand nombre de végétaux, et particulièrement, à l'état libre, dans le fruit de la vigne (le raisin), dans le fruit du tamarin, etc. On le retire ordinairement du tartrate acidule de potasse qui se dépose sur les parois des tonneaux qui contiennent le suc de raisin fermenté connu sous le nom générique de vin. Le procédé est le suivant.

PROCÉDÉ DE SCHEÈLE (1).

On projette dans une bassine de cuivre contenant de l'eau en ébullition, une certaine quantité de crème de tartre réduite en poudre fine; on ajoute à la solution qui s'opère, de la craie pulvérisée (2); on répand cette substance à la surface du liquide en se servant d'un tamis; on détermine la décomposition en agitant le liquide au moyen d'une spatule de bois. On a soin de tamiser doucement, pour que la quantité de craie qui passe au travers du tamis ne soit pas trop considérable. Ce sel ajouté en trop grande quantité déterminerait une vive effervescence qui ferait passer une partie de sa solution sur les bords de la bassine et occasionerait une perte plus ou moins grande.

On continue de tenir l'eau à l'état d'ébullition; on répète les additions de crème de tartre et de craie; on agite constamment avec la spatule, et lorsqu'une nouvelle addition de craie, en ne causant plus d'effervescence, démontre que tout le tartrate acidule de potasse est décomposé et converti en tartrate de chaux (3), on laisse déposer; on sépare le liquide clair qui contient en solution du tartrate de potasse neutre, du précipité

---

(1) Ce procédé a subi quelques légères modifications.

(2) Du carbonate de chaux, au besoin, du marbre pilé et réduit en poudre très fine.

(3) Ce qui se passe dans cette opération est facile à expliquer : le carbonate de chaux en contact avec la solution de tartrate acidule de potasse est décomposé, l'acide carbonique se dégage, et le tartrate de chaux se précipite au fond de la bassine, la liqueur retient du tartrate de potasse neutre non décomposé.

que l'on recueille sur une toile. On réunit la solution séparée
du tartrate de chaux aux eaux qui découlent du sel et aux premières eaux provenant du lavage qu'on lui fait subir. Lorsque
toutes ces eaux sont réunies, on les traite par une solution
d'hydro-chlorate de chaux, qui détermine une double décomposition, et la formation d'un hydro-chlorate de potasse et d'un
tartrate de chaux. On sépare le tartrate de chaux formé; on le
lave, et on le réunit au tartrate déjà obtenu (1).

Pour obtenir l'acide du tartrate de chaux préparé, comme nous
l'avons dit, on place ce sel égoutté, mais encore humide,
dans un bassin de plomb carré; on y ajoute de l'acide sulfurique étendu de quatre fois son poids d'eau. Les quantités d'a-
cide varient selon le degré d'humidité du sel que l'on décompose. Il est convenable de déterminer par le calcul la quantité
d'acide à employer pour décomposer le tartrate de chaux, afin
de ne pas dépasser le point de saturation, et de ne pas ajouter
un grand excès d'acide sulfurique qui nuirait à l'opération. Le
moyen le plus convenable pour prévenir cet inconvénient consiste à calciner un poids donné du tartrate de chaux que l'on a
à traiter, et à établir la quantité d'acide à employer sur celle de
la chaux qui forme le résidu (2).

L'acide étant mêlé au sel, on brasse le mélange de temps en
temps, et pendant plusieurs jours. On peut dans les derniers
momens faire passer de l'eau en vapeurs dans le mélange, pour
élever la température et aider à la décomposition des dernières parties; on laisse ensuite déposer; on sépare par décantation le liquide du précipité; on lave celui-ci une première fois, puis on le met sur une toile pour le faire égoutter;
on réunit la liqueur décantée aux eaux de lavage, et on fait

---

(1) On peut obtenir l'hydro-chlorate de potasse en faisant évaporer convenablement la liqueur qui contient ce sel. (*V. hydro-chlorate de potasse.*)

(2) 100 parties de chaux exigent pour leur saturation 175 parties d'acide
sulfurique à 66°, ainsi 100 parties de tartrate de chaux, qui par l'expérience
laisseraient 25 d'oxide de calcium, exigeraient pour leur décomposition 43,75
d'acide.

évaporer ces liquides dans des bassines de plomb ou dans des vases de grès placés sur un bain de sable ; on continue l'évaporation jusqu'à ce que la liqueur ait une apparence visqueuse et qu'elle marque 38 à 39° à l'aréomètre. L'acide étant à ce point de concentration, on le coule dans des terrines ou dans des cristallisoirs garnis de lames de plomb, et on porte à l'étuve ; la chaleur de ce lieu, en tenant les liqueurs chaudes, permet à l'acide de se réunir et de cristalliser. Cet effet n'aurait pas lieu à froid, à cause de la densité de la liqueur.

La cristallisation de l'acide s'opère lentement, et la cristallisation que l'on obtient de prime abord donne des cristaux colorés en brun ; on les purifie en les lavant avec de l'eau, en les faisant dissoudre et cristalliser à plusieurs reprises. Un autre moyen de purification a été indiqué par Vogler ; il consiste à décolorer l'acide tartareux au moyen de la poudre de charbon. Ce procédé, consigné dans les Annales de Crell (1791), est le suivant : on fait dissoudre l'acide tartrique, on ajoute à la dissolution une certaine quantité de poussier de charbon, on fait bouillir, et l'on filtre. Le charbon animal privé, par l'acide hydro-chlorique, du carbonate et du phosphate de chaux qu'il contient, aurait une action plus énergique que celle du poussier de charbon ; c'est donc une modification convenable à apporter à cette purification.

Plusieurs autres modes ont été indiqués pour obtenir l'acide tartrique ; nous croyons devoir les décrire ici, aussi succintement qu'il sera possible.

PROCÉDÉ DE FOURCROY, MODIFIÉ PAR M. VAUQUELIN.

On traite la crème de tartre réduite en poudre fine, et projetée dans de l'eau à 100° centigrades, par de la chaux vive ou éteinte, dans la proportion de 100 parties de tartre pour 30 parties de chaux vive pulvérisée, ou de 40 parties de chaux éteinte. On obtient un magma caustique que l'on fait évaporer à siccité, et que l'on chauffe doucement ; on fait ensuite digérer dans l'eau, on décante : la liqueur décantée est de la solution de potasse, et le précipité du tartrate de chaux. Ce sel bien lavé doit être décomposé, comme nous l'avons dit, par l'acide sulfurique, pour fournir de l'acide tartrique.

AUTRE PROCÉDÉ.

On peut se procurer l'acide tartrique en décomposant le tartrate acidule de potasse dissous, par de l'acétate de plomb, recueillant le précipité qui se forme (tartrate de plomb), le lavant bien, le délayant dans 12 fois son poids d'eau, et le soumettant à l'action d'un courant d'hydrogène sulfuré, jusqu'à ce qu'il y ait un excès d'acide hydro-sulfurique dans le liquide, filtrant la liqueur après que tout le tartrate a été décomposé, la faisant évaporer et cristalliser, comme nous l'avons dit précédemment (1).

M. Vunse Muller (Journal de Crell, 1789) a donné un procédé pour la préparation de l'acide tartareux ; ce procédé se rapproche du procédé décrit par Scheèle. Des expériences que nous avons faites nous ont démontré qu'il ne donnait pas de meilleurs résultats que celui du chimiste de Stockolm. Ce procédé consiste à mêler 6 livres de carbonate de chaux à 36 livres d'eau ; de saturer ce mélange avec de la crème de tartre, et de filtrer après la saturation, pour séparer le tartrate de chaux formé ; de recueillir le précipité, de le délayer dans une grande quantité d'eau, de verser dans ce mélange 6 livres d'acide sulfurique d'une pesanteur spécifique de 1817, et 6 gros d'acide nitrique à 1,25 ; d'exposer le tout à l'action du feu, de filtrer, et de faire évaporer et cristalliser.

Un procédé proposé par Schiller consistait à décomposer le tartre par l'acide sulfurique. Ce procédé ayant été examiné par Zobel, il reconnut que le produit, appelé acide tartareux, n'était que du tartrate acidule de potasse, ayant un goût plus acide, dû à la présence de l'acide sulfurique.

_____

(1) La liqueur décantée est de l'acétate de potasse. On peut obtenir ce sel sec à l'état de pureté, en le soumettant à un courant d'hydrogène sulfuré en excès, filtrant, décolorant par le charbon animal, et faisant évaporer, puis conservant dans des flacons bien bouchés.

Les mêmes expériences ont été depuis reprises par Fabroni, qui a reconnu que l'on obtenait, par l'action de l'acide sulfurique, un combiné d'acides tartrique et sulfurique saturant ensemble la potasse; il a nommé ce combiné (composé d'acide tartrique 72, et de sulfate acide de potasse 28) tartri-sulfate acide de potasse. (*Annales de Physique et de Chimie,* janvier 1824, p. 9 et suivantes.)

L'acide tartrique est un solide qui cristallise ordinairement en lames larges, légèrement divergentes; sa forme cristalline n'a pas encore été bien déterminée; les chimistes l'ont obtenu sous diverses formes, et Fourcroy en a recueilli en prismes hexaèdres irréguliers bien prononcés.

La force de cet acide est très grande ; il rougit fortement le papier et la teinture de tournesol; chauffé dans une cornue, il se fond, se boursoufle, se décompose; il donne alors lieu aux divers produits qui résultent de la décomposition des matières végétales, et en outre à un acide particulier que l'on a nommé acide *pyro-tartrique.*

L'acide tartrique est soluble dans l'eau ; il communique son acidité à ce liquide. L'eau qui contient peu de cet acide en solution étant abandonnée au contact de l'air, se couvre de moisissure : l'acide dans ce cas se décompose; il perd son acidité.

Cet acide combiné aux bases salifiables forme un genre de sel que l'on a nommés *tartrites ou tartrates.*

Cet acide, mêlé à l'acide borique, forme avec la crème de tartre un sel connu sous le nom de crème de tartre soluble. On l'emploie dans l'art médical, dissous dans l'eau, pour former une limonade, ou mêlé à du sirop de sucre, formant un sirop nommé *sirop tartareux.* Il faut que l'acide employé à la préparation de ce sirop soit pur et exempt d'acide sulfurique. On administre l'acide tartareux dans les cas de fièvres aiguës, de scorbut, d'hémorrhagie; la dose est, en poudre et mêlé à du sucre, de 5 à 10 grains; en solution dans l'eau ou tout autre liquide, dans les proportions de 1 à 3 gros dans une livre de liquide approprié.

Introduit dans l'économie animale en très grande quantité,

ou étant trop concentré, il donne lieu à des accidens. Les premiers secours à administrer contre les accidens que cause cet acide sont les solutions alcalines faibles, et particulièrement la magnésie tenue en suspension dans l'eau.

Parmi les réactifs qui peuvent faire reconnaître la présence de cet acide, on peut mettre en usage, 1°. la chaleur, qui le décompose en donnant naissance à un acide particulier (l'acide *pyro-tartrique*); 2°. l'acétate de plomb, qui donne lieu à un précipité formé de plomb et d'acide tartrique : ce précipité, traité par l'hydrogène sulfuré, est décomposé, et le sel est converti en acide tartrique et en sulfure de plomb; on sépare celui-ci par la filtration, et on fait évaporer la liqueur qui donne l'acide tartrique pur; 3°. l'hydro-chlorate de potasse, qui, mêlé avec cet acide, donne naissance à un sel qui cristallise, et qui n'est autre chose que du tartrate acidule de potasse (la crème de tartre).

L'analyse de l'acide tartrique a été faite par MM. Berzelius, Gay-Lussac et Thénard. Ces chimistes ont reconnu que cet acide était formé

de carbone......	24,050	de carbone......	36,11
d'oxigène.......	69,321	d'oxigène.......	59,92
d'hydrogène.....	6,629	d'hydrogène....	3,97
(*Gay-Lussac et Thénard*)		(*Berzelius*).	

L'acide tartrique est quelquefois altéré par de l'acide sulfurique qu'il retient et qui provient de l'excès d'acide ajouté lors de la décomposition du tartrate de chaux. Pour reconnaître la présence de cet acide et déterminer quelle en est la quantité, on prend un poids donné d'acide tartrique, on le fait dissoudre dans de l'eau distillée; on filtre. On verse dans la solution filtrée de la solution de muriate de baryte, jusqu'à ce que l'addition de cette liqueur ne détermine plus de précipité (1). On recueille ce précipité, on le lave à l'eau bouillante, puis on le traite par l'acide nitrique concentré, qui dissout le tartrate et non le sulfate : le poids de ce sel indique quelle est la quantité

____

(1) Ce précipité est un tartrate qui peut être mêlé de sulfate.

d'acide sulfurique qui entre dans sa composition et qui était mêlé à l'acide tartrique.

L'acide tartrique contient quelquefois du sulfate acide de potasse. On reconnaît cette falsification en faisant calciner une certaine quantité de cet acide, recueillant le produit de la calcination qui est en partie converti en sulfure de potasse. On s'assure qu'il existe bien réellement de la potasse dans le résidu, et comme cet alcali ne peut provenir de l'acide tartrique, elle indique l'impureté de cet acide.

L'acide tartrique peut quelquefois contenir du cuivre provenant des instrumens qui ont servi à sa préparation : pour reconnaître la présence de ce corps, on se sert d'ammoniaque, qui donne à la solution une couleur bleue : ou bien l'on se sert d'une lame de fer bien décapée; celle-ci, trempée dans une solution d'acide tartrique contenant du cuivre, prend une belle couleur cuivrée.

S'il contenait du plomb, l'hydrogène sulfuré le précipiterait en noir.

S'il est mêlé à de la crème de tartre, l'eau est un réactif suffisant; elle dissout facilement l'acide tartrique, et laisse le tartre pour résidu. (A. C.)

ACIDE TUNGSTIQUE, *acide du tungstène, acide du Wolfram.* Cet acide existe dans deux minéraux seulement : l'un, appelé autrefois tungstène, est le résultat de la combinaison de l'acide tungstique avec l'oxide de calcium (*le tungstate de chaux*); le deuxième, connu sous le nom de *tungstate de fer de Wolfram,* est une combinaison d'acide tungstique, de fer oxidé et d'une petite quantité d'oxide de manganèse : c'est de ce dernier produit que l'on extrait l'acide (1).

Pour obtenir l'acide tungstique, on emploie le procédé suivant, dû à Bucholz : on mêle ensemble une partie de wolfram réduite en poudre fine, avec deux parties de carbonate de potasse; on place ce mélange dans un creuset sur le feu, on le tient en fusion pendant une heure, en ayant soin de remuer de

---

(1) M. Vauquelin vient de trouver de l'acide tungstique dans l'oxide de manganèse de la romanèche.

temps en temps ; au bout de cet espace de temps, on verse la masse fondue sur du marbre, et lorsqu'elle est presque refroidie, on la réduit en poudre. On traite cette poudre à plusieurs reprises par de l'eau distillée bouillante ; on l'épuise ainsi de tout ce qu'elle contient de soluble. Tous les liquides étant réunis, on traite la liqueur par de l'acide hydro-chlorique ; on ajoute de cet acide jusqu'à ce que l'addition de ce corps ne produise plus de précipité ; on recueille ce précipité sur un filtre, après l'avoir bien lavé, on le traite de nouveau avec une solution bouillante de carbonate de potasse ; on le précipite ensuite de nouveau par l'acide hydro-chlorique : le précipité séparé est mis en digestion dans l'acide nitrique, pour lui enlever les dernières portions de potasse qu'il peut retenir ; on le lave ensuite à grande eau, et on le dessèche dans un creuset de platine.

Dans cette opération on a pour but de décomposer le tungstate de fer ; l'acide s'unit à l'oxide de potassium pour former un tungstate de potasse, dont on sépare l'acide tungstique à l'aide de l'acide hydro-chlorique.

L'acide tungstique est en poudre ; il est jaune, sans saveur ; il est insoluble dans l'eau, n'ayant aucune action sur les couleurs bleues végétales. Cet acide prend quelquefois une couleur bleue ; quoique insoluble dans l'eau, il peut cependant rester en suspension dans ce liquide. Il lui donne alors une apparence laiteuse et une couleur jaunâtre.

L'acide tungstique s'unit aux bases salifiables ; il donne naissance à un genre de sels que l'on a nommés *tungstates*.

Des essais thérapeutiques sur l'acide tungstique ont été tentés dans des cas d'épilepsie : quelques unes de ces tentatives ont paru présenter des résultats avantageux ; mais ces expériences, faites en trop petit nombre, demandent à être répétées pour éclairer la question (Burdett).

On administre cet acide à la dose de 10 grains par jour, 5 le matin et 5 le soir, amené en pilule à l'aide d'un mucilage de gomme adragante.   (A. C.)

Acide urique, *acide lithique, acide lithiasique, acide bézoardique, acide des calculs.* La découverte de l'acide urique

13..

est due à Scheèle, qui, dans la publication qu'il fit de ses expériences en 1776, annonça la présence d'un acide particulier
dans les calculs urinaires. Les résultats annoncés par Scheèle
furent confirmés par Bergman qui, ainsi que d'autres chimistes,
s'occupait d'expériences sur la nature des concrétions calculeuses qui se forment dans la vessie. L'acide urique fut d'abord
appelé acide bézoardique par Morveau, puis acide lithique, enfin
acide urique, qui est le nom sous lequel il est connu aujourd'hui.

Cet acide, a été étudié par Bergman et Fourcroy, puis
par MM. Higgins, Wollaston, Pearson, Vauquelin, Williams,
Henry, Prout, Proust, Chevallier, Lassaigne, etc., existant dans
les urines humaines; il se dépose souvent sous forme d'une
poudre jaune; il constitue des calculs urinaires formés de couches
concentriques. Uni à l'ammoniaque, il donne lieu à d'autres
calculs ; il existe dans la partie blanche des excrémens des oiseaux. M. Vauquelin l'a trouvé dans les urines blanches et
troubles que rendent les serpens. M. Robiquet l'a découvert dans
les cantharides. M. Brugnatelli l'a trouvé combiné à l'ammoniaque dans les matières excrémentitielles de la falène du ver à
soie, et dans le blanc du même insecte. Il est uni à la soude
dans les calculs arthritiques (qui se forment dans les articulations). On l'a trouvé dans une sécrétion produite par les pores
du cuir chevelu. (Heller et Chevallier.)

Procédé d'extraction. On prend des calculs d'acide urique,
on les réduit en poudre fine, on les fait dissoudre dans une solution de potasse à l'alcool ; on laisse déposer la liqueur, on tire
à clair la solution alcaline, on l'étend d'eau, et on la filtre.
La liqueur filtrée est ensuite décomposée par l'acide hydro-
chlorique ou par l'acide acétique. Ces acides s'unissent à la potasse et précipitent l'acide urique, qui se dépose sous forme
d'une poudre blanche, rude au toucher. On recueille le précipité
sur un filtre; on le lave d'abord avec un peu d'eau aiguisée d'alcali volatil, puis avec de l'eau chaude, et jusqu'à ce que ce liquide
n'enlève plus rien au précipité (1).

____

(1) On peut aussi obtenir l'acide urique en traitant de la même manière

L'acide urique possède les caractères suivans : il est pulvérulent, insipide, inodore; il rougit la teinture de tournesol; il
se dissout dans 1720 parties d'eau à 16° centigrades, et dans
1150 parties d'eau à 100° centigrades. Cette solution, par refroidissement, laisse déposer de l'acide urique sous forme de
petits cristaux. La dissolution aqueuse d'acide urique rougit
le papier de tournesol.

Cet acide est plus pesant que l'eau; il est soluble dans les
solutions alcalines, moins soluble dans l'ammoniaque, et
peu soluble dans les carbonates alcalins. Soumis à l'action de
l'acide nitrique, à l'aide la chaleur, ces deux acides se décomposent : les produits de cette décomposition sont de l'eau, de
l'acide carbonique, de l'oxide d'azote, de l'acide prussique, de
l'acide purpurique, de l'ammoniaque. A une époque de la décomposition, la liqueur devient rose et carminée. Cette coloration est due, selon M. Vauquelin, à la présence d'une matière
particulière.

Soumis à l'action de la chaleur dans une cornue de verre à
laquelle on adapte une allonge et un ballon, on obtient du carbonate et de l'hydro-cyanate d'ammoniaque (qui cristallisent sur
les parois du ballon). Il y a ensuite production d'une liqueur
épaisse empyreumatique qui contient beaucoup de pyro-urate
d'ammoniaque. Cette liqueur se solidifie par refroidissement.
Vers le milieu de l'opération, des lames brillantes viennent se
déposer sur les parois du flacon : ces lames constituent un acide
particulier qui avait été découvert par M. William Henry, et
qui a été étudié depuis par MM. Chevallier et Lassaigne. Ces
chimistes ont déterminé les proportions chimiques de cet acide,
qui a été nommé acide *pyro-urique* (1). Sur la fin de l'opération,

---

les dépôts qui se forment dans les urines de l'homme (avant qu'elles aient
subi la putréfaction).

(1) L'acide pyro-urique est composé

d'oxigène............	44,32	
de carbone..........	28,29	
d'azote.............	16,84	
d'hydrogène.........	10,00	(Chevallier et Lassaigne).

il y a production d'une matière huileuse empyreumatique, très colorée, et dégagement de gaz ; la cornue contient un résidu qui est du charbon.

L'acide urique, suivant M. Bérard, est formé en poids

de 39,16 d'azote
33,61 carbone
18,89 oxigène
8,34 hydrogène.

Cet acide n'est pas employé dans l'art médical ; mais formant quelques calculs des voies urinaires, ses propriétés doivent être étudiées par le pharmacien, qui est souvent appelé à faire l'analyse des concrétions qui le contiennent. (*V.* Calculs.)

(A. C.)

Acide zoonique. Acide particulier que M. Berthollet avait reconnu dans le liquide provenant de la distillation des matières animales.

Cet acide ayant été examiné par M. Thénard, ce savant reconnut qu'il était formé d'acide acétique combiné à une matière animale. Un autre chimiste l'avait considéré comme de l'acide lactique. (A. C.)

Acide zumique. Par ce nom, M. le docteur Thomson désigne l'acide *nancéique,* découvert par M. Braconnot. (*V.* p. 137.)

(A. C.)

ACMELLE. *V.* Spilanthe.

ACONIT NAPEL. *Aconitum napellus.* L. Rich., Bot. méd., t. II, p. 631. (Renonculac. J. Polyand. trigyn. L.) Belle plante vivace qui croît dans les Alpes, les Pyrénées, etc., et que l'on cultive quelquefois dans les jardins. Sa racine, renflée en forme de navet, donne naissance à une tige de trois à quatre pieds de hauteur, cylindrique et glabre, portant des feuilles pétiolées, partagées en cinq ou sept lobes très profonds et incisés. Ses fleurs violettes forment un long épi au sommet de la tige.

Toutes les parties de cette plante sont extrêmement âcres et vénéneuses. C'est un poison violent pour l'homme et les animaux, et le nom de *tue-loup* qu'on lui donne, ainsi qu'à une autre espèce du même genre, vient de ce que, dans les pays de montagnes, on mélange sa racine avec de la viande hachée afin de faire des appâts pour détruire les loups ; aussi M. le professeur Orfila a-t-il rangé le napel et les autres espèces d'aconit parmi les poisons âcres. Néanmoins, l'aconit napel a été introduit dans la thérapeutique médicale par Stoerck, qui l'administrait contre la syphilis et le rhumatisme chronique. M. le professeur Fouquier l'a donné avec quelque succès comme diurétique dans les hydropisies passives. La préparation que l'on doit préférer est l'extrait préparé avec le suc exprimé des feuilles fraîches. Sa dose est d'un à deux grains, que l'on peut successivement augmenter. On donne aussi la poudre des feuilles, à la dose de quatre à huit grains. C'est un médicament dangereux, dont il est plus prudent de s'abstenir.

D'après les expériences de M. le professeur Orfila, le suc des feuilles d'aconit, introduit d'une manière quelconque dans l'économie animale, détermine des accidens graves, suivis d'une mort prompte. La racine agit de la même manière et avec encore plus d'énergie. L'extrait résineux de cette plante paraît être la préparation la plus violente. L'aconit est absorbé, agit sur le système nerveux et spécialement sur le cerveau, et détermine une sorte d'aliénation mentale.

Les moyens de remédier aux accidens produits par ce poison sont : 1°. de faire immédiatement vomir le malade, surtout si l'introduction du poison est encore récente, afin de le rejeter hors de l'estomac. On devra employer des moyens doux, l'eau tiède, la titillation de la luette, ou l'ipécacuanha. Comme cette substance vénéneuse agit d'abord sur l'estomac, qu'elle irrite, on emploiera les boissons adoucissantes, ou même l'application d'une douzaine de sangsues à l'épigastre, si les symptômes inflammatoires paraissaient intenses. S'il se développait quelques signes d'excitation cérébrale, on emploierait les révulsifs. Enfin, une forte infusion de café en poudre, les antispasmodiques excitans, ont été souvent avantageux, quand il n'y avait pas de douleur au ventre et que le malade tombait dans un état d'abattement et d'insensibilité.

L'examen chimique de l'aconit napel a été tenté par M. Braconnot. Ce chimiste a cru reconnaître la présence de l'acide malique dans ce végétal ; mais ce résultat a été infirmé, et M. Vauquelin a retiré de l'acide citrique de l'aconit napel.

L'analyse de ce végétal a été faite en 1808 par M. Steinacher, qui reconnut que cette plante contenait : 1°. de la fécule verte ; 2°. une substance odorante gazeuse ; 3°. de l'hydro-chlorate d'ammoniaque ; 4°. du carbonate ; 5°. du phosphate de chaux. M. Tutten avait déjà annoncé, il y a 40 ans, la présence d'un phosphate dans l'aconit.

Parmi les travaux les plus récens faits sur les aconits, on doit citer l'analyse de la racine de l'aconit tue-loup, faite par M. Pallas. Ce chimiste n'ayant pu se procurer la racine du napel, étudia celle du lycoctonum. Cette analyse a fourni les résultats suivans :

1°. Une matière huileuse noire ;

2°. Une matière verte ayant de l'analogie avec la matière verte du quinquina ;

3°. Une matière ayant de l'analogie avec les alcalis végétaux (1) ;

4°. de l'albumine ;

5°. Des malate, muriate et sulfate de chaux ;

6°. De l'amidon ;

7°. Du ligneux.

Dans le commerce, on substitue souvent l'un des aconits à l'autre : c'est aux pharmaciens à reconnaître cette fraude et à donner au praticien l'aconit qu'il demande, sans avoir égard si les propriétés de ces plantes se rapprochent d'une manière marquée les unes des autres.

Les mêmes propriétés se rencontrant dans les autres espèces du même genre, et surtout dans les *aconitum paniculatum, aconitum lycoctonum,* etc. , nous croyons inutile d'entrer dans aucun détail à leur égard. Quant à l'aconit salutifère ou anthora (*aconitum anthora,* L.), ainsi nommé parce que l'on prétendait

---

(1) La matière alcaline signalée par M. Pallas, et qu'il a décrite dans son mémoire, est sans doute l'aconitine de M. Brande.

qu'il était le contre-poison des autres espèces, il possède absolument la même âcreté, et par conséquent il est tout aussi dangereux, et aujourd'hui son usage est tout-à-fait abandonné.

(A. R.)

ACONITINE. L'existence d'un alcali végétal dans l'aconit a
été annoncée par M. Brande, qui l'a nommé *aconitine*. N'ayant
aucun détail sur ce principe, nous décrirons sous ce nom une
substance végétale ayant de l'analogie avec les alcalis, et qui a
été découverte par M. Pallas (docteur en Médecine) dans la
racine de l'*aconitum lycoctonum* (l'aconit tue-loup).

Cette substance se présente sous forme d'écailles jaunâtres,
transparentes; sa saveur est très amère; elle est soluble dans
l'eau froide, peu ou point soluble dans l'alcool froid, soluble
dans ce liquide bouillant. Ces diverses dissolutions ramènent manifestement au bleu le papier de tournesol préalablement rougi
par les acides. La petite quantité de cette matière obtenue par
M. Pallas ne lui a pas permis de multiplier ses expériences sur
cette matière, qu'il considère comme un nouvel alcali végétal,
donnant à la racine d'aconit tue-loup les propriétés vénéneuses
qu'on lui connaît (1).

Mode de préparation. On prend la racine séchée à l'air, on la
traite à plusieurs reprises par de l'alcool à 41° bouillant; on
réunit les liqueurs, on les introduit dans une cornue et
on soumet à la distillation pour retirer une partie de l'alcool. Lorsque le liquide contenu dans la cornue est réduit au
sixième de la masse, on retire la liqueur de ce vase, on la verse
dans une capsule de porcelaine, et on la réduit en consistance
d'extrait solide; lorsque l'extrait est refroidi, on le traite par
l'eau distillée froide, et on filtre la solution. On ajoute à cette
solution filtrée de la magnésie pure; on fait bouillir pendant
quelques minutes, puis on jette sur un filtre; on lave la matière
qui reste sur ce filtre avec de l'eau froide, et on la met à sécher.

Lorsque le précipité est sec, on le retire de dessus le filtre,
on le réduit en poudre, et on le traite par l'alcool à 40° bouil-

____

(1) Journal de Chimie médicale, t. I, p. 194.

lant. Ce liquide abandonné à une douce chaleur, fournit le principe que nous avons décrit précédemment.

Il est à désirer que de nouvelles expériences soient tentées pour obtenir l'*aconitine*, et pour étudier ensuite son action sur les animaux. (A. C.)

ACORUS FAUX, *acorus adultérin. Racine de l'iris pseudo-acorus.* L. Rich. Bot. méd., t. I, p. 105.

La racine de cette plante, qui croît en abondance dans les marais, est tubéreuse, blanchâtre, remplie de suc, odorante, d'une saveur âcre. On l'emploie comme purgative. On en fait usage dans l'hydropisie, dans les pertes et crachemens de sang.

La dose est de (4 à 16 grammes) 1 à 4 gros.

Les graines torréfiées de cette espèce d'iris ont une saveur amère et légèrement astringente ; on les a préconisées comme un des succédanées indigènes du café. (A. R.)

ACORUS VRAI, ou *acorus odorant. Acorus calamus.* L. Rich. Bot méd. t. I, p. 48. (Aroïdées , J. Hexand. monog. L.) La racine de cette plante est fort souvent confondue dans les livres et les pharmacies avec le *calamus aromaticus* qui en est tout-à-fait différent. (*V.* CALAMUS AROMATICUS.)

L'acorus vrai est une plante vivace qui produit des feuilles longues, étroites, à peu près semblables à celles de l'iris, des fleurs disposées en un chaton cylindrique, et des fruits qui ressemblent au poivre long. Il croît dans les lieux humides, en France, en Allemagne, en Sibérie et au Japon.

La racine est grosse comme le doigt, noueuse, genouillée. Sa saveur est âcre, son odeur aromatique. Elle est rosée et spongieuse intérieurement. Selon M. Tromsdorff (*Ann. Chim.* t. LXXXI, p. 332), 4 livres de cette racine fraîche sont composées de

Huile volatile plus légère que l'eau	» 15 gros
Inuline.	1 once
Matière extractive	» 9 gros
Gomme	3 onces ½
Résine visqueuse	1 once ½

Matière ligneuse . . . . i3 onces 6 gros
Eau. . . . . 42 onces.

On s'en sert en infusion comme d'un puissant stomachique. On en fait un extrait, un candi au sucre. Elle entre dans la composition de la thériaque, de l'orviétan, de l'alcool général, et impérial.

L'*acorus verus* nous vient sec de la Flandre autrichienne, de la Pologne et de la Tartarie. La dose est (de 2 grammes) 37 grains dans une ou deux tasses d'eau.   (A. R.)

ADIANTHE. *Adianthum.* Genre de plante de la famille des fougères, qui fournit les deux espèces de capillaires connus sous les noms de capillaire de Montpellier et du Canada. (*V.* Capillaires.)   (A. R.)

ADIPOCIRE. Sous le nom d'adipocire, M. Fourcroy avait proposé de désigner, 1°. le gras des cadavres; 2°. la matière grasse contenue dans les calculs biliaires; 3°. le blanc de baleine; mais, d'après les recherches de M. Chevreul, il est évident que ces substances sont différentes les unes des autres. (*V.* Blanc de baleine, Gras de cadavres, etc.)   (A. R.)

ADRAGANT. *V.* Gomme adragante.   (A. R.)

AGALLOCHUM. C'est un des noms latins du bois d'aloès. (*V.* Bois d'aloès.)   (A. R.)

AGARIC BLANC. *Boletus laricis.* Bulliard. Rich. Bot. méd. t. I, p. 29. Plante cryptogame, de la famille des champignons, qui croît sur le tronc du mélèze, dans le Dauphiné, la Carinthie et l'Asie. Il a une forme que l'on compare généralement à celle d'un sabot de cheval. Il est dur, spongieux; sa surface supérieure est blanche, marquée de zones concentriques, quelquefois roussâtre. Les tubes qui occupent sa face inférieure sont jaunâtres et très serrés. Celui du commerce, qui nous vient surtout de la Carinthie ou de l'Asie, est blanc, léger, poreux, dépouillé de sa pellicule extérieure. M. Braconnot de Nancy l'a trouvé composé de 72 parties d'une matière résineuse particulière, de 26 parties de matière fongueuse et de 2 parties d'extrait amer.

Cet agaric a été aussi examiné par M. Bouillon-Lagrange, qui a reconnu qu'il contenait un acide libre, de la matière extractive, une matière animale, une résine acide analogue aux baumes, et qui renferme un acide identique avec l'acide benzoïque, des sulfates de potasse et de chaux, de l'hydro-chlorate de potasse, et des sels ammoniacaux qui sont décomposés par les alcalis caustiques. Le produit de l'incinération est formé de carbonate de potasse et de carbonate de chaux, d'hydro-chlorate de potasse, de sulfate et de phosphate de chaux, et enfin de fer. (*Annales de Chimie*, t. LI, p. 75.)

L'agaric blanc est un purgatif drastique très violent, employé contre les hydropisies passives, à la dose de 4 à 6 grains en pilules.

Quelques auteurs l'ont cru le produit d'une excrétion forcée, opérée par la piqûre d'un insecte ; c'est une opinion entièrement dénuée de fondement, et qu'il est inutile de réfuter.

On prépare avec l'agaric blanc un extrait par macération, que l'on donne à la dose de demi-grain à 4 grains. On se sert quelquefois de la poudre pour saupoudrer les vieux ulcères.

(A. R.)

AGARIC DE CHÊNE. *Boletus igniarius.* Bull. Rich. *l. c.* Excroissance fongueuse qui naît sur les vieux chênes, les noyers et autres arbres.

L'agaric de chêne a la même forme que le précédent ; il est épais, fibreux, d'une ténacité de partie assez forte, d'une couleur roussâtre.

On le trouve sur le chêne, le tilleul, le hêtre. On fait subir à ce champignon quelques préparations, soit pour le rendre propre à arrêter les hémorrhagies des petits vaisseaux, soit pour le convertir en un produit connu sous le nom d'amadou, qui est utile pour donner du feu à l'aide du briquet. Ces deux préparations se font de la manière suivante :

On prend ce champignon, on sépare au moyen d'un couteau l'écorce extérieure qui le recouvre, on enlève ensuite la substance fongueuse d'une couleur jaune-brunâtre qui est au-dessous, on la coupe en tranches peu épaisses ; on bat ces tranches minces sur un billot avec un marteau, pour les amollir, et on continue ce travail jusqu'à ce que l'agaric soit parvenu au point de pouvoir se réduire facilement en morceaux, en le tirant avec les doigts : à cet état, l'agaric est convenable pour arrêter les hémorrhagies et pour d'autres usages chirurgicaux (1).

Pour convertir l'agaric amené à cet état en amadou, on le fait bouillir dans une solution concentrée de nitrate de potasse; on fait sécher, on bat sur le billot; on remet une seconde fois le produit dans la solution de nitrate; on fait sécher, et on bat de nouveau. L'amadou est alors convenablement préparé.

Quelques fabricans, au lieu de se servir d'une solution de nitre, emploient une solution de poudre à canon : en opérant de même que nous venons de le dire plus haut, ils obtiennent de l'amadou d'une couleur noirâtre.

D'autres auteurs prescrivent de faire bouillir l'agaric dans une solution de chlorate de potasse, au lieu d'employer la solution de nitre. L'agaric ainsi préparé brûle plus rapidement.

L'analyse de l'agaric de chêne a été faite par M. Bouillon Lagrange, comparativement avec celle de l'agaric blanc; les résultats qu'il obtint de cette analyse lui démontrèrent que ce champignon contient

Une matière extractive,
Une très petite quantité de résine,
Une petite quantité de matière animale,
De l'hydro-chlorate de potasse,
Du sulfate de chaux;

Et dans le produit de l'incinération

Du phosphate de chaux et de magnésie,
Du fer. (A. R.)

AGATOPHYLLUM. *V.* RAVANDSARA. (A. R.)

AGNUS CASTUS. *V.* GATTILIER. (A. R.)

AGRA, bois de senteur qui nous vient de la Chine, et dont

(1) L'agaric de chêne a été employé par un chapellier de Paris, M. TRIANON jeune, à faire des casquettes très légères, qui ressemblent aux casquettes de loutre.

on distingue trois sortes également estimées pour leur bonne odeur. L'arbre qui fournit ce bois ne nous est pas connu.

Les parfumeurs font entrer ce bois dans la composition de leurs parfums.

AGRAHALID, ou *agihalid* (feuille d'). Ce sont les feuilles d'une espèce de poirier sauvage qui croît en Égypte et en Éthiopie, d'où on nous les apportait sèches autrefois. Elles passent pour vermifuges prises en infusion théiforme. Quelques auteurs pensent que cet arbre est une espèce de *ximenia*.   (A. R.)

AGRIPAUME. *Leonurus cardiaca.* L. Rich. Bot. méd., t. I, p. 263. (Labiées, Juss. Didynam. gymnosp. L.) Cette plante, également connue sous le nom de *cardiaque,* est vivace et croît dans les lieux incultes et les décombres; ses tiges sont rameuses, velues, carrées, de 2 à 3 pieds de hauteur, portant des feuilles opposées, pétiolées, divisées en trois ou cinq lobes, lacinés, pubescens. Les fleurs sont purpurines, disposées en verticilles multiflores. Elle fleurit pendant les mois de juin et de juillet. Ses feuilles ont une odeur aromatique assez forte et peu agréable. Comme toutes les autres plantes de la même famille, elles sont excitantes, stomachiques. Autrefois elles jouissaient d'une sorte de réputation dans la cardialgie des enfans; de là son nom de *cardiaque;* mais aujourd'hui on n'en fait que bien rarement usage.   (A. R.)

AIGLE (bois d'). *V.* Bois d'aigle.   (A. R.)

AIGREMOINE. *Agrimonia eupatoria.* L. Rich. Bot. méd., t. II, p. 515. (Rosacées, J. Dodécand. digynie. L.)

Cette plante s'élève à la hauteur de 2 pieds. Sa tige est droite, velue, simple, de couleur obscure; ses feuilles sont inter-rompu-pinnées, à folioles ovales, dentées et inégales, de couleur verte pâle. Ses fleurs sont jaunes, formant un long épi cylindrique.

L'aigremoine croît dans les prés, le long des chemins. Elle est détersive, astringente. On l'emploie en gargarisme dans les inflammations de la gorge, en décoction dans les cours de ventre, à la dose de 2 gros dans une livre d'eau.

On la donne en poudre à la dose de 24 grains à 1 gros; en

infusion, à la dose de 2 gros, de l'herbe fraîche pour 8 onces d'eau; on l'applique en cataplasmes, après lui avoir fait subir une décoction.   (A. R.)

AIL. *Allium sativum.* L. Rich. Bot. méd., t. I, page 89. (Liliacées, Rich. Hexandr. monogynie, L.) L'ail est une plante bulbeuse qui croît naturellement en Italie, en Sicile, et que l'on cultive en abondance, surtout dans les régions méridionales de l'Europe. Son bulbe, du volume d'une grosse noix, est recouvert de tuniques minces, scarieuses, sèches et blanchâtres, et se compose de plusieurs autres petits bulbes, vulgairement désignés sous le nom de *gousses d'ail,* dont les tuniques sont rougeâtres. Tout le monde connaît l'odeur forte et piquante, la saveur âcre et chaude de l'ail. Ses bulbes contiennent une huile volatile extrêmement âcre et pénétrante, de couleur jaune; de l'albumine, du soufre, une matière sucrée et un peu de fécule. (Bouillon-Lagrange.)

L'ail est éminemment excitant; appliqué sur la peau, il finit par la rubéfier. On se sert de cette propriété pour faire avec l'ail pilé et l'axonge ou l'huile, un liniment irritant. Les bulbes de l'ail sont un bon médicament vermifuge; on les emploie, soit crus, soit après les avoir fait cuire. On a aussi recommandé comme vermifuge l'usage du liniment dont nous venons de parler, et avec lequel on frotte l'hypogastre. L'ail agit encore sur l'appareil urinaire, aussi le compte-t-on parmi les médicamens diurétiques.

On a attribué à l'ail une propriété antiseptique, qu'il ne possède réellement pas. Son odeur forte masque les miasmes délétères, mais ne les détruit pas. Il entre dans plusieurs préparations officinales, entre autres dans le vinaigre des quatre voleurs. Nous croyons inutile de rappeler ici l'emploi de l'ail comme condiment dans les préparations culinaires.   (A. R.)

AIMANT. *V.* Fer oxidulé.   (A. R.)

AIRELLE. *Vaccinium.* Genre de plantes de la famille des Éricinées, tribu des Vaccinées et de l'octandrie monogynie, dont plusieurs espèces sont usitées en Médecine; nous citerons les suivantes:

AIRELLE CANNEBERGE. *Vaccinium oxycoccos.* L. C'est un arbuste extrêmement petit, dont les tiges grêles et rampantes s'é-
talent à la surface du sol dans les lieux humides, tourbeux, et
particulièrement sur les touffes de *sphagnum.* Ses fleurs sont
petites, axillaires, solitaires, roses et pédonculées, et ses fruits
rouges et succulens ont une saveur acide très agréable. On
peut en préparer des confitures, un rob ou une sorte de sirop, qui sont rafraîchissans. Peu ou point usité de nos jours.

AIRELLE MYRTILLE. *Vaccinium myrtillus.* L. Rich. Bot. méd.,
t. I, p. 342. Petit arbuste dressé, rameux, haut d'environ
un pied, croissant à l'ombre dans les bois humides ; ses tiges
anguleuses portent des feuilles opposées, presque sessiles, ovales
aiguës, légèrement dentées, et qui s'en détachent fort tard. Ses
fleurs sont petites, axillaires, recourbées, ayant une corolle
monopétale en forme de grelot, d'un pourpre intense. Ses fruits
sont des baies arrondies, de la grosseur d'une merise, ayant une
couleur pourpre noirâtre lorsqu'elles sont tout-à-fait mûres.
La pulpe de ces fruits a une saveur aigrelette assez agréable,
surtout pendant les ardeurs de l'été. On les mange dans les
régions septentrionales de l'Europe, où le myrtille est très
commun. On peut en préparer un rob ou un sirop rafraîchissant, dont l'usage doit être recommandé dans les affections de
l'estomac connues sous les noms d'embarras gastriques, fièvre
bilieuse, etc. Les fruits ont été quelquefois utiles contre le
scorbut et quelques autres maladies où l'usage des acidules et
des rafraîchissans était indiqué. Ils contiennent un principe colorant rouge, employé dans l'art de la teinture. Ses feuilles,
ainsi que celles de presque toutes les autres espèces du même
genre, sont tellement astringentes, qu'on pourrait les employer
au tannage des cuirs.

AIRELLE PONCTUÉE. *Vaccinium vitis idœœ.* L. Petit arbuste
commun dans les montagnes et les régions septentrionales de
l'Europe ; ses tiges rameuses et flexueuses ont de 6 à 10 pouces
de hauteur ; ses feuilles alternes sont persistantes, elliptiques,
obtuses, à peine dentées sur leur contour qui est replié en-
dessous ; les deux faces sont glabres ; l'inférieure, blanchâtre, est

parsemée de petits points noirâtres, qui sont des glandes vésiculeuses. Les fleurs forment au sommet des ramifications des
tiges un petit épi simple; leur corolle est campanulée. Les
fruits sont charnus, et assez semblables à ceux de l'espèce précédente, dont ils ont les qualités.

Les feuilles de l'airelle ponctuée sont astringentes ; on les
trouve fréquement mêlées, dans le commerce, à celles de la
busserolle; mais il est facile de les reconnaître, en ce qu'elles
sont plus minces, à bords roulés, non émarginées au sommet,
un peu blanchâtres et ponctuées à leur surface inférieure.
(*V.* Busserolle.)   (A. R.)

ALAMBIC (1). On a donné le nom d'alambic à un vase composé de plusieurs pièces, et dont on se sert pour opérer la distillation afin de séparer les substances volatiles de celles qui
sont fixes.

Les alambics sont de plusieurs matières; il y en a de platine,
de cuivre, de tôle , d'étain , de verre, de plomb, etc. , etc.

Les alambics et leurs formes ont beaucoup varié; un grand
nombre d'auteurs se sont occupés de les perfectionner et des les
rendre propres aux divers usages auxquels on les destine. Parmi
ceux qui se sont occupés avec le plus de succès des modifications à apporter à cet instrument, nous citerons Baumé, Adam,
Curaudan , MM. Bordier de Vertoix, Derosne, Herpin de
Metz , Lenormand , OErsted, etc., etc.

L'alambic dont le pharmacien se sert se compose ordinairement de quatre pièces : la *chaudière* ou *cucurbite,* le *chapiteau,*
le *bain-marie* et le *serpentin.* Quelquefois la troisième de ces
parties, le bain-marie est plus ou moins haut, et il est percé
de petits trous de manière à laisser baigner dans l'eau bouillante une substance quelconque, ou à laisser passer à travers
les substances placées dans ce vase , la vapeur qui se forme
dans la cucurbite.

La chaudière est destinée à contenir les liquides qui peuvent

---

(1) Dans une planche, nous donnerons les dessins des divers appareils
usités dans les opérations décrites dans cet ouvrage.

être distillés à feu nu, ou à contenir de l'eau destinée à échauffer un liquide placé dans le bain-marie. Dans tous les cas, elle doit être convenablement construite pour recevoir ce dernier.

Le bain-marie sert à contenir les liqueurs qui, ne pouvant pas être soumises à l'action directe du feu, reçoivent ainsi la chaleur que l'on communique à l'eau contenue dans la cucurbite.

Le bain-marie percé de trous sert à contenir des substances que l'on veut soumettre à une chaleur plus forte que celle que l'on pourrait communiquer à l'aide du bain-marie, mais en évitant que ces substances soient en contact avec les parois de l'alambic.

Le *bain-marie percé*, mais ne plongeant pas dans l'eau bouillante, est destiné à contenir des substances que l'on veut soumettre à l'action de la vapeur seulement.

Le chapiteau qui sert à recouvrir la cucurbite, soit que le bain-marie y soit joint ou non, a la forme d'un cône creux, tronqué à sa partie supérieure et ayant une ouverture latérale, cylindrique, allongée, qui sert à recevoir les vapeurs, et qui les conduit dans le serpentin auquel il s'adapte. Le serpentin est une espèce de seau dans lequel est un tuyau tourné en spirale, par lequel les substances gazeuses qui viennent de la cucurbite par le chapiteau sont recueillies, et dans l'intérieur duquel elles sont condensées par l'eau qui se trouve dans le seau et qui environne toutes les parties du serpentin. Le tuyau du serpentin sort au dehors du seau et à la partie inférieure et à la partie supérieure. La partie supérieure, qui dépasse les parois du seau, est destinée à faire joindre le chapiteau au serpentin. La partie inférieure sert à recueillir le produit liquide résultant de la condensation des vapeurs. Un robinet est adapté à la partie inférieure du seau; il sert à vider ce vase.

Parmi les heureuses applications que l'on a faites aux alambics, nous croyons devoir désigner celle annoncée par M. OErsted (1); elle a pour but d'accélérer l'évaporation des liquides.

Cette application est la suivante :

---

(1) *Journ. fûr. Phys. undder. Chem. von. Schw. und. mein.*

On place au fond de la chaudière de l'alambic des faisceaux de fils metalliques (1) : cette addition donne des résultats très avantageux. M. OErsted a apprécié exactement les avantages obtenus de ce moyen, et il a reconnu que la quantité de combustible nécessaire pour donner quatre mesures d'eau-de-vie, en employant les moyens ordinaires, pouvait en fournir sept en employant l'addition des fils métalliques.

Les alambics en verre sont faits à peu près dans les mêmes principes. Ils sont composés d'une ou deux pièces seulement; mais ces vases étant très fragiles, on ne les emploie presque plus aujourd'hui; on se sert d'autres vases moins coûteux, et qui résistent davantage à l'action de la chaleur. (*V.* Cornues, Matras, Allonges et Ballons.)

Les alambics en platine sont employés en grand pour la concentration de l'acide sulfurique.   (A. C.)

ALATERNE. *Rhamnus alaternus.* L. (Rhamnées. J. Pentand. monogyn. L.) Cet arbrisseau, toujours vert, a ses feuilles alternes, glabres, luisantes et dentées; ses fleurs petites, jaunes, verdâtres, disposées en grappes; ses fruits sont de petites baies globuleuses noirâtres, légèrement purgatives comme celles du nerprun. Ses feuilles étaient employées comme détersives dans les inflammations légères de la gorge.   (A. R.)

ALBARAZIN. Sorte de laine comprise dans le nombre des laines d'Espagne. Cette qualité nous vient d'Arragon : on la distingue en Albarazins fins et moyens.   (A. R.)

ALBATRE. Sous ce nom on désigne deux substances différentes l'une de l'autre : la première, l'*albâtre calcaire,* est une combinaison de l'oxide de calcium avec l'acide carbonique (carbonate de chaux). Ce sel peut être employé comme la craie, le marbre, pour obtenir l'acide carbonique; au besoin, on peut s'en servir pour remplacer le carbonate de chaux que l'on administre dans quelques cas. La deuxième, l'*albâtre gipseux,* est un sel résultant de la combinaison de l'acide sulfurique avec l'oxide de calcium (sulfate de chaux).

(1) Du fil de fer.

14.

On distingue facilement l'albâtre calcaire de l'albâtre gipseux. Le sel formé de chaux et d'acide carbonique réduit en
poudre fine et mis en contact avec un acide faible (l'acide acétique ou l'acide hydro-chlorique très étendu), se dissout dans
ces acides avec effervescence et dégagement d'acide carbonique.
L'albâtre gipseux, le sulfate de chaux, ne présente pas ces caractères.   (A. C.)

ALBUM GRÆCUM. On appelle ainsi les excrémens du chien
que l'on a nourri d'os. Ces excrémens se composent presqu'en
totalité de phosphate de chaux. Ce médicament dégoûtant, que
l'on a fort heureusement banni de la Pharmacie, était employé
comme résolutif dans l'esquinancie. Selon Guyton de Morveau,
ce médicament réussissait parfaitement dans ce cas : d'après
quelques expériences, il pense que le phosphate de chaux peut
servir à le remplacer. Il a attribué les résultats de ce remède à
une action mécanique.   (A. R.)

ALBUMEN. Mot latin employé pour désigner le blanc de
l'œuf.   (A. R.)

ALBUMINE. On a donné le nom d'*albumine* à une substance
particulière azotée qui existe dans la plupart des liqueurs animales. Unie à l'eau et à de petites quantités de matières salines,
elle forme le blanc d'œuf,.le sérum du sang, les liquides qui
résultent de l'action du feu ou d'une matière vésicante sur la
peau; elle fait partie constituante de la synovie, de la bile des
oiseaux. M. Chevallier l'a trouvée en très grande quantité dans
l'urine d'une femme vénérienne.

L'albumine existe dans la plupart des végétaux. Fourcroy a
signalé sa présence dans le suc du cresson, dans celui du chou,
du cochléaria, dans la racine de patience, etc., etc. Un grand
nombre d'autres chimistes l'ont trouvée dans une foule de végétaux, et la plupart des analyses confirment cette découverte et
la généralisent.

Quelques chimistes établissent une différence entre l'albumine
obtenue des liquides des animaux et celle retirée des végétaux ;
ils nomment la première *albumine animale,* la deuxième *albumine végétale.*

Propriétés. L'albumine est un liquide *glaireux,* transparent, d'un blanc jaunâtre, d'une saveur fade; elle est inodore, plus pesante que l'eau, difficile à mêler à ce liquide, auquel elle donne la propriété de mousser. Mise en contact avec un papier de tournesol rougi, elle ramène au bleu la couleur de ce papier : cette propriété est due à une petite quantité de sous-carbonate de soude qu'elle contient. Soumise à l'action de la chaleur, l'albumine répand une odeur particulière; elle se prend bientôt en une masse ou *coagulum* blanc, dont on peut prendre un exemple dans le blanc d'œuf cuit. La coagulation de l'albumine a été attribuée, par Scheèle, à l'action de la chaleur, et par Fourcroy, à l'absorption de l'oxigène. Ces deux chimistes cherchèrent à appuyer par des faits leurs opinions; mais la question est encore indécise; quoique l'on ait prouvé que l'oxigène n'entrait pour rien dans cette coagulation. L'albumine conservée en vase clos, éprouve, au bout d'un certain laps de temps, une décomposition qui s'annonce par le développement d'une odeur putride : si dans ce moment on expose cette substance à l'action du feu, il y a un dégagement considérable d'hydrogène sulfuré.

L'albumine liquide, lorsqu'elle est exposée à une douce chaleur et présentant une grande surface, se dessèche; elle a alors l'aspect d'une substance vitreuse transparente; elle est cassante, ayant beaucoup d'analogie avec la gomme arabique dissoute qui, par son exposition à l'air, a été desséchée lentement : à cet état, si elle est mise en contact avec l'eau, elle se dissout de nouveau dans ce liquide.

L'albumine est insoluble dans l'alcool et l'éther. Les acides et l'alcool la coagulent; le chlore la précipite sous forme de beaux flocons d'un blanc nacré. Ce précipité laisse dégager du chlore spontanément.

Traitée par la soude ou par la potasse, l'albumine perd la propriété qu'elle avait d'être coagulée par l'action de la chaleur. La plus grande partie des solutions métalliques précipitent la solution d'albumine. Parmi celles qui sont le plus sensibles pour faire reconnaître cette solution, on remarque la per-chlorure de mercure, qui, selon les expériences du docteur Bostock, peut déterminer un précipité dans un liquide qui ne contiendrait qu'un 0,0005 d'albumine. Cette substance peut être coagulée, 1°. par l'alcool; 2°. par la chaleur; 3°. par l'action des acides. Elle présente alors les propriétés suivantes : elle est dure, opaque, d'un blanc mat, d'une saveur douceâtre; elle n'est plus soluble dans l'eau; elle est moins susceptible d'éprouver la fermentation putride. Selon Hatchett, l'albumine mise en contact avec l'acide nitrique et abandonnée dans ce liquide, change de nature; elle se convertit en une substance qui a de l'analogie avec la gélatine.

Selon MM. Gay-Lussac et Thénard, l'albumine est composée, sur 100 parties ,

de carbone...............	52,883
d'oxigène.................	23,872
d'hydrogène.............	7,540
d'azote..................	15,705.

L'albumine liquide peut être prise dans le blanc d'œuf. Quelquefois on la dessèche pour la conserver et s'en servir dans les lieux où l'on ne pourrait facilement se la procurer (1). On opère de la manière suivante : on casse des œufs, on sépare les blancs du jaune, on réunit *l'albumine,* et on la prive de l'eau qu'elle contient en faisant évaporer à une très douce chaleur. Il faut, pour l'évaporation, se servir, autant que possible, de la chaleur de l'atmosphère. Au besoin, on emploie cependant une chaleur de 25 à 28 degrés; on place l'albumine sur des vases qui présentent beaucoup de surface, et l'on expose ces vases à l'étuve. Lorsque l'albumine est sèche, on la détache et on l'enferme dans des flacons bien fermés : à cet état, l'albumine ne jouit pas de propriétés aussi énergiques que lorsqu'elle est fraîche; mais on peut en tirer encore un bon parti en la délayant dans vingt fois son poids d'eau.

Les usages de l'albumine, dans les Arts et pour la Pharmacie, sont considérables. Elle sert à clarifier les vins, à donner de la

---

(1) J'ai eu à préparer une grande quantité d'albumine, pour les colonies.

légèreté à quelques préparations alimentaires, à clarifier les sirops, les solutions salines, à faire un lut propre à prévenir la déperdition des gaz qui pourraient s'échapper des appareils pendant les opérations.

La propriété la plus remarquable de l'albumine est celle qu'elle a de neutraliser l'action vénéneuse du per-chlorure de mercure (*le sublimé corrosif*), et d'enlever à ce sel vénéneux son action sur l'économie animale. Sous ce rapport, elle avait été expressément recommandée par M. Orfila. Un évènement qui a pensé, le 25 février 1825, nous priver de l'un de nos plus savans professeurs de Chimie, mais cet accident qui heureusement n'a pas eu de suite fâcheuse, a affirmé son utilité comme contre-poison de l'albumine (1).

L'albumine desséchée, mêlée à du charbon animal, est vendue sous le nom de poudre clarifiante pour éclaircir les vins.

On se sert de l'albumine pour reconnaître la présence du per-chlorure de mercure, et réciproquement du per-chlorure de mercure pour reconnaître la présence de l'albumine. Ces corps, en s'unissant, donnent lieu à un précipité blanc floconeux, insoluble dans l'eau. Ce précipité est décomposable par la chaleur ; il donne des produits analogues à ceux obtenus des matières animales, et en outre à une vapeur métallique mercurielle qui, recueillie sur une lame d'or, communique à ce métal une couleur blanche et un poli particulier, qui est doux au toucher.   (A. C.)

ALCALIS, *alkalis*. Ce mot, d'origine arabe, fut mis en usage pour désigner le produit résultant de l'incinération de la plante nommée *kali*. Cette dénomination fut ensuite appliquée à quelques autres substances qui avaient de l'analogie avec ce produit. Elle devint plus tard une dénomination applicable aux corps qui jouissaient : 1°. de la propriété d'avoir une saveur caustique et urineuse ; 2°. de celle de pouvoir s'unir aux acides

(1) M. Thénard, à sa leçon, ayant pris par mégarde et avalé une gorgée d'une solution concentrée de sublimé corrosif, fut garanti des accidens fâcheux que l'on pouvait attendre de cette introduction, par l'emploi des blancs d'œufs délayés dans l'eau. (Journal de Chimie médicale, t. I, p. 163.)

en neutralisant leur acidité; 3°. d'être solubles dans l'eau; 4°. de changer en vert les couleurs bleues végétales, celles de la mauve, de la violette, de ramener au bleu le papier de tournesol rougi par un acide, de brunir le papier (*jaune*) de curcuma, etc. Cette dénomination, bornée à quelques substances, à la potasse (*l'alcali végétal*) (1), à la soude (*l'alcali minéral*), à l'ammoniaque (*l'alcali animal*), fut ensuite augmentée, et Fourcroy ajouta à ce nombre la *baryte* et la *strontiane*. Depuis, la liste de ces substances s'est considérablement accrue; mais comme l'on a reconnu que les alcalis étaient des combinaisons des métaux avec l'oxigène, on les a classés d'après leurs propriétés. (*V.* Oxides métalliques.)   (A. C.)

ALCALIS VÉGÉTAUX, *alcalis organiques*. On a nommé alcalis végétaux, alcalis organiques, des principes particuliers nouvellement découverts dans les végétaux. Ces corps, composés d'oxigène, d'hydrogène, de carbone et quelquefois d'azote, sont susceptibles de s'unir aux acides, de les saturer, et de former avec eux des sels.

La découverte d'une substance alcaline dans l'opium fut attribuée à Sertuerner, chimiste allemand; elle fut revendiquée par les chimistes français, qui avaient des droits à cette revendication.

A peine l'existence de cette substance fut-elle constatée, que de nouveaux travaux annoncèrent de nouveaux produits. MM. Pelletier, Caventou, Labillardière, Lassaigne, Feneule, firent connaître à la science, la strichnyne, la brucine, la cinchonine, la quinine, la vératrine, la delphine, l'émétine. Plus tard d'autres chimistes reconnurent d'autres principes; mais leurs caractères alcalins n'étant pas aussi tranchés, il est question de savoir si ces corps doivent être regardés comme des alcalis végétaux, ou comme des corps particuliers retirés des végétaux, mais ne jouissant pas de l'alcalinité.

La propriété *alcaline* des alcalis organiques, l'existence de

____

(1) Termes anciennement usités.

ces corps dans les végétaux d'où on les retire, a été mise en doute par un de nos confrères, qui a dit que cette alcalinité était due aux produits employés pour obtenir ces alcalis. Cette opinion ne devra être sérieusement combattue que lorsque notre confrère opposera aux idées reçues des faits capables de donner du poids à son opinion.

Les bases salifiables végétales possèdent des caractères particuliers qui peuvent les faire distinguer des autres substances organiques obtenues des végétaux. Ces caractères sont : 1°. la propriété de ramener au bleu le papier de tournesol rougi par un acide faible ; 2°. la presque insolubilité dans l'eau ; 3°. la solubilité dans l'alcool froid, la plus grande solubilité dans l'alcool bouillant ; 4°. la couleur blanche, la forme cristalline, chez la plupart ; 5°. l'action de la chaleur, et les produits qui sont les résultats de cette action.

Les alcalis organiques existent dans les végétaux à l'état de sels, et le plus ordinairement à l'état de sels acides. D'après les essais thérapeutiques tentés sur les alcalis nouvellement découverts, il est positif que les végétaux d'où on les a retirés doivent à ces substances leurs propriétés médicales. A chacun des alcalis en particulier, nous donnerons des détails sur le mode d'extraction à suivre et sur les propriétés de ces alcalis.

(A. C.)

Alcali volatil fluor. *V.* Ammoniaque.   (A. C.)

Alcali animal. *V.* Ammoniaque.   (A. C.)

Alcali minéral. *V.* Soude, Oxide de sodium.   (A. C.)

Alcali vauqueline. Nom que l'on avait donné à la strychnine. On a retiré ce nom à cette substance à cause du peu d'analogie qu'il y avait entre les caractères de la substance et le nom qu'on lui avait donné.   (A. C.)

Alcali végétal. *V.* Potasse, Oxide de potassium.

(A. C.)

ALCANNA. *V.* Henné.   (A. C.)

ALCARAZAS. Nom que l'on donne aux vases dans lesquels on fait rafraîchir l'eau, en Égypte, en les exposant aux rayons du soleil.

Ces cruches sont assez poreuses pour laisser transpirer une certaine quantité d'eau à travers leurs parois. Cette eau, en s'évaporant, absorbe du calorique, refroidit le vase, et par suite l'eau qu'il contient.

M. Fourmy, en l'an XII, a importé d'Espagne le procédé de fabrication de ces vases. (*Voy.* Bulletin de la Société d'Encou-ragement, an XII, 3ᵉ bulletin, p. 62.) M. Darcet a fait l'ana-lyse de la terre avec laquelle sont faits ces vases; il l'a trouvée composée de 77 parties de terre calcaire et de 123 parties de terre argileuse. (A. C.)

ALCÉE. *Alcea rosea*. L. (Malvacées. J. Monadelph. po-lyand. L.)

Cette belle plante, que l'on cultive dans les jardins sous le nom de *rose trémière*, a des tiges droites, velues, rudes, hautes de 4 à 5 pieds, remplies d'une moelle blanche; ses feuilles sont portées sur un long pétiole, plus grandes que celles de la mauve, découpées profondément en cinq ou sept lobes. Ses fleurs sont extrêmement grandes, roses, blanches, purpurines ou jaunes, selon les variétés; elles forment une longue grappe à l'extrémité supérieure de la tige.

Cette plante croît dans les champs. Elle est émolliente, adou-cissante. On s'en sert en lavement et en fomentation.

M. *Brugnatelli* a proposé pour réactif d'essai l'infusion de fleurs d'alcée, comme beaucoup plus sensible que celle de la violette, pour découvrir la présence d'un alcali ou d'un acide, quelque petite que soit leur quantité. La teinture de l'alcée, d'après les expériences faites par MM. Payen et Chevallier, est moins sensible que la teinture de fleurs de mauves. (A. R.)

ALCOOL, *alcohol, esprit-de-vin*. L'alcool est un liquide vo-latil qui s'obtient par la distillation des solutions végétales su-crées, qui ont subi la fermentation *vineuse* ou *alcoolique*. On le retire le plus ordinairement du suc fermenté des raisins (*le vin*); on peut aussi l'obtenir des liqueurs fermentées, préparées avec les cerises, les mûres, les châtaignes, les graines céréales, le sucre de fécule, les carrottes, la betterave, le caroubier le maïs, les pommes (*le cidre*), l'érable, et de toutes les liqueurs sucrées qui ont subi la fermentation alcoolique; les vinaigres, les eaux sûres des amidonniers en contiennent. Nous l'avons obtenu en grande quantité d'une liqueur fermentée, préparée avec la cosse du pois; mais une deuxième opération ne nous ayant pas fourni les mêmes résultats, nous espérons reprendre ce travail en temps convenable.

D'après la liqueur fermentée d'où l'on tire l'alcool par la distillation, ce véhicule porte un nom, et il est employé à des usages différens. Ainsi, on appelle *eau-de-vie*, l'alcool obtenu du vin; *rum* ou *taffia*, celui retiré du jus fermenté de la canne à sucre; *wiski, gin, eau-de-vie de graine*, les produits de la distillation de la drèche ou des liqueurs de graines; *kirschenwaser*, celui obtenu de la cerise noire ou *merise; rack*, celui retiré du riz; *eau-de-vie de fécule*, celui obtenu de la liqueur fermentée préparée avec le sirop de fécule de pomme de terre, etc.

Les alcools retirés de ces diverses substances portent avec eux le cachet de leur origine; ils affectent un goût particulier qui est très sensible aux amateurs. Il est probable que ce goût particulier, nommé *arome*, est dû à la présence d'une huile essentielle qui varie dans chaque espèce d'alcool. M. Aubergier de Clermont, l'un de nos pharmaciens les plus distingués, a établi, par un mémoire publié dans les Annales de Chimie (*année* 1820), que la saveur désagréable que contractent les eaux-de-vie que l'on obtient en distillant les marcs de la vendange est principalement due à un principe huileux volatil, contenu dans la pellicule du raisin. Il a obtenu cette huile en distillant ces pellicules avec une petite quantité d'eau, et il a vu que la plus petite quantité de cette huile (*une goutte pour* 100 *litres*) communiquait aux eaux-de-vie une saveur des plus désagréables, saveur qui jusque là avait été attribuée à un commencement de décomposition subi par le marc qui pouvait s'attacher au fond de la chaudière de distillation; mais on a reconnu que cette décomposition donne lieu à une odeur d'*empyreume* bien différente de celle produite par l'huile contenue dans la pellicule. L'odeur d'*empyreume* disparaît lorsque l'alcool vieillit; il n'en est pas de même de l'odeur de l'huile de *pellicule* (1).

L'époque de la découverte de l'alcool n'est pas bien certaine ; la plupart des auteurs l'attribuent à Arnaud de Villeneuve, professeur de l'Université de Médecine de Montpellier. Ce praticien s'en servit le premier pour préparer des teintures qu'il introduisit dans l'usage médical.

L'existence de l'alcool tout formé dans les liqueurs vineuses fut d'abord admise par la plupart des chimistes; elle fut ensuite niée par Fabroni, qui regardait ce produit comme un des résultats de la distillation. Des doutes furent élevés par Fourcroy, puis par M. Chaptal, sur les travaux de Fabroni. M. Brande, ensuite, admit la présence de l'alcool dans le vin. La discussion fut terminée par M. Gay-Lussac, qui, par des expériences exactes, démontra positivement que l'alcool existe dans les liqueurs fermentées, exemple le vin, et que l'on peut l'en séparer sans employer la distillation. L'expérience la plus concluante est la suivante :

On prend une certaine quantité d'une liqueur qui a subi la fermentation vineuse (du vin, du cidre, etc.) ; on la met en contact avec la litharge porphyrisée ; on agite le mélange jusqu'à ce que la liqueur soit décolorée et qu'elle soit devenue limpide comme de l'eau; on filtre : la matière colorante mêlée à la litharge reste sur le filtre; la liqueur claire contient l'alcool affaibli par l'eau. On sépare l'eau de l'alcool en projetant peu à peu dans le mélange du sous-carbonate de potasse sec et chaud ; on continue l'addition de ce carbonate jusqu'à ce qu'il ne se dissolve plus de ce sel. On aperçoit alors deux couches bien distinctes : la couche supérieure est de l'alcool. On peut séparer ce liquide pour déterminer quelle est la quantité qui est contenue dans la liqueur que l'on a examinée.

De nombreuses analyses de vins et autres liqueurs ont été faites par M. Brande; nous croyons devoir rapporter ici la table des résultats qu'il a obtenus. Cette table exprime la quantité

____

(1) M. Pelletan (Gabriel) a examiné l'huile de l'eau-de-vie de fécule.

d'alcool à 0,825 de densité que 100 parties de vin contiennent.

Si l'on veut ramener les nombres pour exprimer de l'alcool absolu d'une densité à 15°,5 de 0,793, il faudra multiplier par 0,92.

TABLEAU.

DES RÉSULTATS OBTENUS PAR M. BRANDE.

Noms des vins.	Proportions d'alcool contenues dans 100 parties de ces vins.
Lissa	25,41
Vin de raisin sec (*raisin wine*)	25,12
Marsala	25,09
Madère	22,27
Vin de groseilles	20,55
Xérès	19,17
Ténériffe	19,79
Colarès	19,75
Lacryma-Christi	19,70
Constance blanc	19,75
Idem rouge	18,92
Lisbonne	18,94
Malaga (de 1666)	18,94
Bucellas	18,49
Madère rouge	20,35
Muscat du Cap	18,25
Madère du Cap	20,51
Vin de raisin	18,11
Carcavello	18,65
Vidonia	19,25
Alba flora	17,26
Malaga	17,26
Hermitage, blanc	17,43
Roussillon	18,13
Claret, ou vin de Bordeaux	15,10
Malvoisie de Madère	16,40
Lunel	15,52

Noms des vins.	Proportions d'alcool contenues dans 100 parties de ces vins.
Chiras......................	15,52
Syracuse....................	15,28
Sauterne...................	14,22
Bourgogne..................	14,57
Hok (vin du Rhin).........	12,08
Nice......................	14,63
Barsac....................	13,86
Tinto.....................	13,3o
Champagne.................	13,8o
Champagne mousseux.........	12,61
Hermitage, rouge...........	12,32
Grave....................	13,37
Frontignan................	12,79
Côte-Rôtie................	12,32
Vin de groseilles à maquereau..	11,84
Vins d'oranges fait à Londres...	11,26
Tokai....................	9,88
Vin de baies de sureau (*Elderwine*)	9,87
Cidre le plus spiritueux.........	9,87
Idem le moins spiritueux........	5,21
Poiré....................	7,26
Hydromel.................	7,32
Aile de Burton (bière)........	8,88
Aile d'Édenburg.............	6,20
Aile de Dorchester...........	5,56
Moyenne..................	6,87
Bière forte, brune (*brownstout*)..	6,8o
Porter de Londres............	4,20
Petite bière de Londres........	1,28
Eau-de-vie................	53,59
Rum.....................	53,58
Genièvre (gin).............	51,6o
Wiskey d'Écosse(eau-de-vie de grains)	54,32
Wiskey d'Irlande.............	53,90.

Des degrés de l'alcool. L'alcool, selon le degré qu'il porte, est appelé différemment. On appelle alcool à 40°, alcool à 36°, l'alcool marquant ces degrés à l'aréomètre ou pèse-alcool. On nomme *trois-six* l'alcool qui ne porte que 33° au même instrument. Quand il est plus étendu d'eau, et qu'il marque 22 à 23°, on l'appelle preuve d'huile, et preuve de Hollande lorsqu'il marque 20° seulement. Les alcools concentrés que l'on trouve dans le commerce sont incolores. Les alcools faibles, connus sous le nom d'eau-de-vie, sont colorés; ils doivent leur couleur, soit à une addition de caramel, soit à un principe colorant extrait par l'alcool des parois des tonneaux qui le contiennent.

On apprécie les degrés de concentration de l'alcool au moyen d'un instrument de verre ou de métal, nommé *aréomètre, pèse-liqueur, pèse-alcool* (1.) Cet instrument est construit de manière à ce que lorsqu'on le plonge dans l'eau il s'y maintient verticalement, et présente au-dessus de sa surface une portion d'une tige cylindrique sur laquelle est graduée une échelle qui, suivant la profondeur à laquelle elle s'enfonce, laisse voir des chiffres qui expriment des pesanteurs différentes. (*Voy.* le dessin de cet instrument dans les planches contenues à la fin du 3° volume.) La pesanteur de l'eau *pure* a servi de point de départ pour la construction des aréomètres; et comme l'eau est d'une densité plus grande que l'alcool, plus ce liquide contient d'eau, moins l'aréomètre s'enfonce, et moins il en contient, plus il descend.

On doit avoir égard (lorsque l'on se sert de l'aréomètre) à l'élévation de la température : tous les liquides se condensant par le refroidissement et se dilatant par la chaleur, leurs poids restant le même, ils augmentent ou diminuent de volume et

------

(1) On doit avoir égard à la bonté des aréomètres que l'on emploie pour apprécier la valeur des alcools. Nous avons vu de ces instrumens qui accusaient des degrés faux. Ainsi, un *aréomètre* indiquait 40° pour un alcool qui ne marquait pas tout à-fait 35 à un *aréomètre étalon.*

indiquent alors à l'aréomètre des degrés différens. On a reconnu que de l'eau-de-vie à 22°, à 10° de température, portait 24° si la température augmentait de 12°. On doit, lorsque l'on prend le poids de l'alcool, le faire dans un lieu dont la température soit constante au même degré, ou s'assurer de la température du lieu à l'aide du thermomètre, et réduire les degrés qui pouraient résulter de l'élévation de la température (1).

On a souvent l'occasion, dans les laboratoires des pharmaciens, de rechercher les proportions d'eau et d'alcool contenues dans divers mélanges de ces deux substances. On peut facilement décider la question en se servant de la densité des liquides. La table suivante peut servir avantageusement à ce travail ; elle indique sur une même ligne horizontale les proportions d'eau et d'alcool mélangées, et la densité de chaque mélange pour deux différens degrés de température, le 15° et le 20° degré du thermomètre centigrade. Le premier fait partie de la table de Thompson, le deuxième de celle de Lovitz.

---

(1) Lorsqu'on veut reconnaître le degré exact de l'alcool que l'on examine, on doit le ramener à une température constante ; on a choisi celle de 10° au thermomètre de Réaumur. Voici comment on opère : on remplit ou à peu près une éprouvette en étain ou en fer-blanc avec l'alcool proposé ; on y plonge le thermomètre ; après l'avoir laissé quelques minutes dans la liqueur, on examine quel est le degré qu'il indique : si c'est au-dessus de 10 degrés, par exemple 12 ou 14, on plonge l'éprouvette dans de l'eau fraîche ; on y laisse le thermomètre plonger ; lorsqu'il est descendu à 10 degrés, on retire l'éprouvette ou le thermomètre, que l'on remplace par l'aréomètre qui donne le degré exact. Si au contraire, le thermomètre marque moins de 10 degrés, on remplace l'eau froide par de l'eau chaude, et l'on opère de même. Lorsque le thermomètre est monté à 10 degrés, on pèse avec l'aréomètre, qui indique le degré exact de l'alcool. (Lenormand.)

TABLE des Proportions d'eau et d'alcool indiquées par les densités des mélanges observés à chaque centième.

100 Parties.		POIDS spécifique.		100 Parties		POIDS spécifique.	
alcool.	Eau.	à 20° c.	à 16°.	Alcool.	Eau.	à 20° c.	a 16°.
100	—	0,791	0,796	49	51	0,917	0,920
99	1	794	798	48	52	919	922
98	2	797	801	47	53	921	924
97	3	800	804	46	54	923	926
96	4	803	807	45	55	925	928
95	5	805	809	44	56	927	930
94	6	808	812	43	57	930	933
93	7	811	815	42	58	932	935
92	8	813	817	41	59	934	937
91	9	816	820	40	60	936	939
90	10	818	822	39	61	938	941
89	11	821	825	38	62	940	943
88	12	823	827	37	63	942	945
87	13	826	830	36	64	944	947
86	14	828	832	35	65	946	949
85	15	831	835	34	66	948	951
84	16	834	838	33	67	950	953
83	17	836	840	32	68	952	955
82	18	839	843	31	69	954	957
81	19	842	846	30	70	956	958
80	20	844	848	29	71	957	960
79	21	847	851	28	72	959	962
78	22	849	853	27	73	961	963
77	23	851	855	26	74	963	965
76	24	853	857	25	75	965	967
75	25	856	860	24	76	966	968
74	26	859	863	23	77	968	970
73	27	861	865	22	78	970	972
72	28	863	867	21	79	971	973
71	29	866	870	20	80	973	974
70	30	868	871	19	81	974	975
69	31	870	874	18	82	976	
68	32	872	875	17	83	977	
67	33	875	879	16	84	978	
66	34	877	880	15	85	980	
65	35	880	883	14	86	981	
64	36	882	886	13	87	983	
63	37	885	889	12	88	985	
62	38	887	891	11	89	986	
61	39	889	893	10	90	987	
60	40	892	896	9	91	988	
59	41	894	898	8	92	989	
58	42	896	900	7	93	991	
57	43	899	903	6	94	992	
56	44	901	904	5	95	994	
55	45	903	905	4	96	995	
54	46	905	908	3	97	997	
53	47	907	910	2	98	998	
52	48	909	912	1	99	999	
51	49	912	915	0	100	1000	
50	50	0,914	0,917				

Préparation de l'alcool. Pour obtenir l'alcool, on prend un liquide qui a subi la fermentation vineuse (du vin, du cidre ou de la bière, etc.), on l'introduit dans la cucurbite d'un alambic (1), et on soumet à la distillation.

L'alcool, séparé par l'action de la chaleur d'une partie de l'eau et des autres substances auxquelles il était combiné, se réduit en vapeurs, passe de la cucurbite dans le chapiteau, et de là dans le serpentin où il se condense ; il est recueilli à l'état liquide dans un vase convenable.

Ainsi obtenu, c'est une liqueur incolore d'un goût particulier, dû au liquide duquel on l'a retiré. Ce produit étant d'une très grande densité et contenant encore beaucoup d'eau, porte le nom d'eau-de-vie. Pour prendre celui d'alcool, on a besoin de lui faire subir une nouvelle distillation, soit seul, soit en le mettant en contact avec des substances avides d'eau; cette opération est appelée rectification.

La plupart du temps, le pharmacien ne prépare pas lui-même l'alcool qu'il emploie, il se le procure dans le commerce ; mais cet alcool étant souvent très impur, il se trouve dans la nécessité de le rectifier pour en obtenir l'alcool pur qu'il doit employer.

Rectification. On peut rectifier l'alcool du commerce en le mettant en contact avec une petite quantité de magnésie destinée à saturer les acides qu'il contient, en le soumettant ensuite à la distillation : par ce mode d'agir, et en fractionnant les produits on peut parvenir à obtenir de l'alcool qui porte 36°; mais si l'on veut obtenir un liquide plus déflegmé, on doit avoir recours à l'intermède de substances avides d'eau, le muriate de chaux

---

(1) Les alambics employés dans les arts à la distillation du vin ou des autres liqueurs propres à fournir de l'alcool, diffèrent des alambics dont le pharmacien se sert pour ses travaux particuliers. Parmi ces appareils, on distingue ceux d'Édouard Adam, de Cellier, de M. Derosnes, etc., etc. La description de ces instrumens ne pouvant entrer dans un traité comme le nôtre, nous renverrons nos lecteurs aux ouvrages qui traitent de la distillation. (Voir les ouvrages de MM. Duportal, Dubrunfaut, Lenormand, sur la distillation, et le tome VII du Dictionnaire technologique.)

fondu, l'acétate de potasse, la potasse à la chaux, le sous-carbonate de soude sec, l'acide sulfurique, le sulfate de soude effleuri, le charbon, la chaux, etc. Des essais sur l'effet de ces divers intermèdes ont été tentés par M. Dubuc de Rouen, qui a reconnu que la plupart communiquaient à l'alcool des propriétés particulières, provenant des corps employés dans la rectification. Des expériences analogues que nous avons tentées nous ont convaincu en partie de la justesse des observations de M. Dubuc, et nous avons reconnu que le procédé indiqué par Destouches, l'acétate de potasse, était le plus convenable pour fournir l'alcool très rectifié. Pour l'obtenir, on met dans la cucurbite d'un alambic, 20 livres d'alcool et 10 livres d'acétate de potasse très sec; on laisse en contact, puis on soumet à la distillation; on fractionne les produits qui sont à divers degrés, selon l'époque.

L'acétate de potasse étant un produit assez coûteux, on peut se servir du muriate de chaux fondu, laissant en contact l'alcool avec ce sel, puis soumettant à la distillation. L'alcool ainsi rectifié a une légère odeur particulière; mais il est facile de l'enlever; il suffit pour cela de mettre cet alcool pendant 12 heures, avec du charbon pur et divisé, et de filtrer. L'alcool qui a subi cette opération a perdu le petit goût qui lui avait été communiqué par la rectification.

L'alcool pur est incolore, transparent, d'une odeur qui lui est particulière et qui est plus sensible quand l'alcool est chaud; il a une saveur brûlante; il est très volatil, inflammable par le contact d'un corps en ignition; exposé à l'action de l'air, il s'affaiblit. Il dissout les huiles volatiles, la résine, la cire, une foule d'autres produits; il entre dans la composition des alcoolats, des teintures; on s'en sert pour donner lieu à la formation des éthers, etc., etc.

L'alcool d'une pesanteur spécifique de 0,792 à 20° est composé de

     51,98 de carbone,
   34,32 d'oxigène,
   13,70 d'hydrogène.

       (Th. Saussure.)

        15..

L'alcool obtenu des diverses liqueurs est, comme nous l'avons dit, susceptible de contracter des odeurs et des goûts différens, sans doute dus à la présence d'une huile essentielle. M. OErsted, professeur à Copenhague, a fait une heureuse application du chlorure de chaux pour enlever aux eaux-de-vie de pommes de terre le goût herbacé qui leur est particulier. Voici le procédé employé par ce savant:

On mêle au liquide spiritueux une quantité convenable de solution concentrée de chlorure; on laisse reposer le mélange, on décante, on soumet à la distillation. La difficulté qui nous a paru être attachée à ce procédé est celle de trouver l'exacte quantité de chlorure nécessaire pour détruire l'odeur, sans ajouter un excès de chlore; mais, selon M. Zeize, une once de chlorure suffit généralement pour épurer 10 litres d'esprit-de-vin. Il est cependant bon de tenter un essai en petit, sur une quantité d'esprit auquel on doit enlever le goût, afin d'être plus sûr de son fait.

L'emploi du chlorure de chaux ne pouvant être utile qu'à cause du chlore qu'il contient, nous avons tenté quelques essais sur de l'alcool de fécule, et nous sommes arrivé à obtenir plus facilement, par le moyen du chlore, un alcool inodore, ce que nous n'avions pu faire par le chlorure qu'après quelques essais. Il faut, pour obtenir ce résultat, n'ajouter du chlore que peu à peu, et goûter l'eau-de-vie ainsi additionnée. Lorsque le goût herbacé n'est plus sensible, on soumet l'esprit désinfecté à la distillation.

M. Accarie, de Valence, a indiqué l'emploi du chlorure de chaux en quantité déterminée pour la désinfection de l'alcool qui a servi à conserver des matières animales; nous nous sommes assuré que la quantité de chlorure indiquée par M. Accarie n'est pas exacte, et que cette quantité doit varier selon que le chlorure est plus ou moins chargé de chlore, et encore lorsque l'alcool est plus ou moins infect. L'emploi du chlore liquide et gazeux nous a paru préférable à celui du chlorure; on doit avoir soin d'en ajouter jusqu'à ce que l'odeur infecte ait disparu, et soumettre ensuite à la distillation.

Si l'alcool était additionné d'un excès de chlore, il aurait un peu le goût de l'éther hydro-chlorique; mais le goût communiqué à l'alcool par le chlorure de chaux en excès est plus désagréable. Ces deux moyens doivent être étudiés; ils pourront être de la plus grande utilité.

On peut aussi employer le charbon pour enlever à ce liquide les substances qui lui donnent de l'odeur. Ce moyen, consiste à mettre en contact l'alcool avec le quart de son poids de charbon, à laisser macérer pendant 48 heures et à distiller ensuite : il donne le plus souvent de bons résultats; cependant il y a des alcools que l'on ne peut purifier par ce moyen.

L'alcool a été administré dans la Thérapeutique comme tonique; on le donnait en limonade, étendu d'eau, à la dose de 2 onces pour 2 pintes de liquide. On en tire un assez bon parti. Il entre dans un très grand nombre de médicamens.

L'alcool concentré, introduit dans l'économie animale, cause des accidens fâcheux : outre l'ivresse, nous avons vu le *coma* et la mort être les résultats d'un excès de ce liquide. Étendu d'eau et amené à l'état d'eau-de-vie, il est bu en grande quantité par les gens du peuple, qui souvent en ressentent les mauvais effets.

L'ivresse étant le résultat le plus fréquent de l'usage des liqueurs alcooliques, nous allons indiquer quelques moyens propres à combattre cet état maladif. On emploie : 1°. l'éther mêlé à l'huile, à la dose de 24 gouttes pour une once d'huile; 2°. l'alcali volatil à la dose de 6 à 12 gouttes dans un verre d'eau sucrée; 3°. l'acétate d'ammoniaque, à la dose de 24 à 48 gouttes, et même à la dose d'un gros de sel liquide dans un verre d'eau. Ce dernier moyen, indiqué par M. Masuyer, est le plus convenable à employer, son usage ne pouvant avoir aucun inconvénient; il n'en est pas de même de l'usage de l'ammoniaque, qui quelquefois a donné lieu à des accidens.

L'alcool que l'on trouve dans le commerce est quelquefois altéré, soit par l'eau, soit par quelques substances étrangères. Lorsqu'il est étendu d'eau, on s'en aperçoit au moyen de *l'aréomètre à esprit de-vin;* mais comme on connaît plusieurs de ces instrumens, nous dirons ici que celui qu'il est le plus convenable d'employer pour apprécier la valeur réelle de ce liquide est le nouvel instrument que l'on a désigné sous le nom d'alcoolomètre centigrade, de M. Gay-Lussac.

L'alcool et les eaux-de-vie que l'on trouve dans le commerce peuvent quelquefois être mêlés de quelques substances nuisibles ou affaiblis par de l'eau, etc., etc. (*V.* Eau-de-vie.)

L'alcool concentré est quelquefois odorant. Cette odeur, qui ne s'aperçoit pas d'abord au goût et à l'odorat, devient sensible lorsqu'on l'étend d'eau, ou lorsque l'on met ce liquide dans le creux de la main, et qu'on le laisse évaporer. L'alcool, dans ce dernier cas, abandonne les substances qu'il tenait en solution, et la main acquiert une odeur qui provient des substances étrangères.

On falsifie l'alcool faible, l'eau-de-vie, avec des substances âcres. On peut s'apercevoir de cette falsification en faisant évaporer une quantité d'eau-de-vie, et examinant le résidu qui a une âcreté qu'il est facile de reconnaître.

Les eaux-de-vie contiennent assez souvent une certaine quantité de cuivre (provenant des instrumens distillatoires) qui a été dissous par l'acide que ces liqueurs contiennent. On peut s'assurer de la présence de ce métal à l'état de sel, soit par l'alcali volatil, soit par une lame de fer. L'alcali volatil, lorsque l'eau-de-vie contient du cuivre, donne à la liqueur une couleur bleue (1) : quelquefois cette couleur ne se manifeste qu'au bout de quelques heures. Le fer bien décapé, mis en contact avec le liquide, se recouvre d'une couche de cuivre métallique. Le docteur Brumby a trouvé du cuivre dans seize espèces d'eau-de-vie ; j'en ai trouvé dans plusieurs, et j'ai eu en ma possession un clou retiré d'une pièce d'eau-de-vie, qui était tellement chargé de ce métal, qu'il semblait être fait de cuivre.

On peut aussi se servir avec avantage du prussiate de potasse et de fer pour découvrir la présence du cuivre dans l'eau-de-

____

(1) Il faut que l'eau-de-vie soit décolorée.

vie. Le précipité fourni par le sel de cuivre est d'un brun marron.

L'eau-de-vie contient quelquefois du plomb (Wolff, John Clarke). Ce métal, qui s'y trouve à l'état de sel, provient, soit des soudures, soit du chapiteau. On reconnaît la présence du plomb en se servant d'une solution de sulfate de soude ou d'hydrogène sulfuré : le premier de cés sels donne lieu à un précipité blanc, le *sulfate de plomb;* le deuxième à un précipité noir, le *sulfure de ce métal.* (*Voyez ces mots pour les caractères.*)

L'alcool conservé dans des tonneaux qui ont servi primitivement à contenir du vin rouge, dissout une certaine quantité de la matière colorante du vin, et prend une couleur rouge, quelques personnes prennent cette coloration pour une sophistication. On enlève parfaitement cette couleur à l'alcool en le mettant en contact pendant quelque temps avec du charbon animal de 1 à 5 pour 100, et en agitant, en laissant déposer et tirant à clair. Quand on n'a qu'une petite quantité d'alcool, on filtre au lieu de décanter.   (A. C.)

ALCOOL CAMPHRÉ, *esprit-de-vin camphré.* Ce médicament, employé pour l'usage externe, est le résultat de la solution du camphre dans l'alcool ; on le prépare de la manière suivante : on prend 24 grammes (6 gros) de camphre, on met ce produit dans un mortier, on ajoute quelques gouttes d'alcool, et on triture : à l'aide de cette petite quantité d'alcool, le camphre se réduit en poudre ; on verse sur cette poudre 500 gram. (1 livre) d'alcool à 34° ; on agite ; le camphre se dissout ; on filtre la solution que l'on conserve dans un flacon bien bouché.

Cet alcool s'emploie à l'extérieur ; on s'en sert pour imbiber des bandes placées sur des contusions, etc.

(A. C.)

ALCOOL DE QUININE, *solution alcoolique de sulfate de quinine.* Cette solution se prépare de la manière suivante : on prend sulfate de quinine pur et sans mélange de substances étrangères, 3 décigrammes (6 grains); alcool rectifié à 34°, 1 once ; on fait dissoudre le sel dans l'alcool et on filtre.

Cet alcool est un tonique ; on le donne à la dose d'un gros à trois ; il peut servir à préparer le vin de quinine.   (A. C.)

ALCOOLATS, *esprits*. On a donné le nom d'alcoolats à l'alcool chargé par macération, ensuite par distillation de quelques principes volatils d'une ou de plusieurs substances.

Les alcoolats sont simples ou composés, simples lorsque l'alcool n'a macéré et n'a été mis en distillation qu'avec une seule substance ; composés, lorsque l'alcool a macéré et a été distillé avec plusieurs.

Ces produits diffèrent des teintures par le mode de préparation et par leur nature ; en effet, les teintures contiennent des principes très variés, tandis que les alcoolats ne sont chargés que des substances volatiles.

La plupart des alcoolats mis en contact avec l'eau distillée, ne doivent point donner lieu à un précipité. Il y a cependant exception à faire pour les alcoolats préparés avec les substances qui contiennent beaucoup d'huile essentielle.

Les alcoolats sont moins odorans que ne le sont les eaux distillées obtenues avec les mêmes substances ; cet effet est dû à ce que le produit odorant est en combinaison plus intime avec l'alcool, et que la solution est plus complète. On peut s'assurer de ce fait en versant un peu d'eau dans un alcoolat : l'odeur devient plus sensible.

Les règles principales à observer pour la préparation des alcoolats, sont les suivantes :

1°. Choisir convenablement les substances que l'on veut traiter par l'alcool ;

2°. Diviser ces substances, excepté pour la plupart des graines dont l'odeur ne réside que dans l'enveloppe ;

3°. Faire macérer pendant quelques jours l'alcool avec la substance avant d'opérer la distillation ;

4°. Employer un alcool exempt de toute odeur d'empyreume, de marc ou autres ;

5°. Se conformer pour la quantité de substances, pour celle de l'alcool et pour son degré, aux indications données par le nouveau Codex ;

6°. Distiller au bain-marie ou à la vapeur, dans des appareils convenables et nettoyés avec soin ;

7°. Rafraîchir le serpentin pendant tout le temps de la distillation, séparer le premier produit obtenu de la distillation pour l'introduire de nouveau dans le bain-marie ;

8°. Retirer la quantité d'alcool indiquée par le Codex pour les alcoolats dont la formule y est consignée.

Les alcoolats simples et composés étant en grand nombre, nous ne rappellerons qu'en quelques mots les applications des règles générales que nous avons indiquées. Nous donnerons les doses des substances et celles de l'alcool à employer pour préparer ces produits.

(A. C.)

ALCOOLATS SIMPLES.

ALCOOLAT D'ABSINTHE, *esprit d'absinthe.* Sommités sèches d'absinthe (*Artemisia Absinthium*), 1 partie ; alcool sans odeur, à 20°, 4 parties. Incisez les sommités, faites macérer pendant deux jours, et soumettez à la distillation, au bain-marie, avec les précautions convenables ; retirez 3 parties $\frac{1}{2}$ de l'alcool employé.

ALCOOLAT D'ANIS, *esprit d'anis.* Semences d'anis (*Pimpinella Anisum*) mondées de toutes substances étrangères, une partie ; alcool à 20° et sans odeur, 10 parties. Faites macérer les graines dans l'alcool pendant quatre jours, distillez au bain-marie pour retirer tout l'alcool employé.

ALCOOLAT D'ANGÉLIQUE , *esprit d'angélique.* Racines d'angélique (*Angelica archangelica*) sèches, très odorantes, une partie ; mondez ces racines, coupez-les en rouelles minces au moyen du couteau, mettez-les en contact avec l'alcool, 4 parties ; laissez macérer pendant quelques jours ; au bout de ce temps, distillez pour retirer 3 parties $\frac{1}{2}$ de l'alcool employé.

(A. C.)

ALCOOLAT DE BASILIC , *esprit de basilic.* Sommités fraîches de basilic (*Ocimum basilicum*), une partie ; contusez-les dans un mortier propre ; mettez-les en contact avec 10 parties d'alcool à 22°. Laissez macérer (1) pendant deux jours, soumettez à la distillation, au bain-marie, pour retirer 9 parties d'alcoolat.   (A. C.)

ALCOOLAT DE BERGAMOTE, *esprit de bergamote.* Épidermes des fruits, une partie; alcool pur à 22°, 4 parties. On met en macération pendant deux jours; au bout de ce temps, on distille au bain-marie, pour retirer tout l'alcool.   (A. C.)

ALCOOLAT DE CANNELLE, *esprit de cannelle.* Écorces concassées de cannelle de Ceylan bien choisies (*Laurus Cinnamomum*), une partie; alcool à 28° pur et privé de matières étrangères odorantes, 5 parties; faites macérer pendant quatre jours; soumettez ensuite à la distillation, au bain-marie, pour retirer presque tout l'alcool employé.   (A. C.)

ALCOOLAT DE CARVI, *esprit de carvi.* Semences de carvi (*Seseli carvi*), une partie; alcool à 20°, 10 parties; laissez macérer pendant quatre jours, soumettez ensuite à la distillation, pour retirer 9 parties et demie d'alcoolat de carvi.

    (A. C.)

ALCOOLAT DE CÉDRAT, *esprit de cédrat.* Épidermes du fruit du cédrat, une partie, alcool privé d'odeur étrangère, 4 parties; laissez macérer pendant deux jours, distillez au bain-marie, pour retirer tout l'alcool.   (A. C.)

ALCOOLAT DE CITRON, *esprit de citron.* Épidermes des fruits du citron (*Citrus medica*), une partie; alcool à 22°, 4 parties; faites macérer pendant douze heures, distillez ensuite au bain-marie, pour retirer tout l'alcool.   (A. C.)

ALCOOLAT DE COCHLÉARIA du Codex, *esprit de cochléaria.* Feuilles fraîches de cochléaria officinal (*Cochlearia officinalis*), 72 parties; contusez-les, mettez-les ensuite en macération pendant douze heures avec de l'alcool à 32°, 48 parties. Au bout de ce temps, distillez au bain-marie, pour retirer 40 parties d'alcoolat.   (A. C.)

---

(1) La macération doit toujours être faite dans un vase bien clos, pour que l'alcool ne s'affaiblisse pas.

Alcoolat de coriandre, *esprit de coriandre* (*Coriandrum sativum*). Semences entières de coriandre bien mondées, une partie; alcool à 20°, 8 parties; laissez macérer pendant quatre jours; distillez au bain-marie, pour retirer 7 parties et demie d'alcoolat.

Cette préparation est un excellent carminatif; on la donne à la dose d'une once, mêlée avec une once de sirop simple, et à deux onces d'eau.   (A. C.)

Alcoolat de fenouil, *esprit de fenouil.* Semences de fenouil (*Anethum fœniculum*) mondées des substances étrangères qu'elles pourraient contenir, une partie; alcool à 20° privé d'odeur étrangère, 8 parties; laissez macérer pendant quatre jours; après ce temps, soumettez à la distillation, pour retirer 7 parties et demie d'alcoolat.   (A. C.)

Alcoolat de framboises, *esprit de framboises.* Framboises presque mûres (*Rubus idœus*), mondées de leur support, une partie; contusez-les et mettez-les en contact avec de l'alcool à 36°, 4 parties; laissez macérer pendant trois jours, distillez ensuite au bain-marie, pour retirer tout l'alcool employé.

L'esprit de framboises est très employé dans le commerce des vins. Ce produit est mêlé avec l'alcoolat d'iris, pour donner aux vins ordinaires le *bouquet* des vins de Bordeaux.
                                    (A. C.)

Alcoolat de genièvre, *esprit de genièvre.* Baies de genièvre (*Juniperus communis*), une partie; alcool à 22°, 4 parties; laissez macérer pendant cinq jours : au bout de ce temps, distillez au bain-marie, pour retirer tout l'alcool employé. On ne doit pas confondre l'alcoolat de genièvre obtenu comme nous venons de le dire, avec l'*alcool* retiré par la distillation de la liqueur fermentée préparée avec les baies de genièvre, *le vin de genièvre;* ou avec l'alcool de grains que l'on rectifie sur les baies du genièvre, et qui porte mal à propos le nom de *genièvre de Hollande.*   (A. C.)

Alcoolat de girofles, *esprit de girofle.* Calices du giroflier (*Caryophillus aromaticus*) , une partie; alcool à 30°, 4 parties; laissez en macération pendant cinq jours : au bout de ce temps, distillez au bain-marie, pour retirer tout l'alcool employé. (A. C.)

ALCOOLAT D'HYSSOPE, *esprit d'hyssope.* Sommités fleuries de l'hyssope (*Hyssopus officinalis*), une partie; alcool à 20°, 10 parties; laissez macérer pendant trois jours, distillez ensuite au bain-marie, pour retirer tout l'alcool employé. (A. C.)

ALCOOLAT D'IRIS, *esprit d'iris.* Racines d'iris de Florence (*Iris florentina*) sèches, bien saines et bien odorantes, une partie; alcool sans odeur étrangère, marquant 25°, 6 parties; laissez macérer pendant quatre jours, distillez pour retirer 5 parties et demie d'alcoolat. Cette préparation est usitée pour donner aux vins ordinaires une odeur de violette.

(A. C.)

ALCOOLAT DE LAVANDE, *esprit de lavande.* Sommités fleuries de lavande (*Lavandula spica*), une partie; alcool à 20°, 10 parties; laissez macérer pendant trois jours : au bout de ce temps, soumettez à la distillation, pour obtenir tout l'alcool employé.

L'alcoolat de lavande est destiné, la plupart du temps, à la toilette. Quelques personnes lui donnent d'autres odeurs, quelquefois on l'additionne d'un huitième d'esprit de citrons, de cédrats ou de bergamote. (A. C.)

ALCOOLAT DE MARJOLAINE, *esprit de marjolaine.* Sommités de marjolaine (*Origanum majorana*), une partie ; alcool à 18°, 10 parties ; incisez les sommités et faites-les macérer dans l'alcool pendant deux jours ; après ce temps, distillez pour retirer l'alcool employé. (A. C.)

ALCOOLAT DE MÉLISSE, *esprit de mélisse.* Sommités fleuries de mélisse (*Melissa officinalis*), une partie; coupez-les et faites-les macérer pendant deux jours dans l'alcool pur à 18°, 10 parties; après la macération, distillez au bain-marie, pour retirer l'alcool employé. (A. C.)

ALCOOLAT DE MENTHE POIVRÉE, *esprit de menthe.* Sommités fleuries de menthe (1) (*Mentha piperita*), une partie, in-

---

(1) On prépare de même l'alcoolat de menthe crépue, etc., etc.

cisez les sommités, faites-les macérer avec 10 parties d'alcool à 20°; au bout de deux jours de macération, distillez au bain-marie, pour retirer l'alcool employé.   (A. C.)

ALOOLAT DE MUSCADE, *esprit de muscade.* Noix muscades (*Myristica moscata*), une partie; concassez-les et faites-les macérer dans 6 parties d'alcool à 30°; au bout de ce temps, distillez-les au bain-marie, pour retirer l'alcool employé.
                    (A. C.)

ALCOOLAT D'ORANGER (DE FLEURS), *esprit de fleurs d'oran-ger.* Fleurs d'oranger fraîches (*Citrus aurantium*), une par-tie; alcool sans odeur étrangère et marquant 22°, 6 parties; laissez macérer pendant douze heures; au bout de ce temps, distillez au bain-marie, pour retirer l'alcool employé.
                    (A. C.)

ALCOOLAT D'ORANGE (D'ÉCORCE), *esprit d'écorce d'orange.* (*Codex.*)

Écorces d'oranges recentes, une partie; alcool à 32°, 4 par-ties; eau distillée, 2 parties. Coupez les écorces, faites macé-rer pendant deux jours; au bout de ce temps, distillez pour retirer l'alcool employé (ou 4 parties).   (A. C.)

ALCOOLAT DE ROMARIN, *esprit de romarin.* Sommités fleu-ries de romarin (*Rosmarinus officinalis*), une partie; coupez les sommités, mettez-les en macération avec de l'alcool à 20°, 10 parties; laissez macérer pendant trois jours; au bout de ce temps, distillez au bain-marie, pour retirer l'alcool employé.
                    (A. C.)

ALCOOLAT DE ROSES, *esprit de roses.* Roses pâles (*Rosa pal-lida*) épanouies et mondées de leurs calices, deux parties; alcool à 32°, 6 parties; eau de fleurs de roses, quantité suffi-sante pour que la fleur ne se dessèche pas trop au bain-marie.

Laissez, pendant 12 heures, les pétales en contact avec l'al-cool et l'eau de roses; au bout de ce temps, distillez pour obtenir tout l'alcool employé.   (A. C.)

ALCOOLAT DE SAUGE, *esprit de sauge.* Sommités fleuries du *Salvia officinalis*, une partie; coupez et faites-les ma-cérer avec de l'alcool à 20°, 10 parties; au bout de trois jours de macération, distillez au bain-marie, pour retirer l'alcool employé.   (A. C.)

ALCOOLAT DE THYM, *esprit de thym*. Sommités fleuries du *Thymus vulgaris,* une partie; alcool à 20°, 10 parties; coupez les sommités et faites-les macérer avec l'alcool pendant deux ou trois jours; distillez ensuite au bain-marie, pour retirer l'alcool employé.   (A. C.)

ALCOOLAT DE ZÉDOAIRE, *esprit de zédoaire*. Prenez racines de zédoaire (*Kœmpferia rotunda*), une partie; coupez–les en ·tranches bien minces, mettez–les en contact avec l'alcool à 24°, 6 parties; laissez en macération pendant quatre jours; au bout de ce temps, soumettez à la distillation au bain-marie, pour retirer 5 parties de l'alcool employé.   (A. C.)

Les auteurs du Codex n'ont considéré que quelques-uns des alcoolats composés que l'on a l'habitude de tenir dans les pharmacies; ils ont retranché quelques-unes des formules données dans les Pharmacopées anciennes. Nous nous ferons un devoir de rapporter ces formules, qui quelquefois sont utiles aux pharmaciens.

Les auteurs du nouveau Codex ayant indiqué en lettres italiques les substances qui jouent le principal rôle dans la préparation des alcoolats qu'ils ont conservés, nous suivrons la même méthode, lorsque nous rapporterons les formules consignées dans cet ouvrage.   (A. C.)

ALCOOLATS COMPOSÉS.

ALCOOLAT AMMONIACAL DE LAVANDE, *gouttes céphaliques d'Angleterre*. (Codex.)

      Sous-carbonate d'ammoniaque animal huileux (*esprit volatil de soie écrue*). (4 onces) 128 grammes
      Huile volatile de lavande. . . (1 gros)   4
      Alcool à 32° (*Baumé*). . . . (4 gros)   16

Introduisez toutes ces substances dans une cornue de verre, et soumettez à la distillation que l'on continue jusqu'à ce que l'on aperçoive des gouttes d'huile nageant sur le produit de la distillation; on arrête l'opération, on recueille le produit, que l'on conserve dans des flacons de verre exactement fermés.

Les gouttes céphaliques étaient autrefois plus usitées qu'elles ne le sont maintenant ; les cas dans lesquels on les prescrit sont ceux d'hystérie , dans les maladies nerveuses, dans celles du cerveau. La dose à laquelle on administre ce médicament est de 10 gouttes à 1 gros.   (A. C.)

ALCOOLAT D'ANHALT, *eau d'anhalt.*

Térébenthine de Chio......	(8 onces) 250 gram.
Encens....................	(1 once $\frac{1}{2}$) 48
Gérofles..................	
Noix muscades............	
Cubèbes..................	àà (6 gros) 24
Cannelle.................	
Baies de laurier.........	àà (4 gros) 16
Semences de fenouil......	
Bois d'aloès.............	(3 gros) 12
Safran...................	(2 gros $\frac{1}{2}$) 10.

Concassez les substances susceptibles de l'être, divisez les autres, et mettez-les en contact avec alcool à 28°, 2,500 gramm. (5 liv.); ajoutez , musc 7 décigram. 5 centigram. (15 grains); laissez macérer pendant quelques jours; distillez ensuite au bain-marie, de manière à retirer la plus grande partie de l'alcool.

Cet alcoolat s'administre à l'intérieur comme cordial et stomachique à la dose de 1 à 4 gros; et à l'extérieur , on l'administre en friction dans les cas de paralysie.   (A. C.)

ALCOOLAT AROMATIQUE AMMONIACAL, *esprit volatil aromatique huileux.* (*Codex.*) ..

Zestes récents d'oranges. (6 gros)	24 grammes
de citrons. (6 gros)	24
Vanille.............. (2 gros)	8
Gérofles............. (demi-gros)	2
Cannelle............. (1 gros)	4
Muriate d'ammoniaque. (4 onces)	128

Coupez menus les zestes d'oranges et de citrons, incisez la vanille, concassez la cannelle et le sel ammoniac. Lorsque toutes ces substances sont à cet état, introduisez-les dans une cornue de verre, versez dessus, eau de cannelle distillée simple, 128 grammes (4 onces); ajoutez ensuite, alcool à 32° Baumé, 128 grammes (4 onces); faites digérer pendant trois heures (1); ajoutez carbonate de potasse, 128 parties; distillez à une douce chaleur pour retirer l'alcool aromatique ammoniacal, 128 gram.

Cet alcoolat, au moment où on l'obtient, est limpide et sans couleur. Si on le laisse exposé à la lumière, il prend une couleur jaune qui se fonce davantage. On évite en partie cette coloration en conservant ce produit à l'abri de la lumière; pour cela, on l'introduit dans des flacons couverts d'un papier ou d'un vernis noir.

La proportion des aromates est à la liqueur obtenue de la distillation dans le rapport de 1 à 1,83.

Celle du carbonate d'ammoniaque, dégagée du muriate fait environ le tiers. (A. C.)

ALCOOLAT AROMATIQUE DE BERGAMOTE, DE CITRONS, DE CÉDRATS ET DE ROMARIN, *eau sans pareille* (Baumé).

Cet alcoolat, destiné à la toilette, ne devrait peut-être pas faire partie d'un Dictionnaire des Drogues; mais les connaissances que le pharmacien possède le mettant à même de mieux préparer les divers alcoolats employés à cet usage, que ne le font la plupart des distillateurs, nous croyons devoir donner les formules de ces préparations.

Alcool rectifié à 32°..........	(9 onces $\frac{1}{2}$)	300 gram.
Huile volatile de bergamote (2)	(2 gros $\frac{1}{2}$)	10
de citrons......	(4 gros)	16
de cédrats......	(2 gros)	8
Alcoolat de romarin..........	(8 onces)	250.

On introduit les huiles essentielles dans un flacon, on verse dessus l'alcool et l'alcoolat de romarin, on agite à plusieurs

---

(1) Ce laps de temps est trop peu considérable.

(2) Les huiles essentielles qui entrent dans les alcoolats doivent être récentes et d'une grande pureté.

reprises; lorsque le mélange est bien fait, on l'introduit dans un alambic, et on distille au bain-marie. On continue, la distillation jusqu'à ce que l'alcoolat ne coule plus au filet.

Quelques parfumeurs préparent des alcoolats odorans par la simple solution des huiles dans l'alcool. L'emploi de ce moyen ne donne jamais des alcoolats dont l'odeur soit aussi agréable que celle des alcoolats obtenus par distillation opérée après le mélange. (A. C.)

ALCOOLAT BALSAMIQUE DE RIVIÈRE, *eau balsamique contre la gonorrhée.* Cet alcoolat, que l'on peut regarder comme un bon diurétique, et que j'ai vu employer avec succès contre la blenorrhée et la leucorrhée, se prépare de la manière suivante :

Racine d'iris..............	(3 onces)	96 gramm.
Feuilles de dictame de Crète. de menthe sèche.... } àà (1 once)		48
Semences de fenouil.......	(2 onces)	64
de rue..........	(1 once)	32
Térébenthine fine........	(1 livre)	500
Vin blanc généreux........	(5 livres)	5000.

Coupez la racine d'iris, incisez les feuilles, concassez les semences, divisez la térébenthine; faites macérer pendant trois à quatre jours; distillez au bain-marie, pour obtenir la moitié du liquide alcoolique employé.

La dose à laquelle on administre *l'alcoolat* de Rivière est d'une demie-once à une once et demie. (A. C.)

ALCOOLAT DE BOUQUET, *eau de bouquet* (Baumé).

Alcoolat de miel odorant.....	(1 once)	32 gra.
sans pareil...........	(1 once $\frac{1}{2}$)	46
de jasmin..........	(5 gros)	20
de gérofles.........	(4 gros)	16
de violettes.........	(4 gros)	16
de souchet long...... de calamus aromaticus. de lavande......... } àà (2 gros)		8
de fleurs d'oranger...	(20 grains)	1

Mêlez toutes ces substances ensemble, et vous obtenez un alcoolat composé, dont l'usage est destiné à la toilette. Si l'on veut l'obtenir d'une suavité plus grande, il faut, lorsque le mélange est fait, placer le vase qui le contient pendant huit à dix heures au milieu d'un mélange refrigérant, et la suavité est d'autant plus grande que le degré de froid est plus élevé. (*V.* à l'article MÉLANGES FRIGORIFIQUES.) On peut aussi distiller au bain-marie et laisser pendant quatre à cinq mois, dans un lieu frais, le même alcoolat préparé par distillation.

(A. C.)

ALCOOLAT CARMINATIF DE SYLVIUS, *esprit carminatif de Sylvius.* (*Codex.*)

	parties.
Racine d'*angélique* (*Angelica archangelica*)	4
d'impératoire (*Imperatoria osthrutium*)	6
de galanga (*Maranta galanga*)	6
Feuilles de romarin (*Rosmarinus officinalis*)	48
de marjolaine (*Origanum majorana*)	48
de *rue* (*Ruta graveolens*)	48
de basilic (*Ocimum basilicum*)	48
Baies de laurier (*Laurus nobilis*)	12
Semences d'angélique (*Angelica archangelica*)	16
de livèche (*Ligusticum levisticum*)	16
d'*anis* (*Pimpinella anisum*)	16
Gingembre (*Zingiber officinale*)	6
Noix muscades (*Myristica aromatica*)	6
Cannelle (*Laurus cinnamomum*)	12
Gérofle (*Caryophillus aromaticus*)	4
Écorce de citron (*Citrus medica*)	4

Après avoir concassé ou incisé toutes ces substances, on les met en contact avec de l'alcool à 32° Baumé, 1500; on laisse en macération pendant deux ou trois jours; au bout de ce temps, on distille au bain-marie, et on retire 1000 parties de liqueur alcoolique. Les aromates employés à cette préparation étant dans la proportion de 300, leur proportion à l'alcool distillé est au-dessous d'un tiers.

L'esprit carminatif de Sylvius est un tonique fortement aromatique; on le donne dans quelques potions à la dose de 24 grains à une demi-once. Quelques praticiens disent avoir obtenu de bons résultats de l'emploi de ce médicament.

(A. C.)

Alcoolat de castoréum, *esprit de castoréum.*

Castoréum récent..........	(4 onces)	128 gram.
Fleurs de lavande (récentes)	(1 once)	32
Cannelle fine.............	(6 gros)	24
Feuilles de sauge..........	(4 gros)	16
de romarin..........	(4 gros)	16
Macis....................	(2 gros)	8
Gérofles.................	(2 gros)	8
Alcool rectifié	(4 livres) · 2000.	

Divisez le castoréum en petits morceaux; concassez la cannelle, le macis, les gérofles; incisez les feuilles de sauge et de romarin; contusez les fleurs fraîches de lavande; mettez en contact avec l'alcool; faites macérer pendant trois à quatre jours; distillez ensuite au bain-marie jusqu'à ce que la liqueur qui passe à la distillation ne coule plus au filet.

Cet alcoolat est un bon anti-hystérique; on le donne à la dose d'un à 2 gros en potion ou dans tout autre liquide approprié. (A. C.)

Alcoolat de citron composé, *eau de Cologne.* Cet alcoolat, connu depuis long-temps, et qui ne peut être considéré que comme une préparation de toilette, a été le sujet d'un panégyrique qui lui attribuait toutes les propriétés possibles, et le présentait comme une panacée universelle. Une foule de fabricans y ont attaché leurs noms et ont fait grand bruit pour ne rien produire de meilleur, et même pour donner des produits inférieurs à l'eau de Cologne préparée par les pharmaciens qui y apportent un soin et des connaissances, qui sont le fruit de longues études, que ne possèdent pas des gens qui font ce commerce sans avoir étudié l'art de la distillation, qui, pour cette préparation, leur serait nécessaire.

16.,

Un grand nombre de recettes ont été indiquées pour la préparation de cet alcoolat, destiné principalement à la toilette ; nous donnerons ici celles qui produisent les meilleurs résultats.

Recette du Codex.

Huile volatile d'écorce de citron....		
d'écorce de bergamote	àà (3 onc. 1 gros)	100 gr.
d'écorce de cédrat...		
de romarin.........		
de fleurs d'oranger..	àà (1 onc. 4 gros $\frac{1}{2}$)	50
de lavande		
de cannelle.........	(6 gros 20 grains)	25
Alcool rectifié sans odeur, portant 36° Baumé.................	(24 livres)	12000
Alcoolat de mélisse composé (formule du Codex).................	(3 livres)	1500
Alcoolat de romarin..........	(2 livres)	1000.

Mettez les huiles en contact avec les alcoolats et l'alcool, agitez fortement pour que le mélange se fasse, laissez en contact pendant dix jours, en ayant soin de remuer de temps en temps; distillez ensuite au bain-marie, de manière à retirer une quantité d'alcoolat pesant 12,980 (25 livres 15 onces), et laissez dans le bain-marie le cinquième du liquide.

L'alcoolat obtenu ainsi est l'eau de Cologne du Codex. On peut, pour la rendre plus agréable, ajouter à cet alcoolat obtenu par distillation, 500 parties (une livre) de l'alcoolat connu sous le nom d'eau de bouquet. (*V.* ce mot.)

Formule de Farina (1).

Eau-de-vie.............		120 pots
Sauge................	àà (6 gros)	24 gram.
Thym.................		

----

(1) Donnée par M. Robiquet dans le Dictionnaire Technologique, p. 276, t. VII.

Mélisse sèche............ } àà (12 onces)	384 gram.
Menthe................. }	
Calamus aromaticus...... (demi-once)	16
Racine d'angélique....... (2 gros)	8
Camphre .... (1 gros)	4
Pétales de roses.......... } àà (4 onces)	128
de violettes....... }	
Fleurs de lavande........ (2 onces)	64
d'oranger........ (demi-once)	16
Grande absinthe........ (1 once)	32
Noix muscades......... }	
Clous de gérofles........ } àà (demi-once)	16
Cassia lignea........... }	
Macis .... }	

2 citrons, 2 oranges coupés par morceaux. Distillez au bain-marie pour retirer 80 pots.

Ajoutez à l'alcoolat obtenu

Essence de citron............ }	
de cédrat........... } àà (1 once $\frac{1}{2}$) 48 gram.
de mélisse........... }	
de lavande .... }	
de néroli .... } (demi-once) 16
de semence d'anthos.... }	
de jasmin .... (1 once)	32
de bergamote........ (12 onces)	384.

Formule donnée par Cadet Gassicourt (Dictionnaire des Sciences médicales) :

Alcool à 32°.................	2 litres
Néroli..................... }	
Essence de cédrat............ }	
d'oranges............ } 24 gouttes
de citron............ }	
de bergamote .... }	
de romarin.......... }	
Semences de petit cardamome ... (2 gros)	8 gram.

Distillez au bain-marie, pour retirer les trois quarts de l'alcool employé.

Autre recette sans employer la distillation.

Alcool à 32°............		1 litre
Essence de citron........	} àà (2 gros)	8 grammes
de bergamote.....		
de cédrat........	(1 gros)	4
de lavande.......	(demi-gros)	2
de fleurs d'oranger.		10 gouttes
Teinture d'ambre........		10
de musc (1)....	(demi-gros)	2 grammes
de benjoin.....	(3 gros)	12
Essence de roses........		2 gouttes..

Mêlez toutes ces substances à l'alcool, agitez à plusieurs reprises, et filtrez.

Il existe une foule d'autres recettes pour la préparation de l'eau de Cologne. Chacun de ceux qui les possèdent les désignent comme étant la véritable; rien de moins fondé que ces prétentions. L'eau de Cologne bien préparée doit avoir une odeur suave, un bouquet bien fondu, c'est-à-dire dans lequel on ne puisse reconnaître aucune des substances odorantes qui font partie de cette composition. Ce résultat s'obtient particulièrement par la distillation au bain-marie à une douce chaleur.

Toutes les eaux de Cologne jouissent de la propriété commune de devenir laiteuses par leur mélange avec l'eau; cet effet est dû à ce que les huiles essentielles tenues en dissolution par l'alcool, sont en partie précipitées par l'eau à un très grand état de division qui leur donne l'aspect d'un lait ou d'une émulsion.

On ne doit pas confondre avec *l'eau de Cologne* les mélanges informes que les charlatans et de soi-disant fabricans vendent

____

(1) La teinture de musc ne doit être ajoutée que pour les personnes qui aiment l'odeur de cette substance.

sur les places; ces mauvaises préparations sont le résultat d'un mélange d'alcool de fécule avec des essences détériorées par vétusté, et dans lesquelles l'essence de romarin entre pour beaucoup.

Quelques épiciers préparent aussi des eaux de Cologne par mélange : les huiles volatiles à meilleur marché, l'esprit-de-vin non rectifié et sali par de l'huile qui a passé à la distillation, sont les produits qu'ils emploient. J'ai vu un de ces fabricans vendre de cette eau de Cologne à un prix tel que de l'alcool rectifié n'aurait pu être donné au même prix.   (A. C.)

ALCOOLAT DE COCHLÉARIA COMPOSÉ, *alcoolat anti-scorbutique* (*Codex*). Feuilles récentes de cochléaria, 2,500 (5 livres); racine de raifort (*Cochlearia armoracia*), 320 (9 onces 3 gros).

Contusez les feuilles de cochléaria, coupez les racines du raifort en rouelles minces, mettez-les ensuite en contact avec de l'alcool à 32°, 3,000 (6 livres). Laissez macérer pendant deux jours, distillez ensuite au bain-marie, pour obtenir une quantité d'alcoolat équivalant à 2,500 (5 livres).

MM. les rédacteurs du Codex ont fait remarquer que les plantes employées dans cette opération étaient comparées à celle de l'alcoolat obtenu, dans un rapport de huit à neuf.

(A. C.)

ALCOOLAT DE DARDEL, *eau de Dardel* (Baumé). Cet alcoolat, qui jouit de propriétés analogues à celles de l'eau dite de mélisse, doit être préparé de la manière suivante : on prend,

Alcoolat de sauge..........	(9 onces)	286 gram.
de menthe........	(12 onces)	384
de romarin.......	(12 onces)	384
de thym..........	(8 onces)	250
de mélisse composé	(1 livre)	500.

On mêle toutes ces substances ensemble; lorsque le mélange est bien fait, on les soumet à la distillation : l'alcoolat obtenu ainsi est l'eau de Dardel. Quelques praticiens pensent que le simple mélange suffit; la distillation donne une odeur plus agréable à cet alcoolat. L'alcoolat de Dardel peut être administré comme l'eau vulnéraire, depuis 2 gros jusqu'à 1 once.

(A. C.)

ALCOOLAT IMPÉRIAL, *eau impériale* (Baumé).

Racines d'impératoire,		
de souchet long,		
d'iris de Florence,		
d'angélique,	àà (demi-once)	16 gr.
de calamus aromaticus,		
de galanga minor,		
de zédoaire,		
Écorce de cannelle de Ceylan,	(2 onces)	64
Santal citrin,	(1 once)	32
Fleurs de stœchas,	(2 gros)	8
de lavande,	(2 gros)	8
Gérofles,		
Noix muscades,		
Écorces d'oranges récentes,		
de citrons récentes,		
Sommités sèches et fleuries d'hyssope,		
de marjolaine,	àà (2 onces)	64
de thym,		
de sarriète,		
de sauge,		
de bétoine,		
de souci,		
Romarin,	(2 gros)	8
Alcool rectifié à 32° Baumé,	(8 livres)	4000
Eau de fleurs d'oranger,	(4 onc. 5 gros ½)	160
Alcoolat de mélisse composé,	(1 livre)	500.

On concasse les gérofles, la cannelle, les noix muscades ; on coupe les racines en rouelles minces ; on incise les sommités ; on les met ensuite en contact avec l'alcool, l'alcoolat et l'eau de fleurs d'oranger ; on laisse macérer pendant deux jours. On distille au bain-marie jusqu'à ce que l'alcoolat ne passe plus à la distillation.

(A. C.)

ALCOOLAT DE MADAME LA VRILLIÈRE, *eau dentifrice de madame la Vrillière.*

Cannelle de Ceylan..............	(2 onces)	64 gram.
Écorces récentes de citron séparées		
du zeste....................	(1 once $\frac{1}{2}$)	48
Roses rouges sèches............	(1 once)	32
Gérofles....................	(6 gros)	24
Feuilles fraîches de cochléaria.....	(8 onces)	250
Alcool rectifié................	(2 livres)	1000.

Concassez l'écorce de cannelle, les gérofles; contusez le cochléaria; mettez ensuite toutes les substances en contact avec l'alcool; laissez en macération pendant deux jours, distillez ensuite au bain-marie, jusqu'à ce que le liquide ne passe plus au filet.

Cet alcoolat, qui peut être considéré comme un bon antiscorbutique, est maintenant très peu employé; on lui substitue l'alcoolat de cochléaria aromatisé avec les essences de cannelle, de gérofles et de citrons, en quantités convenables.

On emploie cet alcoolat en le mêlant à une certaine quantité d'eau (1 once d'alcoolat pour 4 onces d'eau); on se lave les dents et les gencives avec ce mélange. Cette médication donne d'assez bons résultats.   (A. C.)

ALCOOLAT DE MAGNANIMITÉ, *eau de magnanimité.*

Fourmis rouges............	(2 livres)	1000 grammes
Alcool rectifié...........	(3 livres)	1500.

On fait macérer, pendant quelques jours, les fourmis dans l'alcool qui se charge d'une substance acide que contiennent ces insectes; on distille, et on met l'alcoolat acide que l'on obtient en contact avec les substances aromatiques suivantes :

Zédoaire................	(1 once 2 gros)	40 grammes
Cannelle de Ceylan.......	(1 once)	32
Gérofles...............	(6 gros)	24
Petit cardamome........	(6 gros)	24
Cubèbes................	(4 gros)	16.

On divise toutes ces substances; d'abord, on laisse macérer pendant deux ou trois jours; on soumet à la distillation au bain-marie jusqu'à ce qu'il ne passe plus rien à la distillation.

On attribue à cet alcoolat la propriété d'agir sur le système urinaire, et d'exciter à l'acte vénérien. Ces propriétés peuvent paraître un peu hasardées.   (A. C.)

ALCOOLAT DE MÉLISSE COMPOSÉ, *eau dite des Carmes. (Codex.)*
MM. les rédacteurs du Codex ont indiqué dans cet ouvrage la vraie recette mise en usage pour préparer ce médicament. Le procédé indiqué est long et dispendieux; mais il a l'avantage de fournir un alcoolat plus suave que celui que l'on se procure par des moyens différens.

Ce procédé consiste à préparer les alcoolats de cannelle, de gérofles, de noix muscades, de semences d'anis, de semences de coriandre, d'écorces sèches de citrons, en agissant de la manière suivante :

Prenez cannelle de Ceylan, pulvérisée grossièrement, 96 parties (3 onces); mettez la poudre en contact avec de l'alcool bien pur à 22° Baumé, 1000 parties (2 livres); laissez en macération pendant deux jours; distillez ensuite au bain-marie jusqu'à ce que l'alcool cesse de couler au filet et ne passe plus que goutte à goutte, arrêtez alors l'opération.

Lorsque tous les alcoolats que nous venons d'indiquer sont obtenus, conservez-les convenablement, préparez ensuite séparément, en temps convenable (c'est-à-dire au moment où les plantes sont le plus aromatiques), les alcoolats suivans :

Alcoolat d'angélique avec la plante déjà grande (et la racine si vous voulez), dans le moment où les feuilles sont bien développées.

Alcoolat de romarin,
de marjolaine,
d'hyssope,
de thym,
de sauge.

Tous ces produits doivent être préparés avec les feuilles et les fleurs prises sur la tige, dans la proportion de 96 parties (3 onces) de substances, sur 1000 parties (2 livres) d'alcool à 22° Baumé, en laissant macérer pendant deux jours, distillant ensuite tous ces alcoolats et les conservant.

Faites ensuite un alcoolat avec les feuilles de mélisse prises depuis le milieu de la tige jusqu'à la sommité, en cueillant la mélisse au mois de mai, avant la floraison, ou dans le renouvellement de sa pousse, au mois de septembre. Prenez les proportions suivantes :

> Feuilles de mélisse.. (3 onces)   96
> Alcool à 22°........ (2 livres) 1000.

Lorsque vous avez obtenu tous les alcoolats, mêlez-les dans trois vases, dans les proportions suivantes :

Premier vase.

Alcoolats préparés avec les aromates secs.

> Alcoolat de cannelle....... 3,5
> de gérofles........ 3,0
> de noix muscades.. 3,0
> de semences d'anis. 2,0
> de coriandre..... 3,5
> d'écorces de citrons 0,25

Deuxième vase.

Alcoolats de plantes aromatiques.

> Alcoolat d'angélique...... 10,0
> de romarin...... 6,0
> de marjolaine.... 7,0
> d'hyssope........ 8,0
> de thym......... 7,0
> de sauge........ 15,0

Troisième vase.

Alcoolat de mélisse seulement.

Prenez de chacun de ces vases les quantités suivantes des trois alcoolats :

Alcoolat composé des alcoolats d'aromates secs mélangés,
5,0 parties,

Alcoolat composé avec les alcoolats de plantes
aromatiques mélangées.................... 5,0 parties,
Alcoolat de mélisse simple.............. 5,5 parties.

Ces quantités d'alcoolats étant mêlées, ajoutez-y une dixième partie d'eau de fontaine, et la quatre-vingtième partie du poids de sucre pulvérisé (1) ; distillez au bain-marie jusqu'à ce que vous ayez obtenu tout le liquide introduit dans l'alambic, à l'exception d'un cinquième qui doit rester dans ce vase. L'alcoolat de mélisse ainsi obtenu est d'une odeur très agréable.

Le but que l'on s'est proposé d'atteindre en employant les diverses proportions d'alcoolats que nous venons de rapporter, est d'obtenir un produit où l'odeur d'aucun des alcoolats simples qui y entrent ne prédomine ; mais si, contre l'intention du manipulateur, celui de cannelle ou de gérofles (comme cela arrive quelquefois) l'emportait sur les autres, il faudrait, par quelques additions, ramener cet alcoolat au point convenable.

(A. C.)

Alcoolat de mélisse composé, *eau de mélisse composée* (Baumé).

Mélisse citronnée en fleurs et récente 1 livre et demie ;
Zestes de citrons récens.......... 4 onces ;
Noix muscades................... 2 onces ;
Coriandre (graines de)......... 1 once ;
Gérofles...................... 2 onces ;
Cannelle...................... 2 onces ;
Racines sèches d'angélique........ 1 once ;
Esprit-de-vin très rectifié (36°).... 8 livres.

On prend la mélisse en fleurs, on la monde de ses tiges, on enlève le zeste des citrons, on concasse la muscade, les

----

(1) Les auteurs du Codex mettent en doute l'utilité du sucre dans cette préparation. Nous nous occupons de l'examen de cette question qui, quoiqu'elle ne présente pas grand un intérêt, doit cependant être éclaircie.

graines de coriandre, les gérofles, la cannelle ; on coupe par
rouelles minces la racine d'angélique ; on met toutes ces substances en contact avec l'alcool ; on laisse macérer pendant
deux jours ; au bout de ce temps, on distille au bain-marie,
pour retirer les 8 livres d'esprit-de-vin que l'on a employées ;
on démonte ensuite l'appareil ; on distille de nouveau l'alcoolat obtenu, pour n'en retirer que 7 livres. Le produit de
cette seconde distillation est l'*eau de mélisse composée.*

L'eau de mélisse obtenue comme nous venons de le dire
acquiert, au bout d'un certain temps, une odeur plus suave
que celle qu'elle possède au moment de la distillation. On
peut aussi obtenir cette amélioration par son exposition à une
basse température, en la plaçant au milieu d'un mélange
propre à produire du froid (la glace et le sel).

L'eau de mélisse préparée en suivant le procédé indiqué
dans le nouveau Codex est d'une odeur plus agréable que
celle préparée par le procédé décrit dans Baumé.

La formule qui doit être suivie par le pharmacien est celle
décrite dans le Codex.   (A. C.)

ALCOOLAT DE MENTHE COMPOSÉ (Baumé).

Feuilles de menthe crépue...	(2 livres)	1000 grammes
d'absinthe mineure...	(3 onces)	96
Sommités sèches de basilic...	(2 onces)	64
de pouliot..	(2 onces)	64
Romarin....................	(2 gros)	8
Fleurs de lavande...........	(2 gros)	8
Cannelle...................	(4 gros)	16
Graine de coriandre.........	(6 gros)	24
Gérofles...................	(1 gros)	4
Alcool rectifié à 36°........	(1 livre)	500
Infusion de menthe........	(3 livres)	2500.

Coupez menu les sommités et les feuilles ; concassez la cannelle, le gérofle, la coriandre ; faites macérer le tout dans les
liquides ; continuez la macération pendant deux jours ; distillez

ensuite au bain-marie : continuez la distillation jusqu'à ce que la liqueur ne tombe plus que goutte à goutte.

L'alcoolat de menthe obtenu comme nous venons de l'indiquer, est sous la forme d'un liquide blanchâtre, laiteux. Cette propriété est due à une quantité d'huile essentielle en suspension dans le liquide, et qui n'est pas en dissolution parfaite.

Quelques auteurs attribuent à l'alcoolat de menthe composé un grand nombre de propriétés médicales; on peut lui attribuer des vertus emménagogues. On l'emploie à la dose de 2 gros à 1 once, dans des potions ou dans de l'eau sucrée.

(A. C.)

ALCOOLAT DE MIEL, *eau de miel odorante* (Baumé).

Alcool rectifié et sans odeur particulière	(3 livres)	1500 gram.
Miel blanc	(8 onces)	250
Coriandre (semences)	(8 onces)	250
Vanille (gousses)	(3 gros)	12
Écorces de citrons récentes séparées du zeste.	(1 once)	32
Gérofles	(6 gros)	24
Muscade . . . . Storax calamite. . . . . } àà (4 gros) Benjoin.		16
Alcoolat de roses. . . . . } àà de fleurs d'oranger. . . .		180

Concassez les graines de coriandre, les noix muscades, le benjoin, les gérofles; coupez la vanille en petits morceaux, mettez ces substances en contact avec l'alcool; laissez en macération pendant deux à trois jours; au bout de ce temps, distillez au bain-marie jusqu'à ce que la liqueur cesse de couler au filet. Mêlez à l'alcoolat obtenu

Alcoolat de roses . . . . . . } àà de fleurs d'oranger . }	(5 onces 5 gros)	180 gram.

Quelques préparateurs ajoutent à cet alcoolat, du musc et de l'ambre gris, 2 grains de chacun de ces produits; mais comme ces substances lui communiquent une odeur qui ne plaît pas généralement, il vaut mieux n'ajouter ces substances que lorsqu'on le demande.   (A. C)

Alcoolat de pétasite composé.

Racines de pétasite	(1 livre 8 onces)	750 gram.
d'angélique.......	(8 onces) .	250
d'impératoire.....	(8 onces)	250.

Coupez les racines en rouelles minces, mettez-les en macération dans de la bière préparée sans houblon ou dans du vin blanc (soit l'un ou l'autre de ces liquides), 5 litres.

Laissez macérer pendant deux ou trois jours ; distillez ensuite pour retirer l'alcool qui pouvait être contenu dans le vin ou dans la bière.

L'alcoolat de pétasite est regardé comme un anti-scorbutique ; on peut l'administrer dans les fièvres adynamiques.

La quantité d'alcoolat que l'on obtient lorsque l'on emploie le vin blanc est plus grande que lorsque l'on emploie la bière ; elle est aussi plus ou moins grande selon que le vin blanc est plus ou moins généreux, c'est-à-dire *chargé d'alcool*.

(A. C.)

Alcoolat de safran composé, *alcool propre à préparer l'élixir de Garus. (Codex.)*

Cette liqueur, mêlée à du sirop de capillaire et à une matière colorante, donne le médicament connu sous le nom d'élixir de Garus. On prépare l'alcoolat de safran composé de la manière suivante : on prend.

Aloès soccotrin..................	(12 onces)	320
Myrrhe......................	(2 onces)	64
Safran (1) (*Crocus sativus*).......	(1 once)	32
Cannelle (*Laurus cinnamomum*)....	(4 gros)	16
Gérofles (*Caryophillus aromaticus*).	(4 gros)	16

---

(1) Les auteurs du Codex ont indiqué par des caractères italiques les médicamens qu'ils regardent comme jouant le rôle principal dans les alcoolats composés.

Noix muscades (Myristica aromatica) (4 gros)   16
Alcool (12,22 Baumé).......... (16 livres) 8000
Eau de fleurs d'oranger.......... (1 livre)   500.

On incise le safran ; on concasse la cannelle, les gérofles, la
noix muscade; on divise la myrrhe; on met le tout en contact
avec l'alcool et l'eau de fleurs d'oranger. On laisse macérer
pendant deux à trois jours; au bout de ce temps, on distille
ensuite au bain-marie, jusqu'à ce qu'il y ait dans le récipient
4000 grammes (8 livres) de liqueur distillée.

Pour obtenir l'élixir de Garus, on fait un mélange des substances suivantes :

Alcoolat de safran composé. (8 livres) 4,000
Sirop de capillaire....... (10 livres) 5,000
Eau de fleurs d'oranger... (8 onces)   250.

On donne à cette liqueur une belle couleur jaune dorée,
en dissolvant dans l'eau de fleurs d'oranger une certaine quantité de caramel. Quelques pharmaciens ne mettent pas tout
le safran indiqué pour préparer l'alcoolat, ils en conservent
une certaine quantité pour colorer l'élixir : d'autres mettent
toute la dose de safran avec l'alcoolat obtenu et avec le sirop
et l'eau de fleurs d'oranger ; mais l'élixir de Garus préparé de
cette manière a un goût et une odeur de safran plus prononcés
que celui préparé différemment. Le pharmacien doit se conformer au Codex, et colorer son élixir ainsi qu'il est indiqué dans
cet ouvrage.   (A. C.)

ALCOOLAT THÉRIACAL, *eau thériacale* (Baumé).

Racine d'aunée,
    d'angélique,   } àà (2 onc.) 64 gram.
    de soucher,
    de zédoaire,
    de contra-yerva,
    d'impératoire,   } àà (1 onc.) 32 gram.
    de valériane sauvage,
    de vipérine,

Écorces de citrons récentes,	
d'oranges récentes,	
Gérofles,	
Écorces de cannelle fine,	
Racines de galanga,	àà 16 grammes
Baies de genièvre,	(demi-once).
de laurier,	
Sommités de sauge,	
de romarin,	
de rue,	
Alcool rectifié,	1500 gram. (3 liv.)
Eau des trois noix,	1500 (3 liv.)
Thériaque d'Andromaque,	250. (8 onc.)

On concasse les substances susceptibles de l'être (les gérofles, l'écorce de cannelle, les baies de genièvre, de laurier);
on coupe les racines en tranches minces; on incise les sommités des plantes; on les met ensuite en contact avec les
substances liquides et la thériaque que l'on divise dans l'eau
des trois noix. On laisse macérer pendant quelques jours (six);
on distille ensuite au bain-marie pour obtenir l'alcoolat.

Cette préparation, qui est encore administrée comme tonique, se donne à la dose d'un gros à six.   (A. C.)

ALCOOLAT DE THÉRÉBENTINE COMPOSÉ, *baume de Fioraventi.*
(*Codex.*)

Thérébentine pure	(8 onces 4 gros)	516 gram.
Résine élémi	(3 onces)	96
de tacamahaca	(3 onces)	96
de succin	(3 onces)	96
Baume styrax liquide	(2 onces)	64
Gomme résine de galbanum	(3 onces)	96
de myrrhe	(3 onces)	96
d'aloès	(1 once)	32
Baies de laurier (*Laurus nobilis*).		
récentes	(4 onces)	128
Racine de galanga (*Maranta Ga-*		
langa)	(1 once ½)	48

Racine de zédoaire (*Kœmpferia ro-*
    tunda).................. (1 once ½)   48
    de gingembre (*Zingiber offi-*
    cinalis).............. (1 once ½)   48
Cannelle (*Laurus Cinnamomum*). (1 once ½)   48
Gérofles (*Cariophyllus aromaticus*) (1 once ½)   48
Noix muscade (*Myristica aromatica*) (1 once ½)   48
Feuilles de dictame de Crète (*Origa-*
    num Dictamnus)............. (1 once)   32
Alcool 22,32 Baumé.......... (6 livres)   3,000

Divisez les résines, coupez les racines par tranches minces, concassez les écorces et les gérofles; mêlez à l'alcool; laissez macérer pendant six à sept jours; après ce temps, distillez au bain-marie, pour retirer en alcool distillé 2,500 (5 livres).

La proportion de la térébenthine et celle des substances odorantes est dans cette préparation dans un rapport de 2 à 1, et la proportion de toutes ces substances réunies à celle de l'alcool obtenu par distillation, dans le rapport de 3 à 5.

Le baume de Fioraventi est un stimulant très énergique; on l'emploie en frictions contre les douleurs rhumatismales chroniques.   (A. C.)

ALCOOLAT VULNÉRAIRE, *vulnéraire, eau vulnéraire spiri-ritueuse, eaux d'arquebusade* (1). (*Codex.*)

Feuilles et sommités sèches
    de sauge (*Salvia officinalis*).......⎫
    d'angélique (*Angelica archangelica*)⎬ (4 onces) 128 gram.
    de tanaisie (*Tanacetum vulgare*)...⎭

---

(1) On a donné le nom d'eau vulnéraire spiritueuse à cette préparation pour la distinguer de l'eau distillée sur les plantes que nous allons indiquer, et que l'on appelle *eau vulnéraire à l'eau.* Cette préparation n'est autre chose qu'une eau distillée aromatique, chargée d'huile essentielle, qui lui donne une apparence trouble. On préparait aussi une liqueur analogue à l'eau spiritueuse, en se servant de vin, faisant macérer et distillant. Ce produit se rapprochait de l'alcoolat vulnéraire, à cause de l'alcool provenant du vin. On appelait cette dernière préparation *eau vulnéraire au vin.*

Feuilles et sommités sèches

<table>
<tr><td>   d'absinthe (Artemisia absinthium)</td><td rowspan="11">} (4 onces) 128 gram.</td></tr>
<tr><td>   de fenouil (Anethum fœniculum).</td></tr>
<tr><td>   de menthe (Mentha vulgaris)....</td></tr>
<tr><td>   d'hyssope (Hyssopus officinalis)..</td></tr>
<tr><td>   de thym (Thymus vulgaris)......</td></tr>
<tr><td>   de camomille romaine (Anthemis nob.)</td></tr>
<tr><td>   d'origan (Origanum vulgare) ....</td></tr>
<tr><td>   de marjolaine (Origanum majorana)</td></tr>
<tr><td>   de calament (Melissa calamentha)</td></tr>
<tr><td>   de lavande (Lavandula spica) ....</td></tr>
</table>

Alcool (12,22° B°.) .... (48 liv.) 24 kilogr.

On coupe toutes ces plantes, on les· met ensuite en contact avec l'alcool pendant dix à douze heures, ou mieux pendant deux jours ; au bout de ce temps, on soumet à la distillation au bain-marie, pour obtenir (40 livres) 20 kilogr. d'alcoolat.

Le total des aromates est de 1664 ; leur proportion à l'alcool distillé est à peu près de $\frac{1}{12}$.

L'alcool vulnéraire est employé comme résolutif ; on l'emploie à l'extérieur après des contusions légères sans plaies et sans inflammation marquée. On le donne intérieurement avec de l'eau, à la dose d'une ou deux cuillerées dans un verre d'eau (1).

(A. C.)

Alcoolat de Ward, *essence de Ward.*

Esprit aromatique huileux de Sylvius. (8 onces) 250 grammes
Camphre....................... (1 once) 32

    Dissolvez et filtrez.

Cet alcoolat est employé en frictions dans les cas de rhumatismes.

(A. C.)

Alcoolat aromatique, *eau générale.* Cet alcoolat, qui est

---

(1) A l'article Teintures nous parlerons de l'*eau vulnéraire rouge.* Selon l'opinion de M. le professeur Richerand, l'usage de l'eau vulnéraire est inutile, s'il n'est pas nuisible. (Académie royale de Médecine, séance du mardi 5 septembre.)

17..

le résultat de la distillation de l'alcool sur un grand nombre
de plantes, était autrefois regardé comme un médicament d'autant plus précieux, qu'il participait des propriétés des végétaux qui servaient à sa préparation. Ses vertus sont aujourd'hui
tombées en discrédit; mais le pharmacien doit cependant connaître des préparations qui quelquefois et par hasard lui
sont encore demandées; cette seule raison nous a porté à
donner cette formule, qui est un exemple de poly-pharmacie.

Semences de coriandre......
        de carvi.........
        de sésèli.........
        de cumin........   àà (1 once $\frac{1}{2}$) 48 gram.
        d'anis ....
        de fenouil........
        d'aneth.........

Feuilles de marjolaine.....
        mélisse.........
        basilic..........
        origan..........
        pouliot.........
        pouliot de montagne
        romarin ....
        serpolet.........
        thym..........
        hyssope.........
        sauge..........   àà (1 once) 32 gram.
        sariette.........
        marum.........
        scordium ....
        marrube........
        menthe de jardin..
        absinthe major....
                minor...
        tanaisie.........
        matricaire ....
        dictame de Crète..

Feuilles d'abrotanum........
       cerfeuil..........
       cochléaria........
       beccabunga.......
       cresson d'eau.....
Racines de galanga minor....
       zédoaire.........
       meum,..........
       spicanard........
       angélique........
       carline..........   àà (1 once) 32 gram.
       contra-yerva......
       vipérine.........
       impératoire......
       aunée...........
       iris de Florence..
       calamus aromaticus
       gingembre.......
       bénoîte.........
       raifort sauvage....
       fenouil.........

Fleurs de romarin.........
       lavande..........
       stecas arabique....
       sureau..........   àà (3 gros) 12 gram.
       oranges.........
       giroflée jaune....
       camomille romaine.
       safran..........

Baies de laurier.........
       genièvre.........   àà (1 once ½) 48
Poivre long.............
       rond...........

Poivre à queue...........
Macis..................   àà (3 gros) 12
Muscades..............

Gérofles . . . .
Cardamome . . . .   } àà (3 gros) 12 gram.
Écorces de citrons . . . .
         d'oranges . . . . . .

Bois d'aloès . . . .
   de cèdre . . . .
   sassafras . . . .   } àà (2 onces) 64
   santal citrin . . . . . .
   rhodes . . . .

Cascarille . . . .　　　　(4 onces) 128

Gomme caragne . . . .
   tacamahaca . . . .
Myrrhe . . . .   } àà (4 gros) 16
Benjoin . . . .
Styrax calamite . . . .

Castoréum . . . .　　　　(2 gros) 8
Opium . . . .　　　　(1 once) 32
Esprit-de-vin rectifié . . .　　(15 liv.) 7,500

On se procure dans la saison convenable la plupart des plantes qui entrent dans cet alcoolat. On les réunit, et lorsque l'on veut faire l'alcoolat, on coupe les substances susceptibles de l'être, les racines, l'opium, le castoréum; on concasse les écorces, on divise les bois, on incise les feuilles; on met ensuite en contact avec l'alcool (1); on laisse macérer pendant un mois; on distille ensuite au bain-marie.

Pour que l'alcoolat soit convenablement préparé, il faut avoir soin de mettre les substances en contact avec l'alcool dans l'ordre suivant :

1°. Les substances dures, les bois, les racines, les écorces;

2°. Les semences, les feuilles, l'opium et le castoréum;

3°. Les gommes résines.

Cet alcoolat a été conseillé dans un grand nombre de cas; on

---

(1) Quelques auteurs conseillent de mettre les substances en contact avec l'alcool à mesure qu'on se les procure. Cette manière de faire est vicieuse ; l'alcool qui aurait agi sur quelques substances, n'aurait plus la même action sur les bois que l'on ajouterait en dernier lieu.

l'administrait comme tonique vulnéraire. Comme nous l'avons dit, il y a déjà long-temps qu'il n'est plus mis en usage que par quelques anciens praticiens.   (A. C.)

ALCOOLATS PRÉPARÉS AVEC DES VÉGÉTAUX DONT L'ODEUR EST FUGACE.

Ces alcoolats sont peu nombreux ; ceux qui sont usités sont ceux de jasmin et de tubéreuse, encore sont-ils préparés la plupart du temps par les parfumeurs. C'est au pharmacien à revendiquer le droit de faire ces préparations, qu'il est à même de mieux faire que tout autre, puisqu'il a les connaissances nécessaires pour le choix des substances et pour l'application des procédés de préparation.

ALCOOLAT DE JASMIN, *esprit de jasmin.* Prenez des fleurs de jasmin fraîches et bien odorantes, étendez-les sur un morceau de drap de laine blanche, imbibé d'huile d'olive bien pure et bien récente ; lorsque le tissu est recouvert de fleurs, posez sur ce lit un nouveau morceau de drap préparé comme le premier, recouvrez-le de fleurs de jasmin, puis de drap, et successivement jusqu'à ce que vous ayez une masse de ces lits qui doivent commencer par une pièce de drap et se terminer de même ; enfermez-les dans une boîte de fer-blanc, en ayant soin que les fleurs soient comprimées assez fortement par le couvercle qui doit presser sur la masse. Au bout de 24 ou mieux de 36 heures, remplacez les fleurs par d'autres, nouvelles et bien odorantes ; continuez ce travail jusqu'à ce que l'huile qui sert à imbiber le drap soit bien chargée de l'odeur qu'elle prend à la fleur ; traitez alors les morceaux de drap par l'alcool ; exprimez-les, distillez au bain-marie : l'alcool chargé d'arome passe à la distillation, et l'huile reste dans le bain-marie.

On prépare de la même manière l'alcoolat de tubéreuse et celui des autres plantes odorantes, qui, par leur distillation avec l'eau, ne donnent pas d'eau distillée aromatique.   (A. C.)

ALCOOLOMÈTRE, *alcoholomètre.* Instrument de Physique propre à faire apprécier la quantité d'esprit-de-vin que contient un liquide.

Les auteurs qui se sont occupés de ces instrumens sont : Richter, MM. Fournier et Gay-Lussac. Ce dernier a donné un instrument très exact, qui est le seul employé pour la régie des contributions indirectes (1).

ALCOOMÈTRE CENTÉSIMAL. Nom donné au pèse-alcool de M. Gay-Lussac. (A. C.)

ALCOOLIMÈTRE. Nom donné à un aréomètre à l'alcool, inventé par M. Alègre. Cet instrument, qui donne le degré constant des eaux-de-vie et de l'esprit-de-vin, à toutes les températures, a été décrit dans l'Art du distillateur des eaux-de-vie et esprits, par M. Lenormand, tome II, pag. 454. (A. C.)

ALCORNOQUE. On appelle ainsi une écorce venant d'Amérique méridionale, d'où elle a été apportée pour la première fois en Espagne, en 1804, par don Joachino Jove, et en France, en 1812, par M. le docteur Poudenx. On n'est pas encore d'accord sur l'arbre d'où l'on retire cette écorce. M. Poudenx dit qu'il ressemble aux guttiers, dans la famille des guttifères. M. Virey, au contraire, prétend que l'alcornoque n'est que l'écorce du chêne liége (*Quercus Suber*. L.), récoltée avant la formation du liége. Cette dernière opinion nous paraît la plus probable, et nous avons vu en Italie, dans les états pontificaux, récolter l'écorce du *Quercus Suber*, dont les Anglais font un assez grand commerce, sous le nom d'alcornoque. Il paraît qu'ils l'emploient au tannage des cuirs.

L'alcornoque est en plaques roulées assez minces, qui se composent de deux couches; l'une extérieure rougeâtre, grenue, subéreuse, d'environ deux à trois lignes d'épaisseur; sa saveur est très astringente et un peu amère; l'autre intérieure, jaunâtre et fibreuse.

Au moment de l'apparition de cette écorce en Europe, elle fut préconisée comme un remède spécifique contre la phthisie; mais malheureusement l'expérience n'a pas confirmé cette annonce pompeuse, et aujourd'hui, on en a totalement abandonné l'usage.

(1) Voir pour étudier ces instrumens, les ouvrages de Physique et le Dictionnaire technologique, ouvrage dont le pharmacien ne peut se passer.

L'alcornoque a été le sujet d'essais chimiques. Cadet et M. Nachet se sont occupés, en 1812, de cette substance, et M. le docteur Rein a publié, en 1818, l'analyse de la partie ligneuse de l'alcornoque.

Les résultats des travaux de Cadet de Gassicourt et de M. Nachet sont les suivans :

1°. L'infusion et la décoction aqueuse de la racine d'alcornoque ne précipitent ni la solution de gélatine ni celle du tartre stibié; l'infusion alcoolique préparée avec la racine qui a été traitée ou non par l'eau, précipite la solution d'émétique. Ainsi le principe de l'alcornoque qui précipite ce sel est soluble dans l'alcool, et insoluble dans l'eau;

2°. Le principe contenu dans l'alcornoque, et qui précipite le tannin, le sulfate de fer et l'acétate de plomb, est soluble dans l'eau comme dans l'alcool;

3°. Le sel de chaux que contient l'alcornoque est soluble dans l'eau et non dans l'alcool. (*Bull. de Pharm.*, 1812.)

Le docteur Rein a reconnu que la partie ligneuse contenait :

1°. Gomme 105

2°. Matière extractive 102

3°. Résine 54

4°. Humidité 136

5°. Acide tartrique. . . . . des traces.

(A. C.)

ALCYON. Production à polypier qui sert de nid ou d'habitation à certains polypes ; telle est la figue de mer qui, lorsqu'on l'ouvre, laisse apercevoir une multitude de particules jaunâtres, et qui contient une grande quantité de petits polypes.

C'est un produit des vers zoophytes.   (A. R.)

ALCYONIUM MOL ET RAMEUX. Zoophyte en forme de mains ou de doigts parsemés de petits trous. Habitation des vers zoophytes.   (A. R.)

ALGUES. On appelle ainsi une famille de plantes cryptogames, vivant dans les eaux douces et salées : telles sont les varecs, les ulves, les conferves, etc.

Ce nom d'algue est souvent donné aux feuilles de la *Zostera oceanica,* que l'on trouve répandues sur le bord de la mer où elles ont été portées par les vagues ; on s'en sert pour les emballages.   (A. R.)

ALIXIA. M. Nées d'Esenbeck, professeur de Botanique à l'université de Bonn, a fait connaître sous ce nom une écorce aromatique appartenant à la famille des apocynées. L'*Alixia aromatica* est un grand arbre qui croît à Java, dans le district de Bantam ; son écorce ressemble à la cannelle blanche ; elle a une odeur agréable de mélilot, mais plus pénétrante, une saveur amère et balsamique. Elle contient un extrait amer, un principe résineux, une huile volatile odorante, une matière gommo-extractive, un principe mucoso-sucré, et des traces d'acide benzoïque. Cette écorce n'est point encore répandue dans le commerce.   (A. R.)

ALIZARIN. Sous le nom d'alizarin, MM. Collin et Robiquet ont désigné la matière colorante de la garance obtenue à l'état de pureté. Selon ces savans chimistes, l'alizarin pur est en cristaux d'un rouge orangé ; il est inodore, sans saveur, se sublimant aisément, pas sensiblement soluble dans l'eau froide, soluble dans l'eau bouillante ; sa solution est d'une couleur rose ; l'alcool, l'éther, le dissolvent en toutes proportions. L'alcool chargé d'alizarin prend une belle couleur rose ; l'éther se colore en jaune doré. Il est soluble dans l'huile de lin ; les alcalis le dissolvent, et ses solutions alcalines paraissent violettes et bleues lorsqu'elles sont concentrées ; elles sont d'une couleur rouge violacée quand elles sont étendues convenablement.

La solution d'alun ajoutée dans une solution d'alizarin, et ce mélange précipité ensuite par la potasse, donne naissance à une laque rose d'une belle teinte.

Procédé d'extraction. Les auteurs indiquent le procédé suivant : on prend la garance moulue, on la traite par trois ou quatre parties d'eau froide ; après huit à dix minutes de macération, on exprime l'espèce de magma, et on passe le *maceratum* qu'elles en ont extrait. Au bout de quelques heures, la liqueur se prend en gelée ; on jette cette gelée sur un filtre où elle s'égoutte peu à peu. Lorsque la portion gélatineuse est à demi

sèche et encore un peu hydratée, on la traite par l'alcool absolu qui se colore en rouge intense; on jette sur un filtre, on
recommence le traitement alcoolique, et on le renouvelle jusqu'à ce que ce véhicule ne se colore plus en séjournant sur
la gelée. On réunit les lavages; on les fait évaporer jusqu'à ce
que le liquide soit réduit des trois quarts. Sur le quart qui
reste, on ajoute une petite quantité d'acide sulfurique qui redissout une petite quantité de matière qui s'était précipitée.
On étend ensuite ce liquide avec de l'eau distillée. Cette addition détermine la précipitation de flocons jaunes; on recueille
ces flocons, on les lave par décantation; on continue le lavage
jusqu'à ce que l'eau de lavage, qui se colore en jaune, ne précipite plus par la solution des sels de barium. On recueille la
matière lavée sur un filtre; elle se dessèche et prend une couleur analogue à la couleur du tabac d'Espagne. On prend cette
matière, on l'introduit dans un tube, et on soumet à l'action
d'une chaleur ménagée et long-temps continuée. Dans cette
opération, il y a exhalation de fumées jaunes, ayant une odeur
analogue à celle des matières grasses. L'alizarin volatilisé se
condense en cristaux transparens, aiguillés, groupés en rayons,
et ayant une belle couleur rouge.

Il est probable que la découverte faite par MM. Collin et Robiquet donnera lieu à de nouvelles applications utiles aux Arts,
et qui feront faire quelques pas de plus à la science.   (A. C.)

ALKEKENGE ou coqueret. *Physalis Alkekengi.* L. Rich.
Bot. méd., t. IV, p. 294. (Solanées. J. Pentand monogyn. L.)

Cette plante annuelle pousse plusieurs tiges grêles, rondes,
rougeâtres, se divisant en plusieurs rameaux, et qui s'élèvent
à la hauteur d'un demi-mètre. Ses feuilles ressemblent à celles
de la morelle, mais elles sont beaucoup plus grandes : ses fleurs
sont blanches. Le pistil devient un fruit mou, charnu, rouge
lorsqu'il est mûr, ressemblant à une cerise, enfermé dans le
calice qui est devenu vésiculeux, d'abord vert, et qui devient
rouge en mûrissant. Le fruit renferme plusieurs semences aplaties et presque rondes, qui sont disséminées dans une substance
pulpeuse succulente.

L'alkekenge croît dans les pays de vignobles, et dans les lieux ombragés. On emploie le fruit, dont la saveur est aigrelette et un peu amère, comme diurétique et minoratif.

On en faisait une eau distillée, des trochisques, et on le fait entrer dans la composition du sirop de chicorée.

ALLIAIRE ou HERBE DES AULX. *Erysimum Alliaria.* L. Rich. Bot. méd., t. II, p. 662. (Crucifères. J. Pentand. digyn. L.). France.

Les tiges de l'alliaire sont hautes d'environ un pied et demi à deux pieds; elles sont menues, un peu velues : ses feuilles sont larges, pointues, presque rondes, vertes, dentelées, d'une saveur et d'une odeur d'ail, quand on les écrase; ses fleurs sont petites, blanches, composées de quatre pétales disposés en croix. Ses fruits sont des silicules anguleuses; ils renferment des semences oblongues, menues, noires. Sa racine est longue, menue, blanche, ayant l'odeur de l'ail.

L'alliaire croît le long des haies; elle est incisive, atténuante, détersive et apéritive. On s'en est servi en décoction dans quelques cas de dyssenterie et d'affections hystériques.

Dans quelques provinces on emploie les feuilles comme assaisonnement.   (A. R.)

ALLUMETTES OXIGÉNÉES. On appelle ainsi de petits fragmens de bois enduits d'un mastic inflammable. On les prépare de la manière suivante :

On fait un mélange d'une partie de soufre bien sec porphyrisé, et de 3 parties de muriate suroxigéné de potasse (chlorate de potasse) réduit en poudre très fine; lorsque le mélange, que l'on fait sur un papier, avec une carte (de crainte d'accidens), est bien homogène, on en fait, à l'aide de l'eau gommée ou de la colle de pâte, une pâte liquide que l'on colore en rouge avec du cinabre, ou en bleu avec de l'indigo, dans laquelle on trempe par un seul bout des allumettes soufrées (1); on fait ensuite sécher la pâte déposée sur des morceaux de

______

(1) Quelques personnes mêlent à cette pâte une certaine quantité de lycopode.

bois, en les plantant par le bout qui n'a pas été imprégné dans une masse de sable ou de cendres, contenue dans des assiettes ou dans tout autre vase.

Lorsque les allumettes sont sèches, on les réunit pour en former des paquets.

Cette préparation mise en contact avec l'acide sulfurique, donne lieu à une légère détonnation et à l'inflammation de la composition d'abord, et successivement à celle du soufre et du bois. Dans ce cas, il y a élévation de température, décomposition du chlorate de potasse et de l'acide chlorique. L'oxigène séparé de l'acide se porte sur le soufre qui s'enflamme; donne lieu à une combustion qui se communique au fragment de bois qui a servi à faire l'allumette.   (A. C.)

ALOÈS (suc d'). L'aloès est de deux sortes, savoir, naturel et artificiel.

L'aloès naturel est un produit excrétoire que l'on obtient au moyen des incisions que l'on fait aux feuilles de plusieurs espèces d'aloès, et en particulier de l'*aloë spicata, aloë perfoliata,* etc. Ces plantes appartiennent à la famille des liliacées, et à l'Hexandrie Monogynie. Ce suc extractif naturel exsude à l'endroit des incisions, et se concrète sur les feuilles mêmes. Il se présente en petites larmes granulées, transparentes, de couleur rouge-brune obscure, et à cet état il porte le nom d'*aloès lucide.* Cet aloès est très rare, et ne se rencontre guère que dans les cabinets d'Histoire naturelle.

L'aloès du commerce est distingué en trois sortes, savoir : l'aloès succotrin, hépatique et caballin.

La première sorte, ainsi nommée de l'île de Succotra, d'où elle nous venait anciennement, serait mieux appelée *aloès citrin.*

La seconde, nommée *hépatique* parce qu'on en a mal à propos comparé la couleur jaune à celle du foie, serait mieux appelée *aloès jaune.*

La troisième très impure, nommée *aloès caballin,* parce qu'on l'avait recommandée pour les chevaux, ne doit jamais être employée.

Ces trois sortes d'aloès sont des produits d'une seule opération. On réunit les feuilles de toutes les espèces d'aloès; on les pile, on y ajoute de l'eau pour en extraire le suc; on fait bouillir le marc exprimé, dans de nouvelle eau, pour en extraire tous les principes extractifs; on coule la décoction; on la laisse déposer, on décante; on la mêle avec le suc exprimé préliminairement.

Alors on fait chauffer le tout : la chaleur opère la séparation du parenchyme du suc de ces plantes. On coule de nouveau, et on fait évaporer dans de grandes chaudières, jusqu'à consistance d'extrait. On coule cet extrait encore chaud dans de grands baquets, et on laisse refroidir paisiblement. Toutes les matières d'interposition vont se déposer au fond du vase, en suivant la loi des gravités spécifiques.

Les premières couches, comme plus légères, offrent l'aloès le plus transparent, et il retient le nom d'aloès succotrin ou citrin. Il est en masses d'un brun foncé, à cassure résineuse et brillante; sa poudre est d'un jaune doré; son odeur est aromatique et agréable, sa saveur amère.

Les couches moyennes ou secondaires présentent un peu plus d'opacité; la couleur en est plus obscure; on les désigne sous le nom d'aloès hépatique ou *jaune*. Son odeur est forte, peu agréable, sa saveur également amère, sa poudre d'un jaune rougeâtre.

Les couches inférieures sont chargées de tous les corps étrangers qui n'étaient que suspendus dans l'extrait encore chaud. Cet aloès est plus compacte, d'une couleur brune; il est spécifiquement plus pesant que les deux autres; c'est l'aloès caballin, ou mieux l'*aloès noir*. Il contient, outre l'extractif et la résine, du sable et beaucoup d'autres matières étrangères.

L'aloès épaissi nous est apporté des pays chauds de l'Amérique et de l'Espagne.

L'aloès est d'une saveur amère, d'une couleur rouge obscure. Celui que l'on distribue dans le commerce est l'aloès hépatique, dont on ne fait point de distinction, sinon avec l'aloès dit *caballin*.

L'aloès est stomachique et purgatif; mais il agit spécialement sur le gros intestin, vers lequel il détermine un afflux sanguin. Il ne convient donc pas aux personnes affectées d'hémorrhoïdes. Sa dose est de 2 à 4 grains comme tonique, et de 8 à 12 comme purgatif.

L'aloès succotrin ayant été soumis par Tromsdorff à l'analyse chimique, comparativement à l'aloès hépatique, ce chimiste a déduit de ses expériences les conséquences suivantes :

L'aloès succotrin, entièrement soluble dans l'eau bouillante, laisse déposer, par le refroidissement, la matière résineuse qui est un de ses principes constituans. Il se dissout également dans l'alcool, sans laisser de résidu. Les parties solubles dans l'eau contiennent plus de principe amer que celles solubles dans l'alcool. L'aloès hépatique diffère du précédent en ce qu'il contient une matière animale albumineuse, et moins de résine que celui-ci. Il ne se dissout pas complètement dans l'eau bouillante, à cause de la coagulation de la matière albumineuse; il ne se dissout pas non plus en totalité dans l'alcool, et ce serait un moyen de le distinguer de l'aloès succotrin, si leurs caractères physiques n'étaient pas suffisans. 100 parties d'aloès succotrin sont composées de 75 d'un principe savonneux, amer, soluble dans l'eau et dans l'alcool, mais insoluble dans l'éther; de 25 parties de résine, et d'une trace d'acide gallique. 100 parties d'aloès hépatique contiennent 81,25 de principe savonneux amer, 6,25 de résine, 12,5 d'albumine, et d'une trace d'acide gallique. D'autres chimistes distingués, parmi lesquels nous citerons MM. Braconnot, Bouillon-Lagrange et Vogel, se sont aussi occupés de l'analyse des diverses sortes d'aloès. Selon M. Braconnot, l'aloès n'est point une gomme résine comme on l'a pensé, mais c'est un principe *sui generis*, plus rapproché néanmoins des gommes que des résines, et pour lequel il a proposé le nom de *résino-amer*. Il a fondé son opinion sur ce que l'aloès est entièrement soluble dans l'eau comme dans l'alcool, et conséquemment sur ce que l'on ne peut dissocier parfaitement la gomme d'avec la résine. Cependant MM. Bouillon-Lagrange et Vogel se sont ralliés à l'opinion de Tromsdorff, et ont prouvé que l'aloès contenait bien réellement deux matières, l'une extractive-savonneuse, l'autre purement résineuse, puisqu'elle se dissolvâit parfaitement dans l'alcool et qu'elle restait assez long-temps sans altération dans l'eau ; mais au bout de quelque temps, cette substance résineuse communique à l'eau une teinte et une légère saveur, ce qui doit être attribué plutôt à un commencement de décomposition qu'à une véritable dissolution. Il résulte de l'analyse comparée des deux sortes d'aloès, par MM. Bouillon-Lagrange et Vogel, 1°. que l'aloès succotrin contient 0,68 d'extractif ou principe savonneux, et 0,32 résine, tandis que l'aloès hépatique renferme 0,52 extractif, et 0,6 de matière insoluble, désignée par Tromsdorff sous le nom d'albumine végétale coagulée ; 2°. que l'aloès succotrin se résinifie par le chlore, et qu'il donne une huile volatile agréable à la distillation, tandis que l'aloès hépatique n'en donne pas. Ce dernier caractère ne nous semble pas sans importance pour l'art pharmaceutique, car on sait que l'aloès qui entre dans la préparation de l'élixir de Garus est supprimé comme inutile par quelques praticiens. Cependant l'huile volatile de l'aloès succotrin imprime à cette liqueur un goût particulier, agréable, et qui peut contribuer à sa propriété stomachique.

Guyton-Morveau, dans ses recherches sur la matière colorante des sucs des végétaux, etc., avait indiqué les moyens de tirer parti de la belle couleur violette que donne le suc d'aloès, et surtout l'aloès succotrin, soit pour la teinture des soies, soit pour en former, avec l'oxide de tungstène, des laques qui résistent aux plus fortes épreuves. Fabroni a également obtenu une belle couleur d'un pourpre violet extrêmement vif, en exposant à l'air le suc récent des feuilles de l'*Aloes soccotorina angustifolia*. En desséchant ce suc coloré, on obtient une belle couleur transparente, soluble dans l'eau, et susceptible d'être appliquée, sans apprêt, à la teinture de la soie.

L'aloès entre dans la composition des élixirs de vie, de *Garus* et de celui dit de *propriété*. On en prépare des pilules simples ou composées ; il entre dans quelques onguens ou emplâtres ; on en fait une teinture alcoolique ; on en prépare un extrait à l'eau, pour être sûr de sa pureté. (A. R.)

ALPHÉNIC, *pénides*. Sous ce nom on désigne le produit suivant, qui n'est plus, mais à tort, préparé par le pharmacien.

On fait un décoctum d'orge mondé : lorsqu'il est préparé, on y ajoute du sucre blanc, on fait cuire jusqu'à ce que le sirop soit arrivé à l'état de *sucre cuit à la plume*. On retire du feu, on ajoute alors quelques gouttes d'huile aromatique (de fleurs d'oranger, de citron, etc.); on agite, on coule sur un marbre huilé. Lorsque la masse est refroidie, on la malaxe en ayant soin d'avoir les mains imprégnées d'huile bien fraîche et sans saveur. En tirant cette masse en longueur, en la repliant à plusieurs reprises sur elle-même, on interpose de l'air entre ses molécules, et on lui fait acquérir une belle couleur blanche; lorsqu'elle est en cet état, on la roule sur un marbre pour la réduire en cylindres de 3 à 4 pouces : on tord ces cylindres pour leur donner la forme spirale.   (A. C.)

ALPISTE, graine de Canarie. *Phalaris canariensis*. Plante de la Triandrie Digynie de Linné. Ses tiges sont au nombre de trois ou quatre, et s'élèvent à la hauteur d'un demi-mètre. Ses feuilles ressemblent à celles du blé, mais sont plus petites; ses fleurs forment un gros épi cylindrique; ses semences sont blanches, grises ou brunes, luisantes comme le millet, oblongues comme celles du lin.

L'alpiste est originaire des îles Canaries. On la cultive dans les pays chauds de l'Europe.

La semence sert d'aliment aux oiseaux. On en fait une farine qui est apéritive.

Selon M. Marcel de Serres, cette farine est employée par les tisserands pour faire la colle dans laquelle ils trempent les fils des étoffes qu'ils veulent fabriquer. Elle est, pour cet usage, préférable à celle de froment.

M. Dubuc de Rouen, ayant examiné quelle était la cause hygrométrique de la farine du *Phalaris canariensis*, y a reconnu la présence du muriate de chaux; il a conclu de cet examen que l'on pourrait remplacer avec économie cette farine par de la fécule de pomme de terre mêlée de muriate de chaux pour faire la *colle* ou *parement* des tisserans. Il a donné la formule suivante pour préparer cet encollage qui est toujours semblable.

       Fécule.......... 1 livre,
       Colle de gélatine.. 1 once,
       Eau............. q. s.,
       Muriate de chaux. 1 once (ou 6 gros).

                              (A. R.)

ALQUIFOUX. Nom donné au sulfure de plomb à grandes facettes.   (A. R.)

ALUDELS. Les aludels sont des espèces de pots qui peuvent s'emboîter les uns dans les autres, pour former un tuyau ou appareil plus ou moins long. L'appareil composé d'aludels servait pour différentes sublimations, et surtout pour la préparation du soufre sublimé. On prépare aujourd'hui les *fleurs de soufre* dans d'autres appareils plus commodes. (*Voir* SOUFRE.)

                              (A. C.)

ALUMINE, *oxide d'aluminium, argile, argile pure.* Cette substance, maintenant considérée comme un oxide métallique, est le résultat de l'union d'un métal, l'aluminium, avec l'oxigène. Cet oxide a été long-temps regardé comme une substance terreuse; anciennement elle était confondue avec la chaux et la silice. Geoffroy jeune, Gellert, Margraff et d'autres chimistes démontrèrent qu'elle était d'une nature particulière, et ces savans reconnurent que les diverses argiles lui devaient leurs propriétés essentielles.

L'alumine existe en grande quantité dans la nature; elle entre dans la composition de pierres très dures, le corindon, le rubis, le saphir; elle fait partie constituante des argiles. On la trouve combinée à l'acide sulfurique.

L'alumine n'est pas employée dans l'art pharmaceutique; cependant le pharmacien chimiste appelé à préparer cette substance pour les usages des arts doit savoir le faire. On l'obtient de la manière suivante :

On prend de l'alun pur et exempt de fer (1); on en fait une

---

(1) L'alun exempt de fer, précipité par la potasse, donne un produit qui doit se redissoudre en entier dans un excès de cet oxide métallique.

solution au moyen de l'eau distillée, en employant une livre et demie d'eau pour une once d'alun (1). Lorsque la dissolution est faite, on la filtre pour la séparer de quelques substances étrangères qu'elle peut contenir; on la précipite ensuite par une quantité d'ammoniaque liquide en excès. Cet alcali décompose le sulfate d'alumine; en s'unissant à l'acide, il précipite l'alumine qui se présente sous forme de flocons (l'excès d'alcali est nécessaire : sans cette précaution, on aurait de l'alumine mélangée à du sous-sulfate d'alumine). On laisse déposer, on décante le liquide qui est du sulfate de potasse et d'ammoniaque, plus, une petite quantité d'alumine qui n'a pas été précipitée; on remplace ce liquide par de l'eau bouillante; on agite fortement, on laisse déposer, on décante de nouveau, et lorsque quelques lavages ont enlevé la plupart du sel qui salissait l'alumine, on la jette sur un filtre et on finit le lavage à l'aide de l'eau bouillante. Lorsque l'eau qui en sort est sans saveur, on laisse égoutter, et on a l'*alumine hydratée, alumine en gelée*. Si on laisse à l'air cette substance, ou si on la soumet à l'action de la chaleur, soit au bain-marie, soit au feu dans un creuset, elle perd une partie de l'eau qu'elle retenait, elle change et prend alors un aspect corné.

PROCÉDÉ DE M. GAY-LUSSAC.

Ce procédé, plus simple que celui que nous venons de rapporter, consiste à calciner à une haute température le sulfate à base d'alumine et d'ammoniaque, jusqu'à ce qu'il n'y ait plus de dégagement de vapeurs : dans cette opération, l'acide sulfurique combiné à l'alumine et le sulfate d'ammoniaque sont volatilisés; l'alumine pure reste dans le vase où s'est faite la calcination.

Ce qui rend ce moyen moins praticable, c'est la difficulté qu'il y a de se procurer le sulfate d'*alumine* et d'*ammoniaque*, les aluns vendus dans le commerce sous ce nom étant rares et contenant aussi du sulfate de potasse.

---

(1) Cette quantité d'eau est nécessaire pour que l'alumine ne se précipite pas en masse; il serait alors trop difficile de la priver des substances salines par un simple lavage.

Le nom d'alumine a été donné à cet oxide par Guyton-Morveau, qui le lui a donné parce que l'on a reconnu qu'elle faisait la base des *aluns*. Les propriétés de cet oxide sont les suivantes : il est blanc, doux au toucher, happant à la langue, d'une pesanteur spécifique de 200 (Kirvan, Miner). L'oxide d'aluminium est insoluble dans l'eau, insipide, inodore lorsqu'il est pur ; soumis à l'action d'un feu de forge, il est infusible, susceptible de prendre du retrait.

On se sert de l'alumine pour faire des pièces pyrométriques qui, étant exposées à l'action de la chaleur, prennent un retrait qui leur permet d'entrer plus ou moins profondément entre les règles de l'instrument. Ces différences de retrait ont été appréciées, et l'on s'en sert pour reconnaître les degrés de haute chaleur. (*Voy*. l'article Pyromètre, qui fait partie des traités de Physique.)

L'alumine est employée en Angleterre pour la décoloration des sirops et des liqueurs colorées. On la recommande dans un des procédés indiqués pour l'extraction de l'acide gallique.

D'après la proportion des principes constituans du sulfate d'alumine, cet oxide doit être formé

d'aluminium................... 22,722
et d'oxigène.................... 20   (A. C.)

ALUMINIUM. Davy a donné ce nom à une substance d'apparence métallique qu'il a obtenue en faisant traverser de l'alumine sèche et chauffée au blanc par du potassium. On a aussi donné ce nom au métal qui fait partie de l'alliage que l'on obtient par le moyen d'un courant galvanique.

Ce métal est peu connu ; quelques chimistes émettent des doutes sur son existence.   (A. C.)

ALUN. *Voir* Sulfate d'alumine *et de* potasse *ou d'*Ammoniaque.   (A. C.)

ALUN CALCINÉ. L'alun calciné, qui est employé dans l'art médical, se prépare de la manière suivante :

On prend de l'alun cristallisé, on le met dans un creuset que l'on a placé au milieu de charbons allumés : l'alun commence à se fondre dans son eau de cristallisation ; peu à peu, celle-ci se volatilise en se réduisant en vapeurs. Ce sel privé d'eau donne naissance à une espèce de champignon qui augmente de hauteur. Lorsque la hauteur de ce produit n'augmente plus et qu'il n'y a plus de boursoufflement , on arrête l'opération et on retire le produit qui est préparé.

Pendant cette opération, outre l'eau qui se dégage, il y a aussi volatilisation d'une partie de l'acide sulfurique qui abandonne de l'alumine; malgré cela, ce produit est acide. Lorsqu'on dissout ce sel dans l'eau, il laisse un résidu qui est de l'alumine retenant une petite quantité d'acide.

L'alun calciné est employé à l'extérieur comme dessicatif et escharrotique. (A. C.)

ALYPUM. Espèce du genre globulaire. (*Globularia alypum*, L.) Globulariées. Rich. Pentand. monog. L. C'est un arbuste de 3 à 4 pieds de hauteur , qui croît sur les bords du bassin méditerrannéen, en France, en Espagne, en Afrique. Ses feuilles sont petites, alternes, fermes, coriaces, d'une saveur amère et un peu âcres. C'est un purgatif assez énergique, que M. le docteur Loiseleur Deslongchamps a proposé de substituer au séné. Sa dose est depuis 1 gros jusqu'à 1 once bouilli dans 8 onces d'eau , suivant l'âge et la constitution des individus. La même plante est encore connue sous le nom de *turbith blanc*. (A. R.)

AMADOU. C'est particulièrement avec l'espèce de champignon nommé *Boletus igniarius*, que l'on prépare cette sorte de matière pyrotechnique à l'aide de laquelle on peut se procurer du feu par le choc du caillou avec l'acier. (*V.* ACARIC.) (A. R.)

AMANDE DOUCE ET AMÈRE. *Amygdala dulcis et amara*. Graines d'un arbre connu sous le nom d'amandier, *Amygdalus sativa*. L. Rich. Bot. méd., t. II, p. 523 (Rosacées J. Icosand. monogyn. L.) France.

L'amandier s'élève assez haut; sa tige est droite, perpendiculaire à l'horizon ; ses feuilles ressemblent à celles du pêcher; elles sont un peu plus tenaces et pliantes: sa fleur est blanchâtre, rosacée; son fruit est une drupe presque sèche, ou une noix dont la chair est peu épaisse et coriace, et dont la partie ligneuse contient une, rarement deux graines, recouvertes d'une pellicule fauve et pulvérulente. Cet arbre fleurit dès les premiers jours du printemps.

Il découle du tronc de l'amandier une gomme légèrement colorée, qui est une des gommes du pays. (*V.* Gomme du pays.)

On distingue deux espèces d'amandes, l'une douce et l'autre amère. C'est la différence de leur saveur qui a fait naître cette première distinction. Il y a plusieurs variétés dans les espèces d'amandiers. Nous nous attacherons aux deux plus essentielles, qui se rapportent aux amandes douces. La première comprend les amandes à coques dures; la seconde, celles à coques fragiles. Celles-ci sont d'usage sur les tables, et sont débitées dans le commerce avec leurs coques.

Les amandes à coques dures sont ou oblongues ou presque rondes; celles-ci sont appelées *amandes princesses ;* elles sont débitées dans le commerce ordinairement cassées et mondées de leur enveloppe ligneuse.

Tous les climats ne fournissent pas des amandes également bonnes à être conservées sèches et à fournir de l'huile. Les amandiers que l'on cultive dans le nord de la France ne fournissent que des amandes dont les principes sont plus aqueux qu'huileux, aussi les consomme-t-on presque toutes dans leur fraîcheur; il est rare qu'on les fasse sécher. Les amandes que nous voyons dans le commerce nous viennent sèches de la Barbarie, de nos départemens méridionaux, de la ci-devant Touraine et des environs d'Avignon ; celles de ce dernier lieu sont les meilleures.

On doit choisir les amandes pleines, entières, bien nourries, sèches et bien saines. Elles sont sujettes à être attaquées par les insectes ou rongées par les animaux, et à se rancir, lorsqu'elles sont exposées à une atmosphère humide. Il faut les garder dans un lieu sec. On peut les conserver pendant deux ou trois ans. Selon M. Boullay, 100 parties d'amandes douces contiennent 54 parties d'huile grasse, 24 parties d'albumine semblable à celle du blanc d'œuf, 6 parties de sucre liquide, 3 parties de gomme. C'est avec les amandes garnies de leur pellicule, bien frottées dans un linge rude pour en séparer la poussière jaunâtre, que l'on doit préparer l'huile d'amandes douces, soit par la percussion, soit par le moulinage, et ensuite par l'expression, afin d'obtenir une huile qui ne contienne point d'eau, et ne se rancisse pas aussi promptement. Cette huile est douce, claire, transparente et insipide. C'est surtout elle que l'on emploie en Médecine, particulièrement pour l'usage interne.

Les amandes sont au nombre des fruits émulsifs. Si on les pile après les avoir mondées de leur peau, avec de l'eau ajoutée peu à peu; il en résulte une émulsion ou lait d'amandes, qui est composé d'huile et de mucilage étendus dans l'eau. Ce lait d'amandes est la base des loochs blancs et du sirop d'orgeat. Les cosses d'amandes sèches font la base des poudres de couleur des parfumeurs, et l'amande leur sert à faire la pâte de ce nom pour les mains.

Les amandes sont employées par les confiseurs qui les habillent de sucre et en font des dragées. On en fait aussi des alimens d'offices, autrement gâteaux d'amandes.

Quant aux amandes amères, elles sont composées des mêmes principes que les amandes douces, mais elles contiennent de plus de l'acide hydro-cyanique et une huile volatile jaune plus pesante que l'eau (Bohm, 1802), aussi ces amandes prises en grande quantité exercent-elles une action délétère sur l'économie animale. Néanmoins, quelques médecins, tels que Bergius et Hufeland, ont proposé de les employer au traitement des fièvres intermittentes. On n'est pas encore bien d'accord sur celui des principes des amandes amères qui leur donne cette propriété délétère. Quelques-uns l'attribuent à l'acide hydro-cyanique, qui, en effet, est peut-être le poison le plus violent du règne végétal. M. Vogel pense que leur huile volatile entièrement privée d'acide hydro-cyanique est un poison extrêmement subtil. (*Bul. de Ph.* oct. 1821.) D'un autre côté, M. Robiquet, dans les recherches qu'il a publiées (*Journ. de Pharm.*, 1822), dit que probablement M. Vogel n'était pas parvenu à priver entièrement son huile volatile de l'acide prussique. Cet habile chimiste est porté à croire que l'action délétère, dans ce cas, est due à un principe azoté, qui paraît indépendant de l'acide prussique.

Les amandes amères entrent dans la préparation du sirop d'orgeat. On en met une partie sur deux parties d'amandes douces. Quelques auteurs pensent que les amandes amères jouissent de la propriété de neutraliser les effets des liqueurs fermentées et de dissiper l'ivresse.   (A. R.)

AMANDIER. *Amygdalus sativa*. L. (*V.* Amande.)   (A. R.)

AMBRE BLANC. Espèce de succin de couleur blanche transparente. Le nom d'ambre vient d'*ambra,* expression arabe. (*V.* Succin.)   (A. R.)

AMBRE GRIS. *Ambarum cineritium*. L'ambre gris est une matière concrète, d'une consistance tenace comme la cire, d'une odeur suave lorsqu'on la chauffe ou qu'on la frotte. Cette substance a fait long-temps l'objet des recherches des naturalistes, curieux de connaître son origine. On l'a prise pour un bitume, pour une écume de mer desséchée au soleil, pour un amas de rayons de cire et de miel long-temps exposés au soleil et convertis en ambre, pour des excrémens d'oiseaux, etc. Enfin, il y a eu jusqu'à dix-huit opinions énoncées sur le compte de l'ambre; celle de sa formation originaire de miel et de cire a eu pour partisans le célèbre Lemery, et a été adoptée par Formey. Ce qui l'a beaucoup accréditée, c'est une circonstance singulièrement remarquable et dont l'évènement se présente journellement dans les pharmacies. Un pot qui contenait du miel et qui s'est trouvé découvert, est devenu la proie des fourmis ; ces insectes ont aspiré toute la partie sucrée et ont mis à nu la partie purement extractive qui répand une odeur douce d'ambre extrêmement suave. C'était assurément bien capable de faire présumer que l'ambre devait son origine au miel et à la cire. Mais M. Swédiaur, médecin anglais, a fixé les opinions par le rapport des observations qu'il a publiées. Il dit que l'ambre gris se trouve dans le canal alimentaire du cachalot, que Linné a appelé *Physeter macrocephalus,* et que Daubenton dit être d'une espèce différente de celui du Groenland. L'opinion de Swédiaur est fondée sur ce que l'ambre gris renferme des os de sèche, des arêtes de poissons qui ont servi de nourriture à ce cétacé ; il le regarde comme un excrément endurci ou comme une espèce de bézoard : son opinion est encore fondée sur ce que les excrémens des vaches, des porcs, exhalent, lorsqu'ils sont secs, une odeur d'ambre.

MM. Pelletier et Caventou, qui ont publié un travail analytique sur cette substance (*Journ. de Pharm.* 1820, p. 46), pensent que l'on doit la regarder plutôt comme une sorte de calcul, ou de production accidentelle, que comme le résultat constant de la digestion de ce cétacé. Tous les animaux dans l'intérieur desquels on a trouvé de l'ambre gris paraissaient être dans un état maladif. Cette opinion, d'ailleurs, paraît confirmée par sa nature chimique. En effet, ces chimistes ont prouvé que le principe cristallisable de l'ambre gris, loin d'être de l'adipocire, ainsi qu'on le croyait assez généralement, est un principe immédiat particulier qu'ils ont nommé *ambréine,* et qui par sa nature se rapproche beaucoup de la matière cristalline des calculs biliaires, qui est la cholestérine. Cette opinion paraît la plus probable, et elle est la plus généralement admise aujourd'hui.

L'analyse de l'ambre gris a présenté les résultats suivans :

Graisse particulière (ambréine)........... 85

Matière balsamique, douce, acidule, soluble
dans l'eau et l'alcool, et qui paraît contenir
de l'acide benzoïque.................... 2,5

Matière soluble dans l'eau, acide benzoïque et
hydro-chlorate de soude................ 1,5

Perte................................. 11

Ce qu'il y a de certain, c'est que l'on trouve dans l'espèce de cachalot que l'on prend sur les côtes de la Nouvelle-Angleterre et aux Bermudes, des boules d'ambre gris, qui ont jusqu'à 1 pied de diamètre, et qui pèsent jusqu'à 20 livres.

On trouve l'ambre gris flottant sur la mer, aux environs des îles Moluques, de Madagascar, de Sumatra, sur les côtes de Coromandel, du Brésil, d'Afrique, de la Chine et du Japon. On en distingue de plusieurs variétés et couleurs, et les différences qu'il présente tiennent à sa pureté plus ou moins altérée par des matières qui sont étrangères, et avec lesquelles il se trouve mêlé. L'ambre gris est insipide et écailleux ; il n'exhale aucune odeur, à moins qu'il ne soit frotté ou échauffé ; on reconnaît qu'il est pur aux signes suivans : il surnage l'eau, et il se fond à la flamme d'une bougie, sans donner de bulles ni d'écume. L'alcool n'a point d'action sur l'ambre gris à froid, mais il le dissout très bien à chaud, et il forme ce que l'on appelle la teinture d'ambre : si l'on distille cette teinture, le produit distillé prend le nom d'essence. L'ambre gris entre dans un très grand nombre de compositions de Pharmacie. On l'estime stomachique, cordial et aphrodisiaque ; mais son plus grand usage est pour les parfums ; on le mêle avec le musc, dont il tempère la vive odeur.

L'ambre gris est quelquefois imité par un mélange de résine et de baume ; mais ces mélanges examinés ne présentent ni le même aspect, ni le même degré de sensibilité, ni les mêmes propriétés chimiques. Quelquefois l'ambre gris a été altéré par un séjour dans l'alcool faible qui lui a enlevé quelques-uns de ses principes. On reconnaît à la cassure l'ambre gris qui a subi cette macération ; il est moins coloré à l'extérieur qu'à l'intérieur.   (A. R.)

AMBRE JAUNE. *Voir* Succin.   (A. C.)

AMBRE NOIR. Tout ce qui avait la propriété électrique par frottement était compris par les anciens au rang des espèces d'ambres ; en sorte que beaucoup de substances différentes entre elles portaient ce nom qui devenait générique.

Ce que l'on reconnaît actuellement comme ambre noir est une résine appelée autrement ladanum ou labdanum. (*V.* ce mot.)   (A. R.)

AMBRÉINE. L'ambréine est une substance grasse de nature particulière, qui existe dans l'ambre gris, dont elle forme la plus grande partie.

L'ambréine a été signalée par Bucholz et par M. Rose ; mais depuis, elle a été le sujet d'un examen approfondi fait par MM. Pelletier et Caventou, qui l'ont parfaitement fait connaître et qui ont indiqué le procédé suivant pour l'obtenir.

On traite l'ambre gris à chaud par de l'alcool pur, de la densité de 827 ; on filtre la liqueur bouillante, on l'abandonne à elle-même. Si la température est peu élevée, l'ambréine se dépose bientôt sous forme de cristaux plus ou moins réguliers, qui présentent des espèces de houpes déliées. On recueille ces cristaux ; on les comprime entre des feuilles de papier pour leur enlever une grande quantité d'alcool qu'ils retiennent. On fait évaporer les eaux mères, et on recueille une nouvelle quantité d'ambréine qui est moins pure que celle obtenue primitivement ; on peut la purifier en la dissolvant de nouveau et en faisant cristalliser.

L'ambréine pure est blanche ; elle possède une odeur suave ; mais, selon MM. Pelletier et Caventou, cette odeur ne lui appartient pas, elle la perd plus ou moins par des solutions répétées. Elle est insipide ; elle n'altère pas la couleur du tournesol ; elle est insoluble dans l'eau, soluble dans l'alcool et l'éther. Soumise à l'action de la chaleur, elle se ramollit à 25° et se fond à 32°. Si l'on porte la température à 100°, l'ambréine se colore en brun ; il y a décomposition, volatilisation d'une fumée blanche qui n'est, selon les auteurs, que de l'ambréine qui s'est volatilisée. L'ambréine traitée par l'acide nitrique se dissout avec dégagement de gaz nitreux ; elle donne naissance à un acide particulier que MM. Pelletier et Caventou ont nommé acide ambréique. (*Voir* ce mot.)

L'ambréine soumise à l'action des alcalis ne se saponifie pas. Cette manière de se comporter avec les alcalis la rapproche de la cholestérine ; mais celle-ci n'est fusible qu'à 137°, tandis que l'ambréine l'est à 32.

L'ambréine n'est pas usitée dans l'art médical.   (A. C.)

AMBRETTE. Semence odorante ainsi nommée à cause de son odeur qui approche de celle de l'ambre. (*V.* ABELMOSC.)
(A. R.)

AMBROISINE ou *thé du Mexique. Chenopodium ambrosioides*. L. (Chenopodées. J. Pentand. Monogyn. L.) Plante annuelle, originaire du Mexique et des Etats-Unis, mais qui, sortie des jardins où elle était cultivée, s'est en quelque sorte naturalisée dans plusieurs parties de la France, et en particulier aux environs de Paris. Elle répand une odeur aromatique et agréable; sa saveur est chaude et balsamique. L'infusion de ses feuilles forme une boisson agréable, qui passe pour tonique et excitante. Ses graines sont employées comme anthelmintiques dans diverses parties de l'Amérique septentrionale.

On substitue quelquefois au *Chenopodium ambrosioides* le *Chenopodium botrys*. (L.) On distingue cette substance à ce que les feuilles du *Chenopodium botrys* sont allongées et garnies de poils courts, et qu'elles sont profondément échancrées des deux côtés. (A. R.)

AMER. On a donné le nom d'*amer* à une matière jaune particulière très amère, que l'on obtient du traitement de la soie, de la chair musculaire, de l'éponge, de l'indigo, etc. , par l'acide nitrique. M. Welter est le premier qui ait observé cette substance, qui n'est pas employée dans l'art médical (1).

(A. C.)

AMER DE BOEUF. *V*. Fiel de boeuf. (A. C.)

AMIANTE, *asbeste*. Substance minérale formée de silice, de magnésie, d'un peu de chaux et d'alumine. L'arrangement des molécules de cette pierre est tel, qu'elle ressemble aux substances fibreuses extraites des végétaux.

L'amiante varie de couleur; il y en a de blanche, de grise, de brune, de verte et de noire; elle a été employée par les anciens, qui faisaient avec ce produit des tissus que le feu n'altérait en rien, tandis qu'il les débarrassait des substances étrangères qui les salissaient.

L'amiante, il y a environ dix ans, fut soumise à des procédés de fabrication, et en Italie, madame Perpenti est arrivée au point de fabriquer avec cette pierre flexible, des *toiles*, des *papiers* et de la *dentelle* (2).

---

(1) Annales de Chimie, t. LXXII, p. 113.

(2) Voir pour la fabrication du papier et de la toile d'amiante, le mémoire de madame Perpenti, chez madame Huzard, et le Dictionnaire technologique, t. 1er.

L'asbeste est employée pour faire des mèches qui s'altèrent difficilement : dans certains pays, elle sert à la fabrication de la poterie légère et des fourneaux très solides.

L'asbeste se trouve dans la partie de la Savoie que l'on nomme la *Tarentaise*. On la trouve aussi en Corse, dans les Pyrénées, près de Barèges, etc., etc. (A. C.)

AMIDINE. L'amidine est une substance particulière qui a été signalée par M. De Saussure; elle se forme lorsque l'on abandonne l'empois préparé avec l'amidon, avec ou sans le contact de l'air, à la température de 20 à 25°. On prépare l'amidine de la manière suivante :

On prend de l'empois d'amidon; on laisse cette préparation au contact de l'air, à la température de 20 à 25°: la réaction des principes contenus dans l'empois a lieu; il y a formation, 1°. de *sucre* (celui-ci est semblable à celui qui provient de l'action de l'acide sulfurique sur l'amidon);

2°. De *gomme*; 3°. d'*amidine*; 4°. de *ligneux* et de *ligneux amilacé*; 5°. d'*eau*; 6°. d'*acide carbonique*; 7°. de *charbon*. Des expériences faites par M. Collard de Martigny, sur la décomposition de l'amidon, ont fourni des résultats qui ne se rapportent pas à ceux obtenus par M. De Saussure. Ce chimiste a reconnu qu'il y avait formation d'un acide qu'il croit différent de ceux connus jusqu'alors. On sépare l'amidine de ces substances en agissant de la manière suivante (1) :

On met en macération ces divers produits avec de l'eau froide, vingt fois le poids de l'amidon employé primitivement. Au bout

---

(1) *Tableau des produits résultant de la fermentation de l'amidon avec ou sans le contact de l'air.*

Avec le contact de l'air.		Sans le contact de l'air.	
Sucre........................	47,4	Sucre....................	49,7
Gomme	23,0	Gomme	9,7
Amidine......................	8,9	Amidine	5,2
Ligneux amilacé..............	10,3	Ligneux amilacé.......	9,2
Traces de ligneux mêlé de charbon		Ligneux mêlé de charbon.	0,3
Amidon non décomposé.........	4,0	Amidon non décomposé..	3,8

de huit à dix heures, on jette le tout sur un filtre, et on lave. La liqueur filtrée contient le sucre et la gomme; le résidu contient l'amidine, le ligneux, le ligneux amilacé, et l'amidon non décomposé. On met ce résidu en contact avec de l'eau bouillante, et on laisse quelques minutes; l'amidine se dissout; on filtre, et on fait évaporer la solution qui donne ce produit. Pour l'obtenir à l'état de pureté, on la traite de la manière suivante : on réduit en poudre, on lave avec une petite quantité d'eau froide; on traite de nouveau par l'eau bouillante, on filtre et on fait évaporer jusqu'à siccité la solution obtenue. L'amidine purifiée est opaque, demi-transparente, d'un blanc jaunâtre; elle est en fragmens irréguliers; elle n'a ni odeur ni saveur; elle est très soluble dans l'eau à 60°; elle est insoluble dans l'alcool. Les substances avec lesquelles elle peut offrir des caractères de ressemblance sont l'inuline, l'amidon et la gomme qui résulte de la torréfaction de l'amidon.

Elle diffère de l'*inuline,* en ce qu'elle se colore en bleu par le contact de l'iode. Elle ne ressemble pas à l'amidon, 1°. en ce que l'eau froide peut la dissoudre; 2°. en ce qu'elle ne forme pas de gelée avec l'eau bouillante; 3°. et en ce que sa dissolution dans la potasse n'est pas visqueuse. Elle est différente de la gomme d'amidon torréfié, 1°. en ce qu'elle n'est pas soluble en toutes proportions dans l'eau froide; 2°. en ce qu'elle colore en bleu la solution aqueuse préparée avec l'iode; 3°. en ce que sa dissolution est coagulée par le sous-acétate de plomb. (De Saussure.)

L'amidine n'est pas employée; mais elle doit être signalée comme un produit particulier.   (A. C.)

AMIDON, *fécule amilacée.* L'amidon est une substance particulière de nature végétale, qui existe dans la plupart des végétaux, et particulièrement dans les graines céréales (1), qui

---

(1) *Tableau des substances qui contiennent l'amidon, et des racines desquelles on peut l'extraire.* (Parmentier.)

Arctium Lappa,	Orchis mascula,	Graines.
Atropa Belladonna,	Imperatoria Ostruthium,	L'avoine,

présente les caractères suivans : elle est blanche, pulvérulente, insipide, inodore, inaltérable à l'air, ayant un aspect grenu qui a quelque chose de cristallin.

La présence de l'amidon a été indiquée dans un grand nombre de végétaux ; PARMENTIER a indiqué ceux d'où l'on peut l'extraire des racines. Robert, pharmacien en chef de l'hôpital de Rouen, a aussi montré que d'autres substances contiennent ce principe (1).

Selon quelques auteurs, la connaissance de l'amidon remonte à une époque très reculée. Pline attribue la manière de fabriquer ce produit aux habitans de l'île de Chio (2).

L'amidon qui se trouve dans le commerce, et qui est vendu sous ce nom, s'extrait du blé, de l'orge, du seigle, de l'avoine et des pommes de terre (3).

Préparation de l'amidon avec le blé, l'orge, etc.

On moud grossièrement les céréales sans séparer le son de la farine ; lorsque ces grains sont moulus, on les met dans de grandes cuves, placées dans un endroit chaud ; on ajoute de l'eau, et de plus une certaine quantité d'*eau sure des amidonniers* (4) : peu à peu la masse s'échauffe, entre en fermentation ;

		GRAINES.
Polygonum Bistorta,	Hyosciamus niger,	Le riz,
Bryonia alba,	Rumex obtusifolius,	Le maïs,
Colchicum autumnale,	acutus,	Le millet,
Spirea Filipendula,	aquaticus,	La châtaigne,
Ranunculus bulbosus,	Arum maculatum,	Les marrons,
Scrophularia nodosa,	Iris pseudo-acorus,	Les pois,
Sambucus Ebulus,	fœtidissima,	Les fèves,
nigra,	Orobus tuberosus,	Le gland,
Orchis Morio,	Bunium bulbocastanum.	La pomme de terre.

(1) Journal de Pharmacie, 4e année, décembre 1818, p. 537.

(2) Pline, livre XVIII, chapitre VII.

(3) Il y a d'autres espèces de fécules que l'on retire des palmiers (le sagou), des orchis (le salep), du jatropha (le tapioca). (*Voir* ces mots.

(4) L'eau sure des amidonniers est composée : 1°. d'eau ; 2°. d'acide acétique ; 3°. d'alcool ; 4°. d'acétate d'ammoniaque ; 5°. de phosphate de chaux ; 6°. de gluten.

la partie supérieure se recouvre d'une couche de moisissure qui augmente et forme un *chapeau*. Au bout de quinze jours à un mois, selon que la température de l'atmosphère a été plus ou moins élevée, la fermentation est terminée; on enlève la couche de moisissure; on tire l'*eau sure* au moyen d'un robinet placé sur les parois de la cuve, et on trouve le dépôt formé en partie d'amidon sali par des matières étrangères et par du son. On lave ce dépôt, on le délaie dans l'eau pure, on verse le tout sur un tamis de crin placé sur un tonneau; le son le plus gros reste sur le tamis, le plus fin passe en même temps que l'amidon, et se trouve en partie mélangé à la fécule. Pour les séparer l'un de l'autre, on ajoute de l'eau, et on agite la masse : le son et l'amidon se trouvent en suspension dans le liquide; mais ils se déposent en des temps différens, et forment des masses distinctes. On laisse couler l'eau par le robinet; on sépare le son qui surnage. On ajoute une nouvelle quantité d'eau; on met en suspension de nouveau, on décante, puis on sépare le son qui avait échappé aux opérations précédentes et qui recouvre l'amidon. On trouve celui-ci par couches de diverses couleurs et épaisseurs; on enlève ces couches, et quand on est arrivé à la couche d'amidon qui a une belle couleur blanche, on délaie dans de l'eau claire, et on jette sur un tamis de soie très fin : la fécule fine passe à travers les mailles du tissu. Par ce dernier travail, on sépare encore une partie du son qui se trouvait mêlé à l'amidon. On rince de nouveau; on laisse déposer, et on obtient la fécule qui est d'autant plus belle, que le tamis employé était d'un tissu de soie plus serré et qu'elle a subi un plus grand nombre de lavages.

Lorsque l'amidon n'a plus besoin que d'être séché, on le met dans des paniers d'osier garnis de toile (celle-ci ne doit point adhérer aux parois des paniers). Lorsque les paniers sont pleins, on les porte dans un endroit sec et aéré; on laisse ressuer, on enlève la masse des paniers, et on met les blocs d'amidon sur une *aire* (1) faite en plâtre; on ôte la toile, on divise ensuite

______

(1) Sol.

les blocs ; on expose les morceaux à l'air pendant quelques jours ;
on racle leur superficie, et on les porte à l'étuve pour qu'ils
puissent sécher entièrement. Cette dessiccation a pour but d'ôter
à l'amidon une petite quantité d'eau qu'il retient ; elle prévient
en même temps la coloration de l'amidon, qui prendrait une
teinte verte (1).

Les eaux de lavage et l'amidon grossier et impur que l'on
sépare pendant le travail sont réunis ; on traite de nouveau ce
produit par des lavages ; on en retire une certaine quantité d'amidon qui est plus ou moins beau, selon les soins que l'on apporte
à cette opération, que l'on peut regarder comme un raffinage.
Les amidonniers emploient, autant qu'il leur est possible, des
blés, des orges et d'autres grains qui ont été gâtés ou mouillés,
ou encore ils se servent des résidus d'où l'on a retiré la plus
grande partie de la farine (le *son*, les *recoupes* et les *recoupettes*).

Voici ce qui se passe dans l'opération de l'extraction de l'amidon.

Le sucre qui existe dans les céréales se trouvant en contact
avec du ferment, de l'eau et de la chaleur, se décompose, il
donne naissance à la fermentation spiritueuse ; il y a production
d'alcool et d'acide carbonique qui se dégage. A cette fermentation
succède la fermentation acide, qui donne naissance à du vinaigre.
Cet acide dissout le gluten et une partie du phosphate de chaux ;
la fécule retenant encore du phosphate de chaux non dissout, se
précipite en même temps que le son ; les autres produits restent
en dissolution dans les eaux sures des amidonniers.

Extraction de l'amidon de pommes de terre.

On lave les tubercules, on les soumet à la râpe, on recueille
la pulpe que l'on place sur un tamis ; on fait tomber sur cette
pulpe un courant d'eau, en ayant soin de remuer la masse
pour mettre toutes ses parties en contact avec l'eau. Lorsque
le liquide qui a passé à travers la pulpe en sort clair, on cesse
d'en faire tomber, et on exprime fortement le *parenchyme*
ou résidu que l'on met de côté, soit pour le faire sécher

(1) On attribue cette couleur verte à un développement de quelques espèces
de végétaux.

et en faire des *briquettes*, ou pour le donner à manger aux bestiaux (1). On laisse déposer la liqueur; on décante l'eau claire qui surnage (2), et on aperçoit la fécule; on enlève la première partie qui est colorée; on lave de nouveau en agitant; on laisse déposer. Après quelques lavages, on obtient l'amidon qui, lorsqu'il a traversé un tamis, est à l'état de pureté; on le fait dessécher, et on le conserve convenablement.

Préparation de l'amidon d'avoine.

Cet amidon, dont j'ai préparé d'assez grandes quantités pour une famille anglaise qui l'employait comme un des alimens les plus nutritifs, se prépare de la même manière que l'amidon de blé. On doit avoir soin de bien laver la fécule que l'on obtient, de la faire sécher à l'étuve, et de la conserver ensuite dans des flacons desséchés d'avance, et que l'on a soin de bien boucher.

L'amidon est blanc, pulvérulent, sans odeur ni saveur, son aspect est cristallin; mais l'examen de sa forme ayant été fait par M. Raspail, ce savant a reconnu : 1°. que l'amidon examiné au microscope se présente sous forme de grains arrondis, durs, transparens, et que ces grains sont composés d'un tégument extérieur qui enveloppe une substance qui, selon M. Raspail, a de l'analogie avec la gomme ;

2°. Que la fécule est libre dans les cellules des végétaux ;

3°. Que la forme des grains est différente dans les divers végétaux; qu'elle est sphérique dans les céréales, dans les orchis irréguliers, et beaucoup plus grosse dans la pomme de terre que dans les autres plantes. (*Voir* le Mémoire de M. Raspail, qui contient des détails du plus grand intérêt. *Annales des Sciences naturelles,* 1825, *page* 384.)

Soumis à l'action de la chaleur dans une cornue, l'amidon se fond; il acquiert une couleur noire; il donne pour produits de l'eau, de l'acide acétique chargé d'empyreume, de l'huile colorée et empyreumatique, de l'acide carbonique, de l'hydrogène

---

(1) Voy. le Traité de la pomme de terre, de MM. Payen et Chevallier, 1826.

(2) Les premières eaux de lavage sont un excellent engrais; on les emploie pour arroser les terres ensemencées, les prairies artificielles, etc., etc.

carboné; il laisse du charbon qui contient du sous-carbonate et du phosphate de potasse, du phosphate de chaux, de la silice. Projeté sur des charbons ardens, il brûle en répandant une fumée d'une odeur piquante; soumis à la torréfaction *seulement*, il change de nature, et devient soluble dans l'eau : il peut alors remplacer la gomme dans quelques-unes des fabrications où la gomme colorée est mise en usage. (Bouillon-Lagrange et Vauquelin.) L'amidon mis en contact avec l'iode, donne naissance à des combinaisons d'iode et d'amidon qui ont des couleurs différentes selon les quantités respectives des deux substances. A parties égales, la combinaison est d'un bleu d'indigo. Si l'iode est en excès, la combinaison est d'un bleu noirâtre, et d'un bleu violet si l'amidon est surabondant. Selon MM. Gauthier de Claubry et Collin (1), il existe une combinaison d'iode et d'amidon qui est tout-à-fait blanche.

L'amidon est insoluble dans l'eau froide, l'alcool, l'éther; avec l'eau bouillante, il forme une combinaison que l'on a considérée comme un *hydrate*, et que l'on connaît sous le nom d'*empois*. Cet hydrate, abandonné à l'air, se décompose; il y a production de diverses substances et d'amidine. (*V.* ce mot.) Exposé au contact de l'air froid et à la congélation, l'hydrate se décompose: l'amidon se dépose; il a repris ses propriétés primitives. (Vogel.) Soumis à l'action de la potasse, l'amidon acquiert par cette opération la propriété de se dissoudre dans l'eau froide. L'amidon est soluble dans l'acide nitrique affaibli; mais à l'aide de la chaleur, cet acide se décompose; il en résulte des acides végétaux. (*V.* ACIDE OXALIQUE.)

L'analyse de l'amidon a été faite par plusieurs chimistes. Les résultats qu'ils ont obtenus sont les suivans :

Hydrogène.	6,77	Azote.....	0,40
Carbone...	43,55	Hydrogène.	5,90
Oxigène...	49,68	Carbone...	45,39
	100,00	Oxigène...	48,31
(Gay-Lussac et Thénard.)		(De Saussure.)	

(1) Annales de Chimie, tome XV, page 92.

Analyse de la fécule de pomme de terre.		Analyse de la fécule de pomme de terre la plus pure possible.	
Hydrogène	7,066	Oxigène...	12,417
Carbone...	43,481	Hydrogène.	1,692
Oxigène...	49,453	Carbone...	10,891
			25,000.
(Berzélius)		(Collard de Martigny.) (*Inédite*)	

L'amidon provenant, soit des céréales, soit de la pomme de terre, est employé dans l'art médical. On le donne comme adoucissant contre la toux : la dose est de 2 gros à 4, en décoction, dans une livre d'eau. Contre la diarrhée, la dyssenterie, on l'administre en lavement, en décoction, à la dose de 4 gros par livre d'eau. On le donne quelquefois en cataplasme; mais il n'a pas dans ce cas plus de propriété que n'en a la farine de graine de lin.   (A. C.)

AMMI. On en distingue deux sortes, l'ammi de Candie et l'ammi ordinaire. Ils sont les fruits de deux plantes de la famille des Ombellifères. La première (*Sison Ammi*. L.) croît dans les provinces méridionales de la France et dans l'île de Crète ou de Candie. Son fruit est ovoïde, très allongé, menu, strié longitudinalement, d'une couleur gris-verdâtre, d'une odeur faible, d'une saveur aromatique et un peu amère. Cette espèce est stomachique et carminative; elle entre dans la thériaque. La seconde espèce est l'*Ammi majus*, plante très commune dans nos moissons. Ses fruits, hérissés de pointes, sont d'une saveur faiblement aromatique. Ils sont aujourd'hui inusités.

Le fruit désigné vulgairement sous le nom de semence d'*ammi*, est vendu par un grand nombre d'herboristes pour de la semence de jusquiame blanche. M. Chéreau, pharmacien distingué de la capitale, a indiqué cette fraude, qui provient sans doute de la plus grande facilité qu'il y a de se procurer, à des prix moins élevés, la graine d'ammi. (*Voir* le *Journal de Chimie médicale*, septembre 1826.)   (A. R.)

AMMONIAQUE, *alcali volatil, alcali volatil fluor.* L'ammoniaque est un corps composé résultant de l'union de l'hydrogène avec l'azote, selon la plupart des chimistes, et de l'oxigène et de l'*ammonium*, selon d'autres.

L'ammoniaque existe dans les trois règnes; on le rencontre dans le règne minéral, dans le voisinage des volcans. M. Vauquelin l'a trouvé dans de l'oxide de fer qui s'était formé sur la serrure d'une chambre habitée. M. Austin a annoncé sa formation dans l'oxidation du fer par l'eau; sa manière de voir a été confirmée dans un mémoire lu par M. Chevallier, à l'Académie royale de Médecine; mémoire dans lequel ce chimiste a indiqué les moyens qu'il a mis en usage pour reconnaître ce corps, non seulement dans l'oxide de fer préparé par l'eau, mais encore dans un grand nombre d'oxides naturels et dans les eaux minérales ferrugineuses de Passy (1).

MM. Chevallier et Lassaigne, et plus récemment MM. Boullay et Chevallier, ont reconnu la présence de l'alcali volatil libre dans les plantes (le *Chenopodium Vulvaria,* le *Sorbus aucuparia,* le *lilas,* etc., etc.).

L'ammoniaque est ou gazeux ou en dissolution dans l'eau, à l'état liquide. A l'état de gaz, il est transparent, d'une pesanteur spécifique de 0,591; il est très âcre, très caustique; il verdit fortement le sirop de violettes; il ramène au bleu la plupart des couleurs bleues végétales rougies par les acides; mis en contact avec la flamme d'une bougie, cette flamme s'agrandit, une partie du gaz ammoniac est décomposée. Si l'on fait traverser le gaz ammoniac par des étincelles électriques, ou encore, si on le fait passer à travers des tubes de porcelaine garnis de tessons de porcelaine ou de grès chauffés au rouge, ce gaz est dé-

(1) M. Collard de Martigny a voulu s'assurer si l'idée suivante, émise par M. Chevallier dans son mémoire, était vraie : « L'*ammoniaque pourrait bien se former dans les cas d'oxidation des substances minérales, végétales et animales.*» Il a déjà reconnu que dans quelques oxidations de substances organiques, il y avait formation d'ammoniaque. Les expériences qu'il a faites sont le sujet d'un mémoire encore inédit.

composé; on obtient pour résultat de cette décomposition un mélange de gaz hydrogène et de gaz azote.

M. Berthollet reconnut que l'ammoniaque était formé de 21,15 d'hydrogène et de 100 d'azote (150 d'hydrogène et 50 d'azote en volume). MM. Berzélius et Davy ont avancé que l'ammoniaque était le résultat de la combinaison d'un corps, l'*ammonium*, avec l'oxigène, et ils ont dit que cette combinaison existait dans des proportions de 20 d'oxigène pour 100 d'ammoniaque. Cette opinion, qui doit être respectée, puisque deux chimistes tels que Berzélius et Davy l'ont avancée, ne peut, ce me semble, être entièrement accueillie, à moins que l'on ne parvienne à séparer l'ammonium et l'oxigène. L'opinion émise par M. Berthollet, et qui a été examinée par la plupart des chimistes, et plus particulièrement par MM. Vauquelin et Cluzel, étant appuyée de résultats qui ne varient pas, doit être préférée jusqu'à ce que de nouveaux faits puissent appuyer l'opinion de Davy, et faire changer la manière de voir des chimistes.

L'ammoniaque s'obtient ou en grand pour les arts, ou on le prépare dans les laboratoires. Le procédé des arts est le même que celui qui est mis en usage dans les laboratoires de Chimie et dans les officines. Le premier de ces procédés, qui a pour but de fournir en grand l'alcali volatil, consiste à chauffer dans des chaudières ou dans des cylindres de fonte, un mélange de chaux éteinte par l'eau, et de muriate ou de sulfate d'ammoniaque, à recueillir le gaz qui se dégage dans des tourilles de grès ou dans des tourilles de plomb contenant de l'eau (1). Ces tourilles communiquent avec la chaudière par des tubes qui font de cet appareil un appareil de Voulf. Au reste, cet appareil ne diffère de celui que nous allons décrire plus bas, que parce que les vases plus grands sont en terre ou en plomb, au lieu d'être en verre. Les précautions que nous allons indiquer doivent être prises dans les deux opérations.

---

(1) Un appareil de cuivre qui avait été construit par un fabricant de produits chimiques, fut attaqué par l'ammoniaque qui s'était coloré. Ce liquide contenait de l'ammoniure de cuivre résultant de l'action de l'alcali sur le métal.

Préparation de l'ammoniaque.

On introduit dans une cornue de grès, recouverte à l'avance d'une couche de lut de terre à poêlier et de crottin de cheval, 5o parties de sel ammoniac pulvérisé et 1oo parties de chaux éteinte par l'eau (1). Quand les deux substances sont introduites dans la cornue, ce que l'on fait en employant des précautions pour qu'aucune de ces substances ne reste dans le col du vase distillatoire qui doit être d'une capacité double de celle du mélange, on agite pour que le mélange se fasse. On place la cornue dans la partie moyenne d'un fourneau de laboratoire, et on adapte au bec de la cornue, au moyen d'un bouchon, un tube de sûreté dont la branche inférieure va plonger dans un flacon tubulé contenant une petite quantité d'eau ou une légère solution de soude destinée à laver le gaz; de ce flacon part un second tube courbé qui va plonger dans un deuxième flacon contenant de l'eau pure; de ce deuxième flacon part un troisième tube qui conduit le gaz qui ne s'est pas dissous, dans un troisième flacon contenant aussi de l'eau pure. L'eau contenue dans les flacons doit être en poids égal à celui du sel ammoniac employé (c'est-à-dire 5o parties pour la quantité que nous avons indiquée). L'appareil étant ainsi disposé, on lute les jointures avec une pâte presque solide, préparée avec la farine de lin ou avec le tourtcau d'amande pulvérisé et la colle de pâte; on recouvre les parties garnies de lut avec des bandes couvertes de blanc d'œuf, saupoudré de chaux éteinte; on laisse sécher pendant 12 heures. Au bout de ce temps, on chauffe la cornue, doucement d'abord,

---

(1) On pulvérise la chaux destinée à la préparation de l'ammoniaque dé la manière suivante : on met des morceaux de chaux dans une terrine et on verse peu à peu, sur chacun d'eux, une petite quantité d'eau. On continue l'addition de l'eau jusqu'à ce que la pierre, en s'échauffant, indique que l'on en a ajouté une assez grande quantité; on abandonne ensuite cette chaux ainsi humectée, elle se délite et se réduit en poudre qui peut être passée au tamis. La chaux ainsi pulvérisée offre quelques avantages dans l'opération. L'eau qui a été absorbée rend la décomposition plus facile, elle aide au dégagement du gaz qui est plus rapide.

et on élève graduellement la température ; on continue de chauffer l'appareil jusqu'à ce qu'il n'y ait plus de dégagement d'ammoniaque et qu'il y ait condensation d'eau dans le premier flacon. Cette quantité d'eau provient, et du sel ammoniac et de la chaux. On arrête alors l'opération, et on laisse refroidir l'appareil avant de le démonter.

Voici ce qui se passe dans l'opération. La chaux, qui a plus d'affinité pour l'acide hydro-chlorique que n'en a l'ammoniaque, s'unit à cet acide, donne lieu à de l'hydro-chlorate de chaux qui est fixe. L'ammoniaque mis à nu se dégage à l'état de gaz ; il passe dans les flacons où il se dissout, en élevant la température du liquide et en donnant naissance à de l'alcali volatil liquide. L'hydro-chlorate de chaux en contact avec la chaleur se décompose sur la fin de l'opération, et de cette décomposition il résulte de l'eau qui se volatilise, et du chlorure de calcium. Ce produit reste dans la cornue, mêlé à de la chaux en excès et à quelques substances étrangères (de l'oxide de fer, etc., etc.)

Le liquide contenu dans le premier flacon ne doit pas être employé : on peut, par la chaleur, en dégager l'alcali volatil qu'il contient. On sé sert de celui qui se trouve dans le deuxième flacon. Cette préparation, pour être mise dans le commerce, doit marquer 20 à 22° à l'aréomètre. L'ammoniaque qui se trouve dans le troisième flacon, et qui est faible, c'est-à-dire qui contient peu d'ammoniaque gazeux, et qui ne porte pas le degré voulu (20 à 22°), peut être employé pour recevoir de nouveau du gaz ammoniaque qui, en s'y dissolvant, l'amène au degré voulu, on peut s'en servir dans quelques opérations, comme on le fait de l'ammoniaque étendu d'eau.

L'ammoniaque pur est un liquide incolore, d'une odeur ammoniacale très forte. Saturé par l'acide nitrique et formant le nitrate d'ammoniaque, il ne doit pas précipiter le nitrate d'argent. Mis en contact avec l'acide sulfurique, il ne doit pas noircir, ce que fait celui qui retient en solution une quantité d'huile animale de Dippel.

L'ammoniaque du commerce est souvent mêlé de substances

étrangères, du *cuivre*, de l'*huile animale de Dippel, de sels*, etc.
Ces derniers proviennent de l'eau impure employée dans la
préparation ; les autres proviennent des appareils et du sel
ammoniac huileux qui a été employé dans sa préparation. On
peut purifier cet alcali en l'introduisant dans une cornue et en
faisant passer l'ammoniaque gazeux qu'il contient dans une petite quantité d'eau ou dans une solution alcaline pour le laver,
et en le recueillant ensuite dans de l'eau pure, où il se dissout.

On conserve l'ammoniaque liquide dans des vases bouchés à
l'émeri, et placés dans des endroits frais.

L'eau est susceptible de dissoudre le gaz ammoniaque en diverses proportions ; il en résulte des solutions ammoniacales
plus ou moins denses. La densité de ces solutions ayant été
étudiée par H. Davy, elle a fourni à ce chimiste les résultats
suivans :

*Tableau de la densité de l'eau ammoniacale chargée d'ammo-
niaque en diverses proportions.*

Poids spécifique.	Quantité d'ammoniaque.	Quantité d'eau.
0,8750	32,50	67,50
0,8875	29,25	70,75
0,9000	26,00	74,00
0,9054	25,37	74,63
0,9166	22,07	77,93
0,9255	19,54	80,46
0,9326	17,52	82,48
0,9385	15,88	84,12
0,9435	14,53	85,47
0,9476	13,46	86,54
0,9513	12,40	87,60
0,9545	11,56	88,44
0,9573	10,82	89,18
0,9597	10,17	89,83
0,9619	9,60	90,40
0,9692	9,50	90,50.

L'ammoniaque liquide ou gazeux est employé dans l'art médical dans un grand nombre de préparations, soit seul, soit en combinaison avec des acides et formant des sels.

On l'emploie à l'état de gaz pour le faire respirer avec précaution aux personnes qui tombent en syncope ; on le donne liquide à la dose de 6 à 12 gouttes, pour faire cesser l'ivresse. Étendu sur des compresses et mis sur la peau comme rubéfiant, on en tire un très grand parti ; mêlé à de l'huile, il entre dans les linimens, etc. Il forme le médicament connu sous le nom de pommade de Gondret ; cette pommade appliquée sur la peau, produit plus promptement un vésicatoire que ne le font les autres épispastique : sa préparation consiste à mélanger de l'ammoniaque avec les corps gras. On se sert de l'ammoniaque liquide pour cautériser la morsure des serpens, de la vipère, les piqûres des insectes, la morsure des animaux enragés, etc., etc.

Son emploi dans les arts est considérable ; il sert à foncer les couleurs, à dissoudre le carmin, à délayer l'écaille d'ablettes et à l'empêcher de noircir, à nettoyer des objets métalliques noircis par le soufre, etc., etc.   (A. C.)

AMMONIAQUE (GOMME). On appelle ainsi une gomme résine qui nous vient de la Lybie, et qui est fournie par une plante de la famille des Ombellifères, dont on n'a pas encore constaté bien certainement le genre et l'espèce. Ainsi, Willdenow la croyait produite par une espèce d'*Heracleum;* Ollivier pense qu'elle provient du *Ferula persica;* Sprengel, du *Ferula ferugalo* de Desfontaines ; quelques autrés, du *Bubon gummiferum,* etc.; mais on n'a rien de bien positif à cet égard. Ce qu'il y a de certain, c'est que cette gomme résine est le suc propre d'une ombellifère, et qu'on le retire en coupant la tige un peu au-dessus de la terre et en recueillant le suc blanchâtre qui en découle.

Dans le commerce, on rencontre la gomme ammoniaque sous deux états : 1°. *en larmes* isolées, irrégulières, blanchâtres, opaques, homogènes, à cassure nette et blanche ; 2°. *en masses* irrégulières plus ou moins volumineuses, formées de larmes réunies entre elles par une pâte brunâtre. Leur odeur est forte et pénétrante, leur saveur amère, âcre et nauséeuse. Selon

M. Braconnot, la gomme ammoniaque se compose de 70 parties de résine, 18 parties de gomme et 4 parties d'une matière glutiniforme et insoluble.

La gomme ammoniaque est un médicament stimulant, dont on a fait usage dans les différens catarrhes chroniques, l'aménorrhée, etc. Appliquée à l'extérieur, c'est un excellent résolutif. La dose est de 8 à 10 grains répétés plusieurs fois dans la journée.

La gomme ammoniaque entre dans plusieurs préparations officinales, telles que la thériaque, l'emplâtre de ciguë, le diachylon gommé.   (A. R.)

AMMONIUM. Ce nom fut proposé par M. Davy pour désigner le radical présumé de l'ammoniaque.

Cette dénomination fut adoptée par M. Berzélius, qui appuya l'hypothèse avancée par M. Davy, de tous les raisonnemens que l'on tire de l'analogie. Ce savant alla même plus loin; il établit, d'après la composition des sels ammoniacaux, les proportions d'oxigène contenues dans l'oxide d'ammonium (ces proportions sont 20 d'oxigène pour 100 de métal).

Si l'hypothèse soutenue par ces deux célèbres chimistes venait à être prouvée par des expériences qui ne permissent plus de doute, l'azote et l'hydrogène seraient des oxides d'un même métal.   (A. C.)

AMMONIURES. On a donné le nom d'ammoniures aux combinaisons qui résultent de l'union des oxides métalliques et de quelques métaux avec l'ammoniaque. Ces combinaisons ne sont pas employées en Médecine, à l'exception de l'ammoniure de cuivre que l'on administre dans quelques cas contre les maladies vénériennes qui résistent au traitement mercuriel. (A. C.)

AMMONIURE DE CUIVRE, *teinture volatile de Vénus*. Cette combinaison, qui est mise en usage comme moyen thérapeutique (1), se prépare de la manière suivante : on prend cuivre

---

(1) J'ai eu l'occasion de faire cette préparation pour un praticien étranger, M. *Brewen*, qui en tirait un grand parti à l'intérieur contre les maladies vénériennes, et à l'extérieur contre les ulcères.

en tournure, 4 grammes (2 gros) , ammoniaque liquide à 20°, 64 grammes (2 onces); on introduit le cuivre et l'ammoniaque dans un flacon fermé avec un bouchon, on agite de temps en temps; au bout de six jours, on filtre le produit liquide et on le conserve dans un flacon bien bouché.

_ La dose à laquelle M. Brewen administrait ce médicament à l'intérieur était de 5 décigrammes (10 grains) de solution dans une pinte de tisane d'orge; et la solution pour toucher les ulcères se préparait avec, eau de sureau, 1 pinte; solution cuivreuse, 32 grammes (1 once): on imbibait de la charpie dans l'eau de sureau additionnée, et on l'appliquait sur les ulcères qui, par cette médication, changeaient bientôt de nature et se cicatrisaient (1). (A. C.)

AMOME EN GRAPPE. *Amomum racemosum.* (Amomées. Rich. Monand. monogyn. L.) Ce fruit est formé de coques rondes, grosses comme un grain de raisin, placées triangulairement sur un pédicule commun. Elles contiennent dans leur intérieur, qui est à trois loges, des grains purpurins presque carrés, séparés par une petite membrane fort mince. La saveur de ces grains est âcre, leur odeur forte, pénétrante. On sépare la coque comme inutile; mais on ne doit le faire qu'au moment d'employer l'amande.

L'amomum nous est apporté des grandes Indes, en coques, et non pas en grappes. On doit le choisir le plus récent et le plus odorant possible. C'est un puissant stomachique, carminatif et emménagogue. Il entre dans la thériaque et l'électuaire béni laxatif. (A. R.)

AMOMI. Nom que les Anglais donnent à un fruit qui nous vient des Indes, et qui est connu en France sous celui de poivre de la Jamaïque. (*V.* ce mot.) (A. R.)

AMORPHE. Nom que les minéralogistes donnent aux substances minérales dont la cristallisation est confuse, vague,

---

(1) L'ammoniure de cuivre mêlée au nitrate de mercure forme la liqueur cuivreuse mercurielle du docteur Kochlni de Zurich. J'ai vu employer cette liqueur avec succès par MM. Cullerier, contre les ulcères vénériens qui avaient résisté au traitement mercuriel.

indéfinissable, et qui ne présentent aucune forme extérieure, aucun caractère géométrique qui puisse servir à les classer.

ANACARDE. *Semecarpus Anacardium.* (Térébenthacées. J. Pentand. trigyn. L.) Fruit d'un arbre qui croît dans les Indes orientales, le Malabar et les îles Philippines.

L'anacarde a la figure du cœur d'un oiseau, d'où il a été ainsi nommé. Il est de la grosseur d'un pouce environ, couvert d'une membrane épaisse, coriacée, d'un brun noirâtre ; il renferme une amande blanche, nourrissante, assez bonne à manger, et contenant une huile grasse.

L'anacarde est peu d'usage actuellement en France. On se sert, dans les Indes, du suc âcre qui adhère à la partie intérieure de l'écorce, en le combinant avec la chaux vive, pour marquer le linge en caractère d'un brun noir indélébile. Ce même suc mêlé avec de l'huile et du sucre est employé dans le pays, dans les maladies syphilitiques : on le donne aussi dans la mélancolie. S'il faut en croire quelques auteurs, ce suc aurait la singulière propriété de fortifier la mémoire?

L'amande est nutritive. .   (A. R.)

ANANAS. *Bromelia Ananas.* L. Plante vivace originaire des deux Indes, et cultivée aujourd'hui dans plusieurs contrées du globe, à cause de l'excellence de ses fruits. Le genre *Bromelia* forme le type de la famille des Broméliacées, et appartient à l'Hexandrie monogynie.

Sa racine est fibreuse ; ses feuilles très longues, dressées, raides, armées de dents, épineuses sur les bords, et d'une teinte verte très claire. Du milieu de ce faisceau de feuilles s'élève une tige d'environ 2 pieds de hauteur, portant quelques feuilles beaucoup plus courtes et un épi serré de fleurs violettes, que surmonte une couronne ou rosette de feuilles qui termine la tige. Après la floraison, l'axe florifère s'épaissit et devient charnu ; les ovaires se soudent avec la base du périanthe, et finissent par former un fruit charnu de la grosseur des deux poings, ayant la forme et l'aspect mamelonné du fruit du pin pignon, surmonté de cette couronne de feuilles dont nous avons déjà parlé.

L'ananas présente plusieurs variétés dans la forme, la grosseur et la couleur de son fruit.

Il paraît, de l'aveu de tous les voyageurs, que l'ananas bien
mûr et cueilli dans son pays natal est le plus exquis de tous
les fruits. Sa chair est fondante et parfumée. Mais en Europe ,
où nous ne pouvons obtenir l'ananas qu'à force de chaleur et de
fumier, c'est généralement un fruit d'une qualité médiocre et
que l'on ne recherche guère qu'à cause de sa rareté et de son
prix élevé.

Dans l'Inde et en Amérique, où il est fort commun, on retire des fruits un suc qui, soumis à la fermentation, donne une
liqueur spiritueuse fort agréable. On mange l'ananas au dessert,
on le conserve au sucre et l'on en fait des pastilles et d'autres
sucreries très agréables.

M. Adet a examiné, en 1791, les ananas qui croissent dans
l'île de Bahama; il en retira un suc gommeux et acide. L'examen de ce suc lui prouva qu'il contenait des acides citrique,
malique et de la gomme.   (A. R.)

ANCOLIE. *Aquilegia vulgaris.* L. (Renonculacées. J. Po-
lyand. tétragyn. L.) Cette plante vivace, qui croît naturellement
dans les bois et que l'on cultive dans les jardins, se distingue
par ses grandes fleurs bleues et pendantes, formées d'un calice
coloré, à cinq sépales planes, d'une corolle composée de cinq
pétales en forme de cornets; sa tige est dressée, rameuse; ses
feuilles sont découpées en lobes arrondis.

De même que toutes les autres renonculacées, l'ancolie est
âcre et irritante. Ses graines sont huileuses; elles faisaient
partie des pilules d'ancolie, aujourd'hui inusitées.

                                                 (A. R.)

ANDROSÈME. Espèce de millepertuis à fruit charnu. (*V.*
Millepertuis.)
                                                 (A. R.)

ANÉMONE. Genre de plantes de la famille des Renonculacées et de la Polyandrie polygynie, très nombreux en espèces,
et dont quelques-unes méritent d'être citées ici. Tout le
monde connaît ces belles fleurs doubles si variées en couleurs,
que l'on cultive au printemps dans nos parterres; c'est au même

genre qu'appartiennent la sylvie et la pulsatille, dont nous allons parler.

La sylvie, *Anemone nemorosa.* L. Rich. Bot. méd., t. II, p. 619, est une petite plante vivace qui, dès les premiers jours du printemps, épanouit sa fleur blanche et campanulée, dans tous les bois aux environs de Paris. Ses feuilles sont toutes radicales, pétiolées, divisées en trois folioles labiées et incisées; la fleur termine la tige, qui porte au-dessous d'elle un involucre composé de trois feuilles sessiles. Cette plante est âcre et irritante. Selon Chomel, ses feuilles, appliquées sur la tête, ont souvent été favorables dans le traitement de la teigne.

La pulsatille, *Anemone Pulsatilla,* L. Rich., t. II, p. 620, se distingue bien facilement de la précédente, par ses fleurs plus grandes et violettes, et par ses fruits terminés par une longue queue barbue. Elle fleurit aussi au printemps, et croît surtout dans les lieux sablonneux et découverts. Cette espèce, encore plus âcre que la précédente, est un véritable poison. Cependant Storck l'a employée dans l'amaurose, la syphilis constitutionnelle. Mais c'est un médicament dangereux dont il est plus prudent de s'abstenir. L'extrait, qui est la préparation dont on peut faire usage, se donne à la dose d'un à deux grains.   (A. R.)

ANET. *Anethum graveolens.* (L. Rich. Bot. méd., t. II, p. 466. Pentandrie digynie de Linné, et de la famille des Ombellifères de Tournefort.)

Cette plante est annuelle et a beaucoup de ressemblance avec le fenouil : son odeur est moins agréable, ce qui lui a fait donner le nom de fenouil puant.

Les tiges de l'anet s'élèvent à la hauteur de 3 à 4 pieds; ses feuilles sont découpées en filamens menus, odorantes; ses fleurs naissent en ombelles aux sommités des tiges : elles sont jaunes, les fruits sont allongés, un peu comprimés, offrant cinq petites crêtes longitudinales peu saillantes sur chaque côté; leur saveur est aromatique et âcre; les fruits jouissent à peu près des mêmes propriétés que le fenouil, quoique leur saveur soit moins agréable. (*V.* Fenouil.)   (A. R.)

ANGÉLIQUE. *Angelica Archangelica*, L. Rich., Bot. méd.,
t. II, p. 482. (Ombellif. J. Pentand. digyn. L.) Cette belle
plante, qui croît dans les bois des provinces méridionales de
la France, est cultivée dans plusieurs autres parties, pour
l'usage de la Pharmacie. Sa racine est allongée, charnue, rameuse; sa tige dressée, cylindrique, creuse; ses feuilles très
grandes, pétiolées et décomposées; ses fleurs blanches formant
des ombelles nombreuses, et ses fruits ovoïdes, alongés, marqués de plusieurs stries longitudinales et un peu membraneux
sur les bords.

Toutes les parties de cette plante ont une odeur agréable,
une saveur sucrée et aromatique; elles sont excitantes et toniques. Sa racine est la partie la plus active, surtout dans les
individus non cultivés. On s'en sert contre les scrofules, le
scorbut, etc.; il en est de même des fruits. Quant aux tiges,
on les confit au sucre après les avoir blanchies; elles forment
une conserve extrêmement agréable et qui est stomachique.
Les fruits sont excitans, carminatifs, et entrent dans plusieurs
préparations officinales.

Dans le commerce des plantes, on substitue quelquefois à
la racine d'angélique la racine de l'*Angelica sylvestris ;* celle-
ci a beaucoup moins d'odeur et moins d'action que l'autre.

(A. R.)

ANGUSTURE. On distingue dans le commerce deux espèces d'angusture, la vraie et la fausse. Ces deux écorces
étant fort différentes l'une de l'autre, nous en parlerons séparément.

ANGUSTURE VRAIE. Cette espèce est fournie par le *Galipea
febrifuga,* Aug. Saint-Hilaire, qui a successivement porté les
noms de *Bonplandia trifoliata,*et de *Casparia febrifuga,* et qui
appartient à la famille des Rutacées. Cet arbre, qui peut acquérir une hauteur considérable, croît dans l'Amérique méridionale, dans les missions du Bas-Orénoque, dans la Nouvelle-
Grenade et la Nouvelle-Andalousie, où M. de Humboldt l'a
observée et fait connaître le premier. L'écorce d'angusture du
commerce se rencontre en morceaux ou plaques d'une longueur

variable, mais généralement assez courts, presque planes ou très peu roulés, amincis sur les bords, épais d'une à deux lignes, d'un gris jaunâtre extérieurement, d'un jaune fauve ou rougeâtre à leur intérieur. Leur cassure est nette et assez résineuse, leur odeur forte et désagréable, et quelques auteurs la comparent à celle du poisson gâté; mais très souvent cette odeur est faible et peu marquée. Leur saveur est très amère et peu agréable, légèrement piquante. Réduite en poudre, l'angusture est d'une belle couleur jaune. L'analyse chimique de cette écorce n'a rien fait connaître de bien curieux. MM. Vauquelin et Planche y ont trouvé une matière amère très abondante, mais nulle trace de tannin ni d'acide gallique.

Ce n'est que depuis une trentaine d'années environ que l'angusture est connue en Europe; mais depuis fort long-temps elle était employée par les habitans du Nouveau-Monde comme un médicament essentiellement tonique et fébrifuge. C'est en Angleterre qu'elle a paru pour la première fois; depuis cette époque elle s'est répandue dans presque toutes les autres contrées de l'Europe. En France on l'a généralement peu employée, et aujourd'hui son usage est presque totalement abandonné; cependant en Allemagne et dans le nord de l'Europe on l'emploie encore assez souvent.

L'angusture s'administre en poudre, à la dose de douze à quinze grains, que l'on répète plusieurs fois dans la journée; on la donne aussi en infusion, une demi-once dans une livre d'eau bouillante. On peut encore en préparer une décoction, une teinture, un extrait, etc.

2°. ANGUSTURE FAUSSE OU FERRUGINEUSE. Cette écorce a d'abord été introduite dans le commerce, mélangée avec celle d'angusture vraie; mais les accidens que son emploi a occasionés l'ont bientôt fait reconnaître et distinguer. L'angusture fausse ou ferrugineuse nous est apportée de l'Amérique méridionale. C'est à tort que plusieurs auteurs ont dit qu'elle était l'écorce du *Brucea ferruginea,* arbre de la famille des térébintacées, qui croît en Abyssinie; il est plus que probable, au contraire, que cette substance est l'écorce d'une espèce du genre *strychnos,* mais que l'on n'a pu jusqu'à présent reconnaître. Ce qui nous paraît confirmer cette opinion, c'est que M. Pelletier a récemment trouvé dans la noix vomique une petite quantité de brucine, matière vénéneuse qui existe en abondance dans la fausse angusture.

L'écorce de fausse angusture est en morceaux plus ou moins longs, roulés, lourds, compactes, ayant deux à trois lignes d'épaisseur. Leur surface externe est recouverte d'une exubérance lépreuse d'un jaune foncé et couleur de rouille, que l'on a généralement et à tort considérée comme une espèce de lichen, mais qui est une sorte de développement maladif de l'épiderme, qui se rencontre aussi quelquefois, mais beaucoup plus rarement, sur l'angusture vraie, où il est d'une couleur beaucoup plus pâle. La couleur intérieure de l'écorce est d'un gris brunâtre ; sa cassure est très nette et résineuse, son odeur à peu près nulle et sa saveur extrêmement amère sans âcreté. Sa poudre est d'un blanc légèrement jaunâtre. Les caractères que nous venons d'énoncer sont suffisans pour faire voir la différence très marquée qui existe entre l'angusture fausse et la vraie. Cette distinction est d'autant plus importante, que l'angusture fausse est essentiellement vénéneuse.

Cette écorce a été analysée par MM. Pelletier et Caventou, qui y ont trouvé : 1°. une matière alcaline nouvelle, qui paraît en être le principe actif et vénéneux, et qu'ils ont nommée *brucine* ; 2°. une matière grasse non vénéneuse; 3°. beaucoup de gomme; 4°. une matière jaune soluble dans l'eau et dans l'alcool ; 5°. du sucre; 6°. du ligneux.

La fausse angusture n'est pas employée en médecine. (A. R.)

ANIL. *Indigofera Anil.* L. C'est ainsi que l'on appelle l'une des espèces de plantes légumineuses qui produisent l'indigo. (*V.* ce mot.) L'analyse de l'anil et celle de l'*Isatis tinctoria* a été faite par M. Chevreul. (V. *Annales de Chimie,* t. LXVIII, p. 284.)   (A. R.)

ANIMAL. *V.* l'article Zoologie.   (A. R.)

ANIMÉE (RESINE.) Cette résine, que l'on désigne aussi sous le nom de *gomme animée,* est produite par l'*Hymenœa Courbaril,*

grand arbre de la famille des Légumineuses et de la Décandrie
monogynie, qui croît dans l'Amérique méridionale. Comme
elle est fort peu usitée, cette résine est fort rare dans le commerce, où on donne sous son nom la résine *tacamaque*. (*V.* ce
mot.) Néanmoins la plupart des auteurs s'accordent à dire que
la résine animée est en morceaux peu volumineux, d'une couleur jaune citrine, transparens, recouverts d'une poussière blanchâtre, ce qui leur donne de la ressemblance avec l'encens. Leur
cassure est nette et vitreuse, leur odeur suave, et leur saveur un
peu amère et aromatique; mais, nous le répétons, cette résine
est fort rare dans le commerce et sans usage.   (A. R.)

ANIS ou Anis vert. *Pimpinella Anisum.* L. Rich:, Bot.
méd., t. II, p. 456. (Ombellif. J. Pentand. digyn. L.) C'est
une plante annuelle originaire du Levant, de l'Égypte et de
l'Italie. Sa tige, qui est haute d'environ un pied, porte des
feuilles trifoliées à folioles tantôt subréniformes, arrondies,
dentées ou incisées, tantôt anguleuses et profondément découpées. Les fleurs sont blanches, disposées en ombelles terminales.
Les fruits ou semences, qui sont la partie employée en Médecine,
sont petits, ovoïdes, presque globuleux, striés longitudinalement
et couverts d'un duvet grisâtre et très court ; ils ont une odeur
aromatique très agréable ; une saveur sucrée et un peu piquante.

L'anis se cultive en France, particulièrement dans la Tour-
raine, d'où nous vient la plus grande partie de celui que l'on
emploie en France. Néanmoins l'anis des pays plus méridionaux,
et entre autres celui de Malte et d'Espagne, est plus estimé.

L'odeur forte et aromatique de l'anis est due à une huile
volatile qui existe dans le péricarpe ou enveloppe extérieure
du fruit. Cette huile, que l'on obtient facilement par le moyen
de la distillation, se fige et se concrète avec la plus grande
facilité. L'amande renfermée dans le fruit contient au contraire une huile grasse. L'huile que l'on retire par l'expression du fruit entier est un mélange des deux huiles dont nous
venons de parler.

Cette semence est stimulante, carminative, résolutive et
stomachique.

On s'en sert en poudre, en infusion. Nous avons dit qu'on en tirait une huile mixte par expression, et une huile volatile par distillation ; on en fait des ratafias, des liqueurs de table, un alcoolat incolore par distillation : les confiseurs l'habillent de sucre, et en préparent les anis *dits* de Verdun. On en introduit dans le pain et jusque dans les pâtes de fromage.

L'anis vert entre dans la composition du lénitif, du catholicum double.

L'anis est quelquefois mêlé avec du sable ou de la terre, qui a quelque rapport de couleur avec la•graine. On peut facilement reconnaître cette fraude et séparer par l'eau les graines des substances étrangères, qui sont plus légères et surnagent, tandis que la terre se précipite au fond du liquide.

La semence d'anis envoyée dans des sacs s'échauffe quelquefois en route ; elle acquiert une odeur de moisi ; elle noircit, perd de son odeur et de sa saveur, et on doit rejeter l'anis qui a subi ces altérations et celui qui aurait été mal récolté. (A. R.) ,

ANIS ÉTOILÉ. *V*. Badiane. (A. R.)

ANSERINE. *Chenopodium*. Genre de plantes de la famille des Chénopodées et de la Pentandrie digynie, dont quelques espèces sont employées en Médecine; telles sont :

Ansérine fétide ou Vulvaire. *Chenopodium Vulvaria*. L. Cette plante, excessivement commune dans les lieux incultes, le long des chemins et des murs, est étalée à terre. Ses feuilles, lorsqu'on les froisse, répandent une odeur excessivement désagréable, qui a une grande analogie avec celle du poisson pourri. Néanmoins on faisait autrefois usage de cette plante en lavement, comme antispasmodique, dans le traitement des affections hystériques. MM. Chevallier et Lassaigne ont récemment prouvé que l'odeur fétide de cette plante est due à du sous-carbonate d'ammoniaque libre, qui se dégage pendant l'acte de la végétation (1). Elle contient de plus de l'albumine, de l'osmazome et quelques sels.

---

(1) L'analyse de MM. Chevallier et Lassaigne est le premier travail dans lequel on ait démontré la présence de l'alcali volatil en partie libre dans les

Anserine vermifuge. *Chenopodium anthelminticum.* Elle est originaire de l'Amérique septentrionale, où ses fruits sont employés comme un puissant vermifuge ; mais on ne les emploie pas en France.

L'ambroisine, ou thé du Mexique, et le botrys, sont encore des espèces d'anserine. (*V.* Ambroisine et Botrys.)

ANTHORA. *Aconitum Anthora.* Nom d'une espèce du genre Aconit , qui aujourd'hui n'est plus employée. (*V.* Aconit.)

(A. R.)

ANTHRACITE , *plombagine charbonneuse , anthracolite , kohlenblend , houille de Kilkenny.* Espèce de houille compacte , de couleur noire , sans forme régulière. L'anthracite contient souvent de l'alumine, de la silice, de l'oxide de fer. L'anthracite d'Allemont, dans le département de l'Isère, contient 0,97 de carbone. On en trouve dans l'île d'Arran, etc.

La pesanteur spécifique de ce produit varie de 1,415 à 1,800.

(A. C.)

ANTIMOINE, *régule d'antimoine.* L'antimoine est un corps combustible simple, métallique, signalé par Pline dans le chapitre III de son XXXIII° livre. L'époque de sa découverte n'est pas bien connue ; on sait seulement que la manière d'obtenir ce métal de ses mines a été indiquée par Basile Valentin , dans un ouvrage intitulé *Currus triumphalis antimonii,* publié au XV° siècle.

L'antimoine a été le sujet de grands travaux ayant pour but la transmutation des métaux ; on s'en sert maintenant dans les arts pour former des alliages , et dans les officines pour préparer l'émétique, le kermès, le beurre d'antimoine, etc. , etc.

Ce métal se trouve dans la nature sous quatre états, 1°. *natif* à Sala en Suède, au Hartz ; 2°. *combiné à l'oxigène* (à l'état d'oxide.), en Bohême, dans le Dauphiné ; 3°. *combiné au soufre* (le sulfure) ; 4°. *à l'état d'oxide sulfuré,* ou selon quelques

---

végétaux, fait que des expériences de MM. Boullay et Chevallier ont depuis étendus à d'autres végétaux.

chimistes, *à l'état de sulfure d'antimoine hydraté* (le kermès), à Braunsdorf, près de Freyberg, et en Hongrie.

Le sulfure d'antimoine est très répandu dans la nature ; on le trouve au Hartz, à Allemont près de Grenoble (Isère), dans le département de l'Allier, etc. , etc. C'est du sulfure que l'on retire ce métal, en opérant de la manière suivante.

Préparation de l'antimoine.

On prend du sulfure d'antimoine purifié, on le réduit en poudre ; on place cette poudre sur le sol d'un fourneau à réverbère ; on chauffe doucement pour qu'une partie du soufre puisse brûler sans que le sulfure entre en fusion. On renouvelle souvent les surfaces au moyen d'un ringard ; peu à peu le soufre brûle et se dégage à l'état d'acide sulfureux. Le métal séparé du soufre, s'empare de l'oxigène de l'air, passe à l'état d'oxide, qui se trouve mêlé d'une plus ou moins grande quantité de sulfure qui a échappé au grillage.

Lorsque l'opération du grillage est terminée, ce que l'on reconnaît à ce que la masse est réduite en une poudre d'un *gris cendré*, on tire cette poudre du fourneau, on la mêle avec la moitié de son poids de tartre brut, ou avec du charbon, de la sciure de bois et du sous-carbonate de soude (1). On fait de ce dernier mélange une espèce de pâte (avec de l'eau en quantité suffisante). L'un ou l'autre de ces deux mélanges étant fait, on en remplit aux deux tiers de grands creusets que l'on place ou dans des fourneaux de fusion ou sur le sol du fourneau à réverbère qui a servi à la calcination, et on chauffe fortement ; par l'action de la chaleur, le carbone et l'hydrogène contenus dans le tartre ou dans les autres substances, aident à la réduction du métal. L'alcali devenu libre s'empare de la portion du soufre qui se trouve encore à l'état de sulfure (mêlé à l'oxide gris), et il met à nu une portion de métal qui se réunit à celui qui provient de

---

(1) Des essais que j'ai faits avec l'oxide gris d'antimoine m'ont démontré qu'une livre de sciure de bois , 12 de carbonate de soude pour 100 d'oxide gris, sont les quantités convenables pour obtenir la réduction.

l'oxide; l'alcali uni au soufre forme une espèce de scorie qui recouvre l'antimoine, et qui l'empêche de s'oxider et de se volatiliser. Le métal se réunit en un culot que l'on trouve au fond du creuset; on recueille ce métal et on le fond de nouveau pour le purifier. On a soin de ne pas laisser long-temps le métal en fusion, pour ne pas en perdre.

L'antimoine obtenu par ce procédé n'est pas à l'état de pureté, et l'un de nos pharmaciens chimistes les plus distingués, M. Sérullas, a démontré par des expériences exactes, que l'antimoine qui se trouve dans le commerce (excepté celui qui provient de la mine du département de l'Allier) contient non-seulement de l'arsenic, mais encore que les produits qui en dérivent, excepté l'émétique et le beurre d'antimoine, en contiennent aussi. En se basant sur l'absence de l'arsenic dans ces deux préparations, on peut s'en servir pour obtenir ce métal à l'état de pureté, en agissant de la manière suivante : on prend de l'émétique, on le met dans un têt à rôtir, on l'expose à l'action de la chaleur : lorsque le sel est décomposé, on en prend le résidu, on le mêle avec un peu de charbon ou avec du suif, on l'introduit dans un creuset ; on ferme avec un couvercle, et on chauffe fortement pendant une heure; au bout de cet espace de temps, on laisse refroidir et on jette dans l'eau le culot métallique qu'on en a obtenu.

Si l'on veut le tirer du beurre d'antimoine, on prend le précipité qui résulte de l'action de l'eau sur le chlorure; on le lave bien exactement; on le fait sécher, on le mêle à une certaine quantité de savon noir pour en former une pâte que l'on introduit dans un creuset fermé, et on chauffe fortement pendant une heure et demie.

Les procédés que nous venons de rapporter ne sont pas ceux qui sont mis en usage dans les laboratoires de Chimie; celui-ci consiste à décomposer le sulfure d'antimoine, en le mêlant avec du tartre et du nitre (1), projetant le mélange dans un

---

(1)   3 parties de sulfure,
  1   de nitrate de potasse,
  2   de tartre.

creuset et chauffant ensuite pendant trois quarts d'heure le produit de la déflagration dans un creuset placé au milieu d'un fourneau de forge. M. Vauquelin a remarqué, dans cette opération, qu'en même temps qu'il y avait réduction de l'antimoine, il y avait aussi réduction de l'oxide de potassium, et que le culot métallique que l'on obtenait était un alliage de potassium et d'antimoine. Cet alliage mis en contact avec l'eau, se décompose avec dégagement d'hydrogène et formation d'oxide de potassium.

L'antimoine est un métal d'une couleur blanche, analogue à celle de l'argent, mais elle en diffère par une teinte bleuâtre; sa texture est lamelleuse, mais on peut l'obtenir cristallisé en cubes. Il est très cassant, et par conséquent facile à réduire en poudre; frotté entre les doigts, il leur communique une odeur sensible. Son poids spécifique est de 6,702 et de 6,702 à 6,712 (selon Brisson et Hatchett.)

Ce métal entre en fusion au-dessous de la chaleur rouge; son degré de fusion a été évalué à 432° centigrades. Si lorsque l'antimoine est fondu, on le verse sur le sol, il brûle avec rapidité en donnant une lumière éblouissante, et en laissant des traces d'oxide blanc sur le lieu où la combustion s'est faite. Si l'on continue de chauffer ce métal, il s'élève en vapeurs, celles-ci prennent en refroidissant la forme cristalline. Exposé à l'action de l'air, il perd son éclat métallique. A la température ordinaire, exposé à l'action de l'eau, il n'y a pas d'action ; mais si on fait passer de l'eau en vapeur sur de l'antimoine chauffé au rouge, il y a une décomposition rapide avec détonnation; il en résulte de l'oxide d'antimoine et de l'hydrogène mis à nu (1).

Soumis à l'action de la chaleur avec le contact de l'air, le métal brûle et s'oxide; l'oxide formé se condense sur le métal; il donne naissance à de petits cristaux qui portent le nom de *fleurs argentines antimoniales.*

L'antimoine entre dans une foule de préparations pharmaceutiques, le verre d'antimoine, le per-chlorure, l'émétique, le

---

(1) Cette expérience doit être faite avec précaution.

kermès, le soufre doré. A chacun de ces mots nous indiquerons le moyen de préparer ces médicamens.

L'antimoine que l'on trouve dans le commerce est souvent altéré par d'autres métaux, le fer, le plomb, le cuivre et l'arsenic. On peut reconnaître la présence de ces métaux en se servant des moyens suivans : on prend une partie d'antimoine pulvérisé et deux parties de nitrate de potasse pur réduit en poudre; on fait détonner ce mélange dans un creuset, puis on le fait chauffer pendant quelques instans; on retire du feu et on délaie dans l'eau; on jette ensuite sur un filtre, et on lave à l'eau bouillante. Si l'antimoine est exempt de fer, ou du moins s'il n'en contient que des atomes, le produit qui est sur le filtre a une belle couleur blanche, tandis que lorsqu'il contient de ce métal, il a une couleur rougeâtre qui provient de l'oxide de fer mélangé à l'oxide d'antimoine.

Pour reconnaître la présence du cuivre et du plomb, le procédé consiste à traiter l'antimoine par l'acide nitrique en excès, à faire évaporer jusqu'à siccité la solution, à traiter le résidu par l'eau qui précipite l'antimoine, mais qui redissout les sels de plomb et de cuivre; enfin à essayer ensuite la liqueur filtrée, 1°. par le sulfate de soude, qui décompose le nitrate de plomb, et donne naissance à un sulfate qui se précipite sous forme d'une poudre blanche; 2°. à mettre la solution un peu acidulée en contact avec une lame de fer bien décapée, qui se recouvrira de cuivre si la liqueur en contient.

Pour reconnaître la présence de l'arsenic dans l'antimoine, M. Sérullas a indiqué le procédé suivant fondé sur la découverte faite par M. Vauquelin de la réduction du potassium dans le traitement du sulfure par le tartre : on prend le sulfure ou le métal lui-même, on chauffe à une haute température, dans un creuset, avec du tartre; on recueille le culot formé; on le met dans l'eau pour obtenir la décomposition du potassium, qui s'opère avec un dégagement d'hydrogène; on recueille ce gaz qui, si le métal contenait de l'arsenic, est à l'état d'*hydrogène arsenié.* On le fait ensuite brûler dans une cloche à petit orifice : l'arsenic se dépose sur les parois de la cloche. M. Sérullas est parvenu à démontrer ainsi de petites quantités d'arsenic, non-seulement dans l'antimoine, mais encore dans des préparations antimoniales où l'existence de ce métal vénéneux n'était pas soupçonnée.

Les réactifs qui peuvent faire différencier l'antimoine des autres métaux sont : 1°. la chaleur à l'aide du contact qui l'amène à l'état de fusion, à un degré peu élevé. Ce métal, versé sur le sol, brûle avec des caractères qui ne permettent pas de le confondre avec d'autres;

2°. La solution d'hydrogène sulfuré, qui précipite les solutions d'antimoine en donnant lieu à du kermès et à du soufre doré;

3°. L'eau, qui précipite l'oxide d'antimoine de la solution du chlorure, et de celle du nitrate. (A. C.)

Antimoine cru. *Voir* **Sulfure d'antimoine.** (A. C.)

Antimoine diaphorétique, *antimoniate de potasse.* Le médicament connu sous ce nom est un composé de peroxide d'antimoine et de potasse; il se prépare de la manière suivante :

On mêle ensemble une partie d'antimoine métallique pur et réduit en poudre et deux parties de nitrate de potasse pur; lorsque le mélange est fait, on le jette par portion dans un creuset qu'on a fait rougir d'avance. Le nitre se décompose, son oxigène se porte sur le métal, qu'il oxide et acidifie; l'acide formé se trouve en contact avec l'oxide de potassium qui était combiné au nitrate. Il s'unit avec cet oxide.

On conserve ce produit dans un flacon bien fermé.

(A. C.)

Antimoine diaphorétique lavé, *sous-antimoniate de potasse.* On prend le produit résultant de la déflagration du nitre et de l'antimoine, dans la proportion d'une partie d'antimoine et d'une partie de nitre; on le jette dans une terrine pleine d'eau, en ayant soin de ne projeter ce produit dans l'eau que par petites portions (pour ne pas donner lieu à la projection de l'eau et de la matière); on agite la masse avec l'eau pour la réduire à l'état pulvérulent: quand elle est à cet état, on laisse déposer la partie liquide, qu'on sépare par décantation.

On ajoute de nouvelle eau, on agite, on laisse déposer et on décante ; on jette sur un filtre, on lave à l'eau bouillante jusqu'à ce que l'eau qui sort de dessus le filtre soit insipide; on laisse égoutter, on recueille le précipité qu'on divise ou que l'on réduit en trochisques, qui, séchés convenablement, doivent être conservés dans des flacons.

D'après l'examen que M. Thénard a fait de ce produit, l'*antimoine diaphorétique lavé* retient un 5ᵉ de son poids de potasse.

Cette préparation est employée dans l'art médical comme sudorifique; sa dose est de dix à trente grains, et plus.

L'antimoine diaphorétique doit être blanc, quelquefois il est coloré par des oxides métalliques; alors on ne doit pas l'employer pour l'usage médical.

L'antimoine diaphorétique est aussi quelquefois falsifié par de la craie ou par de la céruse; on s'aperçoit de ces falsifications en traitant par l'acide acétique, qui dissout la chaux avec effervescence; s'il est falsifié par la céruse, il y a formation d'acétate de plomb d'un goût sucré; la liqueur précipite alors en noir par les hydro-sulfates de potasse, de soude et d'ammoniaque.   (A. C.)

ANTIMONITES, *antimoniates*. M. Berzelius a donné le nom d'*antimonites* aux combinaisons qui résultent de l'union des deuto et tritoxides d'antimoine, avec les bases salifiables. Ce chimiste les considère comme des sels formés d'acide antimonique.

M. Gay-Lussac regarde ces produits comme de simples mélanges d'oxides. Quoi qu'il en soit, ces combinaisons ne sont solubles qu'autant que leur base l'est elle-même, et les acides, pour la plupart, les décomposent. On obtient directement les antimonites solubles, et indirectement et par double décomposition, ceux de ces sels qui ne le sont pas.

(A. C.)

ANTOFLE DE GÉROFLES, *mère des gérofles. Antophilly.* Ce sont les fruits du géroflier que l'on a laissés mûrir sur l'arbre pour servir à la plantation. Ces fruits ne tombent qu'au bout de deux ans de dessus l'arbre ; ils sont beaucoup plus gros et moins odorans que les gérofles ordinaires.

L'antolfe de gérofles n'est guère d'usage en Pharmacie ; on lui préfère les clous de gérofles ou jeunes boutons de fleurs. Quelquefois il nous en arrive de confits au sucre, mais c'est très rare. (A. R.)

AOUARA ou Avoira. On donne ce nom à un palmier originaire de la Guyane, dont Aublet a seulement décrit le fruit. On a reconnu que ce palmier était identique avec l'*Elais guinensis*, qui fournit l'huile de palme, arbre originaire des côtes d'Afrique, et qui depuis long-temps est naturalisé dans le Nouveau-Monde, si toutefois il n'en est pas indigène aussi bien que de l'ancien continent. (*V.* Huile de palme.) (A. R.)

APALACHINE. *Ilex vomitoria.* Michx. (Famille des Rhamnées, Pentand. monogyn. L.) Arbrisseau de l'Amérique septentrionale, ainsi nommé parce qu'il croît surtout sur les monts Apalaches. Ses feuilles, qui sont ovales alongées, longues d'environ 1 pouce, larges de 4 à 5 lignes, ont une saveur astringente assez agréable. Leur infusion est très souvent employée dans diverses parties de l'Amérique septentrionale. Elle est diurétique et sudorifique, mais non vomitive, ainsi que semble l'annoncer le nom d'*Ilex vomitoria.* L'apalachine n'est pas employée en France. (A. R.)

APHRONATRON. Carbonate de soude mêlé de carbonate de chaux. Ce sel se trouve en Hongrie et en Égypte. (*V.* Natron.) (A. C.)

APHRONITRUM, *nitre ou salpêtre de houssage.* Salpêtre natif, que l'on trouve attaché contre les murailles et sur des rochers. On le sépare en houssant les lieux avec des balais, d'où lui est venu le nom de salpêtre de houssage. (*V.* Nitrate de potasse.) (A. C.)

APIOS. *Euphorbia Apios.* L. (Euphorbiacées. J. Monœcie monandr. L.) Espèce d'euphorbe ou de tithymale, originaire de l'île de Candie, dont le nom tiré du grec rappelle sa racine tubéreuse et *pyriforme.* Dioscoride, Théophraste et Pline nous ont fait connaître l'action hydragogue de la racine d'*apios.* Cette propriété se retrouve également dans la plupart des espèces du même genre. Cette racine est entièrement inusitée aujourd'hui.

(A. R.)

APOCIN, *herbe de la houette. Asclepias syriaca.* L. Plante de la famille des Asclépiadées et de la Pentandrie monogynie.

Quoique originaire de Syrie et d'Égypte, et par conséquent indigène des pays chauds, elle supporte les froids les plus rigoureux de notre pays. La tige périt chaque année, mais de nouvelles souches se reproduisent de ses racines. Cette plante peut être multipliée, soit par des boutures, soit par des semis.

Le fruit de l'apocin, nommé en Égypte *Beidelfar,* porte un fruit qui s'ouvre quand il est mûr, et qui laisse apercevoir un duvet soyeux qui enveloppe les graines. Ce duvet, qui a fait donner à l'apocin le nom d'*arbre à soie, de plante à ouate,* a d'un à deux pouces de longueur; il peut être cardé, en ayant la précaution, avant toute chose, de l'exposer à la vapeur de l'eau chaude. On a préparé, avec le duvet de l'apocin, des chapeaux, des bas, des bonnets, une espèce de velours, des espèces de flanelle, des satins, des espagnolettes, etc.

M. Le Normand, technologue, s'est occupé de ce produit qui peut être d'une grande utilité pour notre industrie. On a préparé avec le duvet de l'apocin des plumasseaux propres à remplacer la charpie. Ces plumasseaux, mis en usage, ont donné des résultats analogues à ceux que l'on obtient de l'emploi de la charpie. (Berdwer.)

(A. C.) .

DES APOZÈMES.

Les apozèmes sont des médicamens liquides, ayant l'eau pour excipient. Ils ne diffèrent des tisanes qu'en ce qu'ils ne servent pas de boisson habituelle aux malades.

Ces médicamens sont toujours le résultat de la macération, de l'infusion ou de la décoction d'une ou de deux ou plusieurs substances auxquelles on ajoute quelquefois des sels, de la manne, des extraits, des pulpes, etc. Le mode de préparation est à peu près le même que celui employé pour la préparation des tisanes.

Les apozèmes peuvent être préparés par infusion; les précautions à observer sont les mêmes que celles indiquées à l'article INFUSION. Il en est de même pour la préparation des apozèmes par macération et par décoction. Quant à celles qui doivent être préparées tout-à-la-fois par macération, décoction et infusion, on doit suivre les règles suivantes.

Règles générales pour la préparation des apozèmes.

1°. Faire choix de substances bien saines qui doivent entrer dans ces préparations.

2°. Les diviser parfaitement par des moyens mécaniques (*la lime, la râpe, le couteau,* etc.), afin de faciliter l'extraction des principes qu'elles contiennent.

3°. Faire macérer avec une certaine quantité du liquide les substances dures et sèches qui ne peuvent être que difficilement pénétrées par les liquides.

4°. Faire bouillir dans l'ordre suivant les substances qui entrent dans l'apozème :

a. Les matières dures, les *baies,* les *écorces ,* les *racines sèches divisées d'abord,* et soumises à la macération ;

b. Les racines fraîches coupées ou contusées ;

c. Les fruits divisés, mondés de leurs pépins, noyaux, enveloppes, etc. ;

d. Les herbes fraîches contusées ;

e. Les semences inodores concassées.

5°. A retirer du feu la décoction bouillante pour la verser sur les racines, bois, herbes, fleurs, semences aromatiques, ces substances étant divisées d'avance par les divers moyens qui doivent être mis usage. A laisser aussi infuser ces substances, en ayant soin que le vaisseau où se fait l'infusion soit convenablement fermé.

6°. A laisser refroidir, à passer avec expression, à laisser déposer et à n'introduire l'apozème dans les vases qui doivent le recevoir que lorsqu'il est bien clair et privé par décantation ou par tout autre moyen de clarification, des substances qui se trouvaient en suspension dans ce liquide.

7°. Il faut avoir soin d'employer des vases qui ne puissent être altérés par les substances qui entrent dans le médicament. Ces vases attaqués communiqueraient aux apozèmes des propriétés nuisibles, changeraient la nature de la préparation.

APOZÈME ANTI - SCORBUTIQUE, *apozème de raifort composé.* (*Codex.*)

Racine de bardane....	(1 once)	32 grammes
de patience....	(1 once)	32.

Faites bouillir ces racines divisées convenablement avec

Eau commune........	(4 livres)	2000 grammes.

Continuez l'ébullition pendant un quart d'heure, versez ensuite ce décoctum bouillant sur les substances suivantes :

Racine de raifort sauvage....	(1 once)	32 grammes
Feuilles de cochléaria contusées	(1 once)	32
Cresson de fontaine contusé...	(1 once)	32
Ményanthe	(1 once)	32.

Bouchez exactement le vase où se fait l'infusion ; laissez en repos jusqu'à ce que la liqueur soit refroidie ; passez ensuite avec expression ; laissez reposer, et décantez.

Cet apozème est un bon médicament à mettre en usage contre les maladies cutanées. (A. C.)

APOZÈME APÉRITIF, *apozème dit des cinq racines.* (du *Codex.*)

Racines fraîches de petit houx	(demi-once)	16 gramm.
d'asperges....	(demi-once)	16
de panicaut..	(demi-once)	16.

Divisez ces racines en tranches très minces, et faites-les bouillir pendant un quart d'heure avec eau commune (2 liv.) 1000 grammes ; versez la décoction bouillante sur les substances suivantes :

Racines de persil...   (2 gros)   8 grammes
        de fenouil..   (2 gros)   8.

Faites infuser pendant quelques minutes, passez, laissez déposer, et à la liqueur claire ajoutez

Sirop des cinq racines..   (1 once)   32 grammes
Nitrate de potasse.....   (20 grains) 1.

Cet apozème est très bon dans les cas de maladie des voies urinaires. Le médecin est à même de modifier les quantités de nitre et de substances employées dans la préparation de ce composé.   (A. C.)

APOZÈME LAXATIF. (*Codex.*)

Feuilles vertes de bourrache...   (1 once)   32 gram.
            de buglosse....   (1 once)   32
            de chicorée....   (1 once)   32.

Faites infuser pendant un quart-d'heure dans

Eau bouillante...............   (2 livres)   1000 gram.

Ajoutez au produit de la décantation

Sulfate de soude..............   (2 gros)   8 gram.
Sirop de violettes...........   (1 once)   32

Agitez pour que le mélange soit égal dans toutes ses parties.
                                                    (A. C.)

APOZÈME PURGATIF. (*Codex.*)

Feuilles vertes de bourrache.   (1 once)   32 gramm.
            de buglosse...   (1 once)   32
            de chicorée...   (1 once)   32
Feuilles de séné mondées....   (demi-once) 16
Sulfate de soude..........   (demi-once) 16

Faites infuser pendant une demi-heure dans

Eau bouillante.............   (2 livres)   1000

Passez avec expression, laissez déposer, décantez et ajoutez

Sirop de séné composé...... (1 once)   32 gramm.

Le nombre des apozèmes dont nous rapportons ici les formules est peu considérable. Le pharmacien appelé à préparer ceux qui lui sont journellement ordonnés par le praticien, doit, pour ces préparations, se conformer aux règles que nous avons indiquées précédemment.   (A. C.)

APPAREILS. On appelle *appareil,* la réunion de plusieurs vaisseaux de verre, de métal, de bois, etc., destinés à la préparation des diverses substances chimiques ou pharmaceutiques.

A chaque opération, nous donnons la description de l'appareil mis en usage pour cette opération, et des planches placées à la fin de cet ouvrage donneront la figure des appareils dont nous aurons été à même de parler.   (A. C.)

ARACHIDE, ARACHINE ou *pistache de terre. Arachis hypogæa.* L.—Rich. Bot. méd., t. II, p. 547. (Légumineuses. Juss. Diadelphie décandrie. L.)

L'arachis est originaire de l'Amérique, d'où on l'a transplantée et cultivée en Espagne, et elle est maintenant introduite en France, où on essaie de la multiplier de manière à en tirer tout le parti qu'elle donne à espérer.

Cette plante est curieuse par la manière dont elle produit ses fruits, et digne des soins du cultivateur par les services qu'elle peut offrir. Elle a reçu diverses dénominations suivant les localités où elle croît, et dérivées de la configuration de son fruit et de l'usage que l'on peut en faire. On la nomme *mani,* chez les Espagnols américains; *halcacahualt,* chez les naturels du Mexique; *cacahuate,* chez les Espagnols du Mexique; *juchik,* chez les naturels du Pérou, notamment à Quito; *mandobi* ou *manobi,* chez les naturels du Brésil et par les Portugais qui y habitent; et *curuquières,* chez les Maures. Enfin, c'est à raison de la forme de son fruit analogue à celle des pistaches vraies, et à la propriété qu'il a de végéter sous terre, que ce fruit a pris le nom de pistache de terre.

L'*arachis hypogœa* est une plante annuelle, dont la tige, haute d'un à deux pieds, est couchée dans sa partie inférieure, redressée supérieurement. Ses feuilles sont pétiolées et composées de deux paires de folioles opposées et très obtuses. Les fleurs sont jaunes, pédonculées, solitaires à l'aisselle des feuilles. Cette plante présente, dans le mode de développement de son fruit, un phénomène très remarquable. Lorsque la fécondation a eu lieu, la fleur se flétrit et se détache, il ne reste plus sur la tige que la base du pédoncule, dans laquelle le pistil est renfermé. Du sommet de l'ovaire on voit sortir une petite pointe qui se recourbe vers la terre; d'un autre côté, à mesure que l'ovaire grossit, le pédicule qui le porte·s'allonge jusqu'à ce que la pointe de l'ovaire touche la terre. Alors elle s'y enfonce et entraîne avec elle l'ovaire, qui disparaît et va mûrir ses graines dans cette nouvelle position. Les fruits, qui descendent jusqu'à 3 et 4 pouces de profondeur, sont ovoïdes allongés, presque cylindriques, terminés en pointes, grisâtres et comme réticulés à leur surface externe; ils sont indéhiscens et contiennent une à trois graines de la grosseur d'une aveline. Ces gousses sont en quantité considérable sur chaque pied, puisqu'un plant bien espacé peut donner 700 gousses (Vallet). Les graines contiennent environ la moitié en poids d'une huile grasse d'une saveur très agréable, qui peut fort bien remplacer l'huile d'olive, et qui peut également servir à l'éclairage, brûlant avec une flamme très pure et très brillante. Cette huile aurait encore, selon quelques auteurs, le précieux avantage de ne pas se rancir par le temps, et au contraire de s'améliorer en vieillissant (1).

Les Américains appellent *mani* les fruits de l'arachide; ils les torréfient légèrement dans leurs gousses mêmes, et ils en font des pralines, des dragées, des tartes au sucre, comme nos confiseurs font avec les amandes, les pistaches vraies et les pignons

---

(1) MM. Henry et Payen ont remarqué que cette huile rancissait moins que celle d'amandes ; mais nous avons vu de cette huile qui au lieu de s'améliorer, était devenue rance comme les autres huiles.

doux. Mais la fève de l'arachide est plus agréable et plus
délicate. Ils en préparent aussi une émulsion ou espèce de julep
qu'ils nomment *pipian*. L'huile qu'ils en tirent par expression ne
le cède en rien aux huiles d'olive et d'amande douce; mais
alors ils la font torréfier un peu plus pour la débarrasser du
principe mucilagineux qu'elle contient et mettre plus à nu son
suc huileux.

Lamarck et divers auteurs attribuent à l'arachide la propriété
aphrodisiaque; elle est en effet légèrement échauffante, et
propre à donner du ton aux estomacs faibles. Guillaume Pison,
médecin hollandais, assure que le lait ou émulsion d'arachide
un peu rôtie réussit très bien aux étiques et aux pleuré-
tiques.

L'abbé Xuarez, et plus récemment Cadet de Gassicourt,
ont justifié, par l'expérience, l'assertion du père Bonaventure
Suarez, qui assure que l'arachide est propre à faire du chocolat. En effet, il a pris deux tiers en poids de cette graine rôtie,
et un tiers de cacao ordinaire; il a ajouté un quart moins de
sucre que pour le chocolat ordinaire, et en procédant de la
même manière que pour la pâte de cacao, il a obtenu un chocolat d'excellente qualité (1).

On peut consulter le neuvième volume des Annales de l'A-
griculture française, qui contient un excellent mémoire de
M. Tessier, sur l'arachide. Cet auteur rapporte tout ce qu'ont
écrit de plus intéressant sur le fruit de cette plante, MM. Bodard
et Gilbert, le premier en Italie, le second en Espagne : il rend
hommage à M. Méchin, préfet du département des Landes,
qui n'a rien négligé pour se procurer de la graine de cette
plante par la médiation de Lucien Buonaparte, ambassadeur
de France en Espagne, à l'effet d'en propager la culture
dans son département. Tous les savans de ce département ont

_____

(1) MM. Payen et Henry regardent avec raison comme une fraude le
mélange fait dans le chocolat, du tourteau d'arachide, ce tourteau ne contenant aucun des principes que l'on cherche dans le chocolat.

secondé le zèle et les vœux de ce préfet philantrope, et d'heu-reuses tentatives donnent lieu d'espérer que la culture de l'a-rachide deviendra par la suite une nouvelle source de prospé-rité pour le commerce et les arts, par l'importance et l'utilité de ses produits.

L'arachide demande une terre meuble et légère, dans la-quelle puissent pénétrer sans peine ses racines fines et dé-liées, et ses pédoncules fructifères. Elle doit être abritée des vents froids, et semée dans de petits sillons, dont on rehausse les côtés afin que les pédoncules fructifères soient moins éloi-gnés de la terre dans laquelle ils doivent s'enfoncer.

L'analyse de l'*arachis hypogœa* a été faite par MM. Payen et Henry, qui ont reconnu que le fruit contient :

1°. De l'huile grasse, 2°. du caséum, 3°. du ligneux, 4°. du sucre cristallisable, 5°. du phosphate de chaux, 6°. de la gomme, 7°. une matière colorante, 8°. du soufre, 9°. de l'amidon, 10°. du malate de chaux, 11°. de l'huile essentielle, 12°. de l'hydro-chlorate de potasse, 13°. de l'acide malique libre.

La quantité d'huile grasse que contient l'arachis est dans la proportion de 47 pour 100. (*Journal de Chimie médicale,* t. I, p. 431.)   (A. R.)

ARACHNIDES et ARAIGNÉES, troisième classe des ani-maux articulés. Les arachnides ont des stigmates et des tra-chées pour la respiration, des pattes articulées : ils engendrent plusieurs fois dans le cours de leur vie ; ils ne subissent point de métamorphoses.

Ces animaux ne sont d'aucune utilité en Médecine. Néan-moins tout le monde sait que l'on applique communément la toile d'araignée sur les coupures récentes et qu'elle arrête l'ef-fusion du sang des petits vaisseaux. Nous rapporterons aux mots Tarentule et Scorpion, les opinions diverses qui ont été émises sur ces deux arachnides.

La toile qu'elles ourdissent, et qui leur sert de filet pour surprendre les autres insectes dont elles se nourrissent, a, dit-on, donné l'idée de la tisseranderie. Les brins de soie qui constituent cette toile et les cocons qui leur servent de retraite ont été soumis à l'art de la filature. Cette soie n'est plus un objet de commerce; mais elle a été un objet de spéculation en même temps que celui de l'industrie de quelques fabricans qui ont imaginé de la filer pour en faire des étoffes ou autres ouvrages; et ce serait une lacune dans l'histoire des différentes espèces de soie, que l'on nous reprocherait avec raison d'avoir faite, si nous ne rapportions ici celle de cet insecte.

M. Bon, ancien premier président de la cour des comptes, aides et finances de Montpellier, dans les années 1720 à 1730, est le premier à qui l'on soit redevable de la découverte de la filature de la soie d'araignée. Il publia à ce sujet une dissertation extrêmement intéressante et savante en même temps. Mais le célèbre Réaumur a jeté le plus grand jour sur les prétendus avantages que peut offrir la soie d'araignée.

La soie des araignées, dit ce célèbre auteur, est de beaucoup inférieure à celle des vers à soie; elle n'en a ni le lustre ni la force, et elle fournit moins à l'ouvrage. Comme les toiles qu'elles tendent pour prendre des insectes sont d'un tissu trop délié pour être de quelque usage, il faut recourir à un fil plus gros et contourné lâchement autour de la coque où elles déposent leurs œufs. Le fil de leur toile ne soutient que le poids de deux grains sans se rompre, et le fil de leur coque en soutient environ 36: on peut donc supposer raisonnablement que ce dernier, qui est dix-huit fois plus fort, est dix-huit fois plus gros, ou du moins à peu de chose près. Si l'on compare le fil de la soie d'araignée à celui du ver à soie, on voit qu'il est cinq fois plus faible, puisqu'un fil de véritable soie soutient un poids de 180 grains sans se rompre; il faut donc cinq fils de soie d'araignée pour égaler un seul fil de ver à soie. Or, cinq fils réunis en un seul n'auront jamais la même opacité qu'un fil qui sera unique et dont toutes les parties ne forment qu'un tout parfaitement identique, d'où l'on peut conclure que la soie d'araignée ne peut avoir ni le lustre ni la solidité de l'autre. Mais ce qui confirme cette vérité, c'est que les fils de soie d'araignée ne peuvent se dévider, qu'il faut nécessairement les carder pour les filer ensuite, en sorte qu'il est impossible de compter sur l'égalité du fil dans toute sa longueur, ce qui contribue beaucoup à la force et au lustre.

Les coques d'araignées ne pèsent qu'un grain, c'est-à-dire treize fois moins que celle des vers à soie, et étant nettoyées de tous corps étrangers, elles perdent plus des deux tiers de leur poids; ainsi, il faut le travail de douze araignées pour égaler celui d'un seul ver, et une livre de soie demande tout au moins 27,648 araignées. Mais comme les coques sont l'ouvrage des seules femelles, si l'on admet qu'il faille un mâle à chacune, il faut s'engager à nourrir plus de 55,296 araignées pour avoir une livre de soie, car il est bon d'observer qu'il n'y a que l'espèce d'araignées à jambes courtes qui fournissent cette quantité de soie; celles des jardins, qui sont très grosses, font douze fois moins de soie, et l'on ne pourrait pas répondre qu'il ne s'en introduisît de toutes sortes d'espèces dans les habitations qu'on leur aurait destinées. Nous avons cru devoir entrer dans tous ces détails, pour prévenir les tentatives des mauvais spéculateurs qui voient tout en beau et qui se ruinent faute des connaissances les plus essentielles. Néanmoins on voit avec plaisir des ouvrages de soie d'araignées; ils prouvent jusqu'où peut aller l'industrie humaine.   (A. R.)

ARAPABACA. Nom vulgaire au Brésil de la *Spigelia anthelmintica*, que l'on désigne aussi en français sous celui de Brinvilliers. (*V.* Spigélie.)   (A. R.)

ARBRE DE DIANE. Sous ce nom on a désigné un amalgame d'argent et de mercure, que l'on obtient en précipitant l'argent de sa dissolution nitrique par le mercure métallique. Cette précipitation se fait de telle sorte, que les cristaux qui se déposent se groupent de manière à représenter un arbrisseau, ce qui lui a fait donner le nom d'*arbre*.

Cet amalgame, qui n'est pas usité dans l'art pharmaceutique, est cependant quelquefois préparé par curiosité par le pharmacien, nous croyons donc devoir donner ici les divers modes de préparation de cet amalgame.

Le moyen indiqué par Lémery consiste à préparer une solution avec l'argent fin, 32 grammes (1 once); l'acide nitrique pur, quantité suffisante; à étendre cette dissolution de 20 parties d'eau pure, à ajouter 64 grammes (2 onces) de mercure, et à laisser le tout en repos. Ce procédé procure (lentement, il est vrai) l'amalgame; mais les cristaux qui forment l'espèce de végétation sont d'une plus grande dimension et d'une très grande régularité. La formule donnée par Klaproth, et qui diffère de la précédente, consiste à prendre, argent, 4 grammes (1 gros); acide nitrique pur, quantité suffisante pour dissoudre le métal. Lorsque la solution est préparée, on l'étend de 96 grammes (3 onces) d'eau distillée, et l'on y fait plonger un amalgame préparé avec 32 grammes (1 once) de mercure, et 4 grammes (1 gros) d'argent en feuilles. L'amalgame se produit presque subitement; mais les cristaux qui forment la végétation minérale sont plus déliés et moins réguliers que ceux obtenus par la méthode décrite par Lémery.

M. Vitalis, savant technologue, a indiqué les proportions suivantes pour obtenir l'arbre de Diane. Ce procédé a l'avantage de donner un amalgame qui se conserve long-temps.

On prend deux solutions saturées, l'une de nitrate d'argent, l'autre de nitrate de mercure; on réunit ces solutions, on les étend de 3 à 4 parties d'eau, on plonge dans le liquide un nouet de linge très fin, contenant 20 grammes (5 gros) environ de mercure. La liqueur, malgré le tissu, se trouve en contact avec le métal; la cristallisation commence, les cristaux se placent à l'entour du nouet et se développent; ils acquièrent quelquefois plus d'un pouce de longueur. Quand la cristallisation est terminée, on peut la retirer du bocal au moyen du nouet, qui est suspendu par des fils, et la fixer dans un autre vase. On peut aussi faire naître ces cristaux sur des roches siliceuses ou sur des pierres inattaquables par les acides, ou préparées à cet effet. Pour cela on met la roche en contact avec la solution, ou si elle contenait des carbonates, on la met pendant quelques jours avec de l'acide nitrique

étendu; on la retire de ce liquide, lorsqu'il n'y a plus d'effervescence, on la lave et on la place dans une solution de nitrate
d'argent et de mercure. Avec un tube de verre on introduit
dans les cavités de ce morceau de roche, ou dans toute autre,
du mercure; ce métal détermine la naissance de l'arbre, qui
semble sortir et naître du rocher.

Ces préparations sont quelquefois placées, ainsi que l'arbre
de Saturne, dans les pharmacies; elles attirent les regards de
ceux qui ne connaissent pas le moyen de faire naître des vé-
gétations métalliques dans un liquide.

On attribue les réactions qui donnent lieu à ces phénomènes à une plus grande affinité du mercure pour l'oxigène,
et à celle de l'oxide pour l'acide. Il résulte de cette action un
sel de mercure et de l'argent métallique; celui-ci se précipite
en entraînant avec lui une certaine quantité de mercure, avec
lequel il forme l'amalgame connu sous le nom d'*arbre de Diane*.
Quelques chimistes attribuent cet arbre de Diane à un effet
galvanique qui résulte du contact du mercure avec une partie
de l'argent qui se trouve réduit.   (A. C.)

ARBRE DE SATURNE. Cette préparation, qui n'est qu'un objet de curiosité, mais qui doit être connue du pharmacien,
qui souvent en décore la devanture de son officine, s'obtient de
la manière suivante.

On prépare une solution d'acétate de plomb, dans les proportions de 16 grammes ($\frac{1}{2}$ once) pour 500 grammes (1 livre)
d'eau; on filtre cette solution, on l'introduit dans un flacon.
Lorsque cette solution est préparée, on fait plonger presque
jusqu'au fond, un morceau de zinc suspendu par un fil de
laiton, qu'on a ployé de manière à lui donner une figure
quelconque; l'extrémité du fil est fixée au bouchon qui ferme
le vase. Le plomb qui se trouvait dans l'acétate est réduit; il
se dépose d'abord sur le morceau de zinc, puis sur les fils de
laiton, qu'il couvre de lames métalliques ayant l'apparence de
feuillets.

Cette cristallisation, au bout d'un certain temps, perd sa
beauté, et nous savons cependant qu'on est parvenu à en con-

server de très belles en enlevant doucement, aussitôt que la cristallisation ne fait plus de progrès, le liquide où elle s'est formée, et en le remplaçant par de l'eau pure non aérée, laissant pendant quelques jours en contact, puis renouvelant une deuxième fois l'eau, et l'abandonnant ensuite sans y toucher davantage.

La théorie de cette réduction du plomb est la même que celle que nous avons rapportée en traitant de l'*arbre de Diane*, mais quelques chimistes attribuent ce phénomène à un effet galvanique dû au contact de deux métaux ayant une électricité différente. Ces deux métaux forment alors un élément de la pile, et donnent lieu à la décomposition de l'eau et à la réduction du métal. (*V*. l'excellent article de M. Robiquet sur l'arbre de Diane et de Saturne, *Dictionnaire technologique*, tom. II, pag. 56 et suiv.) (A. C.)

ARBRE A PAIN. L'un des noms vulgaires du jaquier. (A. R.)

ARBOUSIER. *Arbutus*. Genre de plantes de la famille des Éricinées et de la Décandrie monogynie, dont quelques espèces offrent de l'intérêt pour la Médecine. Ainsi la busserole (*V*. ce mot) est une espèce d'arbousier. Généralement on mange les fruits de la plupart des espèces de ce genre. Ce sont des sortes de baies charnues. Ceux de l'unedo (*Arbutus unedo*. L.), arbrisseau qui croît communément dans les provinces méridionales de la France, et que l'on y connaît sous le nom d'*arbre aux fraises*, sont de la grosseur d'une cerise, rouges et un peu mamelonnés à leur surface externe. Leur saveur est aigrelette et assez agréable. (A. R.)

ARCANE CORALLIN. *V*. OXIDE ROUGE DE MERCURE.

ARCANSON. Matière résineuse de couleur citrine et comme vitreuse qui est le résidu de la distillation de la térébenthine dont on a obtenu l'huile volatile. (A. R.)

ARCANUM DUPLICATUM. *Voir* SULFATE DE POTASSE. (A. C.)

AREC. *Areca*. Ce genre de la famille des Palmiers présente plusieurs espèces originaires de l'Inde et de l'Amérique, qui offrent de l'intérêt. Ainsi, l'AREC CACHOU, *Areca Catechu*, L., ainsi nommé parce que Linné avait cru que ce beau palmier, qui croît naturellement dans l'Inde, fournissait le cachou. Ses fruits, un peu avant leur maturité, sont entourés d'un brou d'une teinte rouge, d'une saveur extrêmement astringente, mais agréable. C'est avec cette partie du fruit de l'arec, des feuilles du *Piper betel,* de la chaux, et quelques aromates, que les Indiens préparent le *bétel,* substance qui est devenue pour eux de la première nécessité et qu'ils mâchent continuellement. (*V.* BÉTEL.) M. Morin, pharmacien distingué, à Rouen, a publié une analyse de ces fruits, tels qu'on les apporte quelquefois en Europe. Ils contiennent : de l'acide gallique, une grande quantité de tannin, de l'acétate d'ammoniaque, un principe particulier analogue à celui des légumineuses, une matière rouge insoluble, une matière grasse composée d'élaïne et de stéarine, de l'huile volatile, de la gomme, de l'oxalate de chaux, du ligneux, des sels minéraux, de l'oxide de fer et de la silice. (*Journ. de Pharm.* 1822.)

L'AREC CHOU-PALMISTE. *Areca oleracea.* L. C'est le plus beau et le plus grand des palmiers qui ornent les forêts de l'Amérique méridionale. Les naturels mangent l'énorme bourgeon qui se développe chaque année au sommet de la tige. Ce bourgeon, que l'on mange cru ou cuit, a, dit-on, une saveur fort agréable que beaucoup de voyageurs comparent à celle de l'artichaut. Il est fort nourrissant.   (A. R.)

ARGENT, *Diane, Lune* (1). L'argent est un corps simple, métallique, que l'on rencontre dans la nature, et qui est connu de toute antiquité. Son inaltérabilité par le contact de l'oxigène de l'eau et de l'air, la facilité avec laquelle on le travaille, en a fait un métal précieux employé à beaucoup d'objets d'arts et de nécessité. Il a été, à cause de sa rareté, mis en usage comme l'un des signes représentatifs de l'industrie; mais ce signe a beaucoup perdu de sa valeur primitive depuis la découverte du

(1) Le nom de Diane et de Lune est employé dans les anciens ouvrages pour désigner l'argent.

Nouveau-Monde, dans lequel existent d'abondantes mines de ce métal.

Les mines d'argent se rencontrent, en France, dans les départemens de l'Isère et du Haut-Rhin; elles contiennent de l'argent natif, du sulfure de cuivre et d'argent et d'autres espèces de minerais.

Les mines d'Allemagne, qui sont les plus importantes, sont celles de Freyberg (Saxe), de Schnéeberg (Misnie), et du Hartz (Hanovre).

Celle de Konsberg, en Norwége, est remarquable par l'abondance des filons, qui ont quelquefois jusqu'à 1 mètre d'épaisseur. Ces filons contiennent de l'argent natif, du sulfure d'argent, du plomb sulfuré argentifère, de l'argent rouge, etc.

Les nombreuses mines d'argent qui se trouvent en Espagne sont presque abandonnées; celle de Guadalcanal, (Andalousie), formée d'argent rouge, est presque la seule que l'on exploite maintenant.

Le Pérou, le Mexique, contiennent des mines très productives; l'Amérique seule fournit tous les ans pour environ 175,000,000 d'argent, douze fois plus que tous les continens n'en fournissent ensemble. (Humboldt.)

L'argent existe dans la nature :

1°. A l'état *natif*, non à l'état de pureté, mais contenant quelques substances métalliques (de l'arsenic, du cuivre, de l'or);

2°. A l'état *d'alliage* (uni à l'antimoine, à l'arsenic, au mercure);

3°. Uni au *soufre* (formant des sulfures d'argent et des sulfures de plomb et d'argent);

4°. *Uni au chlore* (formant le chlorure d'argent) ;

5°. *Combiné à l'acide carbonique*, et formant un sel (le carbonate d'argent);

6°. *Combiné à l'iode, à du plomb, à du fer*, dans un minéral apporté de Mexico, par M. Tabary (1).

---

(1) C'est à M. Vauquelin que l'on doit la découverte de l'iodure d'argent qui contient 18,5 d'iode, sur 100 du minerai.

Les mines d'argent étant le résultat de combinaisons diverses, les modes et les procédés d'exploitation doivent varier suivant la nature du minerai que l'on a à traiter.

Le traitement appliqué aux mines de plomb sulfuré mêlé de sulfure d'argent, consiste : 1°. dans la division du minerai; 2°. dans le grillage, qui donne déjà une certaine quantité de plomb argentifère, le *plomb d'œuvre;* 3°. dans la calcination du résidu avec des corps combustibles et des fondans, des scories de fonte, du charbon de bois, de la houille carbonisée, etc. Ces opérations réunies fournissent du plomb mêlé d'argent; on retire ce dernier métal par la coupellation, qui convertit le plomb en oxide ou *litharge,* tandis que l'argent reste à l'état de métal.

Ce métal, pour être débarrassé de quelques métaux qui nuisent à sa pureté, a besoin de subir une seconde fois la coupellation, et malgré ces deux opérations, il n'est pas encore à l'état de pureté parfaite.

Le traitement que l'on applique aux autres mines d'argent n'est pas le même; il varie selon que le minerai contient l'argent natif ou l'argent minéralisé. Ces traitemens se font par *imbibition* ou par *amalgamation.*

Dans le premier cas, le travail, extrêmement simple, consiste : 1°. à séparer le plus possible la gangue du métal; 2°. à fondre ce dernier avec du plomb, parties égales; 3°. à recueillir l'alliage que l'on obtient par la fusion, et à le soumettre à la coupellation (1).

Dans le second cas, on réduit le minerai en poudre, on le stratifie avec du *sel commun* (le muriate de soude), dans la proportion de 10 de sel pulvérisé et de 100 de minerai. On brasse bien, pour que le mélange soit homogène; on soumet au grillage dans un fourneau à réverbère; on a soin, dans le premier moment, de chauffer doucement, pour que la fusion n'ait

---

(1) Nous eussions désiré pouvoir donner de plus grands détails sur ces opérations; mais le cadre de ce Dictionnaire ne le permettant pas, le lecteur pourra consulter les traités de Métallurgie et le Dictionnaire technologique.

pas lieu (1); on brasse pour mettre toutes les parties en contact avec l'air, et pour qu'elles ne s'agglomèrent pas. On augmente successivement la chaleur ; le sel décrépite, le soufre brûle, et, par l'élévation de température, le tout devient incandescent. La combustion continue d'elle-même, quoique l'on ait cessé de faire du feu, et lorsque cette combustion, abandonnée à elle-même, a cessé, on allume de nouveau le feu dans le foyer, et l'on donne une *forte chaude*. A cette époque, il y a un très grand dégagement de chlore. L'ouvrier qui s'occupe du grillage tire une parcelle de la masse et l'examine. S'il s'aperçoit que le dégagement du chlore est très considérable, il tire la masse dans un lieu destiné au refroidissement. Ce produit a alors acquis une couleur noire, mais en se refroidissant les métaux qu'il contient absorbent l'oxigène, et le tout prend une couleur rouge tout en laissant dégager le chlore. On tamise ce produit refroidi, on sépare les morceaux, qui sont en masses, on les calcine de nouveau, en les mêlant avec 2 pour 100 de muriate de soude, après toutefois les avoir pulvérisés, et l'on agit comme nous l'avons déjà dit.

La poudre qui sort du tamis est introduite dans les tonneaux, qui doivent être mus par l'eau ou par une machine à vapeur. C'est dans ces tonneaux que se fait l'*amalgamation*.

On introduit dans chaque tonneau, par une ouverture qui s'ouvre et se ferme à volonté, 300 livres d'eau, 1000 livres de minerai tamisé, et 60 livres de fer forgé et en plaques. On ferme les tonneaux, et on les met en mouvement pendant une heure, temps pendant lequel les sels en contact avec l'eau agitée par le mouvement, se dissolvent en partie. Au bout de cet espace de temps, on arrête la machine, et l'on introduit dans chacun des tonneaux 500 livres de mercure; on ferme et l'on fait mouvoir de nouveau (2). De quatre en quatre heures, on

---

(1) Le fourneau est divisé en 3 parties, la 1re par laquelle on introduit le minerai mêlé de sel; la 2e qui sert à la calcination ; la 3e qui sert à faire le feu. (*Voy.* le Dict. technolog. t. II, p. 132.)

(2) Les tonneaux doivent faire 15 ou 20 tours par minute.

examine l'état de la matière, et ordinairement au bout de seize heures, l'opération est terminée. On fait cependant un essai sur une petite quantité d'amalgame (en le calcinant dans un creuset), qui indique, par l'argent qui reste, quel doit être le résultat général. Si l'opération est achevée, on remplit les tonneaux avec de l'eau, et pour faciliter la réunion de l'amalgame, on fait tourner les tonneaux pendant une heure; au bout de ce temps on fait sortir l'amalgame ainsi lavé par un robinet que l'on adapte au bouchon qui ferme l'ouverture du tonneau; par ce moyen, l'amalgame coule dans un entonnoir de bois placé sur une rigole latérale qui va aboutir dans un bassin destiné à recevoir l'amalgame contenu dans tous les tonneaux.

On sépare le mercure en excès contenu dans l'amalgame. Pour cela on le met dans un sac de coutil qui laisse passer le mercure qui est en excès. Lorsque l'amalgame est bien égoutté on le presse à la main, et l'on réserve la partie solide pour la soumettre à la distillation, afin de séparer le mercure de l'argent.

Les appareils pour la distillation de l'amalgame varient dans les lieux d'extraction; les moyens les plus simples doivent toujours être employés.

L'argent séparé de l'amalgame n'est pas à l'état de pureté, on l'affine par la coupellation.

L'argent obtenu ainsi que nous venons de le dire, n'est pas encore assez pur pour qu'on puisse s'en servir pour faire quelques préparations pharmaceutiques (le nitrate d'argent cristallin, la pierre infernale, etc.); pour l'avoir convenable à ces préparations, on se procure l'argent que l'on trouve chez les affineurs d'argent (1), ou de préférence celui que l'on prépare par la décomposition du chlorure d'argent, à l'aide des alcalis et de la chaleur, ou par le procédé indiqué par M. Gay-Lussac.

Extraction de l'argent du chlorure.

On prend le chlorure d'argent sec, et à l'état pulvérulent,

---

(1) L'argent des affineurs contient toujours du cuivre en quantité notable. (Résultats basés sur des essais inédits.)

on le mêle avec de la soude ou de la potasse caustique, ou même avec des sous-carbonates de potasse ou de soude; on place ce mélange dans un creuset et au milieu d'une seconde couche de carbonate de potasse, destinée à empêcher le chlorure d'argent de se perdre en traversant les pores du creuset. (Margraff.) On place le creuset, fermé par un couvercle luté avec de la terre à four (à l'exception d'une petite partie destinée à fournir une issue aux gaz qui se dégagent), au milieu d'un fourneau, sur un morceau de terre de forme ronde, que l'on appelle *fromage;* on l'entoure de quelques charbons allumés, on ajoute de nouveau du charbon, et l'on élève la température jusqu'à ce que le creuset soit d'un rouge cerise; on laisse refroidir. On casse le creuset, et l'on trouve à la partie inférieure le métal réduit. On jette dans l'eau les fragmens du creuset, et l'on s'assure s'ils ne contiennent pas de petits grains d'argent qui n'auraient pu se réunir à la masse qui s'est moulée sur les parois inférieures du creuset, et qui forme un globule nommé *culot.*

Le procédé indiqué par M. Gay-Lussac pour obtenir de l'argent pur, est le suivant :

On prépare avec de l'argent contenant du cuivre, une dissolution de nitrate d'argent; on met dans cette solution une lame de cuivre : l'argent se précipite sur le cuivre, sous forme de petits cristaux qui prennent la forme spongieuse. On recueille le métal précipité sur un filtre, on le lave avec une solution de nitrate d'argent, qui est sans action sur l'argent, mais qui enlève les dernières portions de cuivre qui peuvent s'y trouver mélangées; on lave ensuite le métal avec de l'eau distillée bouillante, ou on l'obtient à l'état pulvérulent.

On peut aussi obtenir de l'argent pur en mettant le chlorure d'argent dans une marmite de zinc ou de fonte bien décapée, en recouvrant ce chlorure d'une couche d'eau de la hauteur d'un pouce. La décomposition du chlorure s'opère d'elle-même au bout de quelque temps (on peut l'accélérer en élevant la température); le métal étant revivifié, on le lave avec un peu d'eau aiguisée d'acide hydrochlorique, puis avec de l'eau bouillante;

ensuite on le fait sécher, et, par la fusion, on le réduit en *culot*.

L'argent a une belle couleur blanche; son éclat ne le cède qu'à celui de l'acier poli; il est insipide, inodore; il est plus mou que le cuivre, moins que l'or. Sa pesanteur spécifique, lorsqu'il a été fondu, est de 10,474 (Brisson et Hatchett), et de 10,510 lorsqu'il a été fortement écroui (Brisson). Ce métal est extrêmement malléable; il ne le cède sur ce point qu'à l'or. Il est tellement ductile, qu'on peut le tirer en fils plus fins que des cheveux. Il est tenace, et sa ténacité est telle, qu'un fil d'argent de 2 millimètres de diamètre peut supporter, sans se rompre, un poids de 85,062 kilogrammes. Il est fusible à 538° centigrades; chauffé à un plus haut degré, et tenu en fusion, il se volatilise en partie. Chauffé au chalumeau à gaz oxigène, le même phénomène a lieu avec dégagement de vapeurs visibles. (Vauquelin.)

On peut obtenir l'argent cristallisé en opérant de la manière suivante : on fait fondre l'argent dans un creuset; lorsque la masse se refroidit et se fige à la surface, on décante la partie liquide, on obtient une masse creuse qui offre des cristaux que Tillet et Mongez ont reconnus pour des pyramides quadrangulaires. Quelquefois ces cristaux sont isolés.

Exposé à l'air, l'argent ne s'oxide pas; cependant il perd, au bout d'un certain temps, son éclat et se ternit; ce changement de couleur est dû à l'action du soufre sur l'argent. Chauffé long-temps à l'aide de la chaleur et au contact de l'air, on obtient un oxide d'argent. (Junker, Maquer, Darcet.)

L'argent est quelquefois allié à du cuivre et à d'autres métaux; le meilleur moyen de s'assurer des quantités d'argent qui existent dans un alliage, consiste à prendre une quantité donnée de cet alliage, à le dissoudre dans l'acide nitrique, puis à précipiter l'argent par le muriate de soude, à recueillir le précipité, à le bien laver, à le faire sécher, à déterminer ensuite par le calcul quelle est la quantité d'argent contenue dans le chlorure d'argent obtenu. Cette opération est très facile à faire lorsque l'on sait que 100 parties de chlorure d'argent contiennent 24,75 de chlore et 75,25 d'argent.

L'argent en feuilles est de l'argeut battu et réduit en lames très minces, que l'on place entre les feuilles d'un livret de papier très fin. Il est quelquefois mêlé de cuivre; on s'aperçoit de la présence de ce métal en mettant les feuillets d'argent en contact avec l'alcali volatil, qui dissout le cuivre en prenant une couleur bleuâtre.

L'argent sert à faire plusieurs préparations usitées dans l'art médical, à l'intérieur et à l'extérieur. A l'état de feuilles, c'est-à-dire très divisé, il sert à recouvrir les pilules, et à leur donner l'apparence de l'argent : on appelle les pilules recouvertes de ce métal, *pilules argentées*.　　　　　(A. C.)

ARGENT DE COUPELLE, *argent vierge*. On nomme ainsi l'argent pur préparé par l'opération nommée *coupellation*. Cet argent doit être exempt de tout alliage; celui que l'on trouve dans le commerce contient assez souvent du cuivre, et depuis quelque temps des traces de platine.

Quelquefois l'argent de coupelle des affineurs contient de petites quantités d'or. On s'en aperçoit en traitant ce métal par l'acide nitrique, qui dissout l'argent sans toucher à l'or. (A. C.)

ARGENT FULMINANT. L'argent fulminant est une préparation dont la découverte est due à Berthollet. La même dénomination a été donnée depuis à une autre préparation qu'Howard a fait connaître.

Ces deux produits, par les accidens qu'ils peuvent causer (1), doivent être préparés avec les plus grandes précautions, et leur conservation doit inspirer la plus grande crainte.

Préparation de l'argent fulminant par la méthode de Berthollet.

On prend une dissolution nitrique d'argent, on la fait évaporer jusqu'à siccité, pour chasser l'excès d'acide. Lorsque le nitrate en est privé, on le dissout dans l'eau distillée, on précipite la dissolution par de l'eau de chaux, qui s'empare de l'acide

---

(1) Déjà de nombreux accidens, résultats de la décomposition instantanée de ces produits, ont causé la mort ou la mutilation de plusieurs personnes. Les journaux ont fait connaître ces accidens.

nitrique et qui met l'oxide à nu. Lorsque la chaux ne donne plus lieu à aucun précipité, on filtre : l'oxide reste sur le filtre, on le lave à l'eau distillée et on le laisse égoutter ; après quoi on le met dans une capsule de verre, et l'on verse dessus une certaine quantité d'ammoniaque pure et concentrée (au moment du mélange un léger bruit se fait entendre); on laisse en contact, pendant douze heures. Une partie de l'oxide se dissout, et par l'évaporation du liquide la partie dissoute, qui est fulminante, vient surnager sous forme de pellicules. Au bout de cet espace de temps on décante l'ammoniaque qui surnage (1), et l'on recueille le dépôt sur de petits morceaux de papier. On doit prendre les plus grandes précautions pour faire cette division, car, malgré que le précipité soit encore humide, il est souvent arrivé de le voir détonner par un léger choc. Cette préparation ne doit pas être mise dans des flacons de verre, qui pourraient être brisés, et blesser le manipulateur.

Berthollet considérait l'argent fulminant comme une combinaison d'ammoniaque et d'oxide d'argent. Quelques chimistes pensent que ce produit pourrait bien être une combinaison d'azote et d'argent (un *azoture d'argent*). Dans ce cas, l'oxide d'argent serait réduit par l'hydrogène de l'ammoniaque qui serait décomposé. MM. Gay-Lussac et Liebig ont reconnu que l'argent fulminant était le résultat de la combinaison d'un acide particulier composé de cyanogène, d'oxigène et d'un peu d'oxide d'argent (l'*acide fulminique*) avec de l'oxide d'argent (le *fulminate d'argent*).

Préparation de l'argent fulminant par la méthode d'Howard.
(Procédé de Brugnatelli)

On prend 10 grammes (2 gros et demi) de nitrate d'argent fondu (pierre infernale), on le pulvérise, on l'introduit dans

____

(1) La liqueur ammoniacale, par l'évaporation, donne un résidu qui détonne avec force. Une capsule qui contenait de ce résidu et qui avait été abandonnée, fut brisée parce qu'en voulant la nettoyer, on essuya fortement ce produit que l'on croyait être de la poussière.

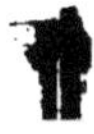

un ballon, on verse sur cette poudre 64 grammes (2 onces)
d'acide nitrique pur très concentré, et 64 grammes (2 onces)
d'alcool rectifié à 40°. Ces deux liquides étant en contact réagissent l'un sur l'autre ; il y a élévation de température (1) ; le nitrate d'argent se liquéfie et forme une couche plus dense, qui
occupe la partie inférieure du ballon ; mais par l'ébullition cette
couche se répand dans le liquide, il y a développement d'une
grande quantité d'éther nitrique qui se dégage bientôt. Le liquide prend un aspect laiteux, et l'on aperçoit une foule de
petits cristaux blancs, floconeux, qui se déposent dans la liqueur ; ce produit est l'argent fulminant. On arrête l'ébullition en entourant le ballon d'un linge mouillé qui diminue l'é-
lévation de température.

Lorsque l'effervescence a cessé, on ajoute de l'eau, on verse
sur un filtre, et on lave avec une nouvelle quantité d'eau, on
fait ensuite sécher entre deux papiers (2). La quantité d'argent
fulminant que l'on obtient correspond à peu près à la moitié de
celle du nitrate d'argent employé.

Cette préparation, moins dangereuse que la première, parce
qu'elle détonne un peu moins facilement, ne doit cependant
être touchée qu'avec les plus grandes précautions. On doit éviter, autant que possible, de la renfermer dans des flacons de
verre, à cause des accidens qui pourraient en résulter.

L'argent fulminant préparé d'après cette dernière méthode,
est employé pour faire des cartes, des bougies et des bonbons
fulminans. On s'en sert aussi pour faire une *poudre d'amorce.*

(A. C.)

ARGENT VIF. On a donné ce nom au mercure, à cause
de son brillant métallique, qui approche de celui de l'argent,

---

(1) On est quelquefois dans la nécessité de chauffer un peu pour aider à la
réaction ; mais on doit le faire avec la plus grande précaution.

(2) La liqueur d'où l'on sépare ce produit doit être précipitée par le muriate
de soude, pour séparer l'argent qu'elle retient en dissolution ; on obtient
alors du chlorure d'argent que l'on réduit, comme nous l'avons indiqué
à l'article ARGENT.

22..

et surtout à cause de la mobilité de ses globules, qui semblent fuir sous la main, lorsqu'ils sont sur un plan incliné. (*Voir* Mercure.)   (A. C.)

ARGENTINE. Espèce du genre Potentille. *Potentilla anserina.* L.—Rich. Bot. méd., t. II, p. 509. (Rosacées. Juss. Icosandr. Polygyn. L.) Cette espèce, extrêmement commune sur le bord des rivières et des étangs, se distingue surtout par ses feuilles étalées, interrompu - pinnées, couvertes d'un duvet blanc et soyeux, ce qui lui a valu le nom d'*argentine*. Ses fleurs sont jaunes, solitaires et pédonculées.

La racine d'argentine et même les feuilles ont une saveur astringente assez marquée. Leur décoction, surtout celle de la racine, est tonique. On l'emploie quelquefois en gargarisme et en injection. L'ébullition, assez long-temps continuée, fait perdre aux feuilles de l'argentine leur saveur astringente, elles deviennent alors presque fades, et dans quelques contrées, les habitans des campagnes les mangent à la manière des épinards.

       (A. R.)

ARGUEL. *Cynanchum Argel.* Delile.—Rich. Bot. méd., t. I, p. 317. (Apocinées. Juss. Pentand. Digyn. L.) Arbuste qui croît en Égypte, en Nubie, et dans quelques autres parties de l'Afrique septentrionale. Ses feuilles sont fréquemment mélangées dans les diverses espèces de séné qui nous viennent de ces contrées. Elles sont elliptiques, lancéolées, très entières, amincies en pcinte à leurs deux extrémités, glabres, un peu épaisses et coriaces, d'un vert blanchâtre à leurs deux surfaces. On les distinguera des feuilles de séné, et particulièrement de celles du *Cassia acutifolia,* à leur épaisseur plus considérable, et à ce qu'à leur base elles ont les deux côtés égaux, tandis que dans les vraies *Cassia* l'un des côtés de la feuille est toujours plus large que l'autre. Du reste, les feuilles d'arguel jouissent des mêmes propriétés que les sénés; mais, selon l'observation de M. Delile, elles sont plus âcres et plus violemment purgatives. *V.* Séné.

       (A. R.)

ARISTOLOCHES. Racines de plusieurs espèces du genre *Aristolochia,* de la famille des Aristolochiées et de la Gynandrie Hexandric L., dont on distingue plusieurs sortes dans le commerce.

1°. **Aristoloche clématite.** *Aristolochia Clematitis*. L. Espèce vivace extrêmement commune dans les vignes et les bois. Sa racine se compose d'une touffe de fibres cylindriques très longues, de la grosseur d'une plume à écrire, d'une couleur brunâtre, d'une odeur assez forte et d'une saveur âcre et amère.

2°. **Aristoloche longue.** *A. longa*. L.—Rich. Bot. médic., t. I, p. 124. Elle croît dans les provinces méridionales de la France. Sa racine est tubéreuse, fusiforme, allongée, de la grosseur du pouce, charnue, grisâtre extérieurement, jaune terne en dedans, d'une saveur amère et d'une odeur forte et désagréable quand elle est fraîche.

3°. **Aristoloche ronde.** *A. rotunda*. L.—Rich. Bot. méd., t. I, p. 122. Elle croît dans les mêmes localités que la précédente, et s'en distingue par sa racine tubéreuse irrégulièrement arrondie, charnue, brunâtre à l'extérieur, jaune-grisâtre à l'intérieur. Sa saveur et son odeur sont semblables à celles de la précédente.

4°. **Aristoloche petite, ou Pistoloche.** *A. Pistolochia*. L. Cette espèce, originaire des provinces méridionales, offre une racine composée d'une touffe de fibres grêles et brunâtres, placées sur une souche commune. Son odeur est aromatique, assez agréable, sa saveur âcre et amère.

Le nom d'aristoloche, donné à ces diverses plantes par les anciens, rappelle les propriétés excitantes et emménagogues qu'ils leur attribuaient. En effet, ces racines, qui toutes exercent à peu près la même action, sont toniques et stimulantes. On les a employées dans les diverses maladies de l'utérus et principalement dans l'aménorrhée; mais à présent, leur usage est à peu près abandonné.

C'est à ce genre qu'appartient la serpentaire de Virginie, médicament énergique et assez fréquemment employé. *V.* **Serpentaire de Virginie.**   (A. R.)

ARMOISE. *Artemisia vulgaris. Herbe de la Saint-Jean*,
L. — Rich. Bot. méd., tome I, page 379. (Corymbifères. Juss.
Syngénésie superflue. L.) Grande plante vivace très commune sur le bord des chemins et le long des murs et des
habitations. Ses tiges s'élèvent à une hauteur d'environ 3 pieds;
elles portent des feuilles alternes profondément pinnatifides,
à découpures lancéolées, aiguës, quelquefois dentées, vertes
à leur face supérieure, blanches et cotonneuses en dessous,
caractère qui distingue sur-le-champ l'armoise de l'absinthe
qui a ses feuilles blanches et argentées à ses deux faces. Ses
capitules de fleurs sont aussi beaucoup plus petits, jaunâtres,
formant une grande panicule rameuse, à la partie supérieure
de la tige.

Ce sont les sommités fleuries de l'armoise dont on fait usage.
Elle est un peu moins amère et moins aromatique que l'absinthe
et par conséquent moins énergique. Néanmoins, on l'emploie
dans les mêmes circonstances, quoique moins fréquemment.
On la donne en infusion; on en forme un sirop simple ou composé, une eau distillée. Suivant quelques auteurs allemands, la
racine d'armoise a réussi dans plusieurs cas d'épilepsie; mais
on manque encore de données certaines à cet égard.

(A. R.)

ARNIQUE. *Arnica montana.* L.—Rich. Bot. méd., t. I. p. 387.
(Corymbif. Juss. Syngénés. superflue. L.) Cette plante, que l'on
connaît sous les noms vulgaires de *bétoine de montagne*, de
tabac des Vosges, de *plantain des Alpes,* croît dans les montagnes assez élevées, dans les Alpes, les Vosges, etc. Sa racine brunâtre et horizontale forme une souche d'où partent un
grand nombre de fibres de la même couleur. Ses feuilles ovales,
entières, d'un vert clair et pubescentes sont étalées et forment
une rosette à la base de la tige. Celle-ci est simple, haute
d'environ 1 pied, offrant deux ou trois feuilles sessiles, et se
termine par une ou plusieurs fleurs radiées d'un beau jaune
orangé, dont le fruit est couronné d'une aigrette sessile et plu-
meuse.

On emploie la racine, les feuilles et les fleurs de l'*arnica*.

Toute la plante, quand elle est fraîche, répand une odeur forte qui détermine l'éternuement. On doit à MM. Lassaigne et Chevallier l'analyse chimique des fleurs d'*arnica*. Ces jeunes chimistes y ont trouvé une résine odorante, une matière amère nauséabonde, une matière colorante jaune, de l'acide gallique, de la gomme, de l'albumine et quelques sels.

L'analyse de l'*arnica,* par MM. Chevallier et Lassaigne, avait été précédée d'un examen chimique fait par M. le docteur Lemercier. Ce praticien attribuait la propriété que possède l'*arnica,* de déterminer des vomissemens, à des insectes qui souvent se trouvent dans les fleurs; mais l'analyse de MM. Chevallier et Lassaigne a démontré que cette propriété était due à la cytisine que l'on trouve dans l'*arnica.*

Ce médicament est d'une très grande énergie; il détermine non seulement une action spéciale sur les organes de la digestion, mais cette action s'étend également sur le système nerveux et en particulier sur le cerveau. En Allemagne, on se sert bien plus souvent de cette substance. On l'emploie dans les fièvres intermittentes, la dyssenterie, les affections nerveuses, etc. L'infusion des fleurs d'arnica est journellement administrée pour combattre les accidens qui suivent la commotion du cerveau dans les chutes. De là son nom vulgaire de *Panacœa lapsorum.* Ses feuilles, lorsqu'elles sont sèches et réduites en poudre, sont fortement sternutatoires. Les fleurs d'arnica se donnent en infusion à la dose d'un gros pour une ou deux livres de liquide. On administre également la poudre à la dose d'un demi-gros à un gros : on en prépare aussi une teinture alcoolique.

L'arnique a beaucoup de ressemblance avec le Doronic ordinaire : ses fleurs sont plus grandes et d'une couleur d'or plus foncée. On nous les apporte sèches de l'Allemagne, accompagnées de feuilles; celles-ci sont ovales, entières, nerveuses.

Toute cette plante a des propriétés importantes en Médecine : elle est fortifiante, diurétique, emménagogue, vulnéraire, antiseptique, résolutive et sternutatoire.

La racine employée en poudre convient dans la diarrhée, la

dyssenterie, la fièvre quarte, continue; on s'en sert extérieurement dans les ulcères malins, la gangrène.

On fait usage de la fleur, dans l'asthénie, les douleurs de rhumatisme, dans les contusions occasionées par des chutes violentes, dans la goutte sereine, et la paralysie de la vessie.

La dose de la racine en poudre est de 6 à 12 grains (3 à 6 décigrammes), celle des fleurs, depuis 3 jusqu'à 4 grains (d'un à deux décigrammes). (A. R.)

AROMATES. On a donné le nom d'aromates aux substances odoriférantes qui peuvent être employées, soit seules, soit mêlées entre elles, pour préparer des *condimens* ou des *parfums*. Les aromates sont employés dans l'embaumement et dans l'art de la parfumerie. Pour l'historique de ces substances et pour leurs propriétés, voir les articles qui en traitent.

(A. C.)

AROME, *esprit recteur*. Selon les anciens chimistes, l'odeur des substances aromatiques était due à un principe particulier auquel Boerhaave donna le nom d'*esprit recteur*. Macquer démontra que le principe que Boerhaave avait voulu désigner par ce nom, n'était pas le même pour tous les corps odorans, et il en distingua de plusieurs sortes. Lorsque les chimistes modernes s'occupèrent de régulariser le langage scientifique, en établissant une nomenclature chimique, ils donnèrent à ce prétendu principe (*regardé comme la cause essentielle de l'odeur*), le nom d'*arôme*. Fourcroy, plus récemment, ayant reconnu que rien ne prouvait l'existence positive de l'*arôme*, il admit que les odeurs étaient le résultat de la solution dans l'air d'une portion du corps odorant lui-même, et que l'intensité de ces odeurs dépendait du plus ou moins de volatilité des corps. M. Robiquet, depuis cette époque, combattit l'opinion de Fourcroy, il publia des considérations (1) sur l'arôme, dans lesquelles il démontra que dans beaucoup de circonstances différentes, l'odeur

____

(1) Voir Annales de Chimie et de Physique, t. XV, p. 27.

qui émane d'un corps n'est pas due à la volatilisation d'une partie de ce corps, mais bien à une combinaison réelle d'un produit souvent inodore avec un produit très volatil qui lui sert de
véhicule. Ainsi, il établit que le musc, l'ambre, le tabac et
beaucoup d'autres substances, ne manifestent d'odeur qu'à l'aide
de l'ammoniaque. L'expérience lui a prouvé : 1°. que le musc
desséché n'a plus d'odeur, et que l'eau qu'il perd pendant sa dessication est de l'eau chargée d'ammoniaque; 2°. que ce musc
inodore, s'il absorbe de l'ammoniaque provenant d'une décomposition spontanée, acquiert de nouveau de l'odeur (1).

M. Robiquet a observé de plus que l'alcali volatil n'était pas
le seul véhicule odorant propre à manifester les odeurs; il
pense que dans l'huile des crucifères, le soufre combiné d'une
manière particulière pourrait bien être le véhicule qui fait ressortir l'odeur de ces huiles.

Le mot arôme est aujourd'hui peu employé : pour qu'il soit
mis de nouveau en usage avec raison, il faudrait que la théorie
susceptible de *donner de l'existence à ce corps,* fût appuyée par
l'expérience.   (A. C.)

ARRÊTE-BOEUF. Nom vulgaire de la Bugrane. (*V.* ce mot.)
                                                    (A. R.)

ARROCHE. *Atriplex hortensis.* L.—Rich. Bot. méd., t. I,
p. 170. (Chénopodées. D. C. Pentandr. Digyn. L.) Cette plante annuelle, qui est excessivement commune dans les jardins et les
lieux cultivés, s'élève à 2 ou 3 pieds. Ses feuilles sont alternes
pétiolées, ovales, allongées, aiguës. Ses fleurs petites et vertes
forment des espèces de grappes foliacées, à l'extrémité des ramifications de la tige.

Les feuilles de l'arroche, que l'on désigne aussi sous les noms
de *bonne-dame, prudes-femmes, follettes,* se mangent comme
les épinards. On peut en former des cataplasmes émolliens
après les avoir fait bouillir. On a dit que ses fruits sont âcres

---

(1) Les parfumeurs mettent quelquefois le musc trop sec dans des lieux
humides contenant des miasmes putrides (ex. les latrines).

et purgatifs à la dose d'un demi-gros; mais ils sont inusités aujourd'hui. (A. R.)

ARROW-ROOT. On appelle ainsi une espèce de fécule que l'on retire de la racine des *Maranta indica* et *Maranta arundinacea,* plantes de la famille des Amomées et de la Monandrie Monogynie. Ces deux espèces croissent naturellement dans l'Inde; mais on les cultive abondamment dans les diverses parties de l'Amérique méridionale et des Antilles, et particulièrement de la Jamaïque, d'où nous vient l'arow-root du commerce.

Cette fécule, que l'on extrait de la même manière que celle de pommes de terre, est extrêmement fine et douce au toucher, cependant elle est moins blanche que celle de la pomme de terre; elle est également insipide et jouit des mêmes propriétés. On l'emploie surtout comme analeptique chez les convalescens; mais elle ne possède aucune propriété qui lui soit particulière.

(A. R.)

ARSENIATES. Les arseniates sont des sels qui résultent de l'union de l'acide arsenique avec les bases salifiables.

Ces sels sont vénéneux. Ceux de potasse et de soude étant les seuls que l'on prépare pour les arts et pour l'usage médical, nous indiquerons ici les caractères auxquels on peut les reconnaître.

Ces sels sont solides, blancs, inodores, neutres ou acides. Mis en contact avec des charbons ardens, ils répandent des vapeurs blanches d'une odeur alliacée. Cet effet a lieu par la décomposition de l'acide qui passe à l'état d'acide arsenieux en perdant une partie d'oxigène qui se volatilise en même temps qu'une portion de deutoxide d'arsenic. Chauffé avec du charbon dans une cornue, ces sels se décomposent, de l'arsenic métallique vient se condenser sur les parois de la cornue.

Les arseniates en solution dans l'eau, essayés avec quelques réactifs, présentent les caractères suivans :

1°. Mis en contact avec le nitrate d'argent, les solutions d'arseniates déterminent un précipité de couleur rouge brique (ce précipité est de l'arseniate d'argent);

2°. Traités par l'acide hydro-chlorique, il n'y a pas de précipité;

3°. Versés dans une solution de sulfate ou de nitrate de cuivre, il en résulte un précipité blanc bleuâtre (de l'arseniate de cuivre) qui, recueilli sur un filtre, séché et mis sur des charbons ardens, se décompose en donnant une odeur alliacée;

4°. Mis en contact avec l'hydro-chlorate neutre de cobalt, il y a formation d'un précipité rose (l'arseniate de cobalt);

5°. Traités par l'acide hydro-sulfurique et par les hydro-sulfates (avec l'addition d'un peu d'acide), il y a décomposition, précipitation de l'arsenic sulfuré qui est alors d'une belle couleur jaune. (A. C.)

ARSENIATE NEUTRE DE SOUDE. Combinaison de l'acide arsenique avec l'oxide de sodium. Ce sel se prépare de la manière suivante : on fait une solution d'acide arsenique; on sature cet acide par du sous-carbonate de soude en excès; on fait bouillir; on filtre et on fait évaporer la liqueur. On sépare les cristaux qui se forment; et l'on fait ensuite évaporer les eaux-mères.

L'arseniate neutre de soude cristallise en prismes héxaèdres réguliers. Il est soluble dans l'eau froide, mais soluble en plus grande quantité dans l'eau chaude.

Le même sel avec excès d'acide ne cristallise pas, il est déliquescent.

Les réactifs à employer sont les mêmes que ceux que nous avons indiqués à l'article ARSENIATES. (A. C.)

ARSÉNIATE ACIDE DE POTASSE, *sur-arseniate de potasse*. Combinaison de l'acide arsenic en excès avec la potasse. On obtient ce sel en mêlant ensemble 10 parties de nitrate de potasse et 10 parties d'acide arsenieux pulvérisé; introduisant ce mélange dans un creuset et chauffant jusqu'au rouge, laissant refroidir; dissolvant le résidu dans de l'eau distillée, filtrant et faisant évaporer et cristalliser; séparant les cristaux et faisant évaporer les eaux-mères pour obtenir une nouvelle cristallisation.

L'arseniate acide de potasse cristallise en prisme à quatre pans terminés par des pyramides à quatre faces. Chauffé dans un creuset de platine, il éprouve la fusion ; son excès d'acide se décompose, l'oxigène et l'oxide d'arsenic se volatilisent, et l'arseniate acide passe à l'état d'arseniate neutre.

L'arseniate acide est soluble dans l'eau froide, plus soluble dans l'eau chaude.

L'arseniate de potasse, d'après le collége de Dublin, se prépare de la même manière que nous venons de le dire.

Les réactifs à employer pour reconnaître l'arseniate de potasse, sont indiqués à l'article ARSÉNIATES.

(A. C.)

ARSENIC, *régule d'arsenic, cobalt, mort aux mouches.* L'arsenic est un corps combustible métallique acidifiable qui éxiste dans le règne minéral. Sa découverte est attribuée à Brandt, qui, le premier, en 1733, considéra l'arsenic comme un métal particulier ; ce métal fut ensuite étudié par Macquer, en 1746 ; par Monnet, en 1773 ; par Scheèle et Bergman, en 1775 et 1777. Depuis cette époque, la plupart des chimistes s'en sont occupés de manière à ce que son histoire soit presque complète.

L'arsenic se trouve dans le règne minéral,

1°. A *l'état natif* (en masses plus ou moins considérables) ;

2°. *Combiné à l'oxigène* (à l'état d'oxide) ;

3°. *Combiné au soufre* (à l'état de sulfure), et d'une couleur jaune ou rouge, et portant, selon cette coloration, les noms d'*orpin*, d'*orpiment*, de *réalgar*, etc. ;

4°. *Combiné à divers métaux* (au cobalt, au cuivre, au nickel) ;

5°. *A l'état salin*, combiné aux bases salifiables (les arseniates).

L'arsenic métallique s'obtient lors de la calcination des minerais qui le contiennent (les mines de cobalt arsenical). L'arsenic, séparé de ces mines, se condense à la partie inférieure des cheminées où on opère le grillage ; on le détache alors de ces cheminées. On trouve quelquefois dans le commerce l'arsenic natif très pur. Des essais que j'ai tentés sur des minerais de ce métal, qui m'avaient été remis par M. Jacquemin, ne contenaient pas un centième de matière étrangère; d'autres échantillons qui avaient pour gangue le carbonate de chaux, lorsqu'ils furent séparés de cette gangue, ne contenaient que deux et demi pour 100 de substances étrangères.

L'arsenic à l'état de pureté, et tel qu'il doit être employé pour faire des expériences délicates, s'obtient par la calcination de l'arsenic du commerce. Pour cet effet, on introduit dans une cornue de grès ou dans un cornue de verre lutée (d'une capacité convenable) de l'arsenic du commerce réduit en poudre; on place cette cornue, dont le col doit être très allongé, au milieu d'un fourneau, de manière à ce que le col soit hors du fourneau; on entoure le col de la cornue, qui se trouve en dehors, d'un chiffon mouillé, et on ferme son extrémité avec un bouchon de papier ou avec un bouchon légèrement échancré sur l'un des côtés. On place quelques charbons allumés autour de la cornue, pour l'échauffer; on augmente successivement la température, que l'on continue jusqu'à ce que la cornue soit chauffée au rouge. L'arsenic ainsi chauffé se sublime et va se condenser dans le col de la cornue; lorsque la sublimation est terminée, on laisse refroidir ce vase, et quand il est froid on casse le col et on retire l'arsenic qui tapisse ses parois. On le conserve dans des flacons bouchés en verre ou dans de l'eau privée d'air.

On prépare quelquefois l'arsenic métallique en réduisant l'oxide blanc de ce métal; pour cela on fait une pâte avec l'oxide blanc et le savon; on calcine ce mélange dans un appareil semblable à celui qui a servi à purifier l'arsenic du commerce, en agissant comme nous venons de l'indiquer. L'arsenic obtenu par ce moyen est souvent imprégné des produits qui s'élèvent pendant la distillation. Ces produits lui communiquent des propriétés qu'il ne possède pas. Quoique ce moyen puisse procurer facilement de l'arsenic métallique, nous croyons que le premier doit être employé de préférence, lorsqu'on veut avoir l'arsenic exempt de matières étrangères.

L'arsenic jouit des propriétés suivantes : il est solide, fragile, d'une couleur gris d'acier ; sa texture est grenue, quelquefois elle offre des lames ou des écailles : ces différences tiennent sans doute au degré de chaleur qui a servi à le volatiliser, et à ce que le refroidissement du métal s'est opéré plus ou moins vite. Sa cassure, lorsqu'elle est récente, offre le brillant métallique ; mais bientôt ce brillant disparaît si l'on laisse le métal en contact avec l'air ; ce changement de couleur est dû à un commencement d'oxidation. L'arsenic frotté entre les mains, leur communique une odeur désagréable ; mis dans la bouche, il n'a pas de saveur sensible d'abord, mais il deviendrait sapide si on le laissait quelques instants.

Le poids spécifique de l'arsenic est 8,308 (Bergman). Soumis à l'action de la chaleur, on a vu qu'à 180° il se sublimait lentement sans se fondre, en répandant une odeur d'ail. Le métal qui se sublime prend en se condensant la forme de tétraèdre ; à une température plus élevée, il se sublime encore sans se fondre, mais cette sublimation se fait plus rapidement, et le métal qui se volatilise ne prend pas une forme aussi régulière. Pour obtenir l'arsenic fondu, il faut le chauffer sous une pression plus considérable que celle de l'atmosphère ; on peut alors le couler en masses ou *lingots.*

Exposé à l'air et à la température ordinaire de l'atmosphère, l'arsenic n'éprouve aucune altération, à moins que l'air ne soit humide ; exposé au contact de l'oxigène, on remarque le même phénomène ; à une température élevée, il absorbe rapidement l'oxigène sec ou humide ; il passe à l'état de deutoxide, et se sublime. A cette température, son action sur l'air est analogue ; elle est cependant moins vive, ce qui s'explique aisément.

L'arsenic, mis sur les charbons ardens, se sublime en donnant des vapeurs blanches qui ont une odeur semblable à celle du phosphore, ou mieux, à celle de l'ail. Une très petite quantité d'arsenic suffit pour donner d'une manière bien marquée, cette odeur à une masse considérable d'air.

L'arsenic est peu employé dans les arts; il entre cependant dans quelques alliages, et particulièrement dans celui qui est employé pour faire des miroirs de télescopes.

On l'emploie avec avantage pour détruire les mouches. A cet effet, on réduit ce métal en poudre et on le mêle à de l'eau sucrée que l'on place sur des assiettes, dans les lieux où se trouvent les mouches. Ces insectes, trompés par le goût sucré de la liqueur, s'empoisonnent ; on en est très promptement débarrassé.

Quelques personnes ont cru trouver dans ce moyen de se débarrasser des mouches, de graves inconvéniens: on pensait que ces mouches qui étaient empoisonnées par ce moyen pouvaient, en tombant dans des alimens ou dans des boissons, communiquer à ces substances une action, sinon vénéneuse, du moins altérante. Notre collègue, M. Payen, s'est occupé d'expériences sur ce sujet, et il a reconnu par ce moyen qu'un épagneul et une poule avaient pu manger chacun 3oó de ces mouches empoisonnées, sans éprouver aucun symptôme d'empoisonnement ni même une altération quelconque. Il a cru pouvoir conclure de ces faits : « *que les mouches empoisonnées par l'arsenic ne peuvent causer aucun accident fâcheux, puisqu'il n'est pas possible que l'on en prenne involontairement, dans quelque aliment que ce soit, une quantité aussi grande que celle employée dans ces expériences* (1). »

Le pharmacien étant appelé à reconnaître l'arsenic dans quelques substances, il doit avoir égard aux caractères suivans :

1°. La chaleur le réduit en vapeurs ; celles-ci ont une odeur d'ail ; elles absorbent l'oxigène de l'air et se convertissent en oxide blanc d'arsenic qu'on peut recueillir.

2°. L'acide nitrique le convertit en acide arsenique qui peut s'unir à la potasse, former un arseniate de potasse qui précipite en bleu les solutions de cuivre, donnant naissance à un sel (*l'arseniate de cuivre*), qui, recueilli sur un filtre,

---

(1) Journal de Chimie médicale, tome I, page 196.

séché et exposé à l'action de la chaleur, se décompose en donnant des vapeurs ayant l'odeur d'ail.

Le pharmacien appelé à reconnaître ce métal oxidé ou à l'état de sel, existant dans des mélanges, etc., ne doit juger affirmativement de la présence de l'arsenic que lorsque la réduction des oxides ou des acides, lui ont procuré ce métal. Il doit alors l'examiner avec la plus sérieuse attention, afin d'avoir une conviction intime de ce qu'il affirme, en ayant égard aux conséquences qui peuvent résulter de cette affirmation (1). (*Voir* Poisons.)   (A. C.)

ARSENIC JAUNE ET ROUGE. *V.* Sulfure d'arsenic.

      (A. C.)

ARSENITES. On appelle *arsenites* les sels qui sont le résultat de la combinaison de l'acide arsénieux avec les bases salifiables. Ces sels sont peu usités dans l'art médical; ils sont reconnaissables aux caractères suivans : 1°. mêlés avec du charbon et soumis à l'action d'une forte chaleur dans une cornue, ils se décomposent eu donnant naissance à de l'acide carbonique et à du gaz oxide de carbone qui se dégage. L'arsenic métallique mis à nu se volatilise, il vient se condenser sur les parois de la cornue; l'on peut recueillir le métal pour l'examiner ; 2°. les arsenites traités par l'acide nitrique laissent déposer une certaine quantité d'une poudre blanche qui est de l'acide arsenieux, dont les caractères sont faciles à reconnaître; 3°. les arsenites solubles amenés à l'état liquide, étant mêlés à une solution d'hydro-sulfate de soude, de potasse ou d'ammoniaque, et en même temps à un acide, sont décomposés, il y a formation d'un précipité de couleur jaune qui est du sulfure d'arsenic, l'*orpin*, l'*orpiment;* 4°. les solutions d'arsenites versées dans une solution d'un sel de cuivre, donnent lieu à un précipité de couleur verte (*vert de Scheèle*). Ce précipité, recueilli sur un filtre, lavé et séché puis projeté sur des charbons ardens, se décompose en

---

(1) Des exemples ont prouvé que la présence de l'arsenic avait quelquefois été affirmée d'une manière bien légère. On peut sentir toutes les conséquences d'une affirmation semblable.

partie en répandant des vapeurs dont l'odeur est semblable à celle de l'ail.

Les arsenites sont des poisons violens; ils doivent être administrés avec prudence par le praticien, et le pharmacien ne doit les délivrer que sur l'ordonnance d'un médecin connu, et en suivant les formes légales.

Les secours à apporter contre les accidens qui pourraient être causés par l'introduction des arsenites solubles dans l'économie animale, peuvent être combattus par de l'eau de chaux extrêmement étendue, puis par des vomitifs, le sulfate de zinc, et surtout par des moyens mécaniques. (A. C.)

ARSENITE DE POTASSE, *liqueur arsenicale de Fowler.* (*Codex.*) L'arsenite de potasse est le résultat de la combinaison de l'acide arsenieux avec l'oxide de potassium. Ce sel, pour être employé à l'usage médical, se prépare de la manière suivante :

On prend 5 grammes (1 gros 18 grains) d'acide arsenieux réduit en poudre très fine; on met en contact avec 5 grammes (1 gros 18 grains) de sous-carbonate de potasse, préparé par la décomposition du tartre, au moyen du nitre et de la chaleur; on introduit ces deux substances dans un matras; on verse dessus (une livre) 500 grammes d'eau distillée; on agite pour mêler exactement; on fait bouillir le tout jusqu'à ce que l'acide arsenieux soit dissous. Quand la dissolution est achevée, et que la décomposition est par conséquent terminée (l'acide arsenieux s'étant emparé de la potasse en dégageant l'acide carbonique de son carbonate), on laisse refroidir la liqueur: lorsqu'elle est entièrement refroidie, on y ajoute, alcool de mélisse composé, 16 grammes (demionce); on tare un flacon à l'émeri; on introduit la liqueur, à laquelle on ajoute de l'eau en quantité suffisante pour qu'elle pèse exactement 500 grammes (une livre); on ferme le flacon, et on le conserve dans un endroit fermé à clef.

Cette liqueur est un violent poison; on ne doit la délivrer qu'avec précaution: le praticien doit l'administrer lui-même, et ne pas laisser ce médicament à la portée du malade.

La quantité d'arsenite de potasse contenue dans 72 gouttes de solution pesant 25 décigrammes (5o grains) est d'un grain.

Les réactifs qui servent à faire reconnaître l'arsenite de potasse sont les mêmes que ceux mis en usage pour reconnaître les autres arsenites solubles (1). (V. ARSENITES.) Pour obtenir l'arsenite de potasse à l'état sec, et en retirer l'arsenic métal, au moyen du charbon et de la chaleur, on fait évaporer le liquide jusqu'à siccité ; cette opération laisse le sel pour résidu.

Notre confrère, M. Guibourt, dans un article publié dans le Journal de Chimie médicale, t. I, p. 25o, donne la formule suivante, qui est celle de la Pharmacopée royale de Londres. Cette préparation contient $\frac{1}{100}$ de son poids d'acide arsenieux.

Nouveaux poids métriques.

Acide arsenieux..............	76 grains.
Sous-carbonate de potasse......	76 *idem.*
Eau distillée................	1 livre.
Esprit de lavande composé....	demi-once.
Le tout réduit à............	1 livre.

Le même auteur a donné la formule suivante, pour obtenir la liqueur de Fowler, contenant $\frac{1}{144}$, 4 grains, d'acide arsenieux par once, ou $\frac{1}{2}$ grain par gros.

Acide arsenieux.................	64 grains métriques.
Sous-carbonate de potasse pur......	64 grains *idem.*
Eau distillée...................	1 livre.
Alcoolat de lavande.............	4 gros.
Le tout réduit à................	1 livre.

La liqueur de Fowler est employée dans quelques cas de

---

(1) L'examen du résidu démontre si l'acide était combiné à la potasse ou à la soude.

thérapeutique, heureusement fort rares; on la donne à la dose de 5 à 10 gouttes dans du gruau léger. C'est au praticien à juger si les quantités doivent être ou diminuées ou augmentées.

(A. C.)

ARTHANITA. L'un des noms vulgaires du *Cyclamen.* (*V.* ce mot.)   (A. R.)

ARTICHAUT. *Cynara Scolymus.* L. — Rich. Bot. méd., t. I, p. 369. (Carduacées. Juss. Syngénésie égale, L.) L'artichaut est une plante potagère que l'on cultive abondamment dans les jardins. Ce sont les capitules de fleurs, avant leur épanouissement, qui sont la partie de cette plante que l'on mange. C'est un aliment aussi sain qu'agréable. Autrefois on faisait usage de la racine d'artichaut, qui est amère, et qui passait pour diurétique; mais de nos jours on ne l'emploie plus.

(A. R.)

ARUM ou Pied de veau. *Arum maculatum.* L.—Rich. Bot. méd., t. I, p. 47. (Aroïdées. Juss. Gynandrie Polyandr. L.) L'arum ou le gouet croît en abondance dans les lieux ombragés et humides, où il fleurit dès les premiers jours du printemps. Sa racine est blanche, tubéreuse et charnue, ses feuilles pétiolées, toutes radicales et en forme de flèche; ses fleurs, portées sur un spadice en forme de massue allongée, sont enveloppées dans une longue spathe verte, roulée et en forme d'oreille d'âne.

La racine d'Arum est presque entièrement composée de fécule amilacée, et d'un principe âcre et purgatif, qui lui donne une action très énergique; aussi doit-on la donner à des doses très faibles. Cette racine desséchée fait partie de l'opiat mésentérique et de la poudre d'arum composée.

On peut, par des lavages fréquemment répétés, par la torréfaction et la fermentation, priver la racine d'Arum maculatum de son suc âcre; elle devient alors extrêmement nourrissante.

L'analyse de la racine de l'Arum maculatum a fourni les résultats suivans : 1°. de l'eau; 2°. de la gomme; 3°. de l'albumine; 4°. un principe âcre, soluble dans l'eau; 5°. un acide végétal;

23..

6°. une matière sucrée non cristallisable ; 7°. du ligneux ; 8°. de la fécule. (Ch. et L.)

Les auteurs de cette analyse inédite pensent que la fécule de l'arum, quoique accompagnée d'un grand nombre de substances, pourrait être isolée et entièrement privée du principe âcre qui l'accompagne; ils ont fait quelques essais qui leur ont démontré que l'on pourrait se servir comme aliment de cette fécule, et avec autant de sécurité qu'on le fait de la fécule des céréales et des pommes de terre. (Analyses des plantes susceptibles d'être employées aux usages alimentaires, premier cahier.)

ASARET. *Asarum europæum.* CABARET, NARD SAUVAGE, OREILLE D'HOMME, OREILLETTE. L.—Rich. Bot. méd., t. I, p. 120. (Aristolochiées. J. Dodécandrie monogynie. L.) On donne encore à cette petite plante les noms vulgaires de *cabaret,* d'*oreille d'homme,* de *nard sauvage,* etc. Elle croît dans les lieux ombragés. Sa racine est une petite souche horizontale, d'où naissent une grande quantité de petites fibres cylindriques. Les feuilles sont géminées, portées sur de longs pétioles; elles sont réniformes, entières, d'un vert luisant. Les fleurs sont solitaires, rougeâtres, naissant entre les deux feuilles.

On se sert de la racine et des feuilles de l'asaret. La première nous est généralement apportée du midi de la France, le plus souvent mélangée d'autres racines étrangères, et surtout de valériane, qui lui communique son odeur forte et désagréable. Sa saveur est âcre et poivrée ; son odeur approche également de celle du poivre. MM. Feneulle et Lassaigne, qui en ont fait l'analyse, l'ont trouvée composée d'huile volatile concrète, d'une huile grasse très âcre, d'une matière jaune analogue à la *cytisine,* et qui paraît être le principe actif; de fécule, de muqueux, d'albumine, d'acide citrique, de citrate acide de chaux, et de quelques autres sels. (*Journ. de Pharm.,* t. VI, p 561.)

Les feuilles et la racine d'asaret sont fortement émétiques. La dose de la racine est de 40 à 50 grains en infusion dans 8 onces d'eau. La dessiccation détruisant en partie l'action émétique de cette racine, il faut, autant que possible, l'employer

fraîche, ou en augmenter la dose quand elle est sèche. L'a-
saret est également sternutatoire, et fait partie de la poudre
de Saint-Ange. Il entre également dans plusieurs autres préparations pharmaceutiques.

Des expériences chimiques ont été faites pour rechercher la
présence de l'émétine dans l'asaret; les résultats n'y ont pas fait
reconnaître l'existence de ce principe.

ASCLÉPIADE. *V.* Dompte-venin.   (A. R.)

ASPARAGINE. L'asparagine est un produit particulier de
nature végétale, et qui a été découvert par MM. Vauquelin et
Robiquet, dans l'asperge. Il existe aussi dans la pomme de
terre.

Cette substance s'obtient de la manière suivante : on soumet
à la contusion les tiges de l'asperge; on exprime ces tiges contusées, afin d'en retirer le suc; on expose ce liquide à l'action
du feu pour séparer les matières qui sont en suspension, et
celles qui se coagulent par la chaleur; on filtre le liquide, on
fait concentrer la liqueur filtrée, et on abandonne le produit
à une évaporation spontanée. Au bout de vingt à trente jours,
on trouve dans la liqueur deux sortes de cristaux : les uns en
prismes romboïdaux, durs et cassans, sont de l'asparagine salie
par des substances étrangères; les autres, qui sont peu con-
sistans, ont de l'analogie avec la mannite; on sépare les cristaux d'asparagine de ces derniers, on les lave avec un peu
d'eau; on les fait ensuite redissoudre et cristalliser.

L'asparagine ainsi obtenue jouit des propriétés suivantes :
elle est solide, dure, cassante, incolore, cristallisant en prismes
rhomboïdaux; sa saveur est fraîche et nauséabonde. Elle est
assez soluble dans l'eau; sa dissolution; lorsqu'elle est préparée
avec de l'asparagine pure, n'offre aucune trace d'acidité ni d'alcalinité. Elle n'est pas précipitée par les réactifs suivans : l'infusion de noix de galle, l'acétate de plomb, l'oxalate d'ammoniaque, l'hydro-chlorate de baryte, l'hydro-sulfate de potasse.
Elle n'est pas soluble dans l'alcool qui n'a aucune action sur
elle.

L'asparagine, traitée par l'acide nitrique, donne lieu à une certaine quantité d'ammoniaque; on attribue la formation de cet alcali à la présence d'un peu d'azote qu'elle pourrait contenir.

L'action de l'asparagine sur l'économie animale n'a pas encore été bien déterminée; ce produit, d'ailleurs, est rare et cher en raison de la petite quantité qu'en contiennent les asperges.   (A. C.)

ASPERGE. *Asparagus officinalis*. L.—Rich. Bot. méd., t. I, p. 83. (Asparaginées. Juss. Hexandr. Monogyn. L.) L'asperge est une plante vivace, dont la racine forme une souche horizontale écailleuse, très longue, rameuse, d'où sortent un très grand nombre de fibres cylindriques blanchâtres, charnues, de la grosseur d'une plume à écrire. De cette racine naissent au printemps de jeunes tiges ou turions qui sont la partie de la plante que l'on mange. La tige est rameuse; elle porte des feuilles capillaires. Les fleurs sont jaunes, petites, pédonculées; il leur succède des baies globuleuses, rouges, de la grosseur d'une petite cerise.

Tout le monde connaît l'odeur désagréable que les asperges communiquent à l'urine des personnes qui en ont mangé, même en très petite quantité. Ce phénomène démontre que ce végétal exerce une action spéciale sur les organes sécréteurs de l'urine; aussi sa racine, qui est une des cinq racines apéritives majeures des anciennes pharmacopées, est-elle fréquemment employée en décoction comme diurétique et apéritive, à la dose d'une à deux onces en décoction dans 2 livres d'eau. On doit à M. Vauquelin et à M. Robiquet une analyse chimique du suc d'asperge. Ces habiles chimistes y ont trouvé une substance particulière et cristallisable qu'ils ont nommée *asparagine*. *V.* ce mot.

M. Dubois, administrateur de l'hôpital militaire du Val-de-Grâce, à Paris, a retiré des baies d'asperge soumises à la fermentation et à la distillation, un alcool très pur, avec lequel il a fait d'excellente liqueur de table.   (A. R.)

ASPÉRULE ODORANTE ou Muguet des bois. *Asperula odorata*. L.—Rich. Bot. méd., t. I, p. 414. (Rubiacées. J. Tétrandr.

monogynie. L.) Cette petite plante vivace, assez commune dans
les bois, y fleurit dès le printemps. Ses tiges grêles, peu élevées,
portent des feuilles verticillées. Ses fleurs blanches sont terminales.

L'aspérule odorante répand, surtout lorsqu'elle est sèche,
une odeur agréable qui approche de la fève tonka. Son infusion
théiforme passe pour diurétique.

Suivant Gmelin, l'*Asperula odorata* fournit, par la combustion, plus d'alcali fixe qu'aucune autre plante. L'examen
qu'en a fait M. Braconnot ne lui a pas donné les mêmes résultats que Gmelin avait sans doute obtenus avec la plante
qui avait crû sur un sol salpêtré, ou du moins qui contenait
beaucoup de sels de potasse.   (A. R.)

ASPÉRULE A L'ESQUINANCIE. *Asperula cynanchica.* L.—
Rich. l. c. p. 413. Cette espèce croît en abondance sur les pelouses sèches et arides. Ses tiges sont étalées et diffuses; ses
feuilles sont opposées ou quelquefois verticillées; ses fleurs sont
terminales et d'un blanc rosé.

L'herbe à l'esquinancie est tout-à-fait inodore; sa saveur est
astringente. On emploie sa décoction pour faire des gargarismes résolutifs et légèrement astringens dont on fait usage
dans les inflammations légères de la gorge. De là son nom
vulgaire d'*herbe à l'esquinancie.* Sa racine contient un principe colorant rouge, analogue à celui de la garance, mais qui
est encore plus abondant dans une autre espèce que l'on a
nommée pour cette raison *Asperula tinctoria.* Nous en dirons
quelques mots en parlant de la garance.   (A. R.)

ASPHALTE, Bitume de Judée. Cette matière bitumineuse,
connue sous les noms de *gomme des funérailles, karabé de Sodome, poix de montagne, baume de momie,* est noire, solide,
pesante et brillante dans sa cassure. L'asphalte reçoit son nom
du lac Asphaltide, ou mer Morte de Judée, près duquel étaient
les anciennes villes de Sodome et de Gommorhe, d'où on le
tirait anciennement. Celui dont on fait usage actuellement en
France nous vient de Neufchâtel en Suisse, où on en a découvert une mine.

La France contient plusieurs mines d'asphalte que l'on exploite maintenant. Ces mines sont situées dans les départemens de l'Ain et du Bas-Rhin. Les mines d'asphalte les plus importantes sont à Soult, à l'Obsaun, à Beckelbroon, aux environs de Weissembourg, à Seyssel sur la ligne du Rhône. L'extraction de ce produit s'élève à 200,000 kilogrammes; il pourrait être facilement doublé (1).

L'asphalte qui vient surnager les eaux du lac Asphaltide est d'abord dans l'état d'huile épaisse empyreumatique; il exhale une odeur si forte, suivant quelques voyageurs, que les oiseaux qui traversent cette atmosphère infecte, y périssent et tombent morts dans le lac. Cette odeur se perd à mesure que le bitume prend de la consistance, en sorte qu'il n'a point d'odeur sensible lorsqu'il est tout-à-fait solide, et qu'il n'en reprend en partie que que par le frottement, et mieux encore en le chauffant.

Les naturalistes conservent des doutes sur l'origine de l'asphalte. Quelques-uns veulent que ce soit un produit minéral, formé par un acide uni à une matière grasse dans l'intérieur de la terre. D'autres prétendent que ce sont des matières résineuses végétales, enfouies et altérées par les acides minéraux. Une troisième opinion est que ce bitume dérive du succin qui a éprouvé l'action d'un feu souterrain, qui lui a enlevé son huile légère, et l'a amené à l'état d'huile mêlée à une plus grande quantité de carbone.

L'asphalte naturel n'est pas celui qui est le plus répandu dans le commerce; celui qu'on y rencontre le plus abondamment est réellement le résultat de l'analyse du succin dont il existe des mines dans la Hongrie, et dont les Hollandais se sont rendus propriétaires. Ce succin n'étant pas d'une belle qualité, ils le distillent, et ils en retirent le sel acide, l'huile légère, une partie de l'huile épaisse qu'ils vendent aux maréchaux sous le nom d'*huile d'ambre;* et ils font passer dans le commerce le

---

(1) Les bitumes qui sont moins solides doivent ce caractère à une certaine quantité d'eau et d'huile qu'ils contiennent.

résidu charbonneux mêlé d'huile épaisse de succin, pour l'asphalte ou bitume de Judée.

L'asphalte mêlé avec un dixième de poix noire forme un mastic impénétrable à l'eau. On s'en sert pour luter les jointures des pierres dans les bassins et sur les terrasses.

En Arabie et en Judée, les briques des maisons sont jointes ensemble au moyen de l'asphalte. Ses usages, depuis quelque temps, sont plus étendus : on l'unit à des matières grasses pour graisser les rouages des voitures et celles des machines ; on l'applique sur le bois, le fer, les pierres ; on s'en sert pour recouvrir les terrasses, pour goudronner les bateaux, les portes des écluses et toutes espèces de charpentes. On retire de l'asphalte des huiles volatiles connues sous le nom de naphte clair, de pétrole.

Ce bitume se fond dans l'huile, et forme un vernis que l'on applique sur les plateaux, les cabarets, les tabatières, pour imiter le vernis de la Chine. On l'applique aussi sur les ouvrages en fer, tels que les tringles, les espagnolettes, les serrures, etc.

L'asphalte entre dans la composition des feux d'artifice qui brûlent sur l'eau. Il entre dans la composition de la thériaque.

Les Égyptiens pauvres s'en servaient pour embaumer les corps. Les Arabes et les Indiens emploient l'huile d'asphalte pour caréner les vaisseaux.   (A. R.)

ASPIC. Nom vulgaire d'une espèce de lavande, *Lavandula spica,* d'où l'on retire une huile volatile connue sous le nom d'huile d'aspic. (*V.* LAVANDE.)   (A. R.)

ASPIC. L'aspic est, sous une autre acception, un animal de l'ordre des serpens, de la section des Ophidiens. Ce serpent est une espèce de vipère, qui a trois rangées de taches brunes sur le dos. L'aspic est un serpent très venimeux, long de 4 à 5 pieds (1 mètre 299 à 624 millim.), qui se trouve communément en Égypte, le long du Nil, en Afrique, en Espagne, et qui habite les lieux ombrageux. On doit employer contre sa morsure les mêmes remèdes que contre celle de la vipère. On prétend que c'est de cette espèce de serpent que Cléopatre se servit pour se donner la mort. (A. R.)

ASSA ou mieux ASA FOETIDA. *Stercus diaboli.* Suc gommo-résineux, qui découle par incision du collet de la racine, et de la racine elle-même, de la *Ferula Asa fœtida.* L.—Rich. Bot. méd., t. II, p. 480. (Ombellifères. J. Pentandr. Digynie. L.)

La plante qui fournit cette gomme résine croît dans la Syrie, la Libye, dans la Perse, dans la Médie.

C'est sur la fin de la belle saison, lorsque la plante a parcouru toutes les phases de la végétation, que l'on pratique les incisions pour obtenir ce suc immédiat.

L'asa fœtida est de deux sortes. Le premier prend le nom d'asa fœtida en larmes; le second est celui que l'on nomme asa fœtida en sorte. Ces différences sont remarquables par celle de leur volume, de leur netteté ou plus grande pureté, et de leur couleur plus ou moins foncée.

L'asa fœtida en larmes est composé de petites masses granulées d'une couleur blanche un peu obscure, d'une demi-transparence, d'une saveur piquante, d'une odeur forte, qui tire sur celle de l'ail : c'est principalement cette qualité que l'on doit préférer pour tous les usages pharmaceutiques.

La seconde qualité, dite en sorte, est en morceaux plus volumineux, composés de larmes brisées unies entre elles par une pâte brunâtre, d'une consistance moins sèche, d'une couleur plus foncée, d'une odeur plus forte et plus fétide.

Toutes ces différences suffisamment établies participent beaucoup du moment où l'exsudation du suc gommeux résineux a été forcée. Lorsque la température de l'atmosphère a été plus élevée, la vaporisation de l'humidité a été prompte et rapide, et la substance excrétée ayant été moins long-temps exposée au contact de la lumière, s'est présentée naturellement en morceaux détachés et moins colorés: La seconde qualité, au contraire, ayant été excrétée dans une saison plus humide, offre des masses plus volumineuses, moins sèches, plus colorées par l'action de la lumière, et se trouve mêlée à d'autres corps qui altèrent sa pureté.

Les Allemands ont donné à cette gomme résine le nom de *tercus diaboli*, à cause de son odeur fétide.

Suivant l'analyse qui en a été faite par M. Pelletier, l'asa fœtida se compose de résine, 65 parties; bassorine, 11 parties; gomme, 19 parties; huile volatile, 3 parties. De même que toutes les autres gommes résines, elle se dissout dans le vinaigre, l'alcool faible, le jaune d'œuf.

C'est un médicament stimulant, antispasmodique, anthelmintique, emménagogue et résolutif. On l'administre surtout dans les affections nerveuses, et particulièrement l'hystérie. On en fait usage intérieurement et extérieurement. La dose en poudre est depuis 10 grains (5 décigram.) jusqu'à 54 grains (3 grammes).

On prépare avec l'asa fœtida une poudre par trituration, une teinture, des pilules : on le fait entrer dans la composition de l'alcool hystérique, des trochisques de myrrhe, des trochisques hystériques, du baume hystérique, de l'essence hystérique, des pilules hystériques, de l'orviétan.

L'asa fœtida est quelquefois mêlé avec des morceaux de résine de qualité inférieure, ou avec des gommes ; on le trouve également mêlé avec du sable et d'autres substances inertes. Quand l'asa fœtida contient des gommes, on le reconnaît à la combustion : l'asa fœtida, exposé à l'action d'une forte chaleur, brûle avec flamme, tandis que les gommes se charbonnent sans s'enflammer.

L'asa fœtida en larmes est préférable aux autres sortes. (A. R.)

ASTRAGALE. *Astragalus.* C'est un genre de plantes appartenant à la famille des Légumineuses et à la Diadelphie décandrie, extrêmement nombreux en espèces, dont quelques-unes sont utiles à connaître. Ainsi la gomme adragante est produite par les *Astragalus verus, creticus, tragacantha.*

Les graines de l'*Astragalus bœticus* torréfiées ont une saveur amère et aromatique. On a proposé de les substituer au café. Selon M. Vogel, on les emploie en Suède, mélangées en parties égales au café ; et ce mélange ne fait rien perdre de sa saveur agréable à la graine d'Arabie.

Les feuilles et la racine de l'*Astragalus glycyphyllos*, L., très commun dans les bois aux environs de Paris, ont une saveur douceâtre et sucrée que l'on a comparée à celle de la réglisse.

Enfin, on emploie encore quelquefois la racine de l'*Astragalus exscapus*, L., qui croît dans les Alpes. Sa saveur est amère et astringente; sa décoction est sudorifique, et on l'a employée dans le traitement de la maladie vénérienne. (A R.)

ATROPINE. *Atropium. Atropia.* Selon le docteur Brandes, l'atropine est une substance alcaline qu'il a nouvellement découverte dans l'Atropa Belladona.

Cette substance est blanche, brillante, cristallisant en longues aiguilles; elle est insipide, insoluble dans l'eau, peu soluble dans l'alcool froid, soluble dans l'alcool bouillant; elle est susceptible de s'unir aux bases salifiables et de former des sels (1).

L'atropine se prépare de la manière suivante : on prend la plante en pleine maturité, on la contuse dans un mortier, on la fait ensuite bouillir dans de l'eau additionnée d'acide sulfurique; lorsque le décoctum est préparé, on le filtre, on le précipite ensuite par la potasse; on recueille le précipité qui, lorsqu'il est bien lavé, doit être de nouveau traité par l'acide sulfurique, et précipité par la potasse. On recueille sur un filtre le produit résultant de la décomposition de ce sel; lorsqu'il est bien lavé et qu'il est bien sec, on le soumet à l'action de l'alcool bouillant qui, par l'évaporation de la liqueur alcoolique filtrée, fournit l'atropine à l'état de pureté.

L'atropine, soumise à l'action de la chaleur, se décompose en donnant les produits végétaux et de l'huile empyreumatique.

Quelques chimistes ont indiqué l'emploi de la magnésie pour précipiter la décoction de belladone, puis le traitement du précipité bien lavé et bien sec par l'alcool bouillant.

---

(1) Composition du sulfate d'atropine :

Acide sulfurique..	- 36,52
Atropine.....	38,93
Eau	24,55
	100,00.

M. Runge, docteur en Médecine, a indiqué le procédé suivant :

On verse dans une solution de sulfate de magnésie, de l'hydrate de potasse, en moindre quantité que celle qui serait nécessaire pour précipiter la magnésie du sulfate. On mêle ce liquide trouble qui est un mélange de magnésie hydratée, de sulfate de potasse et de magnésie à l'extrait de belladone que l'on a délayé dans l'eau. On fait évaporer le mélange jusqu'à siccité ; on le réduit en poudre et on le traite, lorsqu'il est sec, par de l'alcool déflegmé et bouillant : ce véhicule dissout l'atropine que l'on obtient par l'évaporation spontanée ; elle se présente alors sous forme de cristaux blancs et brillans.

Les propriétés de l'atropine sont peu connues. M. Runge a reconnu que la propriété que possède la belladone de dilater la prunelle de l'œil est détruite même par les alcalis faibles.

Le caractère que présentent l'atropine et la belladone même, de dilater la pupille, peut être mis en usage, avec circonspection cependant, pour reconnaître l'atropine et la belladone, ou les produits desquels ces substances vénéneuses font parties. (A. C.)

AUBIFOIN. L'un des noms vulgaires du Bluet. *V.* ce mot.
(A. R.)

AVÉLANÈDE. C'est la petite coupe ou capsule dans laquelle est engagé le fruit du chêne, connu sous le nom de *gland.*

On recueille ce calice à part du fruit, pour en faire un objet de commerce particulier. Les corroyeurs en font usage pour passer leurs cuirs. Cette partie contient du tannin qui a la propriété de précipiter la gélatine animale et de la concréter ; c'est ce qui donne de la force au cuir. (A. R.)

AVELINE. Variété du fruit de Noisetier. *V.* ce mot.
(A. R.)

AVELINE PURGATIVE ou *noisette purgative.* Nom vulgaire du ricin d'Amérique. *V.* RICIN. (A. R.)

AUNE. *Alnus vulgaris.* Rich. Bot. méd., t. I, p. 154. (Bétulacées. Rich. Monœcie Tétrandrie. L.) C'est un arbre assez élevé, qui croît dans les lieux humides, sur le bord des ruisseaux, dont le tronc lisse et rameux porte des feuilles alternes, arrondies, crénelées sur leurs bords, un peu pubescentes et visqueuses. Ses fleurs sont disposées en chatons, et ses fruits sont des espèces de petits cônes ovoïdes et écailleux.

L'écorce de l'aune est astringente; elle contient du tannin en assez grande quantité. Elle est propre au tannage des cuirs. Elle n'est pas employée en Médecine. (A. R.)

AUNE NOIR. Nom vulgaire de la Bourgène. *V.* ce mot.
(A. R.)

AUNÉE ou Enula campana. *Inula Helenium.* L.—Rich. Bot. méd., t. I, p. 389. (Corymbif. J. Syngénésie superflue. L.) Cette grande et belle plante, qui croît dans les bois humides et que l'on cultive dans les jardins, a une racine vivace, épaisse, tubéreuse, allongée, de la grosseur du poing, d'un brun rougeâtre à l'extérieur, et presque blanche intérieurement. Sa tige, haute de 5 à 6 pieds, porte des feuilles ovales, sessiles et obtuses; les radicales sont allongées, aigres, cotonneuses en dessous. Les capitules de fleurs sont radiés, très grands et jaunes.

La racine d'aunée, qui est la seule partie de la plante dont on fasse usage, a une saveur amère et aromatique, une odeur légèrement camphrée. Elle a été analysée par plusieurs chimistes, et entre autres par Funke et Thomson, qui y ont constaté l'existence de l'albumine, d'une huile volatile concrète, analogue au camphre, d'une fécule particulière nommée *inuline,* découverte par M. Rose. (*V.* ce mot), d'acide acétique libre, etc.

La racine d'aunée est un médicament assez actif. Elle est tonique et stimulante. On la donne assez souvent comme emménagogue, diurétique et sudorifique, soit en poudre à la dose de 20 à 25 grains, soit en décoction, soit macérée dans le vin rouge.

On retire de cette racine sèche, une huile volatile, une eau aromatique par distillation; on en prépare un extrait, une conserve, une huile par macération, un vin médicinal. Cette racine entre dans la composition des sirops d'erysimum et d'armoise composé, de l'alcool thériacal, général, de l'opiat de salomon, de l'orviétan vulgaire et sublime, de l'onguent martiatum, de l'emplâtre diabotanum, de vigo simple, etc.

(A. R.)

AVOCATIER. *Laurus Persea.* L. (Laurinées. J. Hexandrie Monogynie. L.) C'est un bel arbre originaire de l'Amérique méridionale et qui appartient au grand genre des lauriers dont tant d'espèces sont intéressantes pour la Thérapeutique. L'avocatier est cultivé avec soin à cause de ses fruits qui ont à peu près la forme et le volume d'une poire de beurrée, et que l'on mange dans les diverses parties de l'Amérique méridionale. Leur saveur approche, dit-on, de celle de l'artichaut et de la noisette. Ses feuilles, qui sont légèrement aromatiques, se trouvaient autrefois dans le commerce sous le nom de *persea.*

(A. R.)

AVOINE. *Avena sativa.* L.—Rich. Bot. méd., t. I, p. 65. (Graminées. J. Triandr. Digynie.) Tout le monde connaît cette graminée que l'on cultive si abondamment dans nos champs, où elle offre plusieurs variétés remarquables. Ainsi, tantôt ses fleurs qui forment une panicule unilatérale, sont munies d'une longue arète tordue ; tantôt elles en sont dépourvues ; quelquefois la balle qui enveloppe le grain est brune noirâtre, quelquefois elle n'est pas colorée.

La farine d'avoine a été analysée par MM. Davy et Vogel, qui ne s'accordent pas sur sa composition. Le chimiste anglais dit avoir trouvé 6 pour 100 de gluten, matière dont M. Vogel ne signale pas l'existence. Elle renferme de la fécule, du sucre, du mucilage, une huile grasse et un principe amer.

L'avoine est la nourriture de prédilection des chevaux et des animaux de basse-cour : on peut en faire du pain dans les temps de disette. On enlève l'écorce de ce grain à l'aide des meules préparées exprès, et on en fait de la farine ou gruau. (*V.* Gruau.)

L'avoine est détersive, émolliente ; on en fait des cataplasmes à l'eau, au vinaigre pour les douleurs de côté : on en fait des décoctions pour boisson, gargarisme et lavement.

(A. R.)

AURONE. *Artemisia Abrotanum.* L. Cette plante, désignée

sous les noms d'*aurone mâle* ou de *citronelle*, est abondamment cultivée dans les jardins. Elle appartient à la famille des Corymbifères et à la Syngénésie superflue. C'est un arbuste de 2 à 3 pieds d'élévation, ayant des feuilles finement découpées en lobes linéaires, étroits, pubescens, répandant une odeur très suave de mélisse ou de citron. Ses capitules sont petits et paniculés à la partie supérieure des tiges.

Cette espèce est bien plus cultivée comme plante d'agrément, que pour ses usages médicaux. Néanmoins elle est stimulante, sudorifique et emménagogue; son infusion théiforme est extrêmement agréable, et plusieurs personnes l'ont proposée comme un des meilleurs succédanées du thé. (A. R.)

AURONNE FEMELLE. Nom vulgaire de la Santoline. *V.* ce mot. (A. R.)

AXONGE, *graisse de porc.* L'axonge est une substance blanche formant l'*épiploon* qui recouvre les intestins du porc. Cette substance, telle qu'elle est retirée de l'animal, a une couleur blanche légèrement rosée; son odeur est fade, sa consistance est plus ou moins grande; elle graisse les doigts. A cet état, elle est accompagnée de membranes, et elle retient une certaine quantité de sang et de substances étrangères (1) qu'il est indispensable de lui enlever pour l'amener à l'état de graisse destinée à être employée à la préparation de quelques médicamens. On lui fait subir l'opération suivante:

On sépare autant qu'il est possible les membranes qui recouvrent la graisse; on coupe celle-ci en petits morceaux, on les malaxe dans l'eau, ou on les soumet à l'action du pilon dans un mortier de marbre. Lorsque la graisse qui est ainsi malaxée ou pilée ne communique plus rien à l'eau, et que celle-ci en sort limpide et incolore, on la met dans une bassine de cuivre que l'on chauffe au moyen d'un feu très doux,

---

(1) L'eau pure qui a servi à laver l'axonge ayant été soumise à l'évaporation, nous a fourni un résidu de couleur jaune qui contient des sels et une matière animale dont nous n'avons pu (faute de temps) déterminer la nature.

ou mieux encore à l'aide de la vapeur ; lorsque la graisse est fondue, on la passe à travers un linge pour séparer la plupart des matières étrangères avec lesquelles elle est mêlée, on la laisse refroidir ; lorsqu'elle est froide, on l'enlève par couches pour la séparer d'une dernière portion de substances étrangères qui occupent la partie inférieure du pain de graisse et qui forme un *pied*. Lorsque ces substances sont séparées, on remet de nouveau la graisse sur le feu pour vaporiser une petite quantité d'eau qu'elle retient ; et lorsqu'elle n'en contient plus, ce que l'on reconnaît à la transparence du liquide et à ce que quelques gouttes prises au fond de la bassine et jetées sur des charbons ne causent aucun pétillement, on enlève la graisse de dessus le feu, on la laisse refroidir en partie : lorsqu'elle est à moitié refroidie, on la coule dans le vase où on doit la conserver. On prend la précaution de n'introduire la graisse dans le vase où l'on doit la tenir que lorsqu'elle est à moitié froide, pour éviter qu'elle ne se fige brusquement : ce phénomène donnerait lieu à des fissures qui permettraient à l'air d'être en contact avec la graisse, alors elle absorberait l'oxigène de l'air, elle deviendrait rance.

La graisse que l'on obtient en chauffant la panne à un feu trop violent n'a pas la couleur blanche qu'elle doit avoir. Les auteurs du Codex, voulant éviter cet inconvénient, prescrivent d'opérer la fusion de la graisse (*séparée du pied*) au bain-marie.

La graisse tenue dans des pots peut encore absorber l'oxigène de l'air ; on doit prendre des précautions à cet égard, et se procurer, pour la conserver, des vases ayant un couvercle de terre ou de verre ; on lute le vase et le couvercle avec une bande de toile enduite de chaux et de blanc d'œuf.

L'emploi d'une graisse plus ou moins récente n'est pas sans inconvénient dans la préparation de quelques substances pharmaceutiques. M. Gallard, l'un de nos condisciples, a (voir le t. VIII du *Journal de Pharmacie*) démontré d'une manière évidente que les pommades préparées avec l'hydriodate de potasse et la graisse étaient parfaitement blanches lorsque la graisse était récente, et colorées en jaune plus ou moins foncé selon le degré d'ancienneté des graisses qu'il employait à ces préparations. Nous avons vu des pommades préparées avec des graisses rancies causer des éruptions sur les parties sur lesquelles on étendait ces préparations.

L'axonge est un composé de deux substances, l'élaïne et la stéarine. MM. Chevreul et Braconnot ont reconnu ces substances dans les graisses, et M. Braconnot a trouvé que l'axonge était composée

d'élaïne......... 62
de stéarine....... 38.

L'axonge entre dans les pommades, les onguens, les emplâtres, les savons, etc., etc.

L'axonge doit être préparée par le pharmacien; les charcutiers mêlent celle qu'ils vendent à d'autres graisses provenant des membranes adipeuses qui adhèrent aux intestins du porc, quelquefois encore ils ajoutent à l'axonge du *flambard*, espèce de graisse qui est recueillie à la surface de l'eau qui sert à cuire les parties du porc. On reconnaît le dernier mélange; le flambard étant salé, communique à l'axonge une légère saveur salée.

Selon MM. De Saussure et Bérard, l'axonge est composée de

Carbone.....	78,843	Carbone.....	69,00
Hydrogène...	12,182	Oxigène.....	9,66
Oxigène.....	8,502	Hydrogène....	21,34
Azote.......	0,473		
	100,000		100,00
(De Saussure.)		(Bérard.)	

(A. C.)

AYA-PANA. *Eupatorium Aya-pana*. Vent.—Rich. Bot. méd., t. I, p. 393. (Corymbifères. J. Syngénésie égale. L.) On appelle ainsi au Brésil une petite plante qui y jouit d'une grande réputation médicale, et que l'on a ensuite naturalisée aux îles de France et de Bourbon, vers le commencement de ce siècle. Ce fut aux soins du capitaine Baudin, lors de son voyage autour du monde, que l'on dut l'introduction de cette plante dans les îles australes d'Afrique. Ce navigateur s'empara par surprise d'un seul pied d'aya-pana que possédait un habitant de Rio de Janeiro, et c'est ce seul individu qui, transporté à Maurice, s'y est multiplié et naturalisé au point que peu d'années après, l'aya-pana s'était répandu dans toutes les parties de l'île.

Les feuilles d'aya-pana, qui sont la partie dont on fait usage, sont lancéolées, longues de 2 pouces, un peu visqueuses, d'une odeur extrêmement agréable qui rappelle celle de la fève tonka, et d'une saveur aromatique. Cadet de Gassicourt, qui en a fait l'analyse, en a retiré un extrait brun, d'une odeur herbacée et légèrement aromatique, d'une saveur faiblement astringente, une petite quantité d'acide gallique. Au moment de son apparition en Europe, l'aya-pana a été vanté comme un médicament extrêmement précieux, comme une sorte de panacée universelle, à laquelle les fièvres les plus rebelles, les hydropisies, les maladies cutanées devaient céder comme par enchantement. Mais l'expérience n'a pas confirmé ces éloges pompeux, et l'on a reconnu que l'aya-pana était, comme le thé, légèrement excitant, diaphorétique et diurétique. Aujourd'hui on en a presque entièrement abandonné l'usage.

(A. R.)

AZEDARACH. *Melia Azedarach.* L.—Rich. Bot. méd. t. II, p. 706. (Méliacées. J. Décandrie Monogynie. L.) On nomme ainsi un arbre originaire de la Perse, de la Syrie, de l'Amérique septentrionale, et qui s'est en quelque sorte naturalisé dans les contrées méridionales de l'Europe. Il ressemble assez au frêne par son feuillage ; mais ses fleurs violettes et d'une odeur agréable forment des espèces de grappes ou de panicules à l'aisselle des feuilles, et il leur succède des fruits qui sont des drupes charnues, globuleuses, jaunes, de la grosseur d'une petite cerise, contenant un noyau à cinq côtes et à cinq loges.

La racine d'Azedarach a une saveur amère et nauséabonde. Dans l'Amérique septentrionale, où cet arbre est depuis longtemps naturalisé, cette racine est employée comme vermifuge ; mais en Europe on n'en fait pas usage.

Les fruits de l'azedarach ont une saveur douceâtre. On a dit qu'ils étaient vénéneux ; cependant il paraît certain que les enfans, dans l'Amérique du nord, les mangent sans en être incommodés.   (A. R.)

AZEROLIER ou **Pomette**. *Cratœgus Azarolus*. L. Arbre de la famille des Rosacées et de l'Icosandrie Digynie. L.

Il porte des feuilles semblables à celle de l'aubépine, mais plus grandes, rougissant un peu avant leur chute. Ses fleurs sont en grappes, et de couleur verdâtre. Le fruit est presque rond, charnu, plus petit que la nèfle ordinaire, garni d'une couronne formée par les pointes du calice. Ce fruit est au commencement vert et dur, mais il devient rouge en mûrissant; sa saveur est douce, aigrelette, fort agréable au goût; il renferme dans sa pulpe trois osselets ou semences fort dures. On nomme ce fruit *azérole*.

On cultive l'azérolier en Italie, dans le Languedoc, et dans plusieurs autres pays chauds; on lui donne, dans ces pays, le nom de *pomette*.

L'azérole crue ou confite au sucre est astringente; elle fortifie l'estomac, arrête le vomissement, les cours de ventre.

(A. R.)

AZOTE, *alcaligène, mofette atmosphérique, nitrogène, septone, air vicié*. L'azote est un corps simple gazeux qui forme environ les $\frac{4}{5}$ de l'air atmosphérique; il entre dans la composition de la plupart des matières végétales et animales. Sa découverte date de 1775, elle est due à Lavoisier, qui la fit quelque temps après que Priestley eut découvert le gaz oxigène; c'est en examinant l'air atmosphérique (1) que Lavoisier trouva que ce corps gazeux était principalement formé d'un principe particulier, l'*azote* uni à l'*oxigène*.

On obtient l'azote de la manière suivante: on place sur une cuve pneumato-chimique une petite capsule en terre, *un têt à rôtir*, contenant quelques fragmens de phosphore; on allume ce

____

(1) L'air atmosphérique est composé de 21 oxigène,
de 79 d'azote,
de traces d'acide carbonique, d'eau en vapeurs, et de quelques substances organiques.

corps combustible; lorsqu'il est allumé, on le recouvre avec une grande cloche dont les parois inférieures plongent dans l'eau. Par la combustion du phosphore, le gaz oxigène de l'air est absorbé en partie, et il se forme de l'acide phosphorique qui se dissout dans l'eau; celle-ci monte dans la cloche. On agite, pour que l'eau puisse dissoudre tout l'acide formé; on introduit dans l'air restant quelques cylindres de phosphore portés sur des tubes de verre creux, et on laisse ce combustible en contact avec l'air jusqu'à ce que les morceaux de phosphore ne soient plus lumineux dans l'obscurité, ce qui indique que l'azote n'est plus mêlé d'oxigène. On retire le phosphore, on fait passer l'air dans des flacons, et on y ajoute de la potasse caustique qui se dissout dans l'eau et qui absorbe l'acide carbonique et une petite quantité de vapeur de phosphore qui était encore en contact avec le gaz azote et qui altérait sa pureté.

Ce gaz ainsi obtenu est pur. 100 parties d'air atmosphérique fournissent 79 de ce gaz.

L'azote est un gaz permanent, sans odeur, couleur ni saveur; son poids spécifique, comparé à celui de l'air qui est 1,000, est de 0,9757; il est susceptible de se dilater par l'action de la chaleur, de se comprimer par l'action du froid. A l'état de gaz, il n'a pas d'action sur le gaz oxigène. Il est impropre à la combustion et à la respiration; les animaux qui sont exposés à son action sont frappés d'asphyxie.

L'azote n'est pas employé dans l'art médical; cependant le pharmacien doit connaître son extraction, puisqu'il peut en avoir besoin dans quelques opérations. Quelques chimistes pensent que l'azote n'est pas un corps simple, mais bien un oxide : des expériences seules pourront nous convaincre de la vérité de cette assertion encore hypothétique.   (A. C.)

B

BABEURRE, *lait de beurre*. On a donné le nom de *babeurre* à un liquide composé du serum du lait, de quelques parties butireuses et caséeuses.

Cette liqueur se sépare de la crême lorsqu'on la soumet au *battage* pour réunir les parties grasses qui doivent former le beurre.

Le lait de beurre est employé comme aliment; je l'ai vu mettre en usage avec succès comme délayant et rafraîchissant. Il a beaucoup d'analogie avec le petit-lait. (*V.* ce mot.)

(A. C.)

BABLAH ou Tannin oriental. On a récemment importé dans les ports français une quantité considérable de fruits d'un arbre de la famille des Légumineuses, qui croît dans les Indes orientales, et auxquels on donne, dans le commerce, le nom de bablah. Ces fruits proviennent de l'*Acacia arabica,* Willd., figuré par Roxburgh (*Plant. coromand.*, t. II, p. 149). Ce sont des légumes d'un gris cendré, couverts d'un léger duvet, divisés transversalement par plusieurs étranglemens interloculaires, offrant dans l'épaisseur du péricarpe une substance noire concrète, brillante, douée d'une saveur très acerbe, et contenant entre chaque étranglement une graine elliptique et aplatie. Ces fruits varient par la profondeur des sinus qui forment les étranglemens; nous en avons vu qui sont à peine étranglés, tandis que d'autres le sont au point que chaque gousse peut facilement se rompre en plusieurs pièces. Il paraît que le bablah est très riche en tannin et en acide gallique, car on l'emploie avec le plus grand avantage pour le tannage et la teinture en noir. D'après des expériences faites par MM. Roard et Petit, le bablah serait, suivant le premier, inférieur en qualité à la noix de galle, et selon l'autre, supérieur pour la teinture. Nous avons reçu de M. Leprieur, pharmacien de la marine au Sénégal, des échantillons d'*A. arabica,* dont les fruits sont semblables à ceux de la plante indienne. Comme cette espèce est très commune sur le continent africain, il serait à désirer que la colonie du Sénégal s'occupât de la récolte du bablah, qui donnerait des bénéfices plus assurés que les cultures si chanceuses du coton, de l'indigo, etc.

Il y a long-temps que l'on a introduit en France, par la voie de Marseille, le même bablah provenant de la Haute-Égypte.

Le professeur Delile l'a décrit dans sa Flore d'Égypte sous le nom d'*A. nilotica*.

Un autre fruit de la famille des Légumineuses est apporté de l'Ile-de-France sous le nom de *bali-babolah*, où il est employé également comme astringent. Il est un peu arqué, cylindrique ou légèrement comprimé, aminci vers les deux extrémités, et déprimé de distance en distance. Sa surface, d'un brun rougeâtre, est lisse ou un peu ridée, marquée de deux sutures longitudinales. Il est divisé intérieurement en plusieurs loges pulpeuses, contenant chacune une semence. Selon M. Virey, ce fruit est celui du *Cassia Sophera*, tandis que M. Guibourt l'attribue à *l'Acacia farnesiana*, qui croît abondamment à l'Ile-de-France. (A. R.)

BACILE. Un des noms vulgaires du *Crithmum maritimum*, L., plus connu sous celui de Percepierre. *V*. ce mot. (A. R.)

BADIANE ou Anis étoilé. Fruit de l'*Illicium anisatum*. L.—Rich. Bot. méd., t. II, p. 639. Cet arbre toujours vert, appartient à la famille des Magnoliacées et à la Polyandrie Polygynie; il croît à la Chine, au Japon et dans la grande Tartarie. Ses fruits sont composés de cinq à douze coques réunies en étoile, ligneuses, d'un brun ferrugineux, comprimées, rugueuses, longues chacune de 4 à 5 lignes, s'ouvrant par leur côté supérieur au moyen d'une fente longitudinale, contenant dans une cavité simple une graine ovoïde comprimée, très lisse et luisante, d'une couleur brune.

L'anis étoilé répand une odeur très agréable analogue à celle de l'anis ordinaire. Sa saveur est un peu âcre, aromatique et sucrée; celle de la graine est beaucoup plus faible. Cette saveur et cette odeur agréables sont dues à une huile volatile.

Les Orientaux et les Chinois en mangent souvent après le repas pour faciliter la digestion; ils en font une infusion qu'ils prennent comme du thé; ils en mêlent avec le café, le thé, le sorbet et avec d'autres boissons, dans le but de communiquer à ces préparations le goût agréable de la badiane.

La badiane est un médicament stimulant. On peut l'administrer en poudre ou en infusion. On en prépare aussi une eau distillée. C'est avec ce fruit que l'on donne à l'anisette de Bordeaux sa saveur agréable et parfumée.

Les fruits de la badiane sont très acides : cette propriété, très marquée, a donné l'idée à M. Bussière de rechercher quel est l'acide contenu dans ces fruits ; son travail est encore inédit.

(A. R.)

BAGASSE. On appelle *bagasse* les cannes à sucre qui ont été écrasées et soumises à l'action de la presse pour en retirer le jus. Ces tiges sont employées, ou à la nourriture des bestiaux, ou au chauffage ; ce dernier emploi exige la construction de fourneaux particuliers, propres à ce genre de combustible. M. Payen a reconnu, après quelques essais, 1°. que 100 livres de bagasse brûlées dans des fourneaux appropriés évaporaient 600 livres d'eau ; 2°. que 100 livres de bon bois en évaporaient 620 livres ; 3°. que dans les colonies on employait (les fourneaux étant mal construits pour ce combustible) plus de 100 liv. de bagasse pour évaporer 100 livres d'eau (1).   (A. C.)

BAGUENAUDIER. *Colutea arborescens.* L.—Rich. Bot. méd., t. II, p. 556. Arbrisseau de moyenne grandeur, de la famille des Légumineuses et de la Diadelphie Décandrie, qui croît naturellement dans les régions méridionales de la France, et que l'on cultive fréquemment dans les jardins. Cet arbrisseau se distingue surtout par ses feuilles imparipennées, composées ordinairement d'onze folioles obtuses mucronées et finement pubescentes, et par ses gousses vésiculeuses et pleines d'air.

Les feuilles du baguenaudier ont beaucoup de ressemblance avec celles du séné d'Italie, et elles jouissent des mêmes propriétés purgatives : de là les noms de *faux séné, séné d'Europe* donnés à cet arbrisseau. On les en distingue en ce qu'elles sont généralement plus grandes, plus minces et mucronées au sommet. Elles doivent être récoltées en septembre et séchées à l'ombre. Leur dose est d'une à trois onces en décoction dans huit à douze onces d'eau.   (A. R.)

---

(1) Voir le modèle des fourneaux établis pour cet emploi, par M. Payen, Dictionnaire technologique, t. II, p. 411, et la planche VII, Arts chimiques.

BAGUETTES, *tubes fermés*. On a donné le nom de *baguettes* à des cylindres de verre de diverses grosseurs. Ces instrumens sont destinés à agiter des liquides, acides et alcalins, dans le but de favoriser des réactions, ou encore à renouveler les surfaces de quelques-uns de ces liquides échauffés, dans le but de favoriser leur évaporation.

On les emploie de préférence à toute autre substance, à cause de leur inaltérabilité, qui permet de s'en servir sans craindre d'altérer la pureté des corps avec lesquels ils se trouvent en contact.

Les baguettes se font avec des tubes cylindriques creux et de diverses grosseurs que l'on ferme par les deux bouts au moyen de la lampe à émailleur.

On peut aussi préparer, et plus facilement, les baguettes avec des *cylindres de verre plein;* il suffit alors de couper ces tubes à la longueur convenable, et d'émousser sur un pavé de grès les angles que présente le point où l'on a fait la coupure.

(A. C.)

BAIES. *Baccæ*. On désigne sous ce nom les fruits charnus ou succulens, à une ou plusieurs loges, qui contiennent une ou plusieurs graines disposées sans ordre dans un liquide ou une substance pulpeuse. Telles sont les baies de la vigne, du groseiller, du sureau, etc. (A. R.)

BAIES DE GENIÈVRE. *V.* Genièvre.

BAIES DE LAURIER. *V.* Laurier.

BAIES DE NERPRUN. *V.* Nerprun.

BAIES DE SUREAU. *V.* Sureau.

BAIES D'HIÈBLE. *V.* Hièble.

BAIN-MARIE. Le bain-marie est un vase cylindrique en étain, en cuivre ou en argent, que l'on place dans la cucurbite d'un alambic, de manière à ce que les parois de ce vase ne soient pas en contact, mais éloignées de quelques pouces des parois de la cucurbite : cet espace doit être rempli par de l'eau qui reçoit l'action directe de la chaleur; elle la transmet aux substances contenues dans le bain-marie.

On se sert du bain-marie pour opérer la distillation ou la

concentration de quelques substances auxquelles on ne veut pas appliquer un degré de température supérieur à celui de l'eau bouillante. Dans l'emploi du bain-marie, on doit avoir soin d'entretenir de l'eau en quantité convenable dans la cucurbite : pour cela, on la remplit au fur et à mesure que cette eau se volatilise. L'ajutage par lequel on l'introduit doit être légèrement bouché, afin de ne pas donner lieu à l'accumulation des vapeurs qui pourraient, faute de précautions, donner lieu à des accidens. On se sert du bain-marie pour préparer des extraits, etc. (*Voir* ce mot.)   (A. C.)

BAIN DE SABLE. On donne ce nom à un vase de fonte, de fer, ou de terre, contenant du sable ou du grès pulvérisé et passé au tamis. Ce vase, placé sur un fourneau, reçoit la chaleur et la transmet à des capsules en porcelaine ou à d'autres vases contenant des substances que l'on soumet à l'action de la chaleur.

Lorsqu'on fait emploi du bain de sable, on a pour but de garantir les vases en verre et en porcelaine de l'action trop vive qu'ils éprouveraient, action qui souvent détermine leur rupture.

On reproche au bain de sable de ne pas transmettre également la chaleur à toutes les parties du vase. On s'en sert moins maintenant et on les remplace assez souvent par divers appareils ; quelques-uns sont en fils de fer ; ils servent à soutenir les vases à une certaine distance du feu, d'autres sont des disques de tôle ayant dans leur milieu une ouverture qui permet aux vases de recevoir la chaleur.   (A. C.)

BAISONGE ou BARDGENGE. On appelle ainsi, en Orient, des excroissances ou galles qui se développent sur quelques espèces de sauges, par suite de la piqûre de certains insectes. Ces galles sont charnues, et les habitans des régions où elles croissent les mangent. Elles sont astringentes.   (A. R.)

BALANCE HYDROSTATIQUE. Instrument de Physique propre à faire reconnaître le poids spécifiqué des corps. On obtient ce poids en pesant le corps dans l'air, puis en le plongeant dans l'eau, divisant ensuite le premier poids par celui de la perte qu'il éprouve lorsqu'il est plongé dans l'eau, le quotient exprime le nombre demandé ou la quotité de fois que le corps proposé pèse plus qu'un pareil volume d'eau. *Voir* aux ouvrages de Physique les articles ARÉOMÈTRE, POIDS SPÉCIFIQUE, etc.

(A. C.)

BALANCES. Les balances sont des instrumens propres à déterminer le poids des corps.

On se sert, dans les pharmacies et dans les laboratoires, de plusieurs sortes de balances.

Les balances destinées aux expériences de recherches et à peser les produits résultats d'une analyse, doivent être sensibles à un demi-milligramme, quoiqu'elles puissent peser un demi-kilogramme. Pour obtenir une grande exactitude dans l'emploi de ces balances et pour corriger les plus légères différences qui peuvent résulter de la longueur plus ou moins grande des leviers du fléau, on emploie la méthode des doubles pesées : elle consiste à équilibrer les deux plateaux en mettant dans celui qui ne contient pas le corps à peser, des grains de plomb ou toute autre substance en quantité suffisante pour rétablir l'équilibre, à remplacer ensuite le corps que l'on veut peser par des poids, au moyen desquels on rétablit de nouveau l'équilibre. On conçoit que ces poids remplaçant le corps absolument dans les mêmes circonstances, pèsent exactement comme lui.

Les balances d'essais doivent être conservées dans des cages de verre ; elles doivent être mises à l'abri des vapeurs humides et des gaz qui se dégagent dans les laboratoires.

Les balances ordinaires, celles qui doivent peser jusqu'à 500 grammes (1 livre), doivent être sensibles à moins d'un grain (de 3 à 5 centigrammes). Celles qui sont employées pour supporter des poids de 8 à 10 livres, 4 à 5 kilogram., doivent être sensibles à (3 grains) un décigramme et demi; enfin, celles destinées à peser des quintaux doivent être sensibles à (2 gros) 8 grammes. La plupart des balances qui sont mises journellement en usage n'ont pas cette sensibilité.

Les plateaux des balances sont en bois, en cuivre, en argent, en platine, en verre, et j'ai vu des balances d'essais dont les plateaux sont en corne : ces plateaux n'étant sujets ni à se casser ni à s'altérer, sont très commodes (1).　　　　　(A. C.)

BALAUSTES. *Balaustia.* On appelle ainsi les calices et les fleurs doubles et séchés du Grenadier. (*V.* ce mot.)
　　　　　　　　　　　　　　　　　(A. R.)

BALEINE. *Balœna Mysticetus.* L. C'est le plus grand de tous les animaux connus. Il appartient à l'ordre des Mammifères Cétacés, et habite principalement les mers du Nord, où le nombre en diminue chaque jour. Il acquiert quelquefois jusqu'à cent pieds de longueur, et une circonférence d'une égale dimension; sa gueule a vingt pieds d'ouverture, et les deux côtés de son palais sont garnis de seize à dix-huit cents de ces fanons noirâtres et flexibles connus sous les noms de *baleines,* et dont on fait usage dans les arts. Chaque année l'on équipe de petites flottilles pour la pêche de la baleine, qui, outre ses fanons, fournit une énorme quantité d'huile que l'on évalue à 120 tonneaux pour un seul individu. Cet énorme cétacé est entièrement privé de dents; aussi ne se nourrit-il que de poissons d'une petite dimension ou de vers et de mollusques qui pullulent dans les mers qu'il fréquente. Ses excrémens sont d'un beau rouge, qui teint la toile d'une manière assez solide.
　　　　　　　　　　　　　　　　　(A. R.)

BALEINE (blanc de). *V.* Cachalot et Spermacéti.

BALLONS, *matras.* Les ballons et les matras sont des sphères creuses en verre ou en métal qui sont terminées par un col cylindrique dans le prolongement d'un rayon; quelquefois ces sphères ont une ouverture que l'on nomme tubulure. Ces vases, dont la figure sera dessinée dans les planches qui se trouveront à la fin du dernier volume, servent de digesteurs; on les emploie pour obtenir diverses préparations. Ils font aussi partie de plusieurs appareils.

Les ballons en verre doivent être minces et d'une égale épaisseur dans toutes leurs parties; ils doivent aussi être exempts de

---

(1) Voir l'article Balance, du T. II du Dictionnaire technologique. Cet article, dû à M. Francœur, est du plus grand intérêt.

ces protubérances que l'on appelle *pontis*. Choisis de la sorte, ils supportent l'action ménagée de la chaleur, et on les emploie à des solutions et à des décoctions qui ne pourraient s'opérer dans d'autres vases.

Il y a des ballons auxquels on adapte des montures en cuivre sur lesquelles on fixe des robinets à vis. Ces instrumens sont employés pour prendre le poids spécifique des gaz.   (A. C.)

BALLOTE NOIRE. *Ballota nigra.* L. — Rich. Bot. méd., t. I, p. 262. Bulliard, pl. 397. (Labiées. Juss. Didynamie Gymnospermie. L.) Cette plante est très commune en été sur le bord des routes et des fossés ; elle fleurit pendant la plus grande partie de l'année. Elle a une racine vivace, une tige dressée, rameuse, pubescente et rougeâtre, surtout à sa partie supérieure. *Ses* feuilles sont pétiolées, ovales, presque cordiformes, aiguës, crénelées, un peu sinueuses et crêpues ; ses fleurs sont purpurines, disposées en petits faisceaux, dans l'aisselle des feuilles. On donne à cette plante les noms vulgaires de *marrubin* et *marrube noir*. Son odeur est fétide, et elle passait pour chaude et stimulante, propriétés attribuées au marrube blanc, *Marrubium vulgare*, L., auquel on la substitue sans inconvéniens. Selon le docteur Tezner, la ballotte noire a été employée avec succès contre la phthisie! Il cite, dans le *Hannoversch. Magaz.* mai 1823, le cas d'un homme qui fut guéri par l'usage de cette plante prise en infusion, et préparée de la même manière que le thé.   (A. R.)

BALSAMITE. *Balsamita suaveolens.* Desf. — Rich. Bot. méd., t. I, p. 383. Cette plante, de la famille des Synanthérées, tribu des Corymbifères, est vulgairement désignée sous les noms de *grand baume, coq des jardins, menthe Notre-Dame* ; elle croît naturellement dans les lieux incultes des provinces méridionales. Sa racine vivace donne naissance à des tiges rameuses, de 3 à 4 pieds d'élévation, blanchâtres et comme pulvérulentes. Ses feuilles, d'un vert clair, sont elliptiques, allongées, obtuses, régulièrement dentées. Les capitules sont petits, très nombreux, blancs, disposés en une sorte de corymbe terminal.

La balsamite a une odeur extrêmement forte, aromatique et
agréable, une saveur chaude et amère. C'est un médicament
fort énergique, et que l'on n'emploie pas autant qu'il mérite de
l'être. Autrefois, on préparait avec cette plante une huile de
baume par macération, qui était fort usitée contre les plaies,
et surtout contre les contusions. De même que plusieurs autres
plantes de la même famille, la balsamite est un puissant vermifuge. On peut employer l'infusion théiforme de ses sommités
fleuries, ou la poudre que l'on prépare avec les mêmes sommités. (A. R.)

BANANIER. *Musa.* Parmi les nombreuses espèces qui composent ce genre, type d'une famille de Monocotylédones désignée sous le nom de Bananiers ou Musacées, et qui appartient
à l'Hexandrie Monogynie, L., on en distingue deux dont les
produits sont très importans.

Le Bananier du paradis, *Musa paradisiaca,* L., est une
plante vivace qui croît dans les climats intertropicaux des deux
continens. Sa tige est gigantesque, mais ce n'est réellement
qu'une herbe remplie d'énormes trachées ; elle périt dès que la
plante a fructifié. Elle se termine par un faisceau de belles
feuilles redressées, elliptiques, allongées, très entières, longues
de 4 à 5 pieds, d'un vert clair, obtuses à leurs sommets, et cons-
tituées par un nombre immense de petites fibres parallèles,
transversales et perpendiculaires à une grosse côte ou nervure
médiane. Ses fleurs sont terminales, groupées, et accompagnées
d'écailles colorées. Les fleurs inférieures de ces espèces de
chatons sont les seules fructifères. Le fruit est triangulaire,
jaunâtre, long de 6 à 8 pouces, possédant une chair épaisse
et un peu pâteuse. On le connaît sous la dénomination vulgaire
de *Banane.*

Le Bananier des sages, *Musa sapientum,* L., ressemble par
son port et sa taille au précédent ; il s'en distingue seulement
par ses feuilles plus aiguës, et surtout par ses fruits beaucoup
plus courts, ayant la chair plus fondante.

Nous ne perdrons pas notre temps à rechercher, sur les
traces de certains érudits, si le bananier est l'arbre sous lequel

notre bonne mère Ève se reposa, et qui la tenta si violemment qu'elle commit le premier péché auteur de tous les maux qui ont affligé sa malheureuse postérité; son nom spécifique de *paradisiaca* y fait allusion. Nous préférons indiquer à nos lecteurs l'utilité des deux espèces que nous avons mentionnées. Elle sont l'objet d'une culture très soignée en Afrique, en Asie et en Amérique, à cause de leurs fruits dont les peuples de ces régions font une grande consommation. Les bananes ont quelque ressemblance extérieure avec les concombres. Celles du *Musa paradisiaca* ont une pulpe fondante, d'un goût légèrement sucré et parfumé. On les mange crues ou cuites, apprêtées de diverses manières. On en retire une liqueur d'un goût assez agréable, mais qui n'est pas de garde, car elle s'aigrit facilement. Après en avoir exprimé le suc, les parties fibreuses qui restent sur le tamis forment une pâte avec laquelle on prépare une sorte de pain très nourrissant. Dans les colonies, les bananes forment la principale nourriture des habitans, et surtout des nègres. Celles du *Musa sapientum* sont plus recherchées à cause de leur chair fondante et très sucrée; aussi ne les mange-t-on qu'au dessert. M. De Humboldt a évalué qu'un terrain de 100 mètres carrés, dans lequel on aurait placé 40 plants de bananiers, rapporte 4000 livres de substance alimentaire; un même terrain semé de froment, n'eût guère rapporté que 30 livres pesant. Le produit des bananes est donc à celui du froment, comme 133 est à 1; par rapport à la pomme de terre, il est de 44 à 1.

Les fibres de la tige des bananiers sont dures et très fortes. On les emploie à la fabrication de cordes et de fils propres à confectionner divers tissus; on en prépare aussi de l'amadou. Lorsque la tige est encore jeune et tendre, elle peut servir d'aliment en raison de la grande quantité de mucilage et d'amidon qu'elle renferme. Le principal usage des feuilles est de former les toits des habitations rustiques.

Le bananier du paradis et le bananier des sages sont cultivés dans les serres chaudes d'Europe, seulement comme plantes d'ornement et de curiosité; car pour qu'elles y fleurissent, et à plus forte raison pour qu'elles y fructifient, il leur faut une chaleur constante et très élevée. La petitesse des serres s'oppose encore à ce que ces plantes prennent leur entière évolution. Lorsqu'elles ont fleuri, il faut avoir soin de couper la tige par le bas, afin de faciliter le développement des nouvelles pousses qui doivent s'élever de la racine.

BANCA. Espèce d'étain qui nous vient de l'île de ce nom.

Le banca se distingue du malaca par la forme de ses lingots qui sont oblongs, et par leur poids qui est de 40 livres (20 kilogr.). *V.* Étain. (A. C.)

BANCOUL (Noix de). C'est le fruit de l'*Aleurites ambinux* de Persoon, arbre de la famille des Euphorbiacées et de la Monoecie Monadelphie. L. Il croît dans les Moluques, d'où il a été importé à l'île de Bourbon. Selon Commerson, ce fruit est composé de deux noix de la forme d'une châtaigne, accolées sous un péricarpe commun et charnu, ayant chacune en outre une enveloppe coriace et contenant une graine couverte d'un tégument dur et ligneux, graine qui est très sapide, aphrodisiaque, mais un peu trop indigeste. Rumph, qui nomme cette plante *Camirium,* dit que les habitans d'Amboine en mangent les graines crues assaisonnées d'un peu de poivre, mais qu'elles sont enivrantes. Il est plus sûr de les faire cuire. L'huile qu'on en retire par expression est employée par le peuple pour faire frire le poisson.

(A. R.)

BAOBAB. *Adansonia digitata.* L. (Malvacées. J. Monadelphie Polyandrie. L.) L'arbre qui porte ce nom est originaire du Cap-Vert, de la Guinée, de l'Éthiopie et de plusieurs autres parties de l'Afrique. C'est le végétal qui acquiert les dimensions les plus colossales. On en rencontre quelquefois des individus dont le tronc a jusqu'à 30 pieds de diamètre; et d'après des calculs ingénieux d'Adanson, ce savant naturaliste avait établi que ceux qu'il a vus au Cap-Vert n'avaient pas moins de 5 à 6 mille ans d'existence. Les feuilles du baobab ressemblent assez à celles du marronnier d'Inde, c'est-à-dire qu'elles sont digitées. Ses fleurs sont très grandes, et les fruits qui leur succèdent sont ovoïdes-allongés, à peu près de la grosseur de la tête, durs et crustacés en dehors où ils sont recouverts d'une pellicule verte et tomenteuse, pulpeux intérieurement. Cette pulpe, qui est rouge, a une saveur aigrelette et astringente. Au rapport d'Adanson et du docteur Louis Franck, les habitans des pays où croît le baobab emploient cette partie pulpeuse comme très efficace contre la dyssenterie. Cette pulpe était autrefois apportée en Europe sous le nom de *terre sigillée de Lemnos;* mais elle n'est plus usitée. M. Vauquelin a fait l'analyse de la pulpe de baobab. Il y a trouvé de l'amidon, une gomme parfaitement analogue à la gomme arabique, un acide qui se rapproche beaucoup de l'acide malique, et du sucre cristallisable. Ses graines contiennent une huile grasse.

Les feuilles et l'écorce de ce grand arbre, de même que celles des autres végétaux de la famille des Malvacées, contiennent du mucilage, et peuvent être employées comme adoucissantes et émollientes.   (A. R.)

BARBEAU. Un des noms vulgaires du bleuet (*Centaurea Cyanus.* L.) *V.* Bleuet.   (A. R.)

BARBE DE BOUC. Nom vulgaire du Salsifix des prés (*Tragopogon pratense,* L.) *V.* Salsifix.   (A. R.)

BARBOTINE. L'un des noms vulgaires du *Semen contra: V.* ce mot.   (A. R.)

BARDANE. Glouteron. Herbe aux teigneux. *Arctium Lappa.* L.—Rich. Bot. méd., tom. I, p. 384. On appelle ainsi une plante vivace de la famille des Synanthérées, tribu des Carduacées, et de la Syngénésie égale, très commune dans les bois ou les lieux incultes de toute la France. Sa racine est longue, cylindrique et rameuse, d'un brun noirâtre extérieurement, blanche à son intérieur. De cette racine poussent des feuilles radicales très grandes, pétiolées, cordiformes, et un peu ondulées sur leurs bords, blanchâtres, et comme cotonneuses à leur face inférieure. La tige, haute de trois à quatre pieds, est rameuse, cylindrique, rougeâtre et pubescente. Les fleurs sont violacées. Les capitules sont presque globuleux, ayant leur involucre composée d'écailles recourbées en forme d'hameçon à leur sommet.

On distinguait autrefois deux sortes de racine de bardane: la grande et la petite. L'une, produite par l'*Arctium majus,* et l'autre par l'*Arctium Lappa,* L. Mais ces deux espèces étant les mêmes par leur mode d'action, cette distinction est tombée en désuétude.

La racine de bardane est un médicament assez fréquemment employé. Sa saveur est douceâtre et un peu amère; elle paraît contenir une assez grande quantité d'inuline. Elle agit principalement sur le système exhalant, et on l'emploie comme diaphorétique, soit dans les maladies chroniques de la peau, soit dans les maladies vénériennes. On l'administre en décoction à la dose d'une à deux onces pour deux livres d'eau.   (A. C.)

BARGENDGE. *V.* Baisonge.

BARILLE. *Barilla* des Espagnols. Nom vulgaire de plusieurs espèces de *Salsola* et autres plantes maritimes analogues, qui, par leur incinération, donnent la soude. *V.* ce mot.   (A. R.)

BARIUM, *métal de la baryte.* Le *barium* est un corps simple, combustible métallique, qui existe dans la nature à l'état d'oxide, combiné à divers acides et formant des sels (les sels de baryte).

Ce métal peut s'obtenir de la manière suivante. On prend un sel de baryte (le sulfate, par exemple), on le réduit en poudre fine, on le mêle à une quantité suffisante d'eau pour en former une pâte dont on fait une espèce de capsule; on place dans cette capsule du mercure métallique, on la place sur une plaque de métal, et on soumet à l'action d'un courant électrique, en faisant communiquer le *fil vitré* ou *positif* de la pile avec la plaque métallique, et le *fil résineux* ou *négatif* avec le mercure. Aussitôt l'action commence : l'acide et l'oxigène du sel sont attirés par le fil vitré, tandis que le barium mis à nu se trouve en contact avec le mercure, s'y unit et forme un amalgame. On distille cet amalgame dans une petite cornue à laquelle est adapté un récipient; on met dans la cornue avec l'alliage de l'huile de naphte, afin d'empêcher l'oxidation du métal : l'huile et le mercure se volatilisent; le barium reste dans la cornue.

Selon Clarke, le barium est solide, très brillant, aussi ductile que l'argent. Sa pesanteur spécifique, comparée à celle de l'eau prise pour unité, est de 4. Exposé au contact de l'air, il s'oxide en quelques instans à sa surface; mais l'intérieur est encore mé-

tallique, ce dont on peut s'assurer au moyen de la lime ou par
le frottement.

Clarke, en se servant du chalumeau de Brook, obtint le barium ; il proposa alors d'appeler ce métal *Plutonium*, mais cette dénomination ne fut pas adoptée.

Le barium est susceptible de s'unir à l'oxigène en plusieurs proportions. *Voir* Baryte et Baryte oxigénée.   (A. C.)

BAROMÈTRE. Le *baromètre* est un instrument destiné à mesurer la pression de l'atmosphère. Il y a plusieurs sortes de baromètres. La description de ces instrumens ne pouvant faire partie de cet ouvrage, à cause des développemens que ce sujet exigerait, nous renverrons aux ouvrages de Physique. (A. C.)

BAROTE. Nom donné par Morveau à la baryte. *Voir* Baryte.

BARREAU AIMANTÉ. On appelle *barreau aimanté* une barre d'acier ou de fer qui, ayant été mise en contact avec les pôles de deux aimans, a acquis au bout d'un certain temps de contact la propriété magnétique, propriété qu'elle conserve plus ou moins long-temps. *V.* dans les ouvrages de Physique, le mot Aimant.

Le barreau aimanté est employé par le chimiste, pour séparer de la limaille de cuivre le fer divisé qui peut s'y trouver mélangé.

On se sert aussi de ce barreau pour séparer le fer qui se trouve mêlé à quelques minerais (la mine de platine).

D'après des expériences publiées par M. Muray, on peut se servir du barreau aimanté comme réactif. Cet instrument plongé dans une solution de perchlorure de mercure (*muriate suroxigéné de mercure*), opère la décomposition de ce combiné ; le mercure réduit à l'état métallique se précipite au fond du vase où se fait l'opération.

Le barreau aimanté mis en contact avec la solution de muriate de platine, ou avec celle de nitrate d'argent, les décompose ; les métaux sont ramenés à l'état métallique.

Selon le même auteur, ces phénomènes ont même lieu lorsqu'on emploie un barreau aimanté recouvert d'un vernis de copale.   (A. C.)

BARYTE CARBONATÉE. *Voir* CARBONATE DE BARYTE.

BARYTE CAUSTIQUE, *terre pesante, protoxide de barium.*
La baryte, regardée pendant long-temps comme un corps simple, est aujourd'hui considérée comme le résultat de la combinaison d'un métal (*le barium*) avec l'oxigène, dans les proportions
de   Barium................. 100
              Oxigène...............   11,669
La baryte fut découverte par Scheèle, qui la trouva, en 1774, dans une mine de peroxide de manganèse qu'il avait soumise à l'analyse; mais ce corps à l'état de pureté, ne fut connu qu'en 1796, et cette amélioration dans l'état de nos connaissances est due à MM. Vauquelin et Fourcroy, qui lurent à l'Institut un mémoire sur ce sujet, dans lequel ils indiquèrent un procédé de préparation qui donne facilement ce produit. Ce procédé est le suivant :

On introduit dans une cornue ou dans un creuset de porcelaine (1), du nitrate de baryte cristallisé en octaèdres; on expose à l'action du feu le vase, et on continue la chaleur jusqu'à ce qu'il n'y ait plus dégagement d'aucun gaz; on laisse alors refroidir, et on trouve dans le creuset ou dans les débris de la cornue une masse grise verdâtre, solide, caverneuse, d'une saveur âcre : ce produit est la baryte pure.

Pendant l'opération, le nitrate de baryte est décomposé; les élémens de l'acide nitrique séparés les uns des autres, se dégagent à l'état d'azote, d'oxigène et de gaz deutoxide d'azote. La baryte séparée de l'acide étant fixe, elle reste au fond du vase où l'opération s'est faite.

La baryte présente les propriétés suivantes (Fourcroy et Vauquelin) :

1°. Sa couleur est grise verdâtre, son aspect est caverneux, sa saveur est plus caustique que celle de la chaux vive.

2°. Soumise à l'action du feu au chalumeau et sur un charbon, elle se fond, bouillonne, se réduit en globules qui bientôt pénètrent dans le charbon.

––––––––––––––––––––––––––––––––––––––

(1) Un creuset de platine est aussi convenable.

3°. Exposée à l'air, elle s'effleurit, se divise, éclate avec effort et bruit, se boursouffle, s'échauffe, et blanchit, en s'éteignant avec rapidité. Elle absorbe 0,22 de son poids d'eau et d'acide carbonique.

4°. Elle absorbe l'eau avec une extrême rapidité; elle fuse avec bruit, s'échauffe considérablement, solidifie l'eau, se durcit tellement qu'elle forme une espèce de ciment qui adhère fortement au verre; un peu plus d'eau la change en une poudre blanche très volumineuse. Si on la couvre entièrement de ce liquide, elle s'y dissout avec sifflement; elle cristallise ensuite en aiguilles transparentes qui se groupent et adhèrent entre elles, comme le font les molécules du sulfate de chaux, le plâtre *gâché*.

5°. L'eau froide en dissout un vingt-cinquième de son poids; l'eau bouillante plus de la moitié. Cette solution laisse déposer par le refroidissement des cristaux qui, exposés à l'air, s'effleurissent et deviennent opaques. (*Voir* BARYTE CRISTALLISÉE.)

6°. La solution de baryte (*voir* ce mot) se couvre plus promptement à l'air d'une croûte blanche, que ne le fait l'eau de chaux. Ce produit de l'action de l'air est du carbonate de baryte.

7°. Les acides oxalique, citrique, phosphorique et phosphoreux précipitent cette solution; ces précipités se redissolvent à l'aide d'un excès de chacun de ces acides.

8°. La solution de baryte décompose l'eau de savon, les nitrates de mercure, de plomb, d'argent; le premier de ces sels en noir, le deuxième en blanc, le troisième en brun fauve. Un excès de solution de baryte rend les oxides d'argent et de plomb dissolubles.

9°. La baryte obtenue de la décomposition du nitrate est dissoluble dans l'alcool; elle est violemment vénéneuse; elle tue les animaux. Ses propriétés les plus remarquables et les plus caractéristiques sont l'extrême facilité qu'elle a de cristalliser, sa grande solubilité dans l'eau et la propriété de former avec l'acide sulfurique un sel tout-à-fait insoluble, jouissant de propriétés particulières. (*Voir* SULFATE DE BARYTE.)

La baryte unie à l'acide hydrochlorique donne naissance à

un sel employé en Médecine. (*V.* Hydrochlorate de baryte.)

(A. C.)

BARYTE HYDRATÉE CRISTALLISÉE. L'hydrate de baryte en cristaux s'obtient de la manière suivante. On prend de la *baryte caustique,* on la fait déliter en jetant dessus une petite quantité d'eau distillée ; on introduit la poudre qui résulte de cette opération dans un matras de verre. On ajoute de l'eau distillée et on fait bouillir, en ayant soin qu'il y ait un excès de baryte. Au bout d'un quart d'heure d'ébullition, on jette la liqueur encore bouillante sur un filtre de *bon papier joseph* (1) , et on laisse refroidir la liqueur filtrée ; elle laisse déposer par refroidissement des cristaux ; on les réunit, on les met à égoutter entre plusieurs doubles de papier ; et aussitôt qu'ils sont secs, on les enferme dans un flacon à large ouverture, bouché en verre, et que l'on a séché d'avance.

Le journal de Milan, *Giorn. de Phisica, Chimica,* etc. (2), tom. VII, page 265, attribue à faux à M. Jos. Pessina, pharmacien de Milan, le procédé suivant, dû à M. d'Arcet, qui le présenta en 1807, d'une manière plus générale, dans le tome LXI des *Annales de Chimie,* pag. 251 et suiv.

On mêle 100 parties de sulfate de baryte avec 20 parties de poudre de charbon ; on introduit dans un creuset qu'on place dans un fourneau ; on chauffe fortement pendant une heure ; on laisse refroidir ; on sépare le résidu ; on le traite par l'eau bouillante à plusieurs reprises ; on sature les eaux de lavage filtrées par l'un des acides hydrochlorique, acétique ou nitrique. Cette saturation détermine le dégagement d'une quantité considérable d'hydrogène sulfuré et d'acide carbonique. Il y a formation d'un sel (acétate, nitrate ou hydrochlorate). Quand l'effervescence a cessé et qu'il y a un léger excès d'acide dans la liqueur, on filtre, on fait évaporer pour décomposer l'hydro-

---

(1) Les papiers à filtrer ne sont pas également propres à cette opération ; c'est au pharmacien chimiste à choisir les plus convenables (ceux qui laissent le mieux passer les liqnides).

(2) Bulletin universel des Sciences, Arts technologiques, 1825.

gène sulfuré, et pour précipiter le soufre qui y était tenu en dissolution (1). Lorsque l'évaporation est terminée, on dissout le résidu dans la plus petite quantité d'eau possible; on ajoute à cette solution une solution concentrée de potasse caustique pure qui précipite instantanément la baryte sous forme de cristaux. On porte le vase dans un lieu dont la température soit le moins élevée possible; on le laisse dans ce lieu pendant quelques heures (si l'on veut, on peut placer le vase au milieu d'un mélange réfrigérant); on décante l'eau-mère, on lave les cristaux avec un peu d'eau distillée; on les fait sécher en les comprimant entre des feuilles de papier joseph; on les fait dissoudre dans une quantité d'eau bouillante nécessaire; on filtre. La liqueur, par refroidissement, laisse déposer la baryte, qui, pour être amenée à l'état de baryte caustique, n'a besoin que d'être chauffée dans un creuset de platine.

M. d'Arcet pense que, dans cette opération, la préférence doit être accordée aux acides acétique et hydrochlorique, l'acide nitrique étant susceptible de convertir une partie du sulfure de baryte en sulfate.

M. d'Arcet a obtenu les mêmes résultats de l'emploi de la soude pure.

MM. d'Arcet et J. Pessina regardent ce procédé d'extraction de la baryte comme étant plus économique. M. Robiquet n'est pas de cet avis (*Ann. de Chimie,* 1807, p. 61); il prescrit la calcination du nitrate. (Procédé de MM. Vauquelin et Fourcroy.) On doit cependant faire observer que, si l'on soumet la baryte trop long-temps à l'action du feu, elle absorbe de l'acide carbonique.

La baryte cristallisée est sous forme de longs prismes à quatre pans. Ces prismes sont blancs, transparens; ils s'effleurissent à l'air, perdent de leur eau de cristallisation et absorbent de l'acide carbonique contenu dans l'atmosphère.

---

(1) M. d'Arcet indique qu'on peut arriver au même but en se servant d'un sel métallique (l'acétate de plomb) qui s'empare du soufre et se précipite à l'état de sulfure.

L'action de la baryte a été étudiée sur le corps humain. M. Brodie a conclu de ses expériences : 1° que le muriate de baryte affecte la circulation en rendant le cœur insensible au *stimulum* du sang, et non en détruisant tout-à-fait l'action de la contraction musculaire ; 2°. que le muriate de baryte attaque l'estomac, qu'il agit comme émétique sur les animaux qui ont la faculté de vomir, et opère plus facilement pris intérieurement qu'appliqué sur une blessure ; que les mêmes phénomènes qui autorisent à penser que l'arsenic ne produit ses effets délétères que lorsqu'il est porté dans la circulation, fondent également cette conclusion par rapport au muriate de baryte. (*Mémoires de la Société de Méd. pratique de Montpellier*, 4ᵉ partie.)

(A. C.)

BARYTE OXIGÉNÉE, *deutoxide de barium*. La propriété que possède la baryte de s'unir à deux proportions d'oxigène, a été découverte par MM. Gay-Lussac et Thénard, qui ont fait connaître les propriétés de cette nouvelle combinaison.

Le deutoxide de barium se prépare de la manière suivante. On introduit dans un tube de verre un peu épais, ou mieux, dans un tube de porcelaine, de petits fragmens de *baryte caustique ;* on dispose ce tube sur un fourneau allongé, recouvert d'une grille ; on adapte à l'un des bouts du tube une petite cornue contenant du chlorate de potasse bien sec (si l'on opère en grand, on se sert d'une cornue contenant du peroxide de manganèse). On chauffe *au brun* la portion du tube qui contient la baryte, on met ensuite sous la cornue qui contient le chlorate de potasse (1) des charbons allumés. Ce sel se fond, l'oxigène se dégage ; il passe dans le tube et se trouve en contact avec la baryte. Celle-ci absorbe ce gaz en présentant les phénomènes de l'incandescence : lorsque ce phénomène cesse de se manifester,

---

(1) Lorsqu'on se sert de l'oxigène provenant de l'oxide de manganèse pour oxider la baryte, on n'adapte la cornue au tube que lorsque l'oxigène qui se dégage de cet oxide est exempt d'acide carbonique ; on s'assure de ce fait en essayant le gaz avec une solution alcaline ; s'il est pur, il ne doit pas diminuer de volume.

n retire du feu, on laisse refroidir, et on enferme dans un flacon
ien fermé.

C'est avec le deutoxide de barium que M. Thénard prépare *le
roduit remarquable* qu'il a fait connaître sous le nom d'Eau
)xigénée. (*Voir* ce mot.)

Le deutoxide de barium a moins de saveur que la baryte caus-
ique; il a aussi moins d'affinité pour l'eau. Mis en contact avec
ne petite quantité de ce liquide, il se délite lentement sans
roduire de chaleur sensible.

Le deutoxide de barium n'est susceptible de s'unir aux acides
qu'en perdant l'oxigène qu'il a absorbé, il passe alors à l'état de
rotoxide. L'oxigène séparé reste dans l'eau, ou se dégage, selon
es circonstances dans lesquelles on agit.   (A. C.)

BARYTE EN SOLUTION, *eau de baryte.* Cette solution, qui
st destinée à servir de réactif, se prépare de la manière suivante : on prend de la baryte caustique (1) (ou des cristaux de
)aryte), on l'introduit dans une fiole à médecine; on verse
lessus de l'eau distillée; on fait chauffer. Lorsque la dissolu-
ion est terminée, si l'on a traité des cristaux, ou lorsque la ba-
·yte refuse de se dissoudre, si l'on a traité de la baryte caustique,
)n filtre la solution, qui doit être conservée dans un flacon bien
fermé, en ayant soin que le flacon soit toujours plein.

Quelquefois, par refroidissement, la solution de baryte concentrée laisse précipiter des cristaux d'hydrate de baryte; on
se sert de ces cristaux pour faire une nouvelle solution : à cet
effet, on verse sur ces cristaux une nouvelle quantité d'eau
pure; elle les redissout, et on obtient une solution.

L'eau de baryte est employée par le pharmacien chimiste
pour faire reconnaître dans un liquide, la présence de l'acide
sulfurique, soit libre, soit combiné. Une addition de ce liquide s'empare de l'acide sulfurique libre, ou elle décompose

---

(1) On peut se servir, pour faire cette solution, de la baryte caustique qui
reste sur les parois de la cornue ou du creuset, et qu'on ne peut enlever.
Pour cela, on traite les morceaux de ces vases par l'eau distillée bouillante,
et on filtre le liquide après qu'il a bouilli quelques instans.

le sulfate soluble; elle se précipite, combinée à l'acide, formant un sulfate (le sulfate de baryte) insoluble dans l'eau et dans l'acide nitrique concentré. La quantité de ce sulfate indique celle de l'acide sulfurique contenu dans le liquide. Ainsi, si un liquide précipité par la baryte a donné une quantité de sulfate de baryte sec pesant 100 grammes, on conclura d'après la composition du sulfate de baryte, que ce liquide contenait 34,38 d'acide sulfurique, puisque 100 parties de sulfate sont formées

de barium, oxide de baryte. 65,62   ou   66,1
et d'acide........ 34,38   ou   33,9
(équivalens chimiques.)

On emploie aussi l'eau de baryte pour reconnaître la présence de l'acide carbonique, pour séparer la strontiane de la baryte, pour déterminer la quantité d'acide carbonique contenu dans l'air (1).

La baryte caustique, la baryte oxigénée, les cristaux d'hydrate de baryte, la solution connue sous le nom d'*eau de baryte, les sels solubles formés avec cet oxide,* sont vénéneux. Les premiers secours à donner contre les accidens qui pourraient être causés par l'introduction de ces produits dans l'économie animale sont : 1°. la limonade sulfurique préparée avec l'eau et l'acide sulfurique du commerce, en quantité convenable pour que l'eau ait acquis une acidité agréable; 2°. des solutions des sulfates solubles, sulfate de potasse, de soude, de magnésie, et de préférence ce dernier; des boissons adoucissantes et mucilagineuses.

L'eau de baryte est un des réactifs les plus usités; il fait partie des collections contenues dans des boîtes appelées *boîtes à réactifs.*   (A. C.)

BARYTE SULFATÉE. *Voir* Sulfate de baryte.

BASES SALIFIABLES. Par ce mot on désigne toutes les substances qui sont susceptibles de s'unir aux acides, et de don-

---

(2) Traité des Réactifs, de MM. Payen et Chevalier, p. 104 et suiv.

ner naissance à des composés nouveaux nommés sels. (*Exemple* la soude, la potasse, etc.)

On a donné le nom de bases salifiables végétales aux *alcalis végétaux*. (*V.* ce mot.) (A. C.)

BASILIC. *Ocymum Basilicum.* L. — Rich. Bot. méd. t. I, p. 270. Plante annuelle de la famille des Labiées et de la Didynamie Gymnospermie L., originaire de l'Inde, mais répandue aujourd'hui dans tous les jardins de l'Europe, où on la cultive en abondance à cause de son odeur aromatique et agréable. Sa tige est rameuse, rougeâtre, pubescente; ses feuilles sont cordiformes, dentées; ses fleurs sont roses, disposées en une sorte d'épi terminal, composé de plusieurs verticilles accompagnés chacun de deux bractées cordiformes et souvent colorées.

Le basilic est une plante aromatique et excitante, qui contient une huile volatile que l'on extrait par la distillation. Cette plante fait partie de plusieurs préparations pharmaceutiques composées; telles sont : le sirop d'armoise composé, l'eau de menthe composée, l'alcool carminatif de Sylvius, etc. Du reste, on la prescrit assez rarement en médecine, et on l'emploie beaucoup plus fréquemment comme aromate et condiment. (A. R.)

BASILICUM. *V.* Onguent basilicum ou onguent de poix et de cire.

BASSINES. Les bassines sont des espèces de chaudières circulaires munies de deux anses sur les côtés.

Les bassines se font avec le plomb, l'étain, le cuivre, l'argent et quelquefois avec le platine; elles servent à la préparation des sirops, à l'évaporation des extraits, etc., etc.

Les bassines, et par le métal avec lequel elles sont construites et par leur forme, doivent être appropriées aux préparations auxquelles elles servent. Les bassines destinées aux évaporations doivent être évasées et présenter beaucoup de surface à l'air. Celles destinées à la fabrication des emplâtres doivent être plus profondes; elles doivent à peu près représenter en grand la forme de la coquille de l'œuf coupée dans sa partie moyenne.

Les chaudières d'argent et de platine sont préférables pour la plupart des opérations; mais ces deux métaux étant d'un prix très élevé (surtout le platine), ces instrumens sont rares dans les officines. (A. C.)

BASSORINE. La bassorine est un principe particulier qui forme la plus grande partie de la gomme de Bassora (Vauquelin); elle existe dans l'*assa fœtida*, l'*euphorbe*, le *bdellium*, le *sagapenum* (Pelletier), dans la *fève de Saint - Ignace* (Braconnot). La bassorine jouit des propriétés suivantes : elle se gonfle considérablement dans l'eau froide et dans l'eau bouillante ; elle est soluble dans l'eau aiguisée d'acide nitrique ; traitée par la potasse, elle laisse dégager de l'ammoniaque. On l'obtient de la manière suivante : on traite de la gomme de Bassora par l'eau, l'alcool et l'éther. Les substances étrangères qui se trouvent unies à la bassorine dans ce produit, se dissolvent dans ces agens ; la bassorine insoluble reste mêlée à quelques débris des végétaux, dont il est facile de la séparer ; la bassorine a quelque analogie avec la gomme adragante. (A. C.)

BATATES. *Convolvulus Batatas*. L. Pour PATATES. *V*. ce mot.

BATONS DE CASSE CONFITE ou CANÉFICE. Les gousses du canéficier (*Cassia Fistula*, L.), tendres, vertes et confites au sucre, étaient autrefois usitées comme laxatives.

On les apportait ainsi préparées du Levant et de l'Égypte, par la voie de Marseille. (A. R.)

BATRACIENS. Dans la classification des reptiles, M. Alex. Brongniart a compris sous ce nom le quatrième ordre, qui se distingue par un cœur à une oreillette, et par l'absence d'écailles. et de carapace.

Cet ordre a été partagé par M. Duméril en deux sections qu'il a nommées ANOYRES et URODÈLES, caractérisées par l'absence ou la présence d'une queue. La première se compose de quatre genres, savoir : Crapaud, Grenouille, Pipa et Rainette, qui formaient l'ancien grand genre *Rana* de Linné. Dans les urodèles sont placés les genres Triton, Salamandre, Protée et Sirène. (A. R.)

BAUDRUCHE. On nomme ainsi la pellicule membraneuse bien dégraissée du boyau de bœuf, et qui est préparée par les

iégissiers et les parcheminiers. Les batteurs d'or en forment
es deux derniers moules dans lesquels ils battent ce métal. Elle
ert encore à plusieurs usages technologiques, en raison de son
issu souple, serré et imperméable à la plupart des fluides.
Certaines préparations emplastiques, comme par exemple le dia-
hylon, étant appliquées sur la baudruche, celle-ci est très conve-
iable pour garantir les blessures du contact de l'air, la souplesse
le son tissu ne gênant aucunement les parties douloureuses.

(A. R.)

BAUME. *Balsamum.* Cette dénomination a servi pendant un
ong espace de temps à désigner des substances naturellement
)doriférantes, auxquelles on attribuait un grand nombre de
propriétés : depuis, on a appliqué ce nom à une foule de préparations. D'après Bucquet, on a consacré ce mot (en Chimie
et en Histoire naturelle) aux substances odorantes qui découlent
spontanément de quelques parties des végétaux, et qui sont
principalement formées de résine, d'acide benzoïque, d'huile
volatile, etc.

Les principaux baumes sont : le *benjoin*, les baumes du
Pérou, de *tolu*, le *storax*, etc. On a placé au rang des résines
d'autres substances qui portent, mais à tort, le nom de baume
(le *baume de copahu, de la Mecque*), qui ne contiennent pas
les principes qui caractérisent les baumes naturels.   (A. C.)

BAUME ACÉTIQUE CAMPHRÉ. *V.* ETHER ACÉTIQUE
CAMPHRÉ.

BAUME D'ARCÆUS. *V.* ONGUENT DE TÉRÉBENTHINE ET
DE GRAISSES.

BAUME DE CALABA. Synonyme de RÉSINE TACAMAQUE.
V. ce mot.

BAUME DE CANADA. *V.* TÉRÉBENTHINE DE CANADA.

BAUME DE CARTHAGÈNE. Synonyme de baume de Tolu,
parce qu'il croît aussi à Carthagène, en Amérique.   (A. R.)

BAUME DE CHIRON. *V.* ONGUENT BALSAMIQUE DE CHIRON.

BAUME A COCHON ou BAUME DE SUCRIER. Nom donné, dans
les Antilles, à une résine qui découle de l'*Hedwigia balsamifera* de Swartz. Elle est liquide, transparente, d'un rouge

assez foncé, d'une odeur forte, aromatique et peu agréable.
M. Bonastre, qui en a fait l'analyse, a obtenu les résultats suivans :

Huile volatile..................... 12
Extrait très amer................. 2,18
Matière organique combinée à la chaux 8
Sels à base de potasse et de magnésie.. 4
Résine soluble.................... 74
Sous-résine (*ou burserine*)......... 5
Perte............................ 5

(A. R.)

BAUME DU COMMANDEUR DE PERMES. *V.* Teinture balsamique du Commandeur de Permes.

BAUME DE COPAHU. *V.* Résine de Copahu.

BAUME DE GENIÈVRE. *V.* Onguent de térébenthine camphré.

BAUME DE FIORAVENTI. *V.* Alcoolat de térébenthine composé.

BAUME DE GILEAD. *V.* Résine de la Mecque.

BAUME DES JARDINS. *V.* Balsamite.

BAUME DES ILES DE FRANCE ET DE BOURBON. On donne dans ces îles le nom de baume, au *Baccharis viscosa* de Lamarck, plante qui appartient à la famille des Synanthérées, Corymbifères de Jussieu. On l'emploie contre les catarrhes, et comme vulnéraire, en infusion, en sirop, etc. (A. R.)

BAUME DE JUDÉE. *V.* Résine de la Mecque.

BAUME DE LA MECQUE. *V.* Résine de la Mecque.

BAUME NERVIN ou nerval. *V.* Onguent d'huiles volatiles, balsamique, camphré.

BAUME OPODELDOCK. *V.* Savon ammoniacal camphré.

BAUME DE POIX. On désigne improprement sous ce nom une résine liquide, noircie par du charbon qui surnage la poix noire dans la préparation de cette substance : elle flue des filtres qui ont servi à la purification de la térébenthine.

Cette substance passait autrefois pour vulnéraire, étant prise à l'intérieur dans une boisson appropriée. (A. R.)

BAUME DU PÉROU. *Balsamum Peruvianum.* Il est produit

par le *Myroxylum peruiferum*. L., grand arbre de la famille des Légumineuses et de la Décandrie Monogynie, qui croît dans l'Amérique méridionale, et particulièrement au Pérou. On distingue dans le commerce trois sortes ou variétés de baume du Pérou, le *blanc*, le *roux* et le *noir*. Le baume du Pérou blanc est liquide, assez semblable pour sa couleur et sa consistance à la térébenthine du pin. On le trouve renfermé dans de petites calebasses, et on l'obtient par la simple incision du tronc et des branches. Le baume du Pérou roux ne diffère du précédent que par sa consistance plus grande et presque solide, par sa couleur jaune roussâtre. Également contenu dans des fruits de calebassier, il paraît n'être que du baume du Pérou blanc, plus ancien et ayant acquis une teinte plus foncée et une consistance plus grande. Ces deux sortes sont fort rares dans le commerce, où on leur substitue fréquemment le liquidambar ou le baume de Tolu. Il n'en est pas de même de la troisième sorte, le baume du Pérou noir, qui est fort commun. On l'obtient par la décoction dans l'eau des branches du *Myroxylum peruiferum*. Il est liquide, et offre à peu près la consistance d'un sirop cuit. Sa couleur est d'un brun rougeâtre très foncé, son odeur forte, agréable, mais moins cependant que celle des deux autres ; sa saveur est âcre, chaude, aromatique et amère. De même que toutes les autres substances balsamiques, il s'enflamme et brûle quand on le projette sur les charbons ardens, en répandant une fumée blanche et d'une odeur agréable ; il se dissout en totalité dans l'alcool, et on se sert du jaune d'œuf ou du sucre en poudre quand on veut le suspendre dans un liquide aqueux.

L'analyse du baume noir du Pérou, par Stoltz (*Berlin. Jahrb*, 1825, *deuxième partie, p.* 24), a donné les résultats suivans :

Résine brune peu soluble	24
Résine brune soluble	207
Huile de baume du Pérou	690
Acide benzoïque	64
Matière extractive	6
Humidité et perte	9
Total.	1000.

Ce baume noir ne contient point d'huile volatile; il a pour base une matière huileuse qui, selon l'auteur, n'appartient ni aux huiles grasses, ni aux huiles volatiles, ni aux huiles empyreumatiques, et pour laquelle il propose le nom particulier d'*Huile de baume du Pérou.* Cependant, par des distillations répétées, cette huile perd ses propriétés particulières, et prend celles des huiles empyreumatiques. Traitée long-temps à froid par l'acide nitrique concentrée, elle donne naissance à un acide gras particulier. Quoique parfaitement dépouillée d'acide benzoïque, elle en donne encore une quantité considérable, par l'action des acides sulfurique et nitrique concentrés. M. Stoltz, après avoir comparé la composition du baume noir avec celle du baume blanc, croit pouvoir en conclure qu'ils n'ont pas une commune origine, et que le premier n'est pas le produit d'une altération; il pense au contraire qu'il découle tel qu'on le livre dans le commerce, des incisions faites à l'écorce de l'arbre.

Le baume du Pérou blanc et roux fait partie de quelques préparations pharmaceutiques, parmi lesquelles nous citerons la thériaque, l'orviétan, les pilules balsamiques de Morton, et quelques autres aujourd'hui à peine usitées. Le baume du Pérou noir est employé comme parfum par les parfumeurs et les chocolatiers. On peut en retirer l'acide benzoïque par sublimation. Quant à ses propriétés médicales, comme elles sont à peu près les mêmes que celles du baume de Tolu, nous en parlerons après avoir décrit cette dernière substance.

(A. R.)

BAUME RAKASIRA. Vanderbeck et Vogel mentionnent sous ce nom une espèce de térébenthine transparente, tenace, d'un brun rougâtre, d'une saveur amère et d'une odeur balsamique; elle jouit des mêmes propriétés que le copahu, et vient d'Amérique dans de petites calebasses. (A. R.)

BAUME DE SOUFRE. *V.* Huile d'olive sulfurée.

BAUME DE SOUFRE ANISÉ. *V.* Huile d'anis sulfurée.

BAUME DE SOUFRE SUCCINÉ. *V.* Huile de succin sulfurée.

BAUME DE SAINT-THOMÉ. Le baume de Tolu a reçu encore cette dénomination, parce qu'il est apporté de l'île de Saint-Thomé ou Saint-Thomas, en Amérique. (A. R.)

BAUME DE SOUFRE TÉRÉBENTHINÉ. *V.* Huile de térébenthine sulfurée.

BAUME DE SUCRIER. *V.* Baume a cochon.

BAUME DE TOLU. *Balsamum tolutanum.* Cette substance balsamique, connue aussi sous les noms de *baume d'Amérique*, de *Carthagène*, vient de l'Amérique méridionale, et spécialement des environs de la ville de Tolu, dans la province de Carthagène. Jusqu'en ces derniers temps on avait cru qu'elle découlait d'un arbre nommé par Linné *Toluifera Balsamum*, et rapporté à la famille des Térébinthacées; mais nous avons démontré dans notre Botanique médicale, d'après des renseignemens qui nous ont été fournis par M. le baron de Humboldt, que le genre *Toluifera* de Linné n'existe pas, c'est-à-dire qu'il a été fondé d'après des documens inexacts. L'arbre d'où découle le baume de Tolu, et dont nous avons vu des échantillons recueillis par M. de Humboldt lui-même, aux environs de la ville de Tolu, est une espèce de *Myroxylum*, tellement voisin du *Myroxylum peruiferum* qui fournit le baume du Pérou, que nous les avions crus identiques. Néanmoins ces plantes diffèrent l'une de l'autre par quelques caractères, et celle des environs de Tolu doit retenir le nom de *Myroxylum toluiferum*. Cette analogie, et en quelque sorte cette identité d'origine entre ces deux baumes, s'accorde parfaitement avec celles qui existent entre eux dans leurs propriétés physiques et chimiques. En effet, il n'existe aucune différence entre le baume de Tolu et le baume du Pérou roux. En général, le premier est contenu dans des espèces de bouteilles en terre cuite qu'on nomme *potiches*, quelquefois aussi, mais plus rarement, dans des fruits de calebassier. Cette dernière sorte, qui est molle et plus odorante, est aussi plus estimée.

Le baume de Tolu est plus fréquemment employé que celui du Pérou; il entre dans la composition de plusieurs baumes pharmaceutiques ou huiles composées, tels que le baume ner-

val, le baume du commandeur ; on en prépare un sirop aromatique, une teinture avec laquelle on vernit le taffetas gommé
ou d'Angleterre.

Les deux baumes dont nous venons de parler possèdent un
mode d'action entièrement semblable. Tous deux déterminent
une excitation vive, et doivent être placés au rang des médicamens stimulans. Le baume de Tolu, plus fréquemment employé que l'autre, s'administre surtout dans les catarrhes,
mais lorsque tous les signes d'inflammation ont disparu. C'est
ainsi que ce médicament est recommandé dans la dernière
période des catarrhes pulmonaires ; on administre alors soit
les tablettes, soit le sirop. Le baume du Pérou, moins usité que
celui du Tolu, peut néanmoins s'administrer de la même
manière.   (A. R.)

BAUME DE VANILLE. Véritable baume qui exsude naturellement des gousses de vanille. Il est très rare aujourd'hui, ou
plutôt on ne le rencontre plus dans le commerce des parfums,
où il est suppléé par la vanille. On l'apportait autrefois du
Mexique.   (A. R.)

BAUME TRANQUILLE. *V.* Huile narcotique.

BAUME VERT. L'un des synonymes de Résine Tacamaque.
V. ce mot.

BAUMIER (bois de). *Amyris Opobalsamum,* L. *Balsa-
modendron* Kunth. (Térébinthacées. Juss. Octandrie Monogynie. L.) L'arbre qui produit ce bois donne aussi la substance
connue sous le nom de *baume ou résine de la Mecque.* Le bois
est formé de petites branches qui ont une écorce brune striée
longitudinalement, et une partie ligneuse blanchâtre ; sa saveur
est aromatique, légèrement amère ; son odeur est douce et
agréable. Il est maintenant sans usage.   (A. R.)

BDELLIUM. Gomme résine qui se présente en morceaux
plus ou moins gros, ordinairement arrondis, d'une couleur grise
jaunâtre, verdâtre ou rougeâtre, demi-transparens, d'une cassure terne et cireuse. Son odeur se rapproche de celle de la
myrrhe, mais elle est plus faible ; sa saveur est amère et âcre ;
elle adhère aux dents pendant la mastication. M. Pelletier en a

donné une analyse (*Ann. de Chimie*, vol. LXXX, p. 59), de laquelle il résulte que 100 parties sont composées de : résine, 59 ; gomme soluble, 9.2 ; bassorine, 30.6 ; huile volatile et perte, 1.2.

On ne connaît pas l'arbre qui produit le *bdellium*. M. de Lamarck soupçonne que ce pourrait être une espèce d'*amyris*, indigène des contrées orientales et de l'Afrique. On trouve cette substance mêlée à la gomme arabique ainsi qu'à celle du Sénégal. Il paraît que la résine animée blanche des anciens auteurs, et particulièrement d'Amatus, n'est autre chose que le *bdellium*.

Les propriétés médicales de cette gomme résine sont, à une moindre énergie près, celles de la myrrhe. On ne l'emploie point à l'intérieur. Elle fait partie de plusieurs compositions emplastiques, et notamment de l'emplâtre diachylon–gommé.   (A. R.)

BECCABUNGA. *Veronica Beccabunga*. L.—Rich. Bot. med. I, p. 231. Cette espèce de véronique est remarquable par sa tige charnue, succulente, rameuse, couchée et rampante ; par ses feuilles opposées, elliptiques, obtuses, molles et charnues, et par ses fleurs violettes, disposées, au nombre de dix à quinze, en épis axillaires et portés sur des pédoncules glabres. On trouve le beccabunga sur le bord des étangs et des ruisseaux. Sa saveur est amère, un peu âcre et piquante. On emploie le suc de ses feuilles à la dose de 2 à 4 onces, comme antiscorbutique, et il paraît jouir de propriétés diurétiques. Outre le principe volatil âcre, cette plante contient de l'albumine végétale et beaucoup de sulfate de chaux.   (A. R.)

BEC-DE-GRUE. Nom vulgaire de plusieurs espèces de *Geranium*, et notamment du *Geranium gruinum*.   (A. R.)

BECONGUILLE ou BECONQUILLE. Nom sous lequel on désignait l'ipécacuanha, dans les premiers temps de son introduction en Europe.   (A. R.)

BEDEGUAR. Galle chevelue, très odorante, qui se développe sur les jeunes rameaux de rosier sauvage, par la piqûre de quelques insectes du genre *Cynips*. Elle est légèrement astringente ; mais c'est à quoi se réduisent ses propriétés médicinales, si vantées autrefois.   (A. R.)

BEHEN. Deux racines très différentes portaient ce nom dans

le commerce de l'ancienne droguerie. L'une (*behen blanc*) était de la longueur du petit doigt, d'un gris cendré à l'extérieur, blanchâtre en dedans, et d'un goût un peu amer. On regardait cette racine comme anthelmintique. Le *Centaurea Behen*, L., qui la produisait, était une plante rare, indigène de l'Asie-Mineure, et on lui substituait souvent la racine de *Cucubalus Behen*, L., qui croît très abondamment en Europe. L'autre racine de behen (*rouge*) était compacte, d'un rouge noirâtre, coupée en morceaux comme celles de jalap, d'une saveur styptique et aromatique. Elle passait pour anthelmintique et astringente. On croit que cette racine provenait du *Statice Limonium* L., plante très commune sur toutes les côtes maritimes de l'Europe.   (A. R.)

BÉLIER. Cet animal, de l'ordre des Mammifères, est connu sous le nom de mouton, lorsqu'il est privé des parties nécessaires à la génération. En cet état, il fournit plusieurs substances utiles à la Pharmacie et dans les arts. *V.* Mouton.   (A. R.)

BELLADONE. *Atropa Belladona*. L. — Rich. Bot. méd., p. 287. Orfila. Leçons de Méd. lég., tab. 5. (Famille des Solanées. Juss. Pentandrie Monogynie. L.) Cette plante a une racine vivace, épaisse et charnue; une tige haute d'environ un mètre, cylindrique, velue et rameuse. Ses feuilles sont alternes et quelquefois géminées, grandes, portées sur de courts pétioles, ovales-aiguës, presque entières et velues. Les fleurs sont solitaires dans les aisselles des feuilles et aux angles des divisions de la tige; elles ont une couleur rouge terne; la corolle est campaniforme, à cinq segmens obtus. A ces fleurs succèdent des fruits d'abord de couleur verte, puis rouges et enfin noirs, ayant beaucoup de ressemblance avec les cerises; à la base de ces fruits persiste le calice, et ils offrent intérieurement deux loges renfermant plusieurs graines réniformes.

La Belladone croît dans des lieux incultes et boisés de l'Europe. Ses fruits sont un poison narcotico - âcre d'autant plus dangereux, que leur apparence cérasiforme et leur saveur douceâtre, sans être bien désagréable, invitent les enfans à les manger; aussi a - t - on des exemples fré-

quens de ces empoisonnemens dans les campagnes. Les soins
à donner aux personnes qui ont eu le malheur de manger des
baies de belladone, sont les mêmes que pour tous les empoisonnemens par les narcotico-âcres. (*V.* l'art. Poisons.) Les autres
parties de la plante participent, mais à un degré inférieur, aux
qualités délétères des fruits, et l'art de guérir les a employés
utilement dans plusieurs maladies. Les médecins allemands sont
ceux qui ont le plus expérimenté sur l'action de la racine et
des feuilles de cette plante. Il n'est guère de maladies contre
lesquelles elle ne leur ait paru avoir de l'efficacité; mais
sans nier les propriétés que doit posséder une plante douée
de qualités aussi énergiques que la Belladone, il est permis
de croire qu'elle n'a pas des vertus aussi merveilleuses qu'on
les a vantées. C'est principalement contre la coqueluche des
enfans, et les maladies qui ont leur siége dans le système
nerveux, qu'elle a été employée avec le plus de succès.
Vers ces derniers temps, un célèbre praticien de Berlin, le
docteur Hufeland, en a aussi obtenu de très positifs dans la scar-
latine. Un des effets les plus remarquables que produit la belladone sur l'économie vivante, et que d'ailleurs plusieurs
plantes de la famille des Solanées présentent également,
c'est de déterminer la dilatation de la pupille et de la rendre
immobile. La chirurgie a su tirer parti de cette singulière
propriété pour faciliter certaines opérations qui se pratiquent
sur le globe de l'œil, et particulièrement la cataracte. La poudre
de belladone s'administre d'abord à la dose d'un demi-grain à
un grain; on élève graduellement cette dose jusqu'à celle d'un
scrupule et au-delà; mais il faut agir avec circonspection et
affaiblir la dose, si l'on prescrit la racine; car cette partie est
douée de plus d'activité que les feuilles. On se sert rarement
de l'extrait aqueux de belladone, à moins qu'il n'ait été préparé avec beaucoup de soins. On en compose un sirop dont
la dose est de demi-once à une once.

Le principe délétère de la belladone est un alcaloïde combiné avec l'acide malique, découvert par M. Brandes qui lui
a donné le nom d'*Atropine. V.* ce mot. Ce chimiste reprenant

l'analyse de la belladone, exécutée auparavant par M. Vauquelin, a trouvé dans cette plante, les principes suivans : des acides malique, oxalique, nitrique, hydrochlorique, phosphorique et sulfurique combinés avec l'atropine, la potasse, la chaux, la magnésie et l'ammoniaque; de la gomme, de l'amidon, de la cire verte et de l'albumine. M. Vauquelin y avait signalé, entre autres principes, une matière animalisée insoluble dans l'alcool, soluble dans l'eau, et précipitable par la noix de galle; une autre substance soluble dans l'alcool, de l'acide acétique libre, quelques sels, du fer et de la silice. La matière animalisée paraît être l'atropine de M. Brandes; cependant c'est à l'autre substance qui est soluble dans l'alcool, que M. Vauquelin attribue la propriété stupéfiante de la plante. (A. R.)

BEN (Semences de). Ces graines sont celles du *Moringa aptera* de Gærtner, espèce long-temps confondue avec le *Moringa oleifera* de Lamarck ou *Guilandina Moringa*, L. C'est un arbre qui croît dans les Indes orientales et qui appartient à la Décandrie Monogynie. L. On l'a placé parmi les Légumineuses, quoique son fruit fût un peu différent de ce qu'il est ordinairement dans cette famille. Ce fruit est une gousse longue, à trois valves, pulpeuse intérieurement, et contenant plusieurs graines non ailées, recouvertes d'un test dur et blanc, et ayant une amande amère et huileuse. On retire de ces semences, improprement nommées *noix de ben*, une huile douce, inodore, et qui jouit du précieux avantage de se rancir difficilement; aussi est-elle recherchée des parfumeurs, qui l'imprègnent des odeurs suaves, mais très fugaces, du jasmin, de la tubéreuse, etc. Au bout de quelque temps, l'huile de ben se sépare en deux parties, l'une épaisse et facilement congélable; l'autre, qui reste toujours fluide, est par cette raison fort utile aux horlogers pour en graisser les différentes pièces des mouvemens de montres. La graine de ben en nature, quoique purgative, est inusitée.

Une autre semence, connue sous le nom de *ben magnum* ou de *noisette purgative*, est produite par le *Jatropha multifida*. *V*. Pignons d'Inde. (A. R.)

BENJOIN. *Benzoe, Benzoinum.* Ce baume solide est produit par le *Styrax Benzoin* Dryandr.; arbre de la famille des Ébénacées et de la Décandrie Monogynie, L., qui croît à Sumatra, à Java, et dans quelques autres îles de la Sonde.

Pendant long-temps on a ignoré sa véritable origine, et les divers auteurs l'ont attribué, soit à un *Laurus*, soit à un *Croton* et à un *Terminalia*. Le benjoin découle de l'arbre par des incisions que l'on pratique à son tronc; il est d'abord liquide et blanchâtre, mais il ne tarde pas à s'épaissir et à se colorer par son exposition à l'air. Deux sortes de benjoin sont répandus dans le commerce de la droguerie. Le meilleur et le plus pur a reçu le nom de benjoin *amygdaloïde,* parce qu'il se compose de masses formées de larmes ovoïdes, blanchâtres, ayant la forme d'amandes cassées. Le benjoin dit *en sorte,* offre une teinte brune rougeâtre, uniforme, et renferme beaucoup d'impuretés. Son odeur est suave, sa saveur d'abord douce et aromatique, puis ayant assez d'âcreté pour irriter la gorge. Il se brise facilement et crie sous la dent pendant la mastication; il fond par la chaleur, brûle avec dégagement d'une fumée blanche très odorante qui se condense en cristaux d'acide benzoïque. Il est entièrement soluble dans l'alcool et l'éther, et la solution est précipitée en blanc par l'addition de l'eau. Cette solution étendue d'eau est un parfum fort usité pour la toilette et que l'on nomme *lait virginal.* L'analyse chimique de ce baume solide donne, selon Bucholz, sur 25 gros de benjoin choisi : résine 20 gros 50 grains; acide benzoïque, 3 gros 7 grains; substance analogue au baume du Pérou, 25 grains; principe particulier aromatique soluble dans l'eau et dans l'alcool, 8 grains ; débris ligneux, 30 grains.

L'acide benzoïque étant le produit immédiat contenu en assez grande quantité dans le benjoin, c'est de cette substance qu'on l'extrait avec avantage, soit par la sublimation, soit en le neutralisant par la chaux ou les carbonates de potasse et de soude, et décomposant ensuite le benzoate alcalin par l'acide muriatique. *V.* Acide benzoïque.

Le benjoin est stimulant et tonique; il exerce une action

spéciale sur les organes de la respiration. Irritant légèrement la membrane qui revet l'intérieur des bronches et de leurs ramifications, il est très efficace pour faciliter l'expectoration des matières muqueuses qui s'y accumulent, surtout dans les catarrhes pulmonaires. On l'administre en poudre à la dose d'un scrupule à un demi-gros. Sa teinture alcoolique peut entrer dans les potions à la dose d'un gros. On en prépare un sirop balsamique qui jouit de propriétés analogues à celles du sirop de baume de tolu, mais qui est plus excitant, parce que ce dernier contient fort peu d'acide benzoïque, et se recommande principalement à cause de son arôme. On administre quelquefois le benjoin en fumigatoire et frictions sèches. Les vapeurs blanches qu'il dégage réveillent l'action perspiratoire de la peau; elles réussissent dans le traitement des affections chroniques cutanées.

Le benjoin fait partie d'une foule de médicamens composés; il est un des principaux ingrédiens des trochisques ou pastilles fumigatoires odorantes. (A. R.)

BENOITE. *Geum urbanum.* L. — Rich. Bot. méd., p. 510. Vulgairement Herbe de Saint-Benoît. (Famille des Rosacées, Juss. Icosandrie Polygynie. L.) C'est une plante herbacée, très commune dans les lieux incultes, et aux alentours des habitations. Ses tiges sont grèles, rameuses, ayant des feuilles sessiles à trois folioles inégales. Celles qui sont placées au collet de la racine sont longuement pétiolées, à plusieurs folioles dentées et incisées, ordinairement au nombre de neuf, dont quatre petites et cinq grandes. Ses fleurs de couleur jaune, sont petites, agglomérées et terminales; il leur succède un capitule serré de fruits (akènes) remarquable par le style qui les surmonte et qui offre la forme d'un hameçon ou plutôt d'une petite bayonnette. La racine est vivace, brunâtre, horizontale, de la grosseur d'une grosse plume à écrire, entourée d'un grand nombre de radicelles capillaires, brunâtres extérieurement et rouges à leur intérieur. Cette racine est légèrement amère, astringente et d'une odeur qui approche de celle du girofle, d'où le nom de *Radix Caryophyllatæ,* qu'elle porte dans les officines. Il résulte des qualités de la racine de benoite, qu'elle doit posséder des propriétés médicales assez actives. Les anciens médecins lui en attribuaient qui étaient probablement exagérées; cependant, on peut la regarder comme un médicament tonique et excitant, digne de figurer parmi les nombreuses succédanées indigènes proposées pour le quinquina. On la donne comme fébrifuge, sous forme de décoction, à la dose de demi-once à 2 onces, dans l'intervalle des accès. Comme les propriétés de cette racine dépendent en grande partie de l'arôme qu'elle contient, il est nécessaire de ne faire usage que de celle qui est très récente et que l'on a recueillie au printemps, époque où ses principes paraissent être plus actifs et plus concentrés. Elle doit être séchée avec précaution, c'est-à-dire à une douce chaleur, à cause de la fugacité de son odeur.

D'après l'analyse chimique de la racine de benoite, publiée par MM. Melandri et Moretti (*Bulletin de Pharmacie, t.* II, *p.* 358.), elle contient :

Résine	23 grains	
Tannin	118 grains	
Extrait oxigénable	181 grains	
Extrait savonneux		
Acide gallique		
Muriate de potasse	69 grains	
de magnésie		
Nitrate de potasse		
Malate acide de chaux		
Extrait muqueux	92 grains	
Ligneux	1 once	16 grains $\frac{1}{2}$
Huile volatile, eau, perte	76 grains $\frac{1}{2}$	
Total	2 onces	00.

Une autre analyse de cette racine, par Tromsdorff, a donné les résultats suivans :

Huile volatile plus pesante que l'eau......   o,3g
Résine.................................   40,00
Tannin................................   410,oc
Adraganthine..........................   92,00
Matière gommeuse......................   158,00
Ligneux   300,00
                                        ─────────
                                        1000,00.
                                          (A. R.)

BENZOATES. On a donné le nom de *benzoates* aux sels qui sont le résultat de la combinaison de l'acide benzoïque avec les bases salifiables : les benzoates présentent les caractères suivans. Soumis à l'action du feu, ces sels sont décomposés. Une partie de l'acide se volatilise, l'autre est décomposée, et donne les mêmes produits que ceux qui résultent de la décomposition des matières végétales. Si la base est fixe, elle reste dans le vase où la décomposition s'est faite. (Les benzoates de potasse et de soude.) Si l'acide est combiné à un oxide qui ait peu d'affinité pour l'oxigène, le métal est réduit.

Les benzoates des deux premières sections sont solubles dans l'eau ; les benzoates de zinc, de manganèse, le sont aussi; mais ceux d'argent, de cuivre, de fer, de cérium, de mercure, d'étain, ne le sont pas.

Tous les benzoates sont décomposables par les acides puissans ; l'acide benzoïque s'en sépare et se précipite, mêlé au nouveau sel formé s'il est insoluble; le sel formé, s'il est soluble, reste dans la liqueur.

Le benzoate d'ammoniaque est le seul sel qui soit mis en usage par le chimiste comme réactif pour séparer le fer du manganèse. On le prépare en saturant l'acide benzoïque par l'alcali volatil faisant évaporer et cristalliser.   (A. C.)

BERBERIS. Ce nom latin de l'épine-vinette a été francisé par quelques auteurs de matière médicale. *V.* ÉPINE-VINETTE. (A. R.)

BERCE. *Heracleum Sphondylium.* L. (Ombellifères Juss. ; Pentandrie Digynie. L.) Cette plante est la plus grande de toutes les ombellifères qui croissent dans nos contrées tempérées. Ses feuilles sont découpées en segmens larges et nombreux qui sont lobés et même pinnatifides. Cette forme de feuilles a fait donner à cette plante le nom de *fausse brancursine*, à cause de leur ressemblance avec les pieds d'un ours. Les ombelles de la Berce sont grandes, étalées, composées de fleurs blanches, accompagnées d'un involucre polyphylle. La racine est longue, grosse, ridée, charnue, blanche, d'une saveur légèrement âcre. On trouve cette plante dans les lieux humides. Ses feuilles étaient employées en cataplasmes comme émollientes; ses fruits passaient pour incisifs, et ses racines, écrasées, faisaient dissiper les callosités de la peau : l'usage en est abandonné.   (A. R.)

BERGAMOTTIER. *Citrus Bergamia vulgaris*. Risso.(Famille des Aurantiacées Juss. Polyandrie Monogynie. L.) Cette espèce de citronnier a des fruits pyriformes, d'un jaune pâle, à vésicules concaves, à pulpe légèrement acide et d'un arôme très agréable. C'est de l'écorce de ses fruits qu'on extrait l'huile volatile si généralement employée comme parfum sous le nom d'huile de bergamotte : les fleurs ont également une odeur excellente.   (A. R.)

BÉRIL. Le béril est une variété d'émeraude que l'on trouve en Sibérie et en France; elle diffère de *l'émeraude* par la couleur qui est verte dans l'émeraude, et blanche jaunâtre, vert bleuâtre, vert jaunâtre, etc. dans le Béril. L'analyse de cette substance, dans laquelle M. Vauquelin a trouvé la Glucine, a donné à ce savant les résultats suivans, qu'il a comparés à ceux obtenus de l'émeraude :

Béril.		*Émeraude.*	
Silice....	68	Silice.............	64,5
Alumine...........	15	Alumine............	16
Glucine...........	4⅟	Glucine............	13
Oxide de fer........	1	Oxide de chrome..	3,25
Chaux.............	2	Chaux...........	1,06
		Eau.............	2.(1)

L'analyse de ces deux substances faites par Klaproth et

______

(1) Journal des mines, n° 38, p. 98.

Berzélius, ne sont pas tout-à-fait semblables par les résultats, mais elles s'en rapprochent beaucoup. Cette différence peut être due à ce que les échantillons n'étaient pas les mêmes.　(A. C.)

BERLE. *Sium.* A ce genre de la famille des Ombellifères et de la Pentandrie Digynie L., appartiennent quelques espèces autrefois employées en médecine. Ainsi, la BERLE CHERVI (*Sium Sisarum,* L.) est pourvue d'une racine qui, selon Bergius, contient de l'amidon semblable à celui de la pomme de terre, indépendamment d'une assez grande quantité de sucre. Marggraf (*Opuscul. chim.* t. I., p. 236) en a retiré trois gros pour une demi-livre de racine sèche. La BERLE DE LA CHINE, ou le NINSI (*Sium Ninsi,* L.), est aussi cultivée pour sa racine tubéreuse, fasciculée, blanchâtre, et qui jouit à la Chine d'une grande réputation comme excitant. La BERLE NODIFLORE (*Sium nodiflorum,* L.) , est une plante vivace, qui croît abondamment dans les lieux aquatiques de l'Europe. Elle a une tige fistuleuse, couchée, garnie de feuilles ailées, à folioles ovales, lancéolées; les ombelles sont sessiles et opposées aux feuilles. Cette espèce, qui était autrefois employée non-seulement comme diurétique, mais encore comme emménagogue et lithontriptique, n'est presque plus en usage.　　　　(A. R.)

BETEL. *Piper Betel,* L. Espèce de poivrier qui croît dans les Indes orientales et dans la plupart des îles de la Polynésie, où les habitans mâchent les feuilles avant et après les repas pour exciter l'appétit et faciliter la digestion. L'usage continuel de ce masticatoire, ainsi que celui du fruit de l'arec mêlé à de la chaux, teint la bouche de ces peuples en rouge vineux.

　　　　　　　　　　　　　　　　(A. R)

BÉTOINE. *Betonica officinalis,* L.—Rich. Bot. med., p. 260. Bull. herb. t. XLI (Famille des Labiées. Juss.; Didynamie Gymnospernie, L.) Cette plante est vivace; sa racine est fibreuse; ses feuilles presque en cœur, crénelées, velues; ses fleurs purpurines forment un épi lâche au sommet de la tige, qui est simple et haute d'environ un pied.

La bétoine est très commune dans les bois de toute l'Europe. Elle y fleurit pendant les mois de juillet et d'août. Ses feuilles sont peu odorantes; leur saveur est un peu astringente, âcre, et légèrement aromatique. La racine est douée de propriétés plus marquées; elle est plus âcre et nauséabonde. On a employé la poudre de cette racine comme émétique; mais cette propriété est douteuse, suivant plusieurs praticiens qui l'ont essayée sans succès. Les anciens médecins faisaient beaucoup d'usage de la bétoine. Aujourd'hui on ne se sert plus des feuilles de cette plante que réduites en poudre, et comme sternutatoires. Elles sont la base de la poudre de bétoine composée. L'eau distillée, le sirop et l'emplâtre de bétoine sont tombés en désuétude.

(A. R.)

BÉTOINE DES MONTAGNES. Un des noms vulgaires de l'*Arnica montana*, L. *V.* Arnique.   (A. R.)

BETTERAVE. *Beta vulgaris*, L.—Rich. Bot. méd., p. 175. (Famille des Chénopodées. Pentandrie Digynie, L.) C'est une grosse plante herbacée, cultivée abondamment dans les jardins, et même en grand et en plein champ dans plusieurs contrées d'Europe. Quelques botanistes prétendent que la souche ou tige originaire de cette espèce cultivée, est le *Beta maritima*, qui croît naturellement sur les côtes maritimes de l'Europe, et qui, par la culture, aurait donné naissance aux variétés dont nous allons faire mention.

La Poirée, regardée comme espèce distincte par Linné qui la nommait *B. Cicla*, a une racine ligneuse, dure et rameuse. Ses feuilles sont douces et se mangent ordinairement avec de l'oseille, dont elles masquent l'acidité. On s'en sert quelquefois pour panser les vésicatoires et les cautères. Lorsqu'elles ont été bouillies dans l'eau, on peut les employer à faire des cataplasmes émolliens. C'est une sous-variété de la poirée qui est connue sous le nom de Carde-poirée. Celle-ci n'en diffère que par la côte médiane, plane, large et très développée, et qui est la seule partie comestible.

La Betterave, proprement dite, se distingue par sa racine pivotante, charnue, succulente, qui atteint souvent une grosseur prodigieuse. Nous en avons vu qui pesaient près de trente livres. Les racines de betterave n'intéressaient autrefois que les amateurs de la table; aujourd'hui leur emploi est un objet des plus importans pour l'agriculture, l'économie et la richesse publiques. Ainsi que les feuilles, elles fournissent une nourriture précieuse pour les bestiaux, et surtout pour les bœufs. Elles contiennent une assez grande quantité de sucre cristallisable pour qu'on puisse l'extraire avec bénéfice, même depuis que la paix maritime nous a ramené le sucre de cannes des colonies. Margraff fut le premier chimiste qui annonça l'extraction du sucre de la betterave. Achard de Berlin, M. Chaptal (*Ann. de Chimie*, t. XCV, p. 233) et d'autres savans français, perfectionnèrent les procédés de manière à tirer un grand parti de cette découverte. *V.* l'art. SUCRE.

La betterave offre plusieurs sous-variétés qui ne se distinguent que par les couleurs des racines et des feuilles. M. Payen (*Journ. de Chimie méd.,* 1, p. 389) a indiqué dans l'ordre suivant, celles qui fournissent les plus grandes proportions de sucre.

1°. *B. blanche;* racines et côtes des feuilles blanches ou verdâtres.

2°. *B. jaune;* racines et côtes des feuilles d'un jaune pâle.

3°. *B. rouge;* racines d'un rouge de sang; feuilles d'un rouge foncé.

4°. *B. veinée;* racines rouges à la surface, blanches intérieurement avec des veines roses. C'est celle qui porte en Allemagne le nom de *racine de disette,* et que l'on cultive en grand pour la nourriture des bestiaux.

Les betteraves demandent, dans leur culture, une terre profonde, bien meuble, un peu grasse cependant et mélangée de sable. Les terrains très argileux et très froids ne lui conviennent pas, ainsi que les terrains trop secs et sablonneux. On la sème au printemps, lorsque les gelées ne sont plus à craindre; quelquefois on est dans l'usage de repiquer les jeunes pieds. Les champs de betterave doivent être sarclés avec soin, car c'est une des plantes qui redoutent le plus les mauvaises herbes. C'est dans le commencement d'octobre qu'on doit faire la récolte des racines, parce qu'après cette époque, elles perdent beaucoup de leurs principes sucrés. (A. R.)

BEURRE. Le beurre est une substance grasse plus ou moins consistante, qui se trouve en suspension dans le lait (liqueur blanche sécrétée par les glandes mammaires des femelles des animaux mammifères.) L'odeur, la saveur, la couleur du beurre varient à l'infini, selon la nature et les alimens que prennent les animaux qui fournissent le lait d'où on le tire.

On débarrasse le beurre du lait dans lequel il existe, mêlé à du *caseum* et à du *serum,* en agissant de la manière suivante.

On abandonne au repos le lait obtenu des animaux, dans un lieu dont la température est de 18 à 20°; on voit bientôt ce liquide se séparer en deux parties : l'une plus grasse, plus légère que l'autre, ayant une couleur jaune, vient nager à sa sur—face : ce produit est nommé *crème ;* l'autre reste au fond ou à l'état liquide, ou se prend en une masse blanche qui retient entre ses parois une substance liquide, le *serum* petit-lait (1). On sépare la crème qui contient la majeure partie du beurre; on la réunit; et lorsqu'on en a une assez grande quantité, et qu'elle est acide (*aigre*), on débarrasse le beurre qu'elle contient des matières étrangères : pour cela, on place la crème dans un vase de bois nommé *barate,* et on procède au battage. Dans cette opération, le beurre se sépare, sous forme d'une huile grasse solide, du caséeux qui reste avec le sérum, et qui donne à ce dernier l'apparence du lait écrémé. On sépare le beurre, on le malaxe avec une certaine quantité d'eau, pour lui enlever du lait de beurre qu'il retient; on le conserve ensuite pour s'en servir.

Le beurre est une huile grasse, douce, concrète, ayant une couleur qui varie du blanc jaunâtre au jaune (2). Il est fusible à la température de 36° centigrades. Si l'on entretient la fusion, il y a séparation d'une petite quantité d'eau et de caséeux que

---

(1) Il ne faut pas confondre ce petit-lait avec celui qui est ordonné par les praticiens. *V.* PETIT-LAIT.

(2) Le beurre n'ayant pas toujours une belle couleur jaune, on lui communique cette couleur avec quelques substances végétales. De ce nombre sont : les calices d'alkekenge, le suc de carottes, l'orcanette, la baie d'asperge, les fleurs de souci. Il suffit, pour obtenir ce résultat, de mélanger ces substances avec la crème avant d'opérer le battage.

le beurre retenait ; alors il devient transparent et acquiert l'apparence d'une huile. Par ce procédé, il perd une partie de sa saveur. Exposé à l'action de l'air, le beurre devient acide; il acquiert une odeur de *ranci*. La rancidité du beurre se développe d'autant plus vite, que le beurre a été mal lavé, et qu'il n'a pas été séparé de tout le lait de beurre. Exposé à l'action de la chaleur dans une cornue, ce corps se décompose; il donne des produits analogues à ceux qu'on obtient des corps gras placés dans les mêmes circonstances. (*Voyez* les Mémoires de MM. Bussy et Lecanu, et les importans travaux de M. Chevreul.) Le beurre, selon ce chimiste, est composé de stéarine, d'oléine, de matière colorante, de butyrine et d'acide butyrique.

Le beurre employé dans l'usage domestique est susceptible au bout d'un certain temps de se *rancir* et d'acquérir un goût âcre qui ne permet plus de l'employer. On a cherché divers moyens de conserver un certain espace de temps ce produit sans altération : jusqu'à présent, le moyen qui réussit le mieux est la salaison. Pour cela, on débarrasse le plus que l'on peut, le beurre du lait qu'il retient, on le place dans des pots neufs, en grès, bien nettoyés et exempts de goût ou d'odeur quelconque; on a soin de recouvrir la couche supérieure de sel, on ferme ensuite le pot avec un linge bien net. Lorsqu'on veut se servir du beurre, on enlève le sel et on le remplace par une couche d'eau fortement salée : l'eau doit recouvrir toutes les parties du beurre. On conserve encore le beurre en plaçant dans des pots une couche de sel et une couche de beurre, et successivement, en terminant par une couche de sel.

Le docteur Anderson (1) indique le moyen suivant de conserver ce corps. On prépare un mélange avec du sucre et du nitre, une partie, et du sel deux parties; par chaque livre de beurre (500 grammes), on emploie une once (32 grammes) du mélange qui sert à conserver le beurre, en lui laissant un goût plus agréable que celui qui a été conservé avec du sel seulement.

On se sert aussi de la chaleur pour préserver le beurre de

(1) 1795.

l'altération : pour cela on le fait fondre ; on sépare les substances qui se déposent, et on le coule lorsqu'il est sur le point
de se figer, dans des vases bien nettoyés et bien secs. Le meilleur
moyen à employer lors de la fusion, est de le faire chauffer à
la température de l'eau bouillante, à le filtrer alors, et à le couler
dans des vases secs ayant une ouverture étroite que l'on ferme
exactement. Du beurre préparé par ce moyen, après dix ans de
conservation, était d'un goût des plus agréables.

Le beurre frais est employé dans l'usage médical ; on s'en sert
comme adoucissant et relâchant ; on le met en usage pour recouvrir la plaie qui résulte de l'emploi d'un emplâtre vésicant :
il faut que le beurre employé dans ce cas soit le plus récent
possible.   (A. C.)

BEURRE D'ANTIMOINE. *Voir* Perchlorure d'antimoine.

BEURRE DE BAMBOUC. Mungo-Park a désigné sous ce
nom l'huile de Palme. *V.* ce mot.   (A. R.)

BEURRE DE CACAO, *huile fixe concrète de cacao.* On a
donné le nom de *beurre de cacao* à une substance grasse, concrète qui existe dans les semences du cacaotier (1). On extrait
ce produit de la semence du *Theobroma cacao,* et de celle du
Theobroma bicolor. Cette matière existe dans toutes les variétés
qui se trouvent dans le commerce, mais dans des proportions
différentes.

Extraction du beurre de cacao.

On prend de la semence de cacao ; on préfère le cacao dit *des
Iles,* à celui dit *caraque.* Ce dernier, par une opération qu'il
a subi (le *terrage*), a perdu une partie de son huile en même
temps qu'une partie de son âcreté ; on torréfie cette semence dans le but de détruire du mucilage qui unit l'enveloppe à l'amande. Lorsque la torréfaction est terminée, ce
que l'on reconnaît quand on n'entend plus de pétillement, on

____

(1) Quelques essais que j'ai entrepris sur les fruits de ces deux cacao-
tiers, m'ont donné pour résultat une matière grasse, susceptible de prendre
une forme régulière. Ces essais n'ayant pu être complétés par défaut de
temps, les résultats en sont encore inédits.

met les semences sur une table, et au moyen d'un rouleau de bois, on concasse l'enveloppe, qui doit ensuite être séparée de l'amande, ainsi que les germes, qui sont aussi très durs. Lorsque le cacao est ainsi préparé, on le broie sur une pierre à chocolat, et on le traite de diverses manières pour en extraire la matière grasse.

Premier procédé. On prend le cacao réduit en poudre, on l'introduit dans un sac de coutil, on ferme ce sac et on le plonge dans l'eau bouillante pendant quelques instans, on le soumet à la presse entre des plaques d'étain ou de fonte bien propres, que l'on a fait chauffer dans l'eau bouillante. L'huile passe à travers les mailles du sac, on la recueille dans des vases destinés à cet effet. Ce beurre n'est pas à l'état de pureté. Le procédé de Josse ne diffère de celui-ci, qu'en ce qu'on mêle au cacao pulvérisé une certaine quantité d'eau bouillante, 1500 grammes (3 livres) sur 8 kilogrammes (16 livres) de cacao.

Deuxième procédé. On prend le cacao pulvérisé, on le mêle à une certaine quantité d'eau, et on procède à l'ébullition, qu'on continue pendant un certain temps. Peu à peu l'huile se sépare des substances avec lesquelles elle est mêlée, et vient nager à la surface ; on laisse refroidir, et l'on enlève le beurre, qui est figé et mêlé à des substances étrangères.

Troisième procédé. (*Demachy.*) On prend le cacao entier, on le brasse fortement dans un sac de toile rude, afin de nettoyer sa surface ; on pile, on passe la poudre au tamis de crin ; on met ensuite cette poudre sur un tamis plus serré ; on expose cet instrument au-dessus d'une bassine qui contient de l'eau bouillante et des plaques de métal ; on recouvre le tamis avec les sacs de toile ou de *coutil* qui doivent servir dans l'opération. Lorsque la vapeur d'eau a pénétré toute la masse et qu'elle est bien humectée, on la place dans des sacs ; on place ceux-ci entre les plaques chaudes, et l'on soumet à la presse, en ayant soin de graduer la pression ; le beurre de cacao coule abondamment ; sa couleur est d'un jaune citrin, et il est assez pur pour ne pas exiger d'autre opération. Par l'emploi du moyen de

Demachy, l'on obtient communément de 5 à 6 onces de ce produit pour livre de cacao.

Le beurre de cacao que l'on trouve dans le commerce est le plus souvent falsifié par le suif, et particulièrement par le suif de veau. Cette fraude permet aux falsificateurs de le vendre à bas prix; mais le praticien d'après l'ordonnance duquel on administre un médicament ainsi altéré, n'obtient pas les résultats qu'il peut attendre d'un médicament pur et bien préparé qu'il avait ordonné.

Ce beurre falsifié n'est pas des plus faciles à reconnaître; cependant ce produit, allongé de graisse étrangère, est plus blanc , moins fusible; sa saveur agréable est en partie masquée par un goût de suif qui déplaît et qui est sensible au goût des personnes qui ont l'habitude de déguster les diverses substances employées dans l'art médical (1).

Purification du beurre de cacao.

Le beurre de cacao obtenu par ces divers procédés étant encore mélangé avec quelques substances étrangères, on le purifie en le faisant fondre et soumettant le produit fondu à la filtration, plaçant l'entonnoir qui supporte le filtre dans une étuve ou dans un bain-marie chauffé par de l'eau. On se sert encore de quelques instrumens particuliers; de ce nombre sont : 1°. l'appareil de Josse, qui consiste en un entonnoir de fer-blanc soudé à une cuvette qui est destinée à servir de bain-marie et qui reçoit de l'eau bouillante; 2°. l'entonnoir à doubles parois, appareil présenté à la Société de Pharmacie par notre confrère M. Moutillard. Le beurre de cacao est ordinairement conservé sous forme de tablettes; cette manière de faire est vicieuse : sous cette forme, ce produit présente à l'air une grande surface; il s'altère promptement, acquiert de l'âcreté et une odeur de ranci. On prévient cette altération

____

(1) La fusion, à un degré déterminé, serait peut être un moyen de reconnaître la pureté du beurre de cacao. Nous nous occupons du moyen de faire reconnaître cette falsification.

en coulant le beurre de *cacao purifié* dans des pots, ou mieux encore dans des bouteilles propres et sèches, ayant une ouverture étroite, emplissant presque entièrement la bouteille, et la fermant bien exactement (1). On peut au besoin fondre ce produit pour le couler dans des moules à chocolat, et l'obtenir sous forme de tablettes.

Ce produit est employé dans la préparation de quelques pommades médicamenteuses, de quelques cosmétiques, dans diverses préparations béchiques et adoucissantes. On conçoit que du beurre de cacao ranci mis en usage pour ces préparations, jouirait de propriétés contraires et ne remplirait pas le but du praticien ; il pourrait déterminer de légers accidens.   (A. C.)

BEURRE DE GALAM. On a donné ce nom à l'huile de Palme. (*V.* ce mot.) Selon M. Guibourt (*Journ. de Chimie médicale,* t. I, p. 175), c'est une erreur de synonymie ; le véritable beurre de Galam étant une substance huileuse concrète, différente de l'huile de Palme, et qui est extraite du fruit d'un arbre de la famille des Sapotées. Il ne faut pas confondre cette substance avec celle produite par le *Myrica cerifera,* et qui a été nommée *beurre de Galé.* (*V.* ce mot.)
                                      (A. R.)

BEURRE DE GALÉ. Nom donné à une huile végétale solide contenue dans le fruit de divers *Myrica* (*Myrica Gale, Myrica cerifera, Myrica pensylvanica.*)   (A. C.)

BÉZOARDS. Le nom de *bézoard* a été donné à des concrétions ou calculs retirés des intestins de plusieurs mammifères ruminans.

Les bézoards sont divisés en deux classes, les *bézoards orientaux* et les *occidentaux ;* les bézoards orientaux, attribués au *Capra œgagrus,* à la chèvre sauvage, sont plus estimés ; ils présentent les caractères suivans : ils sont d'une grosseur plus ou moins considérable, et leur volume varie depuis celle d'une très petite

----

(1) Les flacons à l'émeri sont très convenables pour conserver ce produit.

noisette jusqu'à celle d'une petite noix ; ils sont ou ronds ou ovales, et quelquefois aplatis ; leur couleur varie du brun verdâtre au brun violet ; leur odeur est analogue à celle de l'ambre ; dans leur cassure ils présentent des couches concentriques qui se sont formées successivement sur un noyau qui forme le centre ; la cassure est douce au toucher, elle communique aux doigts une odeur qui n'est pas la même dans les divers bézoards.

L'analyse des bézoards orientaux a été le sujet d'expériences analytiques. John a reconnu qu'un bézoard oriental qu'il a examiné, était formé, 1°. d'une matière insoluble dans l'eau et dans l'alcool, soluble dans les alcalis, et qui ressemblait à de l'acide urique ; 2°. d'une matière jaune, qui ne se dissout ni dans l'eau ni dans l'alcool ; 3°. d'un peu de résine ; 4°. des traces de phosphate de chaux.

Les bézoards occidentaux, attribués aux *lamas* et aux *vigognes,* sont bien plus gros que les bézoards orientaux ; quelques-uns sont du poids de 10 onces et plus ; leur couleur est d'un jaune obscur ; ils sont formés de couches concentriques, mais la texture de ces couches est moins serrée et plus fragile qu'elle ne l'est dans les bézoards orientaux ; leur forme, déterminée par le corps qui leur a servi de noyau, est presque toujours semblable à celle de ce corps ; quelques-uns ont une surface hérissée d'aspérités ; leur odeur est plus forte et moins agréable ; soumis à l'action de la chaleur, ils brûlent avec une odeur analogue à celle de la corne brûlée.

L'analyse des bézoards occidentaux a été faite par MM. Fournay et Vauquelin ; ils ont reconnu que ces produits sont formés de phosphate de chaux, de phosphate d'ammoniaque, de phosphate de magnésie, de matière animale, etc. (*Voir* les Tableaux chimiques du règne animal, traduits de l'allemand par M. Robinet, p. 164 et suiv.)

Les propriétés des bézoards, vantées par les anciens, qui leur attribuaient la faculté de combattre les humeurs, de résister à la peste, etc., ont été, de nos jours, réduites à leur juste valeur : aussi ne fait-on plus usage des bézoards, et ne les regarde-t-on que comme des produits résultans de maladies qui affligent quelques mammifères (1). (A. C.)

BICHLORURE DE CHAUX. *V.* Chlorure de chaux.

BICHLORURE DE SOUDE. *V.* Chlorure d'oxide de sodium.

BIÈRE. On a donné le nom de *bière* à une liqueur préparée avec les graines céréales et le houblon. Ce produit, connu anciennement sous le nom de *cervoise, Cervitia,* s'obtient à l'aide de plusieurs opérations, que nous décrirons en peu de mots, la fabrication de la bière étant un art particulier, qui ne fait pas partie de l'art pharmaceutique. Nous nous attacherons principalement à indiquer les formules des bières mises en usage comme moyens thérapeutiques.

De la fabrication de la bière.

On fait tremper l'orge, afin de le pénétrer d'eau et de le disposer à la germination ; lorsqu'il est trempé, on l'étend sur un plancher, de manière à en former une couche de 10 à 12 pouces de hauteur ; on le remue de temps en temps, pour qu'il ne prenne pas le *goût d'échauffé.* Au bout de quelques jours le germe paraît, la matière sucrée contenue dans les semences se développe ; on arrête la fermentation à l'aide de la chaleur.. Pour cela, on dessèche l'orge germé dans une étuve (2) chauffée à 60° ; lorsqu'il est sec, on le sépare des germes, devenus cassans, à l'aide d'un crible de fer, ou au moyen d'un blutteau garni d'une toile métallique. Le produit ainsi seché et débarrassé de son germe, se nomme *malt, drèche ;* on réduit la drèche en poudre grossière, on la met dans une grande cuve à double fond, dont la partie inférieure doit rester vide ; on fait arriver par le fond de la cuve de l'eau chauffée à 80°, en assez grande quantité pour couvrir le *malt ;* on remue fortement à l'aide de *fourquets* en fer, pour

(1) Le nom de *bézoard animal* avait été donné au foie de vipère desséché.

(2) La description des procédés des étuves et des autres appareils mis en usage dans la fabrication des diverses bières, sont indiqués dans le t. III du Dictionnaire technologique.

faire plonger la *drèche*; on laisse la masse recouverte d'eau pendant une demi-heure; au bout de cet espace de temps, on *brasse* fortement, et quand on a brassé, on recouvre la surface du mélange avec de la poudre fine de *malt,* pour concentrer la chaleur; on ferme la cuve, en ayant soin d'envelopper ses jointures avec des morceaux de draps de laine. Au bout de deux heures, on ouvre un robinet placé entre les deux fonds, on sépare les premières portions qui passent, et qui sont troubles; on les reverse sur le malt : on tire ensuite tout le liquide qui est sucré, et qu'on appelle *premiers métiers,* et on les conduit dans la chaudière à *bière double;* on verse ensuite sur le malt une nouvelle quantité d'eau à 100° centigrades; on laisse en contact pendant deux heures, et l'on tire, comme nous l'avons déjà dit. Ces liqueurs sont appelées *seconds métiers.* Enfin, on recharge une troisième fois avec de l'eau bouillante, et si les marcs n'étaient pas épuisés, il faudrait faire encore quelques lavages. Ces troisièmes métiers et ces lavages peuvent servir pour faire de la petite bière.

Lorsque l'eau des *premiers métiers* est portée dans la cuve, on y ajoute du houblon dans la proportion de 500 grammes (une livre) par hectolitre (100 litres); on élève la température rapidement, et on la soutient à l'ébullition, en attendant que les *seconds métiers* soient obtenus : on continue ensuite l'ébullition pendant trois heures environ, en ayant soin que l'eau qui se vaporise retombe dans la chaudière. (Cette eau contient des principes aromatiques qu'il est bon de conserver dans la bière.)

Lorsque la bière est cuite, on la coule dans des *bacs,* pour la faire refroidir; il est utile que ce refroidissement soit prompt. Lorsque la bière cuite (le *moût* de bière) est suffisamment refroidie, on la porte dans une grande cuve, on y ajoute alors la levure (1), et du caramel si la liqueur n'est pas assez colorée; on remue, pour que la levure soit bien répandue dans

---

(1) La quantité de levure varie selon le degré de température, la force du moût, etc.

le liquide, et l'on abandonne à la fermentation. Cette fermentation, en s'établissant, donne naissance à une écume qui recouvre le liquide, et à un dégagement d'acide carbonique : on enlève l'écume, qui est très abondante, et on la conserve. Ce produit, lavé convenablement et pressé, donne la *levure de bière* employée par les boulangers pour déterminer la fermentation panaire.

Lorsque la fermentation est apaisée, on tire la bière dans de petits tonneaux nommés *quarts*. Cette fermentation se renouvelle ; elle continue dans ces tonnaux pendant quelques jours : alors elle s'apaise; on livre la bière au commerce; on la colle, et on la met en bouteilles.

Le but que l'on se propose d'atteindre en ajoutant aux métiers de la fleur de houblon, est de maintenir la fermentation alcoolique dans ce liquide, et de l'empêcher de passer à la fermentation acide. Ce phénomène se produit toutes les fois que ces liquides ne sont pas additionnés d'une certaine quantité du principe amer contenu dans cette fleur.

La bière ne se conserve pas bien dans les tonneaux ou *quarts;* elle doit être mise dans des bouteilles, et bue plus ou moins promptement, selon sa force; sans ces précautions, ce liquide est susceptible de subir la fermentation acide et de passer à l'*aigre*.

La bière est quelquefois additionnée de matières amères autres que le houblon ; on se sert de la gentiane, du buis, etc. On y introduit aussi quelquefois des houblons de mauvaise qualité. Toutes ces modifications donnent à bon marché un produit analogue à la bière ; mais cette manière d'agir, par les maladies qu'elle peut déterminer chez ceux qui font leur boisson-journalière de ce produit, doit être assimilée à la falsification des vins, et les auteurs doivent être regardés comme aussi répréhensibles (1).

(A. C.)

---

(1) Nous nous sommes déjà occupés de rechercher des moyens de signaler cette fraude ; mais les résultats que nous avons obtenus de nos recherches ne sont pas encore assez précis pour être publiés.

BIÈRES MÉDICINALES. On peut préparer les bières médicinales, 1°. en mêlant les substances médicinales aux substances qui servent à la fabrication de la bière avant le travail de la fermentation; 2°. en ajoutant ces substances à la bière après sa fabrication; 3°. en ajoutant à la bière des teintures alcooliques. Le second moyen est celui qui est préféré. Par le premier, les substances pendant la fermentation perdent une partie de leurs propriétés; par le troisième, la bière se trouve additionnée d'une quantité d'alcool à laquelle le praticien doit avoir égard.

(A. C.)

BIÈRE ANTISCORBUTIQUE ou DE SAPIN COMPOSÉE, *Bière sapinette*. Ce médicament liquide se prépare de la manière suivante :

On prend

Feuilles de cochléaria.......	(1 once)	32 grammes.
Racine de raifort sauvage....	(2 onces)	64
Bourgeons de sapins secs.....	(1 once)	32
Bière nouvellement brassée...	(4 livres)	2000

On contuse les feuilles de cochléaria; on coupe en rouelles minces la racine de raifort; on divise les bourgeons de sapin; on met toutes ces substances en contact avec la bière, et on laisse en macération dans un vase clos, pendant quatre jours. Au bout de ce temps on filtre, et on conserve dans des bouteilles bien bouchées.

Il nous semble que l'addition d'une petite quantité d'alcool à 36° (4 gros par litre) aiderait à la conservation de ce produit affaibli par l'eau contenue dans les feuilles de cochléaria.

BIÈRE ANTISCORBUTIQUE, *Bière sapinette*. Formule donnée par PARMENTIER (1).

Bourgeons de sapin, à défaut, feuilles du même arbre................	(1 once)	32 grammes
Racine de raifort sauvage.......	($\frac{1}{2}$ once)	16
Bière.......................	(4 livres)	2000

---

(1) Code civil Pharmaceutique à l'usage des hôpitaux civils et militaires.

Dans cette formule, Parmentier n'a pas employé les feuilles de cochléaria, à cause de l'eau qu'elles contiennent : cette eau affaiblit le médicament, qui devient moins facile à conserver.

La bière antiscorbutique préparée par l'une ou l'autre formule, se donne comme antiscorbutique et dépuratif, à la dose de 8 onces en deux doses, prises l'une le matin, l'autre le soir. L'emploi long-temps continué de ce médicament a été suivi de bons résultats.   (A. C.)

BIÈRE DE QUINQUINA. On prend

Écorce de quinquina gris. . . .   (1 once)   32 grammes.
Bière (bien vineuse). . . . .   (2 livres) 1000

On réduit le quinquina en une poudre grossière, on le met en contact avec la bière, on laisse macérer pendant quatre jours. Au bout de cet espace de temps, on passe la liqueur avec expression à travers un linge et on filtre la colature. Cette bière se conserve dans des bouteilles bien fermées.

L'usage de la bière de quinquina, comme tonique, est un des moyens thérapeutiques dont on peut tirer de bons avantages. On la donne à la dose de 8 onces en deux fois. Elle a été employée avec succès à l'extérieur dans le pansement des ulcères atoniques. (PAYEN, D. M. P.)   (A. C.)

BIGARADE ou ORANGE AMÈRE. *Aurantia amara.* C'est le fruit des bigaradiers ou orangers à fruits acides et amers. Il a le volume et la forme de l'orange douce, mais l'écorce en est plus raboteuse et devient d'un jaune plus rougeâtre; sa pulpe est acide et mêlée d'amertume, ce qui fait qu'on ne l'emploie que comme assaisonnement pour les viandes et le poisson. Le suc entre dans la préparation du sirop antiscorbutique.

(A. R.)

BIGARADIERS. *Bigaradiæ.* On désigne sous ce nom la race des orangers à fruits acides et amers, qui s'élèvent généralement moins haut que l'oranger à fruits doux. Leurs feuilles sont plus grandes et plus larges que celles de celui-ci. Leurs fleurs sont aussi plus grandes, plus odorantes, et préférées pour l'extraction de l'huile volatile et de l'eau distillée.   (A. C.)

BIGARREAUX. Fruits d'une espèce de cerisier (*Cerasus Duracina,* D. C.), qui se distinguent des autres cerises par leur chair plus ferme, par leur grosseur et leur saveur douce. Leur couleur extérieure est blanche ou rouge. Ils sont usités seulement comme alimens. (A. R.)

BILE. La bile est un liquide animal particulier; il est amer, jaunâtre ou verdâtre et savonneux. Ce liquide, sécrété par le foie, se rend immédiatement dans le duodénum; il prend alors le nom de *bile hépatique,* ou bien il passe dans la vésicule du fiel, et s'épanche ensuite dans le duodénum. On l'appelle *bile cystique.*

Un grand nombre de chimistes se sont exercés sur ce liquide. Parmi ceux qui se sont occupés de travaux analogues à ce sujet, nous citerons Boyle, Boerhaave, Verheyen, Ramsai, Baglivi, Maclurg, Fourcroy, Cadet, Van Bochante, et MM. Vauquelin, Thénard, Hartman, Berzélius, Orfila, Chevallier, Lassaigne, etc.

La bile varie de couleur, de consistance, non-seulement dans les divers animaux, mais encore dans la même espèce; cette différence est encore plus grande dans le cas de maladie (1).

L'analyse de la bile humaine a été faite par MM. Thénard et Berzélius. Les résultats que ces chimistes ont obtenus sont les suivans:

Composition de la bile humaine. (Thénard.)

Eau..................................	1,000
Matière jaune insoluble, de.....	2 à 10
Albumine...........................	42,0
Résine.............................	41,0

---

(1) Nous citerons pour exemple de ce fait le résultat que nous avons obtenu de l'examen d'un liquide trouvé dans la vessicule du fiel d'un homme mort d'une affection squirrheuse du pancréas. Ce liquide contenait, 1°. de l'hydro-sulfate d'ammoniaque; 2° de l'albumine; 3°. une matière grasse de couleur jaune; 4°. une matière résineuse analogue à la chlorophile; 5°. de l'osmazome; 6°. du muriate, phosphate et sulfate de soude; 7°. du phosphate de chaux; 8°. du soufre; 9°. de l'oxide de fer.

Soude...................... 5,6

Phosphate, sulfate et hydrochlorate
de soude, phosphate de chaux,
oxide de fer................ 4,5.

Ces résultats furent obtenus sur 1100 parties de bile humaine.

Composition de la bile humaine. (Berzélius.)

Eau............................ 908,4
Picromel (1)..................... 80,0
Albumine........................ 3,0
Soude........................... 4,1
Phosphate de chaux.............. 0,1
Hydrochlorate de soude......... 3,4
Phosphate de soude avec de la chaux.. 1,0.

L'analyse de la bile d'un grand nombre d'animaux a été faite par MM. Thénard, Vauquelin, Lassaigne et Chevallier, etc. Ces analyses ont été consignées dans les Annales de Chimie et dans les journaux scientifiques. Comme les biles ne sont pas mises en usage, nous rapportons seulement les résultats obtenus par M. Thénard, dans l'analyse de la bile du bœuf.

Eau............................ 700,0
Picromel et résine.............. 84,3
Matière jaune................... 4,5
Soude........................... 4,0
Phosphate de soude.............. 2,0
Hydrochlorate de soude......... 3,2
Sulfate de soude 0,8
Phosphate de chaux.............. 1,2
Traces d'oxide de fer..........

                              800,0

---

(1) La présence du *picromel* avait été constatée dans la bile humaine par M. Chevallier. *V*. l'article PICROMEL.

La bile de bœuf est employée dans l'art médical. (*V.* Fiel de bœuf.)

(A. C)

BIMANES. Premier ordre de la classe des Mammifères, établi par M. Cuvier dans son règne animal, et qui se compose du genre Homme. *V.* ce mot et Zoologie.

(A. R.)

BISCUITS. *Biscuits vermifuges.* On a donné le nom de *biscuit* à une pâtisserie légère, d'un goût agréable, que l'on prépare avec de la farine ou de la fécule, des œufs et des aromates, et que l'on fait cuire à un feu très doux.

La pâte du biscuit, additionnée de quelques substances *antelmintiques*, fournit le médicament connu en Pharmacie sous le nom de *biscuit vermifuge*. Les substances qui entrent dans cette préparation ne masquant pas totalement le goût agréable du biscuit, on le donne ordinairement aux enfans, qui le mangent sans répugnance, et on en obtient de bons résultats.

Les biscuits vermifuges se préparent de la manière suivante. On prend quatre jaunes d'œufs, quatre cuillerées de sucre et une râpure de citron ; on bat bien le tout ensemble : d'un autre côté, ou prend quatre blancs d'œufs, on les bat pour les convertir en une sorte de neige que l'on réunit au sucre et aux jaunes d'œufs battus ; on ajoute ensuite, à l'aide d'un tamis, le mélange suivant :

Farine......................	3 cuillerées	
Résine de jalap parfaitement pulvérisée...............	(demi-gros)	2 grammes.
Poudre fine de semen-contra.	(3 gros 18 grains)	12 gr. 9 déc.
Gomme gutte en poudre fine.	(8 grains)	» 4 déc.
Mercure doux................	(1 gros et demi)	4 gr.
Sel de nitre................	(1 gros)	4 gr.
Scammonée.................	(demi-gros)	2 gr.
Essence de citron..........	6 gouttes.	

On incorpore le tout à la masse en remuant légèrement ; on divise exactement le tout en douze parties que l'on place dans des caisses de papier ; on les glace avec le sucre en poudre, et on les fait cuire dans un four qui ne doit être que *très doux*, c'est-à-dire légèrement chauffé.   (A. C.)

BISCUIT DE MER. *V.* Os de sèche.

BISMUTH, Étain de glace. *Tectum argenti.* Le *bismuth* est un corps simple métallique, qui existe dans la nature, sous plusieurs états. Le nom de l'auteur de sa découverte n'est pas connu; on sait seulement qu'il en est fait mention dans le Traité d'Agricola, intitulé *Bermannus*, publié dans le 15me siècle. Beccher, Neuman, Hellot Dufay s'occupèrent du bismuth, et Geoffroy le jeune, en 1753, donna connaissance d'un travail assez complet sur ce sujet. Ce travail fut inséré dans les Mémoires de l'Académie. Divers chimistes s'occupèrent depuis de ce métal. De ce nombre sont : Davy (John), Lagerhjelm, Mushen-broeck, Vauquelin, etc.

Le bismuth existe dans la nature sous trois états: 1°. à l'état *naturel* ou *natif* allié à quelques métaux; 2°. à l'état *d'oxide* (combiné à l'oxigène); 3°. *combiné tout-à-la-fois au soufre* et à divers métaux (sulfures).

Les principales mines de ce métal sont en Souabe, à Wittichen; en Suède, près de Loos et de Losalin; en Bohême, à Joachimsthal; et en Saxe, à Freyberg et Séhneeberg. On en rencontre aussi en France, en Bretagne et dans les Pyrénées.

Le bismuth est facile à extraire de ces mines, et cette facilité tient à la propriété qu'il a de se fondre à une basse température.

Le procédé d'extraction du bismuth varie. Dans quelques lieux on projette la mine pulvérisée sur des fagots enflammés, qui ont été placés dans une fosse creusée dans le sol. Le bismuth se fond à l'aide de la chaleur; il tombe au fond de la fosse, où on le recueille. Dans d'autres lieux, on met la mine en contact avec des copeaux dans une rainure pratiquée longitudinalement dans le tronc d'un arbre; on met le feu aux copeaux, le métal fondu coule, on peut le recueillir.

Le meilleur procédé consiste à chauffer la mine dans des cylindres de fonte placés presque horizontalement dans un fourneau. Ces cylindres sont fermés des deux bouts avec de l'argile : mais à la partie la plus basse, on laisse un petit trou pour que le métal fondu puisse couler. On le recueille dans un bassin ou capsule en fer destinée à le recevoir. Si le minerai était formé d'oxide, il faudrait le mêler avant de l'introduire dans les tuyaux, à une certaine quantité de carbone, pour obtenir la réduction de cet oxide.

Le bismuth est solide, d'un blanc jaunâtre, cassant, facile à réduire en poudre ; sa texture est lamelleuse, ses lames sont larges et disposées parallèlement aux faces d'un octaèdre; le métal bien pur cristallise en cubes qui se disposent les uns par rapport aux autres, de manière à former une pyramide quadrangulaire renversée, dont chaque face présente des décroissemens en forme d'escalier.

Le poids spécifique de ce métal est de 9, 822. Il entre en fusion à une température d'environ 256°. Echauffé fortement dans une cornue de grès, il ne se volatilise pas (1). A la température ordinaire de l'atmosphère, il n'a pas d'action sur le gaz oxigène ni sur l'air sec; il a, au contraire, une légère action sur ces gaz lorsqu'ils sont humides. A une température élevée, il absorbe le gaz oxigène; il y a formation d'un oxide; quelquefois la combustion est rapide, et se fait avec dégagement de lumière et de chaleur.

Le bismuth du commerce est quelquefois mêlé d'arsenic. On s'assure de la présence de ce métal en traitant le bismuth par l'acide nitrique, qui transforme l'arsenic en acide arsenique qui s'unit à de l'oxide de bismuth, et forme un sel insoluble (l'arseniate de bismuth qui se précipite). Pour s'assurer que le précipité est un arseniate, il faut le décomposer à l'aide d'un corps combustiblé et de la chaleur, et en séparer l'arsenic métallique.

Les réactifs qui peuvent faire reconnaître le bismuth métal-

---

(1) En chauffant à une haute température, du bismuth du commerce dans une cornue de grès lutée, on obtient quelquefois, sur les parois, des traces noires dues à du métal sublimé. Ce métal examiné a été reconnu pour être de l'arsenic qui est volatilisé, et qui est combiné à une petite quantité d'oxigène.

lique et ses sels sont : 1°. pour le bismuth métallique, l'action de la chaleur ; l'aspect des cristaux qu'on peut en obtenir en faisant fondre ce métal dans un creuset, décantant le métal encore fondu placé au milieu du creuset, tandis que la partie qui touche aux parois est solidifiée et a pris une forme cristalline.

2°. Pour les sels, on se sert de la potasse, de l'hydrogène sulfuré, des carbonates alcalins, de l'hydriodate de potasse, de l'hydro-cyanate de potasse et de fer, enfin des hydro-sulfates. La potasse le précipite en blanc (oxide de bismuth); les carbonates alcalins, en blanc (carbonate de bismuth); l'hydriodate de potasse, en brun-marron (hydriodate de bismuth); l'hydro-cyanate de potasse et de fer, en blanc (hydro-cyanate de bismuth); les hydro-sulfates, en noir (sulfure).

Le bismuth est employé dans l'art pharmaceutique pour préparer le produit connu sous le nom de *magistère de bismuth, blanc de fard*, etc. On l'emploie dans les arts comme fondant pour la préparation de quelques émaux. On le fait entrer dans quelques espèces de cire à cacheter ; à défaut de plomb, il peut servir à la coupellation pour affiner l'argent : mais son prix, plus élevé que celui du plomb, ne permet pas de l'employer à cet usage.   (A. C.)

BISTORTE. *Polygonum Bistorta,* L. — A. Rich. Bot. méd., Pl. 162.—Bulliard, t. 314. (Famille des Polygonées, Juss. ; Octandrie Trigynie, L.) Cette plante croît dans les prairies humides des hautes montagnes de l'Europe. Sa racine est vivace, un peu comprimée, d'un brun foncé extérieurement, rose intérieurement, de la grosseur du doigt, présentant des nodosités ou rugosités transversales à la surface, et formant plusieurs replis ou courbures très rapprochées. La tige est herbacée, simple, droite, noueuse, haute de un à deux pieds ; elle est garnie de feuilles cordiformes, allongées, les radicales pétiolées, les supérieures sessiles, engaînantes à la base. Les fleurs sont blanches, nuancées de rose, formant un épi très serré à l'extrémité de la tige. La racine est la seule partie usitée. Sa saveur, fortement acerbe, décèle des propriétés astringentes très marquées ; aussi l'emploie-t-on avec succès en décoction , à la dose de deux gros ou d'une demi-once par livre d'eau , en injection dans les écoulemens chroniques de l'urètre et du vagin. On l'administre aussi intérieurement , soit en décoction , soit en poudre , à la dose d'un scrupule à un demi-gros, que l'on porte jusqu'à deux ou trois gros, dans les fièvres intermittentes , la diarrhée , etc.

La bistorte entre dans plusieurs préparations officinales, et particulièrement dans le diascordium ; elle contient une grande quantité d'acide gallique, de tannin, et un peu d'acide oxalique : elle est tellement riche en amidon , qu'en Sibérie les pauvres s'en nourrissent quelquefois, après lui avoir fait subir une décoction dans l'eau.   (A. R.)

BISTORTIER. Le bistortier est une espèce de pilon à long manche, avec lequel on ne peut piler que par un bout ; cet instrument sert à mêler les médicamens de consistance molle.

Le bistortier doit être d'un bois dur, peu susceptible de se fendre : le buis doit obtenir la préférence pour la fabrication de cet instrument.   (A. C.)

BITUMES. On a donné le nom de *bitumes* à la plupart des substances combustibles naturelles inflammables , et les minéralogistes français ont compris sous ce nom toutes les substances qui ont la propriété de brûler avec flamme , et de répandre pendant la combustion une fumée épaisse d'une odeur spéciale, qu'on désigne sous le nom d'*odeur bitumineuse.* Les bitumes employés par le pharmacien-chimiste sont l'*asphalte,* le *malthe,* le *naphthe* et le *pétrole.* A chacun de ces mots , nous donnerons des détails sur l'origine de ces produits et sur leur emploi.   (A. C.)

BITUME ÉLASTIQUE, *Caoutchouc minéral.* On a donné ce nom à un produit naturel mou , élastique, d'une odeur très forte, brûlant facilement avec une flamme claire , et qui se rencontre dans le Derbyshire. Selon Scherrer, ce bitume est dû à l'oxigénation du pétrole , et sa consistance est proportionnée à la durée de son exposition à l'air.

Le bitume élastique ayant été trouvé par M. P. Olivier ,

aux environs d'Angers, à été examiné, comparativement à celui d'Angleterre, par M. Henry fils, qui a obtenu les résultats
suivans :

<table>
<tr><td colspan="2">Caoutchouc de Derbyshire.</td><td colspan="2">Caoutchouc d'Angers.</td></tr>
<tr><td>Carbone.....</td><td>51,25</td><td>Carbone.....</td><td>58,26</td></tr>
<tr><td>Hydrogène...</td><td>7,496</td><td>Hydrogène...</td><td>4,89</td></tr>
<tr><td>Azote.......</td><td>0,154</td><td>Azote.......</td><td>0,104</td></tr>
<tr><td>Oxigène......</td><td>40,100</td><td>Oxigène......</td><td>36,746.</td></tr>
</table>

La grande quantité d'oxigène contenue dans ce bitume ferait
admettre l'opinion émise par M. Hatchett et Scherrer, que ce
produit est fourni par l'oxigénation du bitume liquide connu
sous le nom de *pétrole*. (Journ. de Chim. méd., t. I, p. 18 et suiv.)

BITUME DE JUDÉE. *V.* Asphalte.   (A. C.)

BLAIREAU ou Taisson. *Ursus Meles,* L. —Encycl., pl. 35,
f. 4. Mammifère carnassier, plantigrade, qui habite l'Europe et l'Asie tempérée. C'est un animal défiant, solitaire, qui
se creuse un terrier tortueux, oblique, d'où il ne sort que pour
aller chercher à manger. La chair du blaireau a le goût de celle
du sanglier; on se sert de son poil pour faire des pinceaux; sa
peau est une bonne fourrure, mais peu élégante. On attachait
autrefois du prix à son sang desséché et à sa graisse; ces substances étaient employées contre la goutte sciatique et pour dissiper les taches de rousseur; prises en lavement, contre la co-
lique néphrétique. Leur usage est abandonné.   (A. R.)

BLANC DE BALEINE. *Spermaceti, adipocire.* On a donné
le nom de *blanc de baleine* à une matière grasse qui tient en
quelque sorte le milieu entre le suif et la cire; ce produit
entoure le cerveau du *physeter macrocephalus* (espèce de cachalot). Le blanc de baleine est sous forme liquide dans l'a-
nimal; mais aussitôt qu'il est exposé au contact de l'air, une
partie de ce liquide se concrète; on recueille alors le produit
solide, on en sépare par expression l'huile qu'il retient, on
liquéfie à une douce chaleur la masse solide restante, et par
refroidissement on l'obtient sous forme de feuillets larges,
nacrés, onctueux, doux au toucher. Ces cristaux, lorsqu'ils
sont minces, sont translucides.

Le blanc de baleine jouit des propriétés suivantes : il est solide, blanc, doux au toucher, cassant; fusible à 44° centigrades; soluble dans 7 parties d'alcool bouillant, moins soluble à froid, cristallisant par refroidissement; soluble à chaud dans l'éther, moins soluble à froid. Exposé au contact de l'air, le blanc de baleine jaunit; il absorbe l'oxigène, et acquiert de l'acidité et une odeur de *ranci*. Il est formé, selon M. Chevreul : 1°. de *cétine* en grande quantité ; 2°. d'une huile fusible à 18°; 3°. d'un principe jaunâtre particulier.

L'analyse du blanc de baleine a fourni à MM. Bérard et de Saussure les résultats suivans :

Carbone.....	81	Carbone.....	75,574
Hydrogène...	13	Hydrogène...	12,795
Oxigène.....	6	Oxigène.....	11,377
		Azote.......	0,354
	100		100,000
(Bérard.)		(De Saussure.)	

Le blanc de baleine est usité dans l'art médical comme adoucissant et béchique; on doit dans ce cas, et aussi pour en préparer des cosmétiques (pommades, etc.), ne l'employer que lorsqu'il est récent et qu'il n'a pas acquis par vétusté un goût de *ranci*. Lorsqu'il a cet état, il peut entrer dans la fabrication des bougies, qui consomme une grande quantité de ce produit.

Le blanc de baleine est quelquefois coloré en jaune; une certaine quantité de ce produit nous ayant été remise pour le priver de cette couleur, nous y sommes parvenus en employant le charbon animal, dans la proportion de 2 parties pour 100 de ce produit. On agit de la manière suivante :

On fait fondre le blanc de baleine avec une certaine quantité d'eau; lorsqu'il est fondu, on mêle le charbon au liquide, et l'on fait bouillir pendant vingt minutes; au bout de ce temps, on laisse refroidir. Lorsque le blanc de baleine est figé, on le fait fondre de nouveau, on le fait passer à travers des filtres de papier qui, posés sur des entonnoirs placés dans une étuve, ou encore sur des entonnoirs à doubles parois, échauffés par de l'eau en vapeur. Le produit obtenu par ce moyen était d'une belle couleur blanche.   (A. C.)

BLANC DE FARD. *V.* Oxide de bismuth.

BLANC DE MEUDON. *V.* Carbonate de chaux.

BLANC DE PLOMB. *V.* Carbonate de plomb.

BLANC D'ESPAGNE. *V.* Carbonate de chaux.

BLANC DE TROYES. *V.* Carbonate de chaux.

BLANC D'OEUF. *Voir* Albumine.

BLANC-MANGER. Ce produit, d'un goût agréable et d'une couleur qui flatte la vue, se prépare de la manière suivante ; on prend :

Gelée de corne de cerf.......	(8 onces)	250 gramm.
Sucre.....................	(4 onces)	128
Amandes douces mondées	(1 once)	32
Eau de fleurs d'oranger.......	(1 gros)	4
Zestes de citrons récens.	(demi-gros)	2

On échauffe un mortier de marbre, à l'aide de la vapeur d'eau ou de l'eau bouillante ; on fait liquéfier la gelée de corne de cerf, on pile les amandes avec les zestes de citron. A l'aide de la gélatine liquide, qu'on emploie au lieu d'eau, on fait un lait d'amandes, auquel on ajoute sur la fin l'eau de fleurs d'oranger et l'esprit de citrons. Lorsque le lait d'amandes est bien préparé, on le passe avec expression à travers une étamine bien propre ; on recueille ce lait d'amande ainsi additionné, dans de petits pots, qu'on expose au frais. Le produit contenu dans ces vases prend une consistance gélatineuse.

Ce médicament, très agréable à manger, est administré comme un aliment léger et rafraîchissant.   (A. C.)

BLANC RHASIS, BLANC RAISIN. *Voir* Onguent de blanc rhasis.

BLANCHET. On désigne par ce mot une grosse étoffe de laine plus ou moins serrée, qu'on attache par les quatre coins sur un carrelet : on s'en sert pour passer les sirops.

On ne doit pas se servir du blanchet pour passer des substances alcalines; celles-ci détruiraient très promptement le tissu, qui ne pourrait plus être mis en usage.   (A. C.)

BLANQUETTE. On donne ce nom à la soude dite d'*Aigues-Mortes*, qui s'extrait par la combustion des plantes salées qui croissent naturellement entre Aigues-Mortes et Frontignan. Ces soudes contiennent peu de sous-carbonate de soude, de 5 à 8 pour cent.   (A. C.)

BLÉ ou FROMENT CULTIVÉ. *Triticum sativum*, Lamarck.—Rich. Bot. méd., t. I, p. 59. (Famille des Graminées. Juss. Triandrie Digynie, L.) Plante trop connue pour qu'il soit nécessaire d'en faire la description. Son fruit offre un grand nombre de variétés, tant sous le rapport de la couleur et de la grosseur, que sous celui de sa surface glabre ou velue. Les épis varient aussi beaucoup; ils ont leurs écailles florales tantôt mousses, tantôt surmontées d'une longue barbe. On distingue en outre deux variétés de blé que Linné élevait au rang d'espèces, sous les noms de *Triticum œstivum* et *hybernum*, et qui diffèrent par les époques où l'on a coutume de les semer. Il en est de cette plante comme de la plupart de celles qui sont cultivées de temps immémorial pour les besoins des hommes : on ignore au juste sa véritable patrie, quoique la plupart des botanistes assurent qu'elle est originaire du grand plateau de Tartarie. Quelques érudits ont même découvert, de leur cabinet, que le blé croissait spontanément près d'une ville de l'Asie-Mineure, sur les bords de l'Euphrate, et que c'était de là, sans doute, qu'il s'était répandu sur toute la terre. Nous ignorons si leurs vues ont été confirmées par les observations des voyageurs, mais nous ne saurions passer sous silence l'opinion de Latapie, ancien professeur de Bordeaux, qui regarde le blé comme une plante dégénérée ou transformée par l'effet d'une longue culture. Il prétendait s'être assuré, par plusieurs expériences, que des graines de l'*Ægilops ovata*, plante très commune dans le midi de l'Europe, produisaient des graminées en tout semblables au blé ordinaire.

Considéré comme végétal alimentaire, le blé occupe le premier rang. Sa culture est universelle; cependant il ne peut supporter les rigueurs d'un climat trop froid. En Europe, il ne dépasse pas à l'ouest la latitude de Hambourg, mais il est cultivé à une latitude plus septentrionale à mesure qu'on avance vers l'orient. Quant aux détails sur la culture et la connaissance des variétés de blé, comme cet article est le plus important de l'Agriculture, nous renvoyons aux ouvrages qui traitent spécialement de cette science.

On fait, avec la farine de blé, le meilleur pain, celui qui est le plus facile à digérer, qui renferme le plus de gluten et de matières nutritives. Le gluten, ou cette substance végétale dont la nature chimique offre tant d'analogie avec les matières animalisées, abonde d'autant plus dans le froment, selon M. Davy, que cette plante a crû dans une contrée plus méridionale. Proust en a retiré 12 pour 100 de la farine qu'il a analysée, et M. Vogel jusqu'à 24 pour 100; mais il faut observer que celui-ci n'avait pas été desséché. Le blé contient en outre 68 à 74 pour 100 d'amidon et 10 à 12 d'extrait gommeux sucré. C'est le gluten qui, par sa nature végéto-animale, est la partie la plus assimilable aux principes animaux, et qui, par son abondance, détermine la bonne qualité de la farine. Aussi les boulangers jugent-ils de cette qualité par la manière dont la pâte s'allonge, ce qui dépend de la plus ou moins grande quantité de gluten.

Le son, ou l'enveloppe extérieure du blé, sert à la nourriture des chevaux et d'autres animaux domestiques. Il a aussi des usages variés dans les arts. Les médecins en prescrivent la décoction pour faire des lavemens adoucissans. La mie de pain cuite dans l'eau, dans du lait ou de la décoction de guimauve, forme des cataplasmes émolliens qu'il faut renouveler souvent, de peur qu'ils ne s'aigrissent. (A. R.)

BLÉ DE TURQUIE. *V.* Maïs.

BLÉ LOCULAR ou Froment rouge. *V.* Épautre.

BLÉ MÉTEIL. Nom que l'on donne au mélange du blé et du seigle, à parties égales. On nomme gros méteil celui où il y a plus de blé que de seigle, et petit méteil celui où il y a plus de seigle que de blé. (A. R.)

BLÉ NOIR. *V.* Sarrasin.

BLENDE. *Voir* Sulfure de zinc.

BLETTE. *Blitum capitatum*, L. (Famille des Chénopodées,
Monandrie Digynie, L.) Plante herbacée annuelle qui croît naturellement dans les climats tempérés de l'ancien monde, et que
l'on cultive dans quelques jardins, à cause de la singularité des
glomérules colorés qui forment leurs fleurs et fruits, et qui les
a fait nommer *épinards-fraises*. Les feuilles de cette plante ressemblent à celles de l'épinard, mais leur couleur verte est moins
foncée. On les a employées aux mêmes usages culinaires.

(A. R.)

BLEU DE PRUSSE. *Voir* Hydro-cyanate de fer.

BLEU DE THÉNARD, *bleu de cobalt, sous-phosphate de
cobalt mêlé à l'alumine*. Ce produit, destiné à remplacer l'*outre-
mer* dans les arts, aurait pu, à la rigueur, ne pas être men-
tionné dans notre Dictionnaire; mais comme il est préparé par
le pharmacien-chimiste, nous avons cru devoir donner ici la
description du mode de préparation.

On prend du sous-phosphate de cobalt hydraté (en gelée), on
le mêle à 8 parties d'hydrate d'alumine. Lorsque le mélange est
fait, on l'étend sur des assiettes, et on porte ces vases à l'étuve.
Lorsque ce produit est assez sec pour devenir cassant, on le
chauffe par degré dans un creuset jusqu'au dessus du rouge cerise; on le maintient à cette température pendant une demi-
heure; on retire le creuset du feu, on le laisse refroidir; on
réduit en poudre d'une ténuité convenable à son emploi dans
l'art de la peinture.

On peut aussi obtenir un produit analogue, en employant, au
lieu de sous-phosphate de cobalt, une demi-partie d'arséniate
de cobalt, 8 parties d'alumine en gelée, et opérant à l'aide de la
chaleur.

Ce produit, dû au célèbre chimiste dont il porte le nom, est
d'une couleur magnifique qui résiste à l'action de l'air, de l'humidité, etc.

(A. C.)

BLEUET ou Bluet. *Centaurea Cyanus*, L.—Rich. Bot. méd.,
I, p. 367. (Famille des Synanthérées. Syngén. frustranée, L.)

Cette petite plante, l'ornement de nos moissons, se reconnaît facilement à ses capitules de fleurs d'un beau bleu d'azur, qui quelquefois varient et sont blanches ou roses; à ses tiges grêles, ayant des feuilles alternes, celles de la base pinnatifides, les supérieures lancéolées, aiguës, entières, velues, et marquées de trois nervures longitudinales.

On connaît cette plante sous les noms vulgaires de barbeau, blavéole, aubifoin, casse-lunette, etc. Ses fleurs ont une légère amertume. Son eau distillée était un collyre autrefois très vanté, mais qui ne devait ses propriétés détersives qu'à l'acétate de plomb ou au sulfate de zinc qu'on y faisait dissoudre.　　(A. R.)

BOCAL. On donne ce nom à des vases cylindriques en verre, en métal, en porcelaine, en faïence, à *col droit* ou à *col renversé*, et de diverses grandeurs.

On s'en sert pour conserver les substances solides dont les morceaux sont un peu volumineux.

On ferme les bocaux avec de gros bouchons de liége ou avec un couvercle. Dans ce dernier cas, on assujettit le couvercle avec un lut : on met de celui-ci entre les points de jonction des deux parties ; cette opération a pour but de prévenir l'accès de l'air ou la déperdition des substances gazeuses et volatiles qui sont contenues dans ces vases.　　(A. C.)

BOEUF. *Bos Taurus*, L. Cet animal, réduit en domesticité, est si connu, que nous ne chercherons pas à le faire distinguer des autres mammifères ruminans : on le nomme *taureau* lorsqu'il n'a pas subi la castration, et sa femelle a reçu le nom de *vache*. Domestique laborieux, robuste, mais peu diligent, du cultivateur, il est encore pour lui un bien précieux dans sa vieillesse prématurée. On le laisse reposer le temps strictement nécessaire pour l'engraisser, et on le livre au couteau du boucher. Sa chair est extrêmement nourrissante, et fait la base des bouillons alimentaires ; ses os contiennent beaucoup de gélatine, que l'on extrait par des procédés chimiques, du sousphosphate et du sous-carbonate de chaux, qui s'obtiennent par la combustion. La peau du bœuf sert à fabriquer le cuir le plus employé pour les usages de la vie; on prépare la baudruche avec une des membranes de ses intestins, qui ont en outre plusieurs usages dans les arts ; sa graisse est mêlée au suif du mouton pour faire des chandelles ; sa moelle est la base de plusieurs pommades cosmétiques et pharmaceutiques ; enfin, son sang, par le fluide albumineux et coagulable qu'il contient, sert à la clarification du sucre et du nitre. Il est également employó, ainsi que ses cornes, dans la fabrication du bleu de Prusse. *Voyez*, pour l'emploi de ces diverses parties du bœuf, leurs articles respectifs, ainsi que les préparations dans lesquelles on les fait entrer. (A. R.)

BOIS. On a donné le nom de *bois* à la partie interne ligneuse des arbres ; ce produit est, dans les végétaux dicotylédons, un composé d'une masse dure et compacte, résultat de la conversion progressive des fibres de l'aubier en bois proprement dit, par l'addition annuelle de nouvelles couches extérieures.

Dans la famille des Palmiers et dans les autres végétaux arborescens de la classe des Monocotylédons, le bois est, au contraire, formé par la naissance de fibres intérieures disposées sans ordre au centre du bois, de sorte que l'aubier, si l'on doit donner ce nom aux jeunes fibres, est tout-à-fait central.

Les bois produits par les arbres dé diverses familles varient et par leurs propriétés physiques et par leurs propriétés chimiques. Ces différences ont nécessité divers emplois des bois dans les arts, dans l'économie domestique et dans l'usage médical ; nous ne nous occuperons ici que des produits ligneux qui sont mis en usage par le pharmacien ; nous renverrons, pour les détails qui concernent les arts, aux ouvrages qui traitent de cette partie de la science.

Les bois qui sont employés dans l'art pharmaceutique sont peu nombreux. Ces bois sont presque tous *exotiques*, ceux qui se récoltent dans notre pays, les *indigènes*, doivent être pris dans les fortes branches, et séparés de l'aubier ; puis, mis à sécher après avoir été fendus, afin de faciliter la dessiccation.

Quant aux bois exotiques, ils doivent être choisis exempts de piqûres. A chacun de ces bois, nous indiquerons leurs propriétés.

On doit conserver les bois dans un lieu sec et dans des boîtes
garnies intérieurement de papier.

Les bois indigènes servent à la préparation du *carbone* ou
charbon, produit usité dans l'art médical, mais plus particulièrement dans les arts et dans l'économie domestique. (*V.* ce
mot.)   (A. C.)

BOIS A COCHON. C'est un des noms vulgaires, aux Antilles,
de l'*Hedwigia balsamifera* de Swartz, qui produit la résine
connue sous le nom de *baume à cochon. V.* ce mot.   (A. R.)

BOIS AMER DE BOURBON. *V.* Bois d'absinthe.

BOIS D'ABSINTHE ou Bois amer de Bourbon. Il est fourni
par une espèce du genre *Carissa,* arbre ou arbrisseau de la famille des Apocinées. Il est jaune, d'un grain fin et serré. Sa
saveur est très amère. On l'emploie comme stomachique et
fébrifuge.   (A. R.)

BOIS D'ALOÈS, D'AIGLE, D'AGALLOCHE et de CA-
LAMBAC. Il paraît que sous ces noms, regardés jusqu'ici comme
synonymes, on désigne les bois de divers arbres. Sonnerat
nomme Bois d'aigle l'*Aquilaria malaccensis* de Lamarck (Encycl., p. 49). Une autre espèce d'*Aquilaria* que Roxburgh a décrite sous le nom d'*Aquilaria Agallocha,* fournit le bois appelé
Ugoor dans l'Inde orientale, et bois d'aloès (*aloewood*) par les
Européens qui habitent cette contrée. L'*Aloexylon Agallochum*
de Loureiro, arbre de la famille des Légumineuses, qui croît
sur les montagnes de la Cochinchine, fournit aussi un bois d'a-
loès. Enfin, on a attribué l'origine du bois d'aloès à l'*Excœcaria
Agallocha,* arbre de la famille des Euphorbiacées, et qui habite
l'Inde orientale. Toutes ces indications, si différentes les unes
des autres, prouvent que sous les noms communs de bois d'aigle,
d'aloès et d'agalloche, on a compris des bois très rapprochés par
leurs qualités physiques, mais qui cependant auraient pu être
mieux distingués. Le bois d'aigle est d'une couleur plus claire
que le bois d'aloès ; il ressemble au bois de santal citrin, qu'on
lui substitue souvent à cause de sa rareté. Le bois d'aloès est
dur, compact, résineux, d'une couleur plus ou mois brune,
tannée, luisante, jaspée ; d'une saveur amère, et d'une odeur

douce et agréable lorsqu'on le brûle. Celui qui est fourni par l'*Aloexylon* est blanc, inodore et résineux : l'écorce dont il est revêtu sert à préparer le papier des Cochinchinois. Le bois de l'*Excæcaria Agallocha* est dangereux, comme celui de tous les arbres de la famille des Euphorbiacées. Selon M. Leschenault-de-Latour, il répand, en brûlant, une fumée qui est très nuisible. Rumph rapporte que des matelots européens envoyés dans les forêts pour couper du bois, et qui avaient frappé à coups de hache les pieds de ces arbres, recevant dans le visage le fluide laiteux qui en jaillissait, ne tardèrent pas à ressentir des douleurs atroces, et quelques-uns perdirent la vue; d'où le nom d'*Excæcaria*, c'est-à-dire arbre qui aveugle.

Les bois d'aloès sont fort célèbres dans l'Orient, à cause de leur odeur agréable; on en fait de petites boîtes aromatiques, et l'on en brûle des éclats pour parfumer les appartemens. Quelques voyageurs assurent qu'ils sont tellement recherchés à la Chine et au Japon, qu'on les paie au poids de l'or. Long-temps ils ont fait partie en Europe du domaine de l'ancienne pharmacie. On les donnait en poudre à la dose de 20 grains, comme anthelmintiques et stupéfians; on en extrayait une résine par l'intermède de l'alcool, et une huile volatile par la distillation. Ils faisaient partie de la plupart des compositions monstrueuses, telles que l'opiat de Salomon, la confection Alchermès, l'alcool général, etc. Aujourd'hui, ils sont presque complètement inusités, si ce n'est pour les trochisques odorans.   (A. R.)

BOIS D'ANIS. C'est celui de l'arbre qui produit la badiane (*Illicium anisatum*, L.). Il est d'une couleur grise, et a une odeur d'anis; on l'apporte des Indes orientales, en grosses bûches dépouillées de leur écorce; il est employé dans les ouvrages de tour et de marqueterie.   (A. R.)

BOIS DE BAUME. C'est celui de l'arbre qui produit le baume de Judée ou de la Mecque. *V.* BAUMIER.   (A. R.)

BOIS DE BRÉSIL ou BRÉSILLET DE FERNAMBOUC. Il est fourni par un arbre de la famille des Légumineuses et de la Décandrie Monogynie, L. Le *Cæsalpinia echinata*, Lamarck (Dict. encycl., t. I, p. 461), auquel on l'attribue, est une espèce mal connue, que MM. Sprengel et De Candolle regardent comme devant être placée dans le genre *Guilandina*. Le véritable *Cæsalpinia Brasiliensis*, L., qui a été confondu avec d'autres plantes par divers botanistes, est le végétal dont le bois est connu dans les Antilles sous les noms de *brasiletto, brésillet, bois de Sainte-Marthe, bois des Antilles*. C'est un grand arbre, qui croît dans l'Amérique équatoriale, dont les rameaux sont inermes, à feuilles pinnées, composées de sept à neuf paires de folioles ovales, oblongues, obtuses, glabres. Les fleurs exhalent une odeur agréable, et forment des grappes paniculées. Le *Cæsalpinia echinata* se reconnaît à ses rameaux longs, divergens, couverts d'aiguillons, à ses folioles ovales et obtuses, et à ses fruits hérissés de pointes.

Quoique le bois de Brésil reçoive bien le poli, et par conséquent soit très propre aux ouvrages de tour et d'ébénisterie, on le fait servir rarement à cet usage ; mais on en fait un commerce considérable pour la teinture en rouge ; cette couleur, comme la plupart des rouges végétaux, n'a pas beaucoup de fixité, et il est nécessaire de lui associer d'autres substances tinctoriales, et de l'aviver par des procédés chimiques. On fait un bain de teinture avec le bois de Brésil, en le faisant bouillir dans l'eau avec de l'alun. On prépare aussi avec la même décoction concentrée, et mêlée à de la craie, une laque rougeâtre qui porte le nom de *rosette*. (A. R.)

BOIS DE BUIS. *V.* Buis.

BOIS DE CALAMBAC. *V.* Bois d'aloès.

BOIS DE CAMPÊCHE ou Bois d'Inde. L'arbre qui fournit ce bois est l'*Hœmatoxylon Campechianum*, L. — Rich. Bot. méd., t. II, p. 581. (Famille des Légumineuses, Juss.; Décandrie Monogynie, L.) Il croît en abondance dans la baie de Campêche et dans les Antilles ; il s'élève à la hauteur de 15 à 20 mètres ; son écorce est rugueuse ; son aubier est jaunâtre, tandis que les couches ligneuses sont d'un rouge foncé ; ses branches sont couvertes d'épines formées par de jeunes rameaux avortés ; ses feuilles sont alternes, pinnées sans impaire, composées ordinairement de quatre ou cinq paires de folioles petites, ovales, presque cordiformes, luisantes, et à nervures parallèles. Les fleurs, de couleur jaune, forment des grappes simples et axillaires, qui répandent une odeur agréable, analogue à celle de la jonquille. Dans les Antilles, on plante cet arbre autour des propriétés, pour en former des haies.

Le bois de Campêche est apporté d'Amérique en grosses bûches dépouillées de leur aubier; il est d'un brun noirâtre, très dur et susceptible d'un beau poli : le principe colorant qu'il contient en abondance, est soluble à froid dans l'eau, et dans ce cas, la liqueur est rouge foncé; par l'ébullition, celle-ci devient plus chargée. Cette couleur est très soluble dans l'alcool, l'éther et l'eau bouillante, et la solution concentrée passe du rouge orangé au rouge vif, par l'action des acides; les alcalis forment avec elle des combinaisons bleues qui peuvent être conservées pendant long-temps sans altération. C'est à M. Chevreul qu'on doit la découverte de ce principe colorant, qu'il a obtenu cristallisé, et auquel il a donné le nom d'*hématine*. *V*. ce mot.

On fait une grande consommation de bois de Campêche dans la teinture. Quelques marchands de vin falsificateurs donnent de la couleur à leurs vins par l'infusion des copeaux de ce bois. La saveur douceâtre, astringente, légèrement nauséabonde que communique aux vins cette substance, fait reconnaître facilement cette fraude. Les Anglais ont introduit dans la thérapeutique l'emploi de l'extrait de bois de Campêche, qu'ils ont administré dans les diarrhées et les dyssenteries chroniques. (A. R.)

BOIS DE CÉDRAT. C'est celui du bergamottier. *V*. ce mot.

BOIS DE CÈDRE. *V*. Cèdre.

BOIS DE CERF. *V*. Corne de cerf.

BOIS DE CHANDELLE. *V*. Bois de citron.

BOIS DE CHYPRE. *V*. Bois de Rhodes.

BOIS DE CITRON. C'est le nom sous lequel on désigne, le plus généralement, le bois de l'*Erithalis fruticosa*, L., arbrisseau rameux qui croît dans les forêts des Antilles, et dont le père Plumier a le premier donné une figure (*Icones*, tab. 249, f. 2). On lui donne aussi les noms de *bois de chandelle*, *bois de rose* et *bois de jasmin*. Ce bois a des fibres droites, d'un jaune pâle, et d'une odeur mixte de citron et de mélilot. Comme il est susceptible d'un beau poli, on l'emploie pour les meubles d'appartement, les ouvrages de tour et de marqueterie, mais il est sujet à se fendiller. (A. R.)

BOIS DE COPAIER, Bois rouge ou Bois de sang. Il est fourni par l'arbre (*Copaifera officinalis*) d'où découle la résine de copahu. Ce bois est dur, compacte, d'un rouge foncé, et parsemé de taches d'un rouge encore plus vif. Il est employé par les ébénistes, et dans la teinture. (A. R.)

BOIS DE CORAIL. On ne sait pas positivement quel est l'arbre qui le produit. Les uns veulent que ce soit l'*Erythrina Corallodendron*, L. , ou une autre espèce d'*Erythrina* de l'Inde. Les autres l'attribuent à l'*Adenanthera Pavonina*, belle plante qui, comme les précédentes, appartient à la famille des Légumineuses. Ce bois est employé par les tourneurs et les ébénistes. Il n'a ni odeur ni saveur; sa décoction est d'un rouge briqueté qui, par le refroidissement, laisse déposer une substance résinoïde de couleur rouge d'ocre. (A. R.)

BOIS DE COULEUVRE ou de couleuvrée. On donne improprement ce nom à la racine ligneuse du *Strychnos colubrina*, L. *V.* Racine de couleuvre. (A. R.)

BOIS DE COULT. Synonyme de bois néphrétique. *V.* ce mot.

BOIS DE CRABE. C'est un des noms vulgaires de l'écorce du *Myrtus caryophyllata*, L., connu sous le nom de *cannelle giroflée. V.* ce mot. (A. R.)

BOIS D'ÉBÈNE. *V.* Ébénier.

BOIS DE FER. Cette dénomination a été appliquée au bois d'une foule de végétaux très différens les uns des autres. Ainsi, à Cayenne c'est celui du *Robinia Panacoco*, de la famille des Légumineuses; aux Antilles, on désigne ainsi les bois du *Rhamnus ellipticus*, du *Siderodendron triflorum* et de l'*Ægiphila*

Martinicensis; dans le même pays, on nomme bois de fer à grandes feuilles, le *Coccoloba grandifolia;* à l'île de France, c'est le *Stadmannia Sideroxylon* D.C., de la famille des Sapin- dacées; à l'île Bourbon, le *Sideroxylon cinereum,* Lamarck; chez les Malais, le *Baryxylum rufum* de Loureiro; et à Ceylan, le *Mesua ferruginea,* L., ou *Nagassarium* de Rumph. Enfin, les voyageurs autour du monde ont nommé bois de fer, les diverses espèces de *Casuarina* qui croissent à la Nouvelle-Hollande et dans les îles de la mer du Sud. Comme le nom de bois de fer n'exprime qu'une qualité physique commune à tant d'arbres si différens, il est impossible de s'en servir pour distinguer les substances utiles dans les arts et la médecine. Nous ferons connaître, sous leurs noms véritables et scientifiques, ceux qui sont doués de quelques propriétés. (A. R.)

BOIS DE FERNAMBOUC. *V.* Bois de Brésil.

BOIS DE FUSTET. *V.* Fustet.

BOIS DE GAYAC. *V.* Gayac.

BOIS DE GENIÈVRE. *V.* Génevrier.

BOIS DE GIROFLE. Un des vieux noms de la *cannelle giro-flée. V.* ce mot. (A. R.)

BOIS DE JASMIN. *V.* Bois de citron.

BOIS DE LENTISQUE. *V.* Lentisque.

BOIS DE MAHALEB ou DE SAINTE-LUCIE. *Cerasus Mahaleb,* Lamck et D. C., Flore française. *Prunus Mahaleb,* L. Arbrisseau de la famille des Rosacées et de l'Icosandrie Monogynie, L., qui croît dans les contrées montueuses de l'Europe. Son bois est d'un gris rougeâtre, compacte, assez pesant, ayant une odeur agréable. Il est employé pour les ouvrages de tour et d'ébénis- terie. (A. R.)

BOIS DES MOLUQUES. Ce bois léger et purgatif est celui du *Croton Tiglium,.* L., arbrisseau de la famille des Euphor- biacées, qui fournit les graines connues sous le nom de grains de Tilly. On lui donne aussi les noms de bois purgatif et de bois de Pavane. (A. R.)

BOIS DE NAGAS ou Bois de fer de Ceylan. *V.* Nagas.

BOIS-DENTELLE. On donne ce nom au *Lagetta lintearia* de

Lamarck (*Illustr.* pl. 286). Arbrisseau de la famille des Thymélées, et qui croît dans les montagnes d'Haïti et de la Jamaïque. Lorsqu'on a enlevé l'épiderme et l'enveloppe herbacée de son écorce, on trouve les couches sous-jacentes formées d'un grand nombre de feuillets superposés, qui se composent de fibres entrelacées de manière à présenter un réseau ou une sorte de tissu qu'on a comparé à celui de la dentelle. Ce tissu est assez solide pour qu'on puisse en faire, dans le pays, des ornemens de toilette, des fichus, des garnitures, etc.   (A. R.)

BOIS DE PAVANE. *V.* Bois des Moluques.

BOIS DE RHODES ou de roses. Ce bois, qui doit le premier de ces noms au pays dont on le croit originaire, et le second à l'odeur de rose qui le caractérise, est celui du *Convolvulus scoparius,* L., arbuste qui croît aux Canaries. On lui a donné aussi les noms de *bois de Chypre* et de *bois marbré,* et l'on a cru qu'il était produit par le *Liquidambar styraciflua,* L., arbre indigène de l'Amérique septentrionale, mais que l'on cultive facilement dans les pays méridionaux de l'Europe. Il est dur, pesant, à couches concentriques très serrées, d'un jaune fauve, plus foncé au centre qu'à la circonférence, d'une saveur amère et d'une forte odeur de roses qui se développe surtout lorsqu'on le râpe. Cette odeur est due à une grande quantité d'huile volatile qui lui donne un aspect gras, et qui fait qu'il s'enflamme facilement. La racine est encore plus chargée en principes odorans que le bois de la tige. On extrait cette huile par la distillation, et elle sert souvent à sophistiquer l'huile volatile de roses. Il est recherché pour les ouvrages de tour et de marqueterie; mais on emploie le plus souvent, pour cet usage, un autre bois de roses, d'une couleur rouge pâle ou jaunâtre, veiné de rouge plus foncé, et dont l'odeur est plus faible. Celui-ci est fourni par l'*Amyris balsamifera,* L., qui croît aux Antilles.

(A. R.)

BOIS DE ROSES. *V.* bois de citron. C'est aussi un des noms vulgaires du bois de Rhodes. *V.* ce mot.   (A. R.)

BOIS DE SAINTE-LUCIE. *V.* Bois de Mahaleb.

BOIS DE SAINTE-MARTHE. *V.* Bois de Brésil.

BOIS DE SANG. Synonyme de bois de Copaïer. *V.* ce mot.

BOIS DE SANTAL BLANC. *V.* Santal blanc.

BOIS DE SANTAL CITRIN. *V.* Santal citrin.

BOIS DE SANTAL ROUGE. *V.* Santal rouge.

BOIS DE SAPPAN. Fourni par le *Cæsalpinia Sappan*, L. Arbre de la famille des Légumineuses et de la Décandrie Monogynie, L., indigène des Indes orientales, dont le tronc ne s'élève qu'à 4 à 5 mètres, et qui, dans le plus grand diamètre de son tronc, n'a que 20 centimètres. Ses branches sont couvertes de piquans et chargées de feuilles pinnées à folioles inéquilatérales et échancrées. Le bois de Sappan est employé aux mêmes usages, dans les Indes orientales, que le bois de Brésil en Europe. Il paraît plus facile à travailler et plus riche en principe colorant, car il donne une plus belle teinte rouge au coton et à la laine. (A. R.)

BOIS DE SASSAFRAS. *V.* Sassafras.

BOIS DE SURINAM. On a donné ce nom à la racine de *Quassia amara. V.* ce mot.

BOIS DE TECK. Ce bois, qui provient du *Tectona grandis*, L., grand arbre des Indes orientales, de la famille des Verbénacées et de la Pentandrie Monogynie, L., est très employé dans les constructions navales. On a fait, il y a quelques années, dans les chantiers de Londres, la fâcheuse découverte qu'il a une qualité vénéneuse très intense. Plusieurs charpentiers et scieurs de long, blessés par des éclats de ce bois, sont morts en très peu de temps, les uns avec des symptômes gangréneux, et d'autres avec les signes qui suivent l'absorption des substances vénéneuses. (A. R.)

BOIS D'INDE. *V.* Bois de Campêche.

BOIS GENTIL. *V.* Garou.

BOIS JAUNE. Bois du *Morus tinctoria.* Ce bois, qui nous est envoyé des Antilles et de Tabago, est sous forme de bûches d'une couleur jaune, ayant des veines d'un jaune orangé; il est léger et compacte.

Le bois jaune est riche en matière colorante : une partie de ce bois suffit pour teindre 16 parties de drap. Quelques personnes s'en servent pour colorer des liquides.

On a étendu le nom de bois jaune à d'autres bois très différens de celui dont il vient d'être question. Ainsi le bois du tulipier (*Liriodendron tulipifera*, L.), celui de l'*Erithalis fruticosa*, L., ont également été nommés *bois jaunes*. *V*. TULIPIER et BOIS DE CITRON. (A. C.)

BOIS MARBRÉ. Synonyme de bois de Rhodes. *V*. ce mot.

BOIS NÉPHRÉTIQUE ou DE COULT. On l'a attribué au *Moringa pterigosperma* de Gærtner, ou *M. Zeylanica* de Persoon. D'autres auteurs pensent avec plus de vraisemblance qu'il est produit par l'*Inga Unguis cati*, ou *Mimosa Unguis cati*, L. Il est très pesant, inodore, formé d'un aubier compacte blanchâtre, et de couches ligneuses rougeâtres, aussi dures que celles du gayac, avec lequel il a de la ressemblance, mais dont il se distingue par son écorce légère, fibreuse intérieurement, fongueuse et crevassée à l'extérieur. Sa saveur est faible et légèrement poivrée. Il donne à l'eau et à l'alcool une teinture polychroïque, bleue lorsqu'on la regarde par incidence, et jaune lorsqu'elle est placée entre l'œil et la lumière. Les acides rendent la couleur jaune permanente. Usité autrefois contre les maladies des reins, le bois, nommé néphrétique pour cette raison, n'est plus employé.

On donne le nom de BOIS NÉPHRÉTIQUE NOIR, à un bois que M. Virey (*Journal de Pharmacie*, mars 1822) croit être celui du *Jacaranda brasiliana*. Arbre de la famille des Bignoniacées. Son aubier est gris, d'une à deux lignes. Le bois est brun-rougeâtre, presque noir, sans odeur; sa saveur est légèrement âcre. (A. R.)

BOIS PUANT. On connaît sous ce nom vulgaire l'*Anagyris fœtida*, L., arbrisseau des contrées méridionales de l'Europe, qui appartient à la famille des Légumineuses, et dont les feuilles passent pour émétiques et purgatives. (A. R.)

BOIS ROUGE. Synonyme de bois de Copaïer. *V*. ce mot.

BOIS SAINT. Synonyme de Gayac. *V*. ce mot.

BOIS SUDORIFIQUES. On a donné le nom de *bois sudorifiques* à la collection des substances suivantes : le bois de gayac, la racine de sassafras, la racine de salsepareille, la racine de squine. *V.* ces mots.   (A C.)

BOL D'ARMÉNIE, *Bol oriental. Argile ocreuse de couleur rouge.* On a donné le nom de *bol d'Arménie, bol oriental,* etc., à une argile colorée en rouge, autrefois tirée d'Orient, et maintenant exploitée en France, dans les environs de Blois et de Saumur. Ce produit existe dans la nature sous forme de masses compactes, d'un beau rouge, d'un toucher doux et onctueux, happant à la langue, difficiles à mêler à l'eau, et formant pâte avec ce liquide.

Cette substance, avant d'être mise dans le commerce comme produit médicamenteux, a besoin de subir une préparation dont le but est de séparer la partie argileuse la plus ténue, du sable et des petits cailloux qui l'accompagnent.

Préparation.

On prend l'argile, on la concasse, on la met en contact avec de l'eau dans un baquet ou tonneau, ou encore dans une terrine, si l'on agit sur de petites masses ; lorsque l'eau a bien imprégné cette masse, à l'aide de la main on la pétrit ; on ajoute de nouveau de l'eau, on agite, on laisse déposer quelques instans, on décante l'eau qui tient en suspension les parties les plus fines, et l'on jette l'eau décantée sur un tamis de soie fin, qui retient encore les parties les plus grossières. On ajoute au dépôt, qui n'a pas été mis en suspension dans l'eau, une nouvelle quantité de liquide ; on agite de nouveau, on laisse déposer, on décante, et l'on passe sur le tamis le produit décanté. On continue ce travail jusqu'à ce que l'eau qu'on ajoute au résidu ne puisse plus se charger de parties argileuses, ce que l'on reconnaît à ce que l'eau mise sur le résidu, au lieu de rester trouble après le repos, s'éclaircit presqu'à l'instant. On cesse alors d'ajouter du liquide.

On réunit tous les liquides décantés, on les laisse en repos ; on soutire le liquide clair, et l'on a pour résultat une matière demi-solide, qui est le *bol d'Arménie ;* on le met à égoutter sur un filtre, et on le réduit en trochisques, à l'aide d'un entonnoir de fer-blanc, ou on le met en petits pains orbiculaires, sur un côté desquels on met l'empreinte d'un cachet.

On fait subir la même préparation à la craie, à la terre sigillée. (*V.* ces mots.)

Le bol d'Arménie est astringent. La plupart de ses propriétés doivent être attribuées à l'oxide de fer qu'il contient. On donne ce produit à la dose de 12 grains à 36. (A. C.)

BOLET AMADOUVIER. *Boletus igniarius. V.* Agaric de chêne.

BOLET COMESTIBLE. *Boletus edulis,* L. — Bulliard, tab. 494. — Rich. Bot. med. , t. I, p. 28. Ce champignon est extrêmement commun dans les bois à la fin de l'été et pendant l'automne; on lui donne vulgairement les noms de *cèpe, girole, brugnet, bolé, porchin-potiron,* etc.; sa teinte générale est jaune ou grisâtre terne; son pédicule, haut de 4 à 5 pouces, est épais, charnu, renflé à sa base et comme réticulé à sa surface; le chapeau, également épais et charnu, est d'un jaune un peu brunâtre, et a 5 à 8 pouces de diamètre; ses tubes, d'abord blancs, prennent ensuite une teinte jaunâtre : la chair est blanche, et ne change pas de couleur lorsqu'on la casse. Ce champignon a une saveur fort agréable, qui approche de celle de la noisette. On le mange cru ou cuit, et apprêté de diverses manières.

Plusieurs autres bolets sont bons à manger : telles sont les espèces charnues et qui ne changent point de couleur quand on les brise. Parmi ces champignons comestibles, nous citerons le Bolet bronzé (*B. œreus,* Bulliard, pl. 385), désigné sous les noms de *Cèpe noir, Champignon à tête noire;* le Bolet blanc (*Bol. albus,* Pers.); le Bolet orangé (*B aurantiacus,* Bulliard, pl. 489, f. 2); et le Bolet rude (*B. asper,* Pers.)

(A. R.)

BOLET DU MÉLÈZE. *Boletus laricis,* Bulliard. *V.* Agaric blanc.

BON-HENRI ou Épinard sauvage. *Chenopodium Bonus Henricus,* L. (Famille des Chénopodées, Pentandrie Digynie, L.) Cette plante, qui croît dans les lieux incultes et près des habitations rustiques, se distingue des autres espèces de *Chenopodium* ou ansérines, par ses feuilles triangulaires, sagittées, très entières ; par ses épis composés, terminaux, dressés et dépourvus de feuilles. Elle ressemble à l'épinard, et, dans certaines contrées d'Europe, les paysans la font cuire et la mangent comme cette dernière plante. Elle est inodore, rafraîchissante et légèrement laxative.   (A. R.)

BON-HOMME (Fleurs de). Un des noms vulgaires de la Molène. *V.* ce mot.   (A. R.)

BONNE-DAME. Synonyme vulgaire d'Arroche. *V.* ce mot.

BONNET DE PRÊTRE. Nom donné vulgairement au fusain, à cause de la forme de son fruit. *V.* Fusain.   (A. R.)

BONPLANDIA TRIFOLIATA. *V.* Angusture.

BORATES. On a donné le nom de *borates* aux sels qui sont le résultat de l'union de l'acide borique ou boracique avec les bases salifiables. Les principaux caractères auxquels on peut reconnaître ces sels, lorsqu'ils sont solubles, sont les suivans :

1°. Dissous dans l'eau et traités par les acides nitrique, hydrochlorique ou sulfurique, ils sont décomposés et laissent déposer l'acide borique sous forme de lames micacées, blanches, nacrées.

2°. Chauffés dans une cornue de verre avec l'acide sulfurique, ces sels se décomposent, l'acide sulfurique s'unit à l'oxide qui se trouvait uni à l'acide borique ; celui-ci, mis à nu, se sublime sous forme de lames blanches, brillantes, qui s'attachent aux parois de la cornue.

Le borate qui résulte de la combinaison de l'acide borique avec l'oxide de sodium (*le borate de soude*) est le seul de ces sels qui soit employé dans l'art pharmaceutique : encore ne l'est-il que rarement.   (A. C.)

BORATE DE SOUDE (SOUS-) ; *Borate de soude avec excès de base, Borax, Chrysocole, Sel de Perse, Tinckal.* Ce sel, qui est le résultat de l'union de l'acide borique avec la soude, se trouve dans le commerce à divers états. 1°. A l'état brut, et venant de l'Inde et du Thibet ; 2°. à l'état de borax à demi raffiné, venant de la Chine ; 3°. à l'état de borax purifié, provenant de la Hollande ou des manufactures françaises.

Le premier de ces borax est sous forme de cristaux plus ou moins gros; il est sali par une matière qui, ayant été examinée par M. Vauquelin, a été reconnue pour être un savon à base de soude, résultant de l'action de l'excès de soude du borax sur une matière grasse qui accompagne ce sel. Ce borax, pour être amené à l'état de pureté, a besoin d'être purifié. Divers procédés ont été pratiqués à cet effet; celui publié par MM. Robiquet et Marchand est celui qui a paru le plus convenable: on met le borax dans une cuve, on le recouvre de 8 à 10 centimètres d'eau (2 pouces et demi environ); on laisse en contact avec ce liquide pendant cinq à six heures, en brassant de temps en temps pour renouveler la surface. On ajoute ensuite sur 400 parties de sel mis en contact avec l'eau, une partie de chaux éteinte; on remue de nouveau, afin de bien mélanger, et on abandonne le tout jusqu'au lendemain; on nettoie ensuite les cristaux, en les froissant entre les mains et en mettant sur un tamis ou sur une trémie pour les faire égoutter. On reprend ces cristaux lorsqu'ils sont bien égouttés; on les fait dissoudre dans deux fois et demie leur poids d'eau; on additionne la solution d'une partie de muriate de chaux sur 50 parties de borax, on filtre à travers une chausse de treillis; on réunit les liqueurs filtrées, on les porte dans une chaudière; on fait concentrer jusqu'à ce qúe le liquide porte 20° à l'aréomètre. On coule la liqueur chaude dans des cristallisoirs de bois doublés en plomb (1); on ferme ces vases, on les entoure de corps mauvais conducteurs de la chaleur, afin que le refroidissement soit lent. La liqueur étant long-temps tenue chaude, les cristaux s'y forment lentement et ils acquièrent une grosseur considérable : cet effet n'aurait pas lieu si le refroidissement

___

(1) La forme de ces cristallisoirs la plus convenable, est celle d'une pyramide quadrangulaire renversée. Les corps hétérogènes qui se trouvent en suspension dans la liqueur se réunissent au fond du cristallisoir, sous forme de dépôt. Les cristaux, débarrassés de ces substances, sont transparens.

On se sert de vieilles tapisseries ou couvertures, et le plus souvent ou place les cristallisoirs dans une étuve.

était subit, car les cristaux se précipiteraient en masse; ils n'auraient ni la grosseur nécessaire ni la forme qu'on exige dans le borax qui doit être livré au commerce. Quand le refroidissement des liqueurs est presque opéré, on enlève les eaux mères; on sépare les cristaux que l'on met égoutter ; on porte les liqueurs dans une chaudière; on les fait évaporer ; on calcine le résidu et on le fait dissoudre pour obtenir de nouveau des cristaux , ou bien l'on réunit la solution à de nouvelles solutions de borax. On trie ensuite les cristaux; on les casse pour leur donner la grosseur convenable; on les met à sécher à l'étuve, et on les enferme , lorsqu'ils sont secs, dans des boîtes garnies de gros papier bleu violet. On peut aussi raffiner le borax de l'Inde, en le soumettant à la calcination, dissolvant le résidu , filtrant la solution, faisant évaporer, et soumettant à la cristallisation, en prenant les précautions que nous avons indiquées. On fait ensuite le choix des cristaux, on les porte à l'étuve, et on les met dans le commerce.

La purification du borax ne s'opère plus si fréquemment, depuis qu'on prépare (en France) le borax de *toute pièce*, en saturant l'acide borique des lacs de Toscane par le sous-carbonate de soude. Cette branche d'industrie , qui nous a exemptés d'un tribut que nous payions à l'étranger, est due à MM. Cartier et Payen , et à M. Jacob de Marseille.

Ces chimistes préparent le borax de la manière suivante.

On met dans une grande chaudière contenant 5 parties d'eau bouillante (1), 6 parties de carbonate de soude; lorsque ce sel est dissous, on ajoute successivement et par portions, 5 parties d'acide borique cristallisé, provenant des lacs de Toscane. A chaque addition successive , il y a effervescence, décomposition du carbonate de soude, dégagement d'acide carbonique. La base du carbonate se combine à l'acide borique , et forme du sous-borate de soude, qui reste dans la dissolution. Il y a quelquefois dégagement d'ammoniaque : ce dégagement est dû à la décom-

---

(1) Par le mot *parties*, on exprime *ad libitum* une livre, un kilogramme, un quintal, etc.

position d'un sel ammoniacal qui se trouve dans l'acide borique. Lorsque la saturation est terminée, on ferme la chaudière avec un couvercle et des couvertures; on couvre le feu, et on laisse reposer pendant vingt-quatre heures. Après cet espace de temps, on décante la liqueur, on la porte dans des cristallisoirs de plomb ayant une grande surface; cette liqueur laisse déposer de petits cristaux. On recueille ceux-ci, on les lave, on les fait dissoudre dans l'eau bouillante; on ajoute à la solution du sous carbonate de soude purifié, dans la proportion de 10 pour 100 de borax cristallisé; on fait concentrer jusqu'à ce que la liqueur marque 20° à l'aréomètre; on porte dans des cristallisoirs semblables à ceux que nous avons indiqués précédemment (1). On agit de la même manière pour le triage, pour faire sécher et pour emballer.

Pour vaincre le préjugé qui se serait élevé contre le borax des fabriques françaises, MM. Payen et Cartier ont d'abord donné au borax de leurs fabriques la tournure du borax fabriqué en Hollande. Pour cela, ils le roulaient afin d'user les angles des cristaux, comme cela arrive dans le transport; ils se servaient de caisses semblables à celles qui nous étaient expédiées par les Hollandais. De ce borax, fabriqué par MM. Payen et Cartier, fut vendu en Hollande, puis expédié pour Paris, sous le nom de borax de Hollande.

Le borax est un sel demi-transparent. Sa forme cristalline est celle d'un prisme hexaèdre terminé par une pyramide tétraèdre. Ce sel exposé à l'air se dessèche un peu; il se recouvre d'une légère poussière blanche. Sa saveur est fade, son odeur nulle; il est soluble dans deux fois son poids d'eau bouillante : l'eau froide n'en dissout qu'un six-centième. Le borax, soumis à l'action de la chaleur, se fond dans son eau de cristallisation, qui forme le cinquantième de son poids; il se boursouffle, puis se dessèche ensuite. Chauffé à une température plus élevée, il se

---

(1) La quantité de borax que doit contenir la liqueur contenue dans un cristallisoir, pour que la cristallisation puisse donner du borax propre à être mis dans le commerce, a été évaluée à 1000 kilogrammes.

fond et prend l'apparence d'un verre blanc et transparent. Coulé sur une table de marbre, il fournit le produit connu sous le nom de *borax vitrifié*. A cet état, il est encore légèrement efflorescent.

Le borax cristallisé est employé par le chimiste pour absorber les gaz sulfureux et hydro-chlorique.

A l'état de borax vitrifié, il est employé, à l'aide de la chaleur, pour fondre les oxides métalliques qui le colorent, coloration qui indique quels sont ces oxides.

Le borax est employé dans l'art médical comme fondant et emménagogue; on l'emploie en *collutoires* pour exciter la membrane de la bouche dans les ulcérations et aphthes de cette cavité.

L'analyse du borax a démontré qu'il est composé d'acide borique 70, et d'oxide de sodium 30.　　　　(A. C.)

BORE. Le *bore* est un corps combustible simple, découvert en 1819, par MM. Gay-Lussac et Thénard. Il ne se rencontre pas dans la nature, mais il est le résultat de la décomposition de l'acide borique par le potassium, ou même par le sodium. On l'obtient de la manière suivante: on introduit parties égales d'acide borique bien sec et de potassium dans un tube de porcelaine ou de cuivre fermé à l'une de ses extrémités; on fait ensuite rougir le tube : une partie de l'acide borique est décomposée; son oxigène se porte sur le potassium et le fait passer à l'état d'oxide qui se combine à la partie de l'acide qui n'est pas décomposée. Il résulte de cette opération du sous-borate de potasse et du bore (1).

Propriétés. Le bore est un solide sans odeur, sans saveur. Il est sous forme pulvérulente, d'une couleur brune verdâtre. Sa pesanteur, qui n'a pas été exactement déterminée, est plus

---

(1) M. Dobereiner a publié un procédé pour obtenir le bore. Ce procédé consiste à traiter le sous-borate de soude à une haute chaleur par le charbon. L'appareil consiste en un tube de fer. On a remarqué avec raison que le bore obtenu de cette manière est mêlé de charbon ; mais il serait peut-être possible de séparer ces deux corps l'un de l'autre.

grande que celle de l'eau. Soumis à l'action de la chaleur, à un
feu très violent, il n'éprouve aucune altération. L'oxigène, à la
température ordinaire, ne lui fait éprouver aucun changement;
mis en contact avec ce gaz, un peu au-dessous de la chaleur
rouge, il s'unit à ce corps; il forme alors de l'acide borique.
Dans cette opération, tout le bore n'est pas décomposé; une
portion de l'acide borique qui s'est formé se vitrifie et recouvre
le bore : celui-ci, garanti du contact de l'oxigène, ne s'acidifie
plus.

Le bore, peu connu jusqu'à présent, n'a pas encore été employé. La difficulté qu'il y a de se le procurer et le prix élevé
auquel il revient en sont sans doute les principales causes.

(A. C.)

BORRAGINÉES. *Borragineœ.* Juss.—Rich. Bot. méd., t. I,
p. 273. Famille naturelle de plantes dicotylédones monopétales
hypogynes, signalée par Linné qui la nommait *Plantœ asperi-
foliœ*, à cause des poils rudes dont sont hérissées la tige et les
feuilles de la plupart des espèces qui la composent. Toutes les
borraginées de nos climats sont herbacées ou à peine sous-fru-
tescentes. Plusieurs de celles qui croissent dans les contrées in-
tertropicales sont des arbrisseaux qui ont les extrémités fleuries
de leurs rameaux roulées en crosses dans la plupart. Les propriétés médicales des borraginées ne sont pas très éminentes;
cependant un grand nombre de plantes herbacées indigènes
d'Europe, et qui appartiennent à cette famille, ont été et sont
encore employées dans la thérapeutique. Ainsi la cynoglosse, la
bourrache, la consoude, la buglosse, la pulmonaire, grossissent
toujours le catalogue des objets de la matière médicale. Dans ces
plantes, on trouve une assez grande quantité de mucilage,
souvent associé à une petite proportion d'un principe astringent ou amer, que l'on considère comme narcotique. Elles contiennent en outre des sels à base de potasse, et principalement
du nitrate, qui les rendent diurétiques. La racine de consoude
est très mucilagineuse et légèrement astringente; celle de cynoglosse paraît recéler un principe narcotique trop peu abondant
pour que cette racine puisse agir toute seule; aussi est-elle asso-

ciée à l'opium dans les pilules auxquelles elle a donné son nom. Les racines de quelques espèces de *Lithospermum* et d'*Anchusa*, connues vulgairement sous le nom d'*orcanette*, renferment abondamment un principe colorant rouge, qui est très soluble dans les corps gras et l'alcool. Enfin les fruits exotiques nommés *Sébestes* sont produits par le *Cordia Mixa*, arbre de la famille des Borraginées.   (A. R.)

BOTANIQUE. *Botanica*, *Res herbaria*. Science qui apprend à connaître les végétaux, ainsi que leurs applications aux besoins et aux agrémens de l'homme civilisé. Cette seconde partie porte le nom de *Botanique appliquée*, et c'est elle qui doit fixer principalement notre attention dans le cours de cet ouvrage. Quant à la *Botanique proprement dite*, qui elle-même a été divisée en plusieurs parties, afin d'arriver d'abord à la connaissance nominale des plantes, puis à celle de leurs affinités naturelles, nous rappellerons seulement ici les principes généraux qui régissent cette science, supposant d'ailleurs nos lecteurs préparés à l'intelligence de nos articles par une étude préalable dans les ouvrages qui traitent *ex professo* de la Botanique, et auxquels nous avons soin de renvoyer lorsque nous ne pouvons entrer dans des détails trop minutieux.

On divise la BOTANIQUE PROPREMENT DITE en trois branches, qui sont :

1°. La *Glossologie*, ou connaissance des termes propres à désigner les organes des plantes et leurs nombreuses modifications;

2°. La *Taxonomie*, ou l'application des lois générales de la classification au règne végétal ;

3°. La *Phytographie*, ou l'art de décrire les plantes.

Mais on sent bien que ces diverses parties de la Botanique reposent sur la connaissance des organes des plantes et de leurs fonctions. C'est ce qui fait l'objet de la PHYSIQUE VÉGÉTALE, qui offre trois subdivisions ; savoir :

Organographie, ou description de leurs organes, de leur forme, de leur position, de leur structure et de leurs connexions ;

Physiologie végétale, ou l'étude des fonctions propres à chacun de ces organes;

Pathologie végétale, qui enseigne les diverses altérations morbides qui peuvent affecter les végétaux.

Cette dernière subdivision est la partie la moins avancée de la science, et qui offre le moins d'intérêt, si ce n'est pour l'agriculture et le jardinage. Elle exige une connaissance approfondie de l'Organographie et de la Physiologie végétales; car les maladies et lésions des végétaux s'expliquent par les lois qui président aux fonctions dépendantes de la nature de leurs organes, fonctions qui subissent des variations nombreuses et compliquées toutes les fois qu'un trouble survient dans l'organisation. Ainsi, pour nous borner à un seul exemple, l'étiolement est une maladie dépendante de la privation de la lumière. Or l'influence de la lumière sur les végétaux est une considération fort importante, qui est du domaine de la Physiologie végétale.

La BOTANIQUE APPLIQUÉE comprend trois catégories :

1°. La *Botanique médicale,* ou l'application des connaissances botaniques à la détermination des végétaux employés comme médicamens. Nous avons publié un Traité sur ce sujet (1), auquel, pour ne pas nous exposer à des descriptions prolixes et qui nuiraient à l'objet de notre Dictionnaire, nous avons le soin de renvoyer.

2°. La *Botanique agricole,* ou l'application de la connaissance des végétaux à la culture et à l'amélioration du sol.

3°. La *Botanique économique et industrielle,* ou la partie de la science qui fait connaître l'utilité des plantes dans les arts ou l'économie domestique.

On sait que les végétaux sont des êtres organisés qui se distinguent des animaux, en ce qu'ils sont privés de sensibilité et de mouvement volontaire. Cependant cette distinction s'évanouit lorsqu'on arrive aux derniers degrés de l'échelle des corps vivans, car on en trouve alors dont l'organisation est si simple, les fonctions vitales tellement obtuses, ambiguës et même annihilées, qu'il n'est guère facile de prononcer si ce sont des êtres

----

(1) Botanique médicale, en deux parties. Paris, Béchet jeune, 1823.

doués ou privés d'une sensibilité réelle et du mouvement volontaire. Leur mode de reproduction tomiparc les confond; n'ayant point de centre commun, point de poche intérieure et unique pour la nutrition de chacun d'eux isolément, ils peuvent être multipliés facilement de boutures, et certains d'entre eux (comme la plupart des zoophytes) ne sont animaux que par leur nature azotée; tandis que des végétaux (plusieurs conferves et arthrodiées) offrent une grande analogie avec ces animaux ambigus, tant dans leur structure organique que dans les fonctions qui constituent l'ébauche de leur vie.

Mais si, négligeant ces considérations qui privent les classifications naturelles d'une parfaite exactitude, nous portons nos regards sur des êtres plus éloignés de la simplicité de ceux par lesquels la nature semble avoir préludé, comme par essais, à la belle construction des grandes machines vivantes, nous distinguons alors avec la plus grande facilité ces végétaux qui, en même temps qu'ils sont l'ornement de la terre, fournissent pour la plupart à ses habitans une nourriture saine sur laquelle se fonde leur existence, ou des produits qui satisfont à toutes leurs nécessités.

Long-temps on méconnut la véritable manière de les étudier. On crut qu'il suffisait seulement de leur assigner des dénominations, et de savoir les propriétés vraies ou fausses qui leur étaient attribuées par l'empirisme, la superstition ou le charlatanisme. Mais comme ces dénominations étaient vagues, arbitraires, insignifiantes, ou, ce qui était encore pis, faussement significatives, la connaissance des plantes était toujours une chose difficile qu'on ne pouvait acquérir que par des traditions orales ou par des interprétations, sources d'erreurs et d'embarras pour la véritable science. Ouvrez les livres de Pline et des anciens, qu'on s'est plu, nous ne savons pas pourquoi, à traiter de grands naturalistes, et vous verrez combien la connaissance des végétaux était alors entravée par des descriptions inutiles d'organes variables ou d'aucune importance, par des comparaisons bizarres avec les objets qui leur ressemblent le moins, et par l'énumération fastidieuse de propriétés tellement imaginaires, qu'on

gémit de voir des hommes, d'ailleurs si philosophes, les exposei
avec la plus aveugle crédulité.

A la renaissance des lettres, la Botanique fit de son côté
quelques progrès. Des hommes qui méritent le titre de véritables observateurs, décrivirent les plantes connues de leur
temps avec toute l'exactitude que l'on pouvait exiger à
cette époque, où l'on sortait à peine d'une profonde obscurité. Quelques - uns s'appliquèrent à l'anatomie des plantes,
et révélèrent plusieurs mystères de l'organisation. La découverte des sexes dans les végétaux fixa l'attention des botanistes sur les organes floraux. On comprit alors leur importance; on s'aperçut de leurs rapports dans des plantes que l'on
n'avait jamais osé comparer entre elles, à cause des dissem-
blances qu'offraient leurs feuillages, leurs racines, leurs tiges,
organes qui jusque là avaient été les seuls pris en considération.
Mais, au lieu de comparer les organes floraux dans leur ensemble, on chercha seulement à distinguer les fleurs par celles
de leurs parties les plus visibles et qui semblaient les plus
essentielles, de sorte qu'on négligea les parties les moins appa-
rentes, mais qui en étaient pourtant les plus importantes. De là
l'origine des systèmes artificiels basés, soit sur la corolle, soit
sur les étamines, soit sur le pistil, considérés isolément. Le dia-
gnostic des plantes fut considérablement simplifié par ces systèmes, dont les plus remarquables sont ceux de Tournefort et
de Linné; et cette savante simplicité fut regardée, pendant long-
temps, comme un des plus utiles résultats des efforts de l'esprit
humain, appliqués à la science des végétaux. Cependant les auteurs eux-mêmes de ces systèmes ne s'étaient point abusés sur
leur insuffisance. Linné, par exemple, avait bien senti qu'il
restait une méthode à trouver, plus philosophique et plus digne
des méditations du botaniste. « La méthode naturelle, procla-
» mait-il à ses disciples, est le but vers lequel doit tendre le vrai
» botaniste; celui qui en fera la découverte sera pour moi un
» Apollon. » Les disciples de ce grand maître ne le comprirent
pas, parce qu'ils n'étaient pas capables de le comprendre,
et qu'ils ne furent que des imitateurs sans génie. La gloire

de cette découverte était réservée à un Français, à notre célèbre
Bernard de Jussieu, qui, méditant sans cesse et dans le silence
sur les plus hautes questions de la science des plantes, parvint
à esquisser le grand travail des familles naturelles. Son neveu,
M. A.-L. de Jussieu, en développa et perfectionna le plan dans
son *Genera plantarum*, publié en 1789. Cependant, malgré l'influence de cette méthode sur les progrès des autres parties des
sciences naturelles, malgré la perfection à laquelle elle a été
portée en ces derniers temps par les travaux des plus célèbres botanistes, la stationnaire routine de ceux qui se prétendent les
disciples purs de Linné et de Tournefort a paralysé en plusieurs
lieux l'étude de la Botanique ; elle l'a décréditée aux yeux de
beaucoup de personnes, respectables d'ailleurs par leurs savoir,
qui ne virent dans les systèmes artificiels qu'un échafaudage ingénieux, mais trop simple et trop peu scientifique, pour arriver
à la connaissance nominale des plantes, et rien de plus. L'étude
des familles naturelles a des fins tout-à-fait différentes. C'est d'a-
près les nombreux rapports de tous les organes, qu'on y cherche
à établir les affinités des plantes entre elles, de sorte qu'il ne
suffit pas qu'elles concordent par un ou deux organes importans, il faut encore que tout leur ensemble fixe leur place dans
la classification.

Remarquons ici le grand avantage que la méthode naturelle
offre dans ses applications. Les plantes ainsi classées sont également caractérisées par une admirable concordance dans leurs
propriétés physiques et médicales, et cette vérité indiquée par
Linné, développée surtout par MM. de Jussieu et De Candolle,
sera désormais le guide le plus sûr pour arriver à une classification raisonnée des médicamens tirés du règne végétal. Ainsi
les familles des Labiées, des Légumineuses, des Térébinthacées, des Renonculacées, des Crucifères, des Ombellifères,
des Rubiacées, des Solanées, des Gentianées, etc. , etc.,
offrent la plus grande analogie dans les propriétés des plantes
qui les constituent; propriétés qui dépendent d'une composition chimique à peu près semblable. C'est donc à faire ressortir
ces propriétés générales que nous nous appliquerons dans cet

ouvrage, en exposant toutefois les exceptions qui ont été signalées. L'heureux accord de la Botanique proprement dite avec la Botanique appliquée facilitera leur étude mutuelle, et fera sentir l'importance de la première, qui est, en général, trop négligée par les médecins, les pharmaciens, et par tous ceux qui contribuent à l'art de guérir.   (A. R.)

BOTRYS. *Chenopodium Botrys.* L. — Rich. Bot. méd., t. I, p. 172. (Famille des Chénopodées, Pentandrie Digynie. L.) Cette plante croît dans les parties méridionales de l'Europe. Sa tige est herbacée, cylindrique, pubescente, rameuse, et porte des feuilles alternes, allongées, pinnatifides, à lobes écartés et obtus visqueuses et très odorantes. Les fleurs sont petites, verdâtres, disposées en longues grappes, à l'extrémité des ramifications de la tige. On emploie rarement cette plante, quoique son odeur forte, sa saveur âcre et amère, décèlent en elle des propriétés actives. Elle a une action excitante que les anciens mettaient à profit dans l'hystérie et les catarrhes chroniques. On en préparait une eau distillée, et on l'administrait en infusion théiforme.

On a donné le nom de botrys du Mexique à l'ambroisine (*Chenopodium ambrosioides,* L.), qui se rapproche beaucoup de notre *Botrys* et par les caractères botaniques et par les propriétés. *V.* Ambroisine.   (A. R.)

BOUC. *Hircus.* C'est le mâle de la chèvre, animal de la classe des Mammifères et de la famille des Ruminans. Son sang, son suif, sa fiente et son urine ont été souvent recommandés dans le traitement des maladies; mais l'expérience a fait justice de ces médicamens inutiles et dégoûtans. L'odeur forte et désagréable qui imprègne la chair et toutes les parties du bouc, empêche d'en user comme aliment. Sa femelle et ses petits n'offrent pas au même degré cette mauvaise qualité. Le lait de la première est très nourrissant. *V.* Lait.   (A. R.)

BOUCAGE ANIS. *V.* Anis.

BOUCAGE (grand). *Pimpinella magna.* L. — (Ombellifères, Juss. Pentandrie Digynie, L.) Cette plante a une racine cylindrique, de la grosseur du doigt, noirâtre extérieurement et garnie de radicelles à son extrémité. Ses feuilles sont pinnées, à folioles lobées uniformément, l'impaire seulement trilobée. Les ombelles sont ordinairement blanches; mais dans une variété qui croît abondamment sur le Jura et les Alpes, elles sont d'un beau rose. La variété blanche est assez commune dans les bois élevés, et notamment à Montmorency, près Paris; on la nomme vulgairement *bouquetine*, et l'on donne le nom de *bouquetine noire* à la variété rose.

La racine, désignée dans les Pharmacopées sous la dénomination de *Radix Pimpinellæ nigræ*, a une odeur agréable et une saveur douceâtre aromatique. Elle communique à l'eau et à l'alcool, avec lesquels on la distille, une couleur bleue de saphir due à une huile volatile qui ressemble, sous le rapport de cette couleur, à l'huile de camomille. On dit que dans le nord de l'Allemagne, les distillateurs s'en servent pour donner une belle couleur bleue à l'eau-de-vie. Cette racine est excitante, comme celles de la plupart des ombellifères. Elle entrait dans la composition de l'alcool général, de la poudre d'arum composée et de la poudre chalybée, préparations maintenant inusitées. (A. R.)

BOUCAGE (PETIT). *V.* BOUCAGE SAXIFRAGE.

BOUCAGE SAXIFRAGE. *Pimpinella Saxifraga.* L.—Rich. Bot. méd., t. II, p. 457. (Ombellifères, Juss. Pentandrie Digynie, L.) Vulgairement petit Boucage et Persil de bouc. Cette plante, qui est très commune le long des chemins et dans les autres lieux incultes de l'Europe, a une racine vivace, blanche, pivotante; une tige dressée, striée, pubescente, un peu rameuse. Ses feuilles radicales sont pétiolées, à folioles sessiles, presque cordiformes, obtuses, dentées, glabres; les caulinaires ont les folioles plus allongées et incisées; les supérieures, entières et linéaires. Les fleurs sont blanches, et forment des ombelles composées de 12 à 15 rayons. La racine de cette plante, désignée dans les ouvrages de matière médicale sous le nom de *Radix Pimpinellæ albæ*, a une odeur forte, une saveur d'abord amère, puis douceâtre, aromatique et chaude. On en faisait usage comme stomachique et pour provoquer les sécrétions. Les feuilles et les fruits participent à ces propriétés.　　(A. R.)

BOUCHONS. Les *bouchons* sont des cylindres ou cônes tronqués en liége qui sont destinés à fermer différens vases. On doit choisir ces bouchons bien sains, homogènes et flexibles, ceux qui offrent une multitude de petits trous ou des fissures doivent être rejetés.

La grosseur des bouchons varie suivant la grandeur de l'ouverture des vases que l'on veut fermer. Lorsque les bouchons, que l'on peut acheter chez les *bouchonniers*, ne sont pas assez gros, on les découpe dans une planche de liége; pour les découper, on trace avec du blanc sur la planche, la forme du bouchon; avec un couteau bien effilé que l'on graisse légèrement, on enlève le bouchon tracé, le laissant plus gros qu'il ne doit l'être; on l'amincit ensuite à l'aide de la râpe grosse, et ensuite de la fine.

Les planches de liége dans lesquelles on découpe les bouchons de divers grandeurs et formes, n'étant pas d'une assez grande épaisseur pour fournir de forts bouchons, M. A. Payen a indiqué le procédé suivant pour en préparer.

On taille dans les endroits sains d'une planche de liége plusieurs carrés dont les côtés soient égaux à la hauteur des bouchons que l'on veut préparer; on aplanit bien à l'aide d'une grosse râpe, et ensuite d'une râpe fine, les surfaces; on met sur chacune de ces surfaces ainsi dressées, une légère couche de solution de gélatine; on applique ces surfaces l'une sur l'autre, on rapproche trois ou quatre de ces morceaux pour en faire un seul bouchon, et l'on place dans un châssis en bois à clavettes un ou plusieurs de ces assemblages. On comprime ensuite fortement à l'aide de coins en bois. Au bout de 48 heures, on démonte le châssis : on voit que chaque assemblage ne forme plus qu'une seule masse de liége que l'on peut tailler et percer à volonté. Ces bouchons de plusieurs pièces sont plus solides que les autres, et comme les fissures deviennent transversales au lieu d'être longitudinales, elles opposent beaucoup plus de résistance au passage des gaz et des liquides.

Les bouchons de liége, pour être bien assouplis, ont besoin d'être battus ou comprimés entre des instrumens en fer, nommés mâchoires. Ces bouchons ainsi assouplis bouchent mieux.

Il y a aussi des bouchons en verre et en cristal; ces derniers usés à l'émeri ferment parfaitement. (A. C.)

BOUGIES. On a donné le nom de *bougie* à une sorte d'instrument cylindrique lisse et flexible, que l'on introduit dans l'urèthre, pour rétablir la largeur du canal lorsqu'il est resserré, ou pour le dilater et le rendre plus large qu'il ne l'est à l'état naturel, lorsque le cas l'exige. Le nom de bougie lui a été donné à cause de sa forme, qui est à peu près semblable à celle d'une bougie ordinaire. L'invention de ces instrumens date du 15ᵉ siècle, elle paraît être due à un médecin portugais nommé Alderetto; mais les premières observations qui furent publiées sur leur usage datent de 1554; elles sont dues à Amatus, autre médecin portugais.

Les bougies, fabriquées d'abord d'après l'ordonnance du praticien, firent partie de l'art du pharmacien; depuis, cette branche d'industrie lui est échappée; elle forme un art particulier, exercé par des hommes qui, s'adonnant continuellement à ce travail, sont parvenus à le pratiquer avec facilité et à donner des instrumens qui présentent la perfection désirée (1).

Les bougies bien préparées doivent être lisses, flexibles, également recouvertes d'emplâtre dans toutes leurs parties, enfin ne présentant pas d'aspérités.

On les prépare avec de la toile fine coupée par bandelettes, dont les deux faces sont enduites d'un emplâtre convenablement préparé. On roule ces bandelettes, on les polit ensuite avec un instrument semblable à celui dont les ciriers se servent pour lisser la bougie.

Les bougies sont quelquefois, avant d'être introduites dans le canal, enduites de diverses substances, d'après l'ordonnance du praticien et selon les cas où on les met en usage. (A. C.)

---

(1) Parmi les fabricans de bougies, l'un deux, ex-pharmacien interne des hôpitaux de Paris, M. Daudé, a apporté des améliorations nombreuses à la fabrication de ces instrumens.

BOUILLON BLANC. Un des noms vulgaires de la Molène. *V.* ce mot.

BOUILLONS MÉDICINAUX. On a donné le nom de bouillons médicinaux à des liquides chargés de diverses substances végétales et animales.

Les bouillons médicinaux préparés par décoction et d'après les formules données par les praticiens, contiennent la plupart des substances solubles qui existent dans les produits soumis à la décoction. Ceux préparés avec la chair musculaire des animaux contiennent de la gélatine, de l'osmazone, des sels; ils tiennent aussi en suspension de la graisse et de l'albumine coagulée; mais cette dernière substance, connue sous le nom d'écume, en est séparée dès le commencement de l'ébullition. Les bouillons qui participent tout-à-la-fois des végétaux et des animaux contiennent un plus grand nombre de substances en solution; ces substances varient, et proviennent des végétaux employés. Les règles générales que nous allons rapporter ici doivent être suivies lors de la préparation de ces médicamens.

Règles générales à observer dans la préparation des bouillons médicinaux.

1°. On doit choisir les substances animales saines.

2°. Il faut les séparer, et des substances inertes, et des parties qui peuvent communiquer au bouillon une odeur et une saveur désagréables.

3°. On doit opérer la coction dans des vaisseaux qui ne puissent rien communiquer au bouillon; de préférence on emploie des vaisseaux de terre bien propres : ces vaisseaux échauffés une première fois, conservant la chaleur, ils permettent de maintenir l'ébullition pendant long-temps à l'aide d'une douce température.

4°. Lorsque les bouillons doivent contenir des substances dont il est nécessaire de conserver l'odeur, on doit opérer la coction au bain-marie, ou n'ajouter, si cela est possible, les substances qui contiennent l'odeur, que sur la fin de la coction, et fermer le vase comme on le fait pour les infusions aromatiques.

5°. Il faut toujours employer, pour préparer les bouillons, les quantités de substances indiquées, et conduire la décoction à peu près de la même manière.

6°. On doit laisser refroidir le bouillon avant de le passer à travers un linge ou un tamis pour séparer la matière grasse qui s'est figée à sa surface.

7°. Il ne faut préparer les bouillons médicinaux qu'au moment de les prendre; lorsqu'ils sont prêts, on doit les conserver dans un endroit frais, ou bien encore placer les vases qui les contiennent dans un milieu froid, de l'eau, un mélange réfrigérant, etc.   (A. C.)

BOUILLON DE VIPÈRE. On prend une vipère, on sépare la tête du corps en ayant soin de prendre la tête de l'animal avec des pinces, pour éviter sa morsure. Lorsque la tête est séparée à l'aide de ciseaux, on la jette dans l'alcool ou on l'écrase. On débarrasse le corps de la peau qui la recouvre et qui se détache facilement. On découpe en plusieurs morceaux, on place ceux-ci dans un bain-marie couvert avec l'eau et les substances prescrites dans la formule; on continue la coction pendant deux heures : au bout de ce temps, on retire le vase du feu, on laisse refroidir. Lorsque le bouillon est froid, on le passe pour le séparer de la graisse. On l'administre au malade d'après la prescription donnée par le médecin. Si la formule contenait l'indication de quelques substances aromatiques, on les introduit dans le bouillon au moment où l'on retire ce liquide du feu; on ferme le vase, et on le laisse refroidir avant de passer.

On se sert de ce procédé avec quelques modifications, selon la substance mise en usage pour obtenir les bouillons usités qui sont : les bouillons d'écrevisses, de poulet, de veau, de tortue, de grenouilles, etc.

Bouillon de colimaçons de vignes (escargots).

On détruit, avec un instrument quelconque, la matière calcaire avec laquelle les colimaçons murent l'entrée de leur coquille; on les met tremper pendant quelques minutes dans l'eau bouillante, on les retire de l'eau, puis de leur coquilles; on les

lave à l'eau froide; on les met ensuite avec une quantité convenable d'eau dans un pot de terre vernissé (1). On fait bouillir
à petit feu pendant une demi-heure; au bout de cet espace de
temps, on coule avec expression; on laisse déposer, et on décante le bouillon qui a laissé séparer quelques substances qui
avaient échappé lors de l'expression.   (A. C.)

BOULEAU. *Betula alba.* L. — Rich. Bot. méd., t. I, p. 153.
Duhamel, Arbr., t. I, p. 39. (Famille des Bétulacées, Rich.
Monoecie Tétrandrie, L.) Cet arbre, qui atteint une grande
élévation, se distingue facilement à son tronc recouvert d'un
épiderme sec blanc nacré et composé de plusieurs feuillets
superposés. Ses branches se divisent en ramuscules très grêles,
pendans à la manière de ceux du saule pleureur. Ses feuilles
sont pétiolées, ovales, presque triangulaires, irrégulièrement
dentées en scie, pointues, glabres et d'un vert clair. Les fleurs
mâles sont disposées en chatons géminés, situés au sommet des
ramifications de la tige; les femelles forment des chatons solitaires placés au-dessous des mâles, et elles ont des écailles trilobées. Le bouleau croît dans les sols les plus ingrats. et ne craint
pas les froids les plus rigoureux. C'est l'arbre qui s'avance le
plus au nord, et se rencontre encore dans des contrées où
la végétation est excessivement pauvre. Il doit cette force de
vie aux nombreux feuillets de son épiderme, qui, tenant plusieurs zones d'air captif, sont peu conducteurs du calorique,
et conséquemment mettent le cœur de l'arbre à l'abri du
froid extérieur.

Les feuilles du bouleau ont une saveur austère et amère; on
les a recommandées comme vermifuges et diurétiques, contre
la goutte et les érysipèles. L'écorce, qui est astringente et
amère, a été employée dans les fièvres intermittentes. Mais
c'est surtout la sève de cet arbre qui a été préconisée dans
une foule de maladies différentes, principalement celles des voies

----

(1) Les vases d'argent ou d'étain ne doivent pas être employés pour préparer le bouillon d'escargots; ces vases seraient noircis par le soufre que
contiennent ces animaux. (Boudet.)

urinaires. Aujourd'hui, l'emploi de ces produits du bouleau est complètement abandonné. Margraf a retiré de la sève du bouleau une espèce de miel qui a quelque rapport avec la manne. Le bois du bouleau est blanc, flexible, propre à la fabrication des cerceaux et d'autres objets d'économie domestique. L'écorce intérieure est un aliment pour les habitans des contrées hyperboréennes, qui en font des espèces de galettes, leur seule nourriture avec un peu de poisson salé. L'écorce de bouleau contient une substance blanche particulière que l'on a nommée *bétuline*, et qui a été examinée par MM. Chevreul, Chevallier et Payen.

(A. R.)

BOULES DE MARS, *boules de Nancy.* Les boules de Mars sont formées d'un mélange de tartrate de potasse et de fer, de tartrate de potasse neutre et de fer en excès. Ce médicament a été pendant long-temps préparé d'après diverses formules différentes entre elles; quelques-unes prescrivaient le tartre cru, d'autres le tartre blanc, et dans des proportions différentes. La formule consignée dans le Nouveau Codex est la suivante. On prend une partie de fer pur et porphyrisé, et 2 parties de tartre rouge pulvérisé; on ajoute à ce mélange de l'alcool à 18°, en quantité convenable pour en faire une bouillie; on place dans une terrine de terre vernie, et on expose au contact de l'air dans un lieu dont la température soit un peu élevée. On laisse le mélange réagir pendant cinq à six jours, en ayant soin de remuer pendant ce temps avec une spatule de fer : au bout de cet espace de temps, on pose la terrine sur un fourneau, on élève la température jusqu'à 60° environ, et on remue. Lorsque ce produit est réduit en consistance d'un miel épais, on le délaie avec une nouvelle quantité d'alcool à 18°, on fait épaissir, on délaie de nouveau, et on répète l'opération de la même manière jusqu'à ce que la masse ait perdu l'éclat métallique et acquis une belle couleur noire. On fait alors évaporer en consistance assez solide pour qu'on puisse en faire des sphères, qui, en se desséchant, ne se déforment pas (1). On les fait ensuite sécher

---

(1) Ces boules doivent peser d'une à trois onces.

à une douce chaleur, et dans une étuve. On fixe dans quelques-
unes de ces boules de petits crochets en fer, qui servent à recevoir un ruban destiné à suspendre la boule dans un liquide.

M. Résat a publié le procédé suivant pour obtenir cette préparation. On prend : tartre, 3 parties; limaille de fer porphyrisée, 3 parties; on réduit le tartre en poudre, on le mêle à
la limaille, on ajoute de l'eau en quantité convenable pour couvrir le mélange ; on fait évaporer jusqu'en consistance de bouillie. Lorsque la masse est en cet état, on l'expose pendant quelques jours au contact de l'air ; on recouvre ensuite la masse
d'une nouvelle quantité d'eau ; on réduit par la chaleur en consistance pilulaire; on pile fortement la masse dans un mortier
de fer, et jusqu'à ce qu'elle ait un aspect noir sans brillant métallique; on roule cette masse en sphères du poids d'une once à
une once et demie; on les fait sécher à une douce température.

Les boules de Mars qui sont bien préparées présentent les caractères suivans : elles sont homogènes dans toutes leurs parties,
ne présentent ni fissures ni aspérités ; leur couleur doit être
d'un beau noir. Mises en contact avec l'eau, elles doivent s'y
dissoudre et colorer ce liquide.　　　　　　　　(A. C.)

BOULES DE MARS, dites BOULES DE MOLSHEIM. Les
boules dites de Molsheim ne diffèrent des boules de Mars que
parce qu'elles sont additionnées d'une certaine quantité de benjoin et de térébenthine bien pure. Les quantités de ces substances à mêler sont les suivantes:

Pâte préparée pour les boules
　de Mars . . . . 500 gram. (1 livre.)

Benjoin . . . . 100 gram. (3 onces 1 gros.)

Térébenthine pure . . . . . . 100 gram. (3 onces 1 gros.)

M. Rol de Mirecourt (Vosges) a publié la formule suivante
pour la préparation de ce produit:

Pâte d'acier pour les boules
　de Mars . . . . 1000 gram. (2 livres.)

Mastic en poudre fine . . . . . 96 gram. (3 onces.)

Oliban en poudre . . . . 96 gram. (3 onces.)

Mirrhe . . . . 32 gram. (1 once.)

On mêle exactement toutes les substances, on en forme des boules de forme ovale, que l'on moule au moyen d'un instrument en métal dont les parois sont recouvertes d'huile ; on a soin de placer à chacune de ces boules un ruban, qui sort de l'une de leurs extrémités.

Les boules de Molsheim bien préparées doivent présenter des caractères analogues à ceux que nous avons indiqués à l'article BOULES DE MARS : l'homogénéité, la belle couleur noire, l'absence des aspérités sur les surfaces, etc., etc.

Les boules de Mars sont employées à l'extérieur, en dissolution dans l'eau ou l'alcool, comme astringent. On prend aussi à l'intérieur la solution aqueuse des boules de Mars comme emménagogue et comme astringente.   (A. C.)

BOUQUETIN. *Capra Ibex.* L. Ce mammifère, de l'ordre des Ruminans et du genre des Chèvres, habite les parties les plus inaccessibles des Alpes, où il est devenu extrêmement rare ; il existe aussi dans les hautes montagnes du nord de l'Asie. Son sang jouissait autrefois d'une grande réputation, pour des vertus imaginaires. Il était noir, cassant, sans saveur, et enfermé dans de petites vessies qui avaient la forme d'un saucisson.   (A. R.)

BOUQUETINE. *V.* BOUCAGE (GRAND).

BOURDAINE ou BOURGÈNE. *Rhamnus Frangula.* L. (Famille des Rhamnées. Juss. Pentandrie, Monogynie. L.) Cet arbrisseau, qui est aussi connu sous le nom vulgaire d'*aune noir*, est commun dans les bois humides de l'Europe. Sa tige est droite, rameuse, haute de 12 à 15 pieds. Ses feuilles sont ovales, pétiolées, glabres, finement crénelées et un peu pointues. Ses fleurs sont petites, verdâtres, et ramassées par faisceaux dans les aisselles des feuilles. Les fruits sont de petites baies globuleuses, noirâtres, contenant 2 à 4 graines.

La bourgène offre des produits utiles dans les arts et la Médecine. Son bois blanc, quoique tendre et cassant, sert dans quelques pays à faire des paniers légers ; on en fait aussi des allumettes. Le charbon qu'il fournit est très léger, et le meilleur pour la fabrication de la poudre à canon ; aussi l'administration des poudres et salpêtres a-t-elle le droit de le mettre en réquisition, dans les forêts des particuliers, le bois de bourgène pour le compte du gouvernement. L'écorce peut servir à la teinture en jaune, comme celle du Nerprun purgatif, *Rhamnus catharticus*, L. Les fruits sont, comme ceux de ce dernier arbrisseau, doués de propriétés drastiques.   (A. R.)

BOURGÈNE. *V.* Bourdaine.

BOURGEONS. *Gemmæ.* Sous ce nom les botanistes désignent de petits corps, ordinairement de forme conique, composés d'écailles imbriquées, que l'on observe à l'aisselle des feuilles ou au sommet des rameaux dans les plantes ligneuses, ou au collet de la racine dans les plantes herbacées vivaces. Ils doivent être considérés comme les rudimens des tiges, des feuilles et des organes de la fructification, réduits à de très petites dimensions, mais dont la structure est encore facile à apercevoir. Les bulbes, les bulbilles, les tubercules charnus que l'on observe à la base de la tige ou sur les racines de certaines plantes comme dans les *Orchis*, sont de véritables bourgeons. On nomme *turions* les bourgeons qui s'élèvent chaque année de la racine des plantes vivaces : tels sont ceux de l'asperge.

Les bourgeons *écailleux*, qui s'observent sur les tiges des arbres, n'existent que sur ceux des climats froids et tempérés. Leurs écailles, souvent recouvertes d'une bourre épaisse et enduites d'un suc visqueux, servent à les préserver des rigueurs de l'hiver que ne redoutent point les arbres des pays chauds. Voilà pourquoi il est si difficile, pour ne pas dire impossible, d'acclimater chez nous un grand nombre de végétaux exotiques. Mais quand il s'en trouve qui, comme le marronier d'Inde, possèdent de ces sortes de bourgeons, quoique croissant naturellement sous des latitudes plus méridionales, on peut être sûr de les voir réussir dans les contrées les moins favori ées de la nature sous le rapport de la chaleur. Dans quelques plantes, les bourgeons ne sont point écailleux ; ils se composent de jeunes feuilles qui ne reçoivent pas assez de nourriture pour pouvoir se développer et qui restent rudimentaires : on les a nommés *bourgeons foliacés* ; le Bois Gentil (*Daphne Mezereum*, L.) en offre un exemple. Quand les stipules, par leur groupement, constituent les enveloppes de la

jeune pousse, ce qui se voit dans le charme, le hêtre, le tulipier, le figuier, etc., on donne à ces bourgeons le nom de *stipu-
lacés.* Enfin ils sont désignés sous celui de *pétiolacés,* lorsque les
pétioles concourent à leur formation; tels sont ceux du noyer.

Dans les arbres fruitiers, les bourgeons se distinguent par la
nature des organes qui doivent se développer. Les jardiniers reconnaissent facilement à leur forme allongée et pointue, ceux
qui ne doivent porter que des feuilles; on les nomme *foliifères.*
Ceux qui renferment les fleurs et doivent donner des fruits,
nommés pour cette raison *fructifères,* sont plus gros et plus
arrondis. Il en est quelques-uns d'intermédiaires pour la forme
aux uns et aux autres; on les a nommés *mixtes,* parce qu'ils renferment à la fois des feuilles et des fleurs. Ces distinctions sont
importantes pour la taille des arbres, opération par laquelle le
jardinier doit retrancher les bourgeons à feuilles pour faire porter
la vie sur ceux qui doivent produire des fleurs et des fruits.

Les bourgeons de quelques arbres sont usités en Médecine, et
entrent dans la composition de quelques préparations pharmaceutiques. C'est aux articles Peuplier et Sapin qu'il sera traité de
ceux fournis par ces végétaux. (A. R.)

BOURG-ÉPINE. Nom vulgaire du Nerprun cathartique. *V.* ce
mot.

BOURRACHE. *Borrago officinalis,* L.—Rich. Bot. méd., t. I,
p. 275. (Borraginées, Juss. Pentandrie Monogynie, L.) Plante
bisannuelle, très commune dans les champs cultivés de toute
l'Europe, où elle fleurit pendant les mois de mai et de juin. Sa
tige est herbacée, cylindrique, simple inférieurement, rameuse
à sa partie supérieure, charnue, dressée, couverte de poils rudes.
Les feuilles radicales sont très grandes, étalées, ovales, obtuses,
sinueuses sur les bords, rétrécies en un long pétiole ailé, cana-
liculé, dilaté inférieurement. Les caulinaires sont sessiles, un peu
décurrentes, ovales lancéolées. Les fleurs sont bleues, légèrement
purpurines, à corolle rotacée, disposées en panicules lâches et
terminales.

Toutes les parties de la bourrache contiennent en abondance
un fluide mucilagineux et du nitrate de potasse, auxquels elles

doivent leurs propriétés émollientes et rafraîchissantes. C'est une des plantes indigènes dont l'usage est le plus fréquent en Médecine. On en exprime le suc que l'on clarifie, et que l'on administre à la dose de 2 à 4 onces dans les maladies cutanées, les engorgemens des viscères abdominaux, etc. Ses feuilles desséchées sont employées en infusion, que l'on édulcore avec du miel ou du sirop. Cette boisson est adoucissante, diaphorétique et diurétique, à cause du nitrate de potasse que contient la bourrache. Les fleurs sont émollientes, et s'administrent comme celles de mauve et de violette. On en préparait autrefois une eau distillée, un extrait et un sirop, qui ne sont plus employés; car cette plante ne renferme aucun principe organique actif, soit fixe, soit volatil, autre que le mucilage, lequel s'altère par l'action du feu.

(A. R.)

BOUSSEROLE. Pour BUSSEROLE. *V.* ce mot.

BOUTON D'OR. C'est le nom vulgaire d'une espèce de renoncule (*Ranunculus acris,* L.) qui croît abondamment dans les prairies, et qui est un poison narcotico-âcre très énergique. *V.* RENONCULE.

On a aussi donné le nom de *bouton d'or* à certaines espèces d'*Elychrysum* (*E. Stœchas, E. orientale,* L.), qui portent aussi le nom vulgaire d'immortelle jaune. (A. R.)

BRAI GRAS. *Le brai gras* est un mélange fait avec le goudron, le brai sec et la poix grasse. On le prépare de la manière suivante.

On prend parties égales de goudron, de brai sec et de poix grasse; on les fait cuire ensemble dans une chaudière de fonte, en remuant avec une spatule de bois. Lorsque le mélange est cuit, on le met dans des futailles, ou on le coule dans des moules.

Lorsqu'on opère le mélange et la cuisson du brai gras, on doit prendre garde à la manière dont on conduit l'opération, et à ne pas laisser prendre feu aux matières. Si cet accident arrivait, au lieu d'employer l'eau ou d'autres substances liquides pour éteindre le feu, on doit, 1°. recouvrir la chaudière avec un couvercle de métal (de fer ou de fonte), et jeter sur les parties qui

\uraient pu passer sur les bords du vase, de la cendre, du sable,
\ie la terre et autres substances analogues.   (A. C.)

BRAI SEC. *V*. COLOPHANE. .

BRAISE. On a donné ce nom au charbon de bois allumé
l'abord, puis ensuite mis dans un étouffoir. Ce charbon présente l'avantage de procurer du feu en peu d'instans. (A. C.)

BRANC-URSINE. Synonyme vulgaire d'Acanthe. *V*. ce mot.

BRAYERA ANTHELMINTICA. Ce nom a été donné par
M. Kunth, l'un des plus célèbres botanistes de notre époque,
à une plante de la famille des Rosacées, et dont M. le docteur
Brayer avait apporté, de Constantinople, des fragmens presque
réduits en poussière. Cette plante est un remède usité en Abyssinie, dont elle est indigène, contre le tœnia. On en fait infuser
environ une demi-once dans à peu près 12 onces d'eau, que l'on
prend en deux doses, à une heure de distance, le matin à jeun.
Ce médicament excite de fortes nausées, puis des douleurs assez
vives dans les intestins, à la suite desquelles surviennent de
nombreuses déjections par lesquelles le ver est expulsé. Il paraît
que c'est à ses effets drastiques que cette plante doit sa propriété
anthelmintique: du moins telle est l'opinion du docteur Brayer,
qui a vu un exemple frappant de guérison par son moyen, sur
un garçon de café, à Constantinople. Comme le médicament
dont il est question paraît doué d'une grande énergie, il serait
à désirer qu'on parvînt à connaître parfaitement l'origine de ce
végétal, sur lequel M. Kunth a déjà donné tous les renseignemens botaniques que pouvaient fournir des échantillons en aussi
mauvais état que ceux qui lui ont été remis, renseignemens qui
ont été consignés avec gravure dans le second volume du Dictionnaire classique d'Histoire naturelle. Le genre *Brayera* est
très voisin de l'*agrimonia*, ou aigremoine, qui jouit seulement
de légères propriétés astringentes.   (A. R.)

BRIQUETS OXIGÉNÉS. On a donné le nom de *briquet
oxigéné* à un appareil ou boîte contenant : 1°. des *allumettes* oxigénées (*voir* ce mot); 2°. une petite bouteille contenant de
l'amiante imprégné d'acide sulfurique à 66°. On se sert de ce
briquet de la manière suivante On met en contact l'allumette

oxigénée avec l'amiante; il y a inflammation du mélange dont
l'allumette est enduite : cette inflammation se communique au
soufre, et enfin au petit morceau de bois qui forme l'allumette. On ne doit pas confondre ces briquets avec ceux qu'on
nomme *briquets phosphoriques*, dont l'usage est dangereux.

L'acide sulfurique qui sert à enflammer l'allumette s'affai-
blissant au bout d'un certain espace de temps, en absorbant
l'eau contenue dans l'atmosphère, il n'a plus la propriété de
produire l'inflammation; on obvie à cet inconvénient en retirant l'amiante de la petite bouteille, le comprimant entre
quelques papiers, l'introduisant de nouveau dans ce vase et en
le mouillant de nouveau avec de l'acide à 66°.   (A. C.)

BRIQUETS PHOSPHORIQUES. On a donné le nom de
briquets phosphoriques à de petits appareils employés à produire
du feu. Ces briquets se préparent de plusieurs manières : la plus
simple consiste à introduire du phosphore dans une petite bouteille de plomb, à faire fondre à une douce chaleur, en ayant
soin de garantir le phosphore du contact de l'air jusqu'à ce qu'il
soit refroidi; on détache de ce phosphore quelques parcelles au
moyen d'une allumette, et on le frotte sur un bouchon : il y a
inflammation du phosphore; cette inflammation se communique
au soufre et à l'allumette.

Quelquefois on prépare ces briquets en introduisant le phosphore dans un flacon, le faisant fondre, en agitant avec un
morceau de fer chauffé au rouge, faisant passer à la couleur
rouge ce corps combustible. Lorsque cette couleur est bien développée, on ferme le flacon ; quand il est refroidi et qu'on y
trempe une allumette, il y a de suite inflammation.

On peut encore obtenir un *mastic inflammable*, en faisant
fondre dans un vase du phosphore, et en y mêlant, à l'aide
d'un fer rouge, le tiers du poids du phosphore, de chaux ou
de magnésie calcinée. Quand ce mélange est homogène, on
laisse refroidir. Ce mastic n'a besoin, pour enflammer le soufre,
que d'être mis en contact avec une allumette ordinaire.

Ces briquets, particulièrement ceux où le phosphore est passé
à la couleur rouge, et ceux qui résultent d'un mélange de ma-

gnésie et de phosphore, s'altèrent par le contact de l'air : au bout d'un certain temps, ils ne peuvent plus servir. Les *briquets oxigénés* méritent la préférence sur les briquets phosphoriques.

Les briquets phosphoriques peuvent donner lieu à une foule d'accidens. On a des exemples de brûlures graves et même d'incendies causés par leur emploi. On doit ne s'en servir qu'avec la plus grande précaution.

On a fait des briquets phosphoriques de la même manière que nous l'avons indiqué, en se servant de petites bouteilles de verre au lieu de vases de plomb. Ces briquets, très fragiles, sont encore plus dangereux que les précédens, à cause de la facilité qu'il y a de les casser, et de mettre le phosphore à même de s'enflammer et de communiquer le feu aux substances près desquelles la combustion pourrait s'opérer.   (A. C.)

BROME. Le nom de *brome* a été donné par MM. Gay-Lussac, Thénard et Vauquelin, à un corps découvert par M. Ballard, de Montpellier, qui l'a nommé *muride*, et qui le regarde comme un corps simple. Divers chimistes se sont livrés à l'examen de ce produit, ils le considèrent comme un corps composé de chlore et d'iode ? *V.* Muride.   (A. C.)

BROMÉLIACÉES. *Bromeliaceæ.* Juss. — Rich. Bot. méd., t. I, p. 100. Famille de plantes monocotylédones, composée de végétaux qui croissent dans les contrées les plus chaudes du globe, et dont le genre Ananas (*Bromelia,* L.) est le type. *V.* Ananas.   (A. R.)

BROU DE NOIX. On a donné ce nom à l'enveloppe verte, charnue, qui recouvre le fruit du noyer. Cette substance contient une matière colorante avec laquelle on obtient des nuances fauves et brunes qui sont solides. On peut se servir du brou de noix pour faire de l'encre (1).

Dans les arts, on emploie ce produit pour donner au chêne l'apparence du noyer. On se sert ou de l'infusion concentrée ou

(1) Des essais sur les quantités de brou à employer pour faire l'encre ont été faits; des résultats très curieux sont encore inédits.

480 BRUCINE.

du suc extrait du brou, dans lequel on fait tremper le bois,
ou avec lequel on recouvre les surfaces.

On prépare de la manière suivante une liqueur avec le brou
de noix.

On prend le brou provenant de 100 noix vertes; on le pile
dans un mortier de marbre; on le met en contact avec 15 litres
d'alcool faible à 22°; on ajoute 1 gros de clous de gérofle et
1 gros de noix muscade. On laisse en macération pendant deux
mois ; on filtre; on fait fondre dans le macératum filtré 4 livres
de sucre; on passe à travers un blanchet; on le met en bouteilles.

Quelques praticiens regardent cette liqueur comme un tonique stomachique.

On emploie le suc, l'infusion et la décoction de brou de noix
comme astringens. On le donne aussi à petite dose comme vermifuge.

L'analyse du brou de noix a été faite en 1810, par M. Braconnot. Les résultats obtenus par ce chimiste lui ont démontré
que ce produit contient : 1°. de l'amidon; 2°. une substance
âcre, amère, très altérable; 3°. de l'acide malique; 4°. du
tannin; 5°. de l'acide citrique; 6°. du phosphate de chaux;
7°. de l'oxalate de chaux ; 8°. de la potasse; 9°. de l'oxide de fer.

(A. C.)

BRUCINE. La *brucine* est un alcali végétal, découvert par
MM. Pelletier et Caventou, dans l'écorce de la fausse angusture (*Brucea dysenterica*), dans la fève Saint-Ignace, et dans la
noix vomique; dans cette dernière, elle est accompagnée d'un
autre alcali végétal, la *strychnine*. La brucine s'obtient par le
procédé suivant: on réduit en poudre de l'écorce de fausse angusture; lorsqu'elle est à cet état, on l'introduit dans un flacon
à l'émeri ; on verse dessus de l'éther sulfurique; on agite pour
que le mélange de la poudre et de l'éther se fasse ; on laisse en
contact, en ayant soin de fermer le flacon et d'agiter de temps
en temps. Au bout de 24 heures, on décante l'éther qui s'est
coloré et chargé d'une matière grasse particulière; on remet
de nouveau de ce liquide, et on recommence l'addition d'éther

et la décantation jusqu'à ce que ce liquide, en passant sur la poudre, ne lui enlève plus rien (1). On traite alors la poudre épuisée avec l'éther, par de l'alcool bouillant, à plusieurs reprises; on filtre; on continue le traitement par l'alcool jusqu'à ce que le liquide qui sert au traitement passe incolore; on réunit les liqueurs alcooliques filtrées, on les introduit dans le bain-marie d'un alambic; on procède à la distillation : on obtient de cette opération, de l'alcool qui peut servir dans une deuxième opération, et un résidu (*l'extrait alcoolique de fausse angusture*). On traite ce résidu par de l'eau distillée; on continue ce traitement de manière à enlever à l'extrait tout ce qu'il contient de soluble. Quand le lavage est terminé, on filtre les solutions aqueuses, on les réunit, et on les traite par un excès de sous-acétate de plomb, dans le but de séparer la plus grande partie de la matière colorante qui se précipite avec de l'oxide de plomb. Lorsque ce sel ne donne plus de précipité, on filtre : la matière colorante unie à l'oxide reste sur le filtre; la brucine, unie à de l'acétate de plomb, passe dans la solution. On lave le précipité, on réunit les eaux de lavage à la liqueur séparée du précipité, et on y fait passer un courant d'hydrogène sulfuré qui précipite le plomb à l'état de sulfure. On filtre; on concentre la liqueur filtrée; on traite par l'acide oxalique, qui s'unit à la brucine et forme un oxalate; on évapore jusqu'en consistance d'extrait. On traite ce produit par l'alcool, qui dissout les substances qui sont étrangères à l'oxalate de brucine; on fait alors dissoudre ce sel dans l'eau distillée, on ajoute de la magnésie calcinée, et on fait bouillir. La magnésie s'unit à l'acide oxalique; la brucine est mise à nu. On recueille sur un filtre, on laisse sécher; on traite par l'alcool bouillant, qui dissout la brucine; on filtre ; par l'évaporation, on obtient la brucine.

Si la brucine obtenue de cette manière est colorée, on la fait

---

(1) L'éther qui a servi à traiter la poudre de *Brucea* peut servir de nouveau dans une deuxième opération; il ne s'agit que de le distiller à une température convenable.

redissoudre une deuxième fois dans l'alcool; on ajoute à cette solution du charbon animal purifié par l'acide hydro-chlorique; on fait bouillir quelques instans, on filtre et l'on fait évaporer.

La brucine cristallise, par une évaporation lente, en prismes réguliers, ayant plusieurs lignes de longueur; si l'on hâte l'évaporation, on l'obtient au contraire sous forme de feuillets nacrés. La saveur de la brucine est amère, acerbe, persistante; cette substance est soluble dans 850 parties d'eau froide, dans 500 parties d'eau bouillante. Exposée au contact de l'air, elle n'éprouve aucune altération; exposée à l'action de la chaleur, à une température un peu plus élevée que celle de l'eau bouillante, elle se fond, se prend par refroidissement en une masse qui a beaucoup de ressemblance avec la cire. A une température plus élevée encore, elle se décompose, fournit de l'eau, de l'acide acétique, de l'hydrogène carboné, un peu d'acide carbonique, de l'huile empyreumatique en assez grande quantité.

La brucine a été employée dans l'art médical, par MM. Andral fils et Magendie. Ces praticiens l'ont administrée dans les mêmes cas que la strychnine (1). M. Andral fils a établi en principe que 6 grains de brucine produisent les mêmes effets que ceux qui résultent de l'emploi d'un grain de strichnyne impure et d'un demi-grain de strychnine à l'état de pureté. Ce jeune et savant praticien a employé cette substance dans des cas de paralysie, à la dose d'un grain à cinq. M. Magendie a administré ce médicament avec succès dans le cas d'atrophie. Il faisait prendre chaque jour à ses malades 6 pilules contenant chacune un huitième de grain de brucine.

Ce médicament, lorsqu'il fait partie d'une préparation médicale, doit être divisé exactement dans cette préparation.

La brucine ne doit être délivrée que sur l'ordonnance d'un médecin connu, et après que les formalités voulues par la loi ont été remplies.

______

(1) Des expériences inédites qui nous ont été communiquées doivent faire regarder les propriétés thérapeutiques de la brucine comme bien différentes de celles de la strichnyne.

Les réactifs qui peuvent faire reconnaître la brucine, sont : 1°. l'acide nitrique concentré; cet acide lui donne une belle couleur rouge cramoisi qui passe au jaune si l'on élève la température. 2°. Le proto-hydro-chlorate d'étain, mis en contact avec le nitrate de brucine formé avec l'acide nitrique concentré et à l'aide de la chaleur, donne un mélange d'une belle couleur violette.

Les secours à donner contre l'introduction de la brucine dans l'économie animale consistent : 1°. déterminer le vomissement, soit à l'aide des vomitifs ou des moyens mécaniques; 2°. l'insufflation de l'air dans les poumons; 3°. les purgatifs; 4°. l'usage de l'eau éthérée et l'huile de térébenthine. Si le poison avait été appliqué à l'extérieur, l'emploi de la ventouse doit être fait le plus tôt possible. La place ventousée doit être incisée, puis brûlée par la pierre infernale.

Les médicamens dans lesquels entre la brucine sont les suivans :

Pilules de brucine.

Brucine............ (12 grains) 6 décigrammes,
Conserve de roses... ($\frac{1}{2}$ gros) 2 grammes.

Mêlez pour faire 24 pilules bien égales, et argentées à leur surface.

Alcool de brucine.

Alcool à 36°....... (1 once) 32 grammes,
Brucine............ (18 grains) 9 décigrammes.

Cet alcool, destiné à être introduit dans des potions, à la dose de 6 à 24 gouttes, doit être préparé exactement.

Potion stimulante préparée avec la brucine.

Eau distillée de menthe. (2 onces) 64 grammes,
Brucine pure......... (6 grains) 3 décigrammes,
Sucre blanc.......... (2 gros) 8 grammes.

Dissolvez la brucine à chaud, dans un peu d'alcool; versez-la

31..

solution alcoolique sur le sucre, réduisez en poudre, ajoutez ensuite l'eau; faites un mélange bien exact, qui doit être donné à la dose de 2 cuillerées à bouche, une le matin, l'autre le soir.

La brucine, d'après l'analyse qui en a été faite, est composée de

$$
\begin{array}{ll}
\text{Carbone} & 75,04 \\
\text{Azote} & 7,22 \\
\text{Hydrogène} & 6,52 \\
\text{Oxigène} & 11,21.
\end{array}
$$

La brucine cristallisée a été considérée comme un hydrate formé

$$
\begin{array}{ll}
\text{D'eau} & 21,65 \\
\text{Brucine} & 100.
\end{array}
$$

La brucine s'unit aux acides; elle forme des sels. *V.* Sulfate, etc. (A. C)

BRYONE (racine de). *Bryonia alba,* L.—Rich. Bot. méd. t. I, p. 350. Bulliard, Herb. pl. 55. (Famille des Cucurbitacées, Juss. Monoecie Monadelphie, L.) Cette plante est assez commune dans les haies et dans les lieux incultes. Sa racine est charnue, très grosse, fusiforme, souvent rameuse, d'un blanc jaunâtre extérieurement, et d'un blanc gris à l'intérieur. Sa tige est grimpante, herbacée, légèrement velue, anguleuse et rameuse; elle porte des feuilles alternes, hérissées de poils courts et rudes, pétiolées, échancrées en cœur à leur base, divisées en cinq lobes anguleux, celui du milieu plus long et plus large. La tige est, en outre, munie de vrilles très longues et souvent simples. Les fleurs sont ordinairement dioïques, les mâles portés sur des pédoncules grêles et axillaires; les feuilles moins nombreuses, aussi axillaires, et portées sur des pédoncules beaucoup plus courts. Le fruit est une baie pisiforme, noire ou rouge, contenant trois à six graines. Plusieurs auteurs distinguent deux espèces dans la plante que nous venons de décrire : l'une monoïque et à fruits noirs, qui serait le vrai *Bryonia alba,* L.; l'autre dioïque et à fruits rouges, ou le *Bryonia dioica* de Jacquin ; mais ces plantes sont plus généralement considérées comme de simples variétés.

La racine de bryone, qui est nommée vulgairement *racine de couleuvrée* et *navet du diable*, a une odeur vireuse et nauséabonde lorsqu'elle est fraîche, et une saveur amère, âcre et même corrosive ; son suc produit des érosions sur la peau et purge avec violence. Ces propriétés ne disparaissent pas par la dessication, car, réduite en poudre, elle purge à la dose de trente à quarante grains. Les anciens en faisaient beaucoup d'usage dans les hydropisies, la manie, et toutes les fois qu'il leur semblait utile d'évacuer les humeurs, c'est-à-dire d'exciter violemment le tube intestinal. Comme cette racine contient une grande quantité d'amidon, on a proposé de l'en extraire, en soumettant la pulpe à des lavages fréquemment répétés.

La bryone est un poison assez violent ; le fait suivant constate cette propriété. La domestique du nommé Vincent Viguez, de la commune de Paysie-Codon, près d'Aix en Othe, département de l'Aube, ayant mis dans le pot-au-feu une racine de bryone, qu'elle crut être un navet, cinq personnes qui mangèrent de la soupe trempée avec le bouillon furent empoisonnées, et leur salut fut dû à MM. Aflard et Millot, chirurgiens, qui furent appelés pour leur donner des secours nécessaires. Tous étaient sans connaissance à l'arrivée de ces praticiens.

Les secours à donner contre les accidens causés par la bryone consistent à faire vomir le plus promptement possible, et à administrer des adoucissans et des calmans.

L'analyse de la bryone a été faite par M. Vauquelin, qui a reconnu dans cette substance, 1°. de l'amidon ; 2°. une substance amère, soluble dans l'eau et dans l'alcool ; 3°. de la gomme ; 4°. une matière végéto-animale ; 5°. de la fibre ligneuse ; 6°. du sucre ; 7°. du surmalate et du phosphate de chaux.

Une autre analyse de cette substance, faite par M. Dulong d'Astafort, a donné à ce pharmacien les résultats suivans : 1°. une matière amère, à laquelle la bryone doit ses propriétés drastiques et vénéneuses ; 2°. de l'amidon ; 3°. une huile verte concrète ; 4°. de la résine ; 5°. de l'albumine ; 6°. de la gomme ; 7°. du sous-

malate et du carbonate de chaux; 8°. un malate acide, des cendres composées de carbonate, de sulfate et d'hydro-chlorate de
potasse; du carbonate et du phosphate de chaux, un peu d'oxide
de fer.

MM. Brandes et Firnhaber ont obtenu les résultats suivans,
de 2000 parties de racine :

1°. Bryonine avec un peu de sucre	38	9°. Phosphates de magnésie et d'alumine	10
2°. Résine et un peu de cire	42	10°. Malate de magnésie	20
3°. Sous-résine	26	11°. Albumine concrète	124
4°. Mucoso-sucré	200	12°. Gummarine	55
5°. Gomme	290	13°. Matière extractive	340
6°. Amidon	40	14°. Fibres	315
7°. Gélatine	50	15°. Eau	400
8°. Fécule durcie	20		

(A. R.)

BRYONE DE L'AMÉRIQUE. On a donné ce nom à la racine de Měchoacan. *V.* ce mot.

BRYONINE. Nom donné à la substance active de la bryone.
Ce principe, signalé par MM. Vauquelin, Dulong d'Astafort,
Brandes et Firnhaber, Collin, Vitalis, s'obtient facilement par
le procédé indiqué par M. Frémy de Versailles, dans le *Journal
de Chimie médicale,* t. I, p. 335.

On prépare le suc de bryone, on le filtre, on le sature par
l'alcali volatil; cette saturation détermine la précipitation du
malate et du phosphate de chaux; on sépare par filtration, on
fait évaporer la liqueur filtrée avec ménagement. On obtient sur
la fin de l'évaporation une pellicule cristalline, qui, recueillie
et mise à sécher sur du papier, présente des rudimens de cristaux.

La bryonine, suivant les chimistes allemands, est d'une couleur rougeâtre, d'une saveur amère horrible; elle est soluble
dans l'alcool, et analogue à la cathartine.

Son action sur l'économie animale n'a pas encore été étudiée.

(A. C.)

BUGLE. *Ajuga reptans*, L. — Rich. Bot. méd. t. I, p. 247. (Famille des Labiées, Juss. Didynamie Gymnospermie, L.) Jolie plante, fort commune au commencement du printemps, dans les bois humides et le long des fossés de toute l'Europe. Sa tige est simple, dressée, quadrangulaire, haute d'un demi-pied environ, émettant de sa base plusieurs stolons qui sont étalés sur la terre, et y prennent racine de distance en distance; elle porte des feuilles ovales presque crénelées et glabres. Les fleurs sont d'un bleu clair, et forment des verticilles très rapprochés; elles sont munies de bractées qui diffèrent peu des feuilles inférieures. Cette Labiée est une des plantes les moins aromatiques de toute la famille. Dénuée de qualités physiques, elle ne doit pas conséquemment posséder de grandes propriétés médicales. Cependant les anciens l'ont préconisée contre un si grand nombre de maladies, qu'il n'est pas facile de dire contre laquelle elle est le plus efficace. Aujourd'hui on en fait bien rarement usage, et dans quelques provinces, on lui substitue sans inconvénient l'*Ajuga pyramidalis*, qui en diffère par l'absence des stolons, et par ses bractées trilobées.   (A. R.)

BUGLOSSE. *Anchusa italica*. D C. Flore française. — Rich. Bot. méd. t. I, p. 277. (Borraginées, Juss. Pentandrie Monogynie, L.) C'est une belle plante herbacée, qui atteint jusqu'à trois pieds d'élévation, dont la tige est dressée, très rameuse, cylindrique, couverte, ainsi que toutes les autres parties de la plante, de poils longs et très rudes, et munie de feuilles alternes, entières, ovales, très aiguës, rudes au toucher, un peu ondulées sur les bords. Les fleurs sont grandes, d'un beau bleu d'azur, et disposées en panicules lâches à l'extrémité des rameaux. On trouve cette plante dans les moissons de l'Europe méridionale: elle n'est pas rare aux environs de Paris. La buglosse, dont les rapports botaniques avec la bourrache sont très marqués, est aussi douée de semblables propriétés médicales, et on l'emploie aux mêmes usages.   (A. R.)

BUGRANE. *Ononis spinosa*, L — Rich. Bot. méd. t. II, p. 546. (Légumineuses, Juss. Monadelphie Décandrie, L.) Cette plante, vulgairement nommée *arrête-bœuf*, est extrêmement commune dans les champs incultes et les lieux stériles. Sa racine est vivace, rampante, très longue, d'une couleur brune à l'extérieur, et blanchâtre intérieurement; les tiges sont presque ligneuses et couchées à leur base, relevées à la partie supérieure, rameuses, velues et un peu visqueuses. Les rameaux se terminent le plus souvent en épines simples; ils sont garnis de feuilles alternes à trois folioles elliptiques denticulées, les deux latérales plus petites et accompagnées de deux stipules soudées avec la base du pétiole. Les fleurs sont d'un rose agréable, presque sessiles, axillaires, solitaires ou géminées.

La racine de cette plante est douceâtre, puis amère et nauséabonde; séchée, elle a une couleur grise foncée à l'extérieur, blanche intérieurement, et elle offre une cassure rayonnante du centre à la circonférence.

Les anciens médecins l'avaient employée comme diurétique, et elle faisait partie des *cinq racines apéritives*. Plusieurs auteurs modernes ont vanté son efficacité contre l'ischurie, l'hydropisie de la tunique vaginale et l'engorgement du testicule : on l'administre en décoction à la dose d'une once pour deux livres d'eau. (A. R.)

BUIS. *Buxus sempervirens*, L. — A. Rich. Bot. méd. t. I, p. 214. (Euphorbiacées, Juss. Monoecie Tétrandrie, L.) Cet arbrisseau, toujours vert, s'élève jusqu'à la hauteur de quinze pieds ; son bois est dur, uni, jaune, recouvert d'une écorce très mince; ses feuilles sont opposées, ovales, obtuses, lisses, coriaces, d'un vert foncé supérieurement, d'un vert clair sur la face inférieure qui est un peu concave. Les fleurs sont placées vers la partie supérieure des rameaux, dans les aisselles des feuilles, où elles forment de petits groupes très serrés et composés de fleurs mâles et de fleurs femelles entremêlées. Le buis croît abondamment dans les pays montagneux de l'Europe; il est surtout très commun dans les montagnes du Jura près de Saint-Claude. Les habitans de ce pays en font de charmans ouvrages de tour et de tableterie.

Le bois et la racine réduits en poudre grossière au moyen de la râpe, ont été vantés comme sudorifiques, et on les a employés avec succès dans le traitement des maladies syphilitiques et des rhumatismes chroniques. La dose de la râpure du buis est d'une à deux onces pour deux livres d'eau que l'on fait réduire d'un tiers. Toutes les parties du buis ont une saveur amère, nauséabonde et une odeur désagréable facile à reconnaître. On dit que certains brasseurs, pour économiser le houblon, mettent des feuilles de buis dans leur bière, à laquelle ces feuilles communiquent une amertume qui plaît à quelques buveurs. Cependant les feuilles de buis prises en décoction sont laxatives ; la fraude des brasseurs n'est donc pas sans quelques dangers pour la santé publique.   (A. R.)

BURSÉRINE. Nom donné par M. Bonastre à la sous-résine qu'il a obtenue du baume de sucrier de montagne, l'*Hedwigia balsamifera*, gommier rouge des Antilles. (*Journal de Pharmacie*, septembre 1826.)   (A. C.)

BUSSEROLE ou Raisin d'ours. *Arbutus Uva ursi*, L.—Rich. Bot. méd., t. I, p. 335. (Famille des Éricinées. Décandrie Monogynie.) Petit arbuste rampant, dont la tige est ligneuse, couchée à terre, rameuse, glabre, munie de feuilles alternes, ovales, presque obtuses, entières, très glabres, luisantes et d'un vert foncé en dessus, plus clair en dessous, épaisses et très fermes. Ses fleurs forment une sorte de capitule terminal ; leur corolle est urcéolée, et d'un blanc nuancé de rose. Cet arbuste couvre en abondance les rochers des hautes montagnes, surtout celles des Alpes et des Pyrénées. Il est très rare, et probablement il n'existe pas dans les Vosges, d'où cependant les herboristes et pharmaciens de Paris tirent presque tout ce qu'ils livrent au public sous le nom de *raisin d'ours*. C'est qu'ils confondent avec ces feuilles celles du *Vaccinium Vitis idæa*, L., qui offrent avec elles la plus grande similitude, mais qui pourtant peuvent s'en distinguer, en ce qu'elles sont d'un vert brunâtre, moins fermes que celles d'*Uva ursi*, quelquefois légèrement dentées et à bords toujours repliés en dessous ; leur face inférieure est parsemée de points bruns très visibles ; enfin, triturées avec de l'eau, elles donnent une liqueur qui, par l'action du sulfate de fer, devient d'un beau vert, et forme ensuite un précipité qui conserve sa couleur verte. Les feuilles de busserole ont au contraire une couleur verte qui ne s'altère pas, et la face inférieure est encore verte et luisante. Triturées avec de l'eau, la liqueur est jaunâtre et donne un beau précipité bleu par le sulfate de fer. Leur saveur est fort acerbe, en raison de l'acide gallique et du tannin qu'elles contiennent, et qui est en assez grande quantité pour que, dans plusieurs contrées, elles soient employées avec avantage pour tanner le cuir. On en faisait jadis un grand usage comme astringentes dans la diarrhée, les fleurs blanches, et comme diurétiques dans la gravelle; aujourd'hui elles ne sont plus guère usitées.   (A. R.)

BUTYRINE. La *butyrine* est une substance grasse qui fut décrite par M. Chevreul, en 1819; elle existe dans le beurre, où elle est unie à diverses autres substances, l'oléine, la stéarine, et à de petites quantités d'acide butyrique.

Pour obtenir la butyrine, on opère de la manière suivante : on prend du beurre, on le fait fondre; lorsqu'il est fondu, on le sépare, par décantation, d'une certaine quantité de lait de beurre avec lequel il était mêlé; on laisse refroidir très lentement le beurre ainsi purifié, en le plaçant dans une capsule de porcelaine très profonde ; on le tient exposé pendant quelques jours à une température de 19°. En employant ce mode d'agir et filtrant ensuite, on parvient à séparer une certaine quantité de stéarine qui a pris la forme cristalline et qui reste sur le filtre. On prend le composé huileux qui a passé à travers les pores du filtre, on l'introduit dans un ballon, on verse dessus une quantité égale à celle de l'huile, d'alcool à 0,796 de densité, et on le laisse dans un lieu dont la température soit de 19°; on agite de temps en temps; après 24 heures de contact, on décante l'alcool; on introduit ce liquide dans une cornue, on le soumet à la distillation en ménageant l'emploi de la chaleur. Le résidu de la distillation est de l'huile qui contient la plus grande partie de la butyrine; on traite cette huile par du lait de magnésie : l'acide butyrique s'unit à la magnésie, et forme un sel très soluble dans l'eau; on filtre, on sépare la matière huileuse qui passe à la filtration, on la traite par l'alcool, on filtre de nouveau, et on fait évaporer; le résidu est de la butyrine.

Cette substance est fluide à la température de 19°, son poids spécifique est de 0,908. Soumise à une basse température, elle ne se congèle qu'à zéro Sa couleur est jaune; mais cette couleur ne lui appartient pas (1). Son odeur est analogue à celle du beurre qui a été chauffé; elle est insoluble dans l'eau, soluble en toute proportion dans l'alcool d'une densité de 0,821, l'alcool étant bouillant.

La butyrine se saponifie avec facilité: dans cette opération, elle change de nature; elle se transforme en acides butyrique, caproïque, caprique, margarique, oléique et en glycérine.

(A. C.)

C

CABARET. Synonyme vulgaire d'Asaret. *V.* ce mot.

CACAO. Graines du cacaoyer, *Theobroma Cacao*, L.—Rich. Bot. méd., t. II, p. 733. (Malvacées de Jussieu, ou Byttnériacées de Brown. Monadelphie Polyandrie, L.) Le cacaoyer est un bel arbre qui croît spontanément dans le Mexique et dans les vastes contrées de l'Amérique méridionale qui sont voisines de cette vaste république. Sa culture est très suivie sur la partie du continent qui fait maintenant partie de la république de Colombie et forme les districts de Caracas, Venezuela, etc. On l'a introduit aux Antilles, où il donne d'immenses produits. Enfin, cet arbre a été transporté jusque dans les îles de France et de Bourbon, et il y a parfaitement réussi. Le bois de cacaoyer est tendre et léger. Son tronc se divise en un grand nombre de ramifications grêles et allongées qui portent des feuilles alternes, entières, obovales, acuminées, lisses et glabres, accompagnées de douze stipules pétiolaires subulées. Les fleurs sont rougeâtres et réu—

---

(1) M. Puissan a reconnu que les huiles étaient susceptibles d'être décolorées par l'emploi du charbon animal. (*Journal de Chimie médicale,* septembre 1826.

nies en petits faisceaux placés un peu au-dessus de l'aisselle des
feuilles, ou naissant sur le tronc et les grosses branches ; ces dernières sont les seules qui produisent les fruits, celles des branches
étant ordinairement stériles. Les fruits sont des capsules ovoïdes,
terminées en pointes à leur sommet, à surface mamelonnée, et
marquées de dix côtes longitudinales. Ces capsules, dont les parois sont fort épaisses, ont une longueur de six à huit pouces, et
sont portées sur un court pédoncule. Elles n'offrent à l'intérieur
qu'une seule loge, par suite de l'avortement des cloisons qui
existaient dans l'ovaire et qui le séparaient en cinq loges multio-
vulées. Les graines sont groupées au centre du fruit et recouvertes d'une pulpe aigrelette. Elles ont la grosseur et à peu près
la forme d'une petite fève, et se composent d'un tégument crus-
tacé recouvrant l'amande qui est formée de deux cotylédons dé-
coupés en un grand nombre de lobes irrégulièrement plissés.
Lorsque les fruits sont bien mûrs, on les brise pour en retirer les
graines ; mais avant de livrer celles-ci dans le commerce, on leur
fait subir une préparation qui leur enlève leur goût âcre et désagréable ; quelquefois néanmoins on se borne à les dépouiller
de leur arille pulpeuse et à les faire sécher au soleil. La préparation dont nous venons de faire mention consiste à les enfouir
dans la terre et à les y laisser jusqu'à ce qu'une sorte de fermentation en ait fait détacher la partie pulpeuse. C'est au cacao
ainsi préparé que l'on donne le nom de *cacao terré*.

Quoiqu'il n'y ait, botaniquement parlant, qu'une seule espèce
de véritable cacaoyer, on distingue plusieurs sortes de cacao, qui
diffèrent tellement par leurs qualités, que les prix de certaines
sortes sont beaucoup plus élevés que ceux des autres ; ces diver-
sités paraissent dépendre du mode de culture, des soins qu'on
apporte dans la dessication et le triage des graines, et surtout
de l'exposition et de la fécondité du sol. Le *cacao caraque*
est le plus estimé. Il se récolte principalement sur la côte de
Caraccas, et dans la province de Nicagaraqua au Mexique. On
reconnaît que le cacao a été terré à la couleur brun terne et grisâtre de son tégument, qui se sépare avec facilité de l'amande. Il
est plus gros et plus arrondi que les autres sortes de cacao ; il est

aussi plus doux et moins onctueux, et on le préfère généralement
en France et en Espagne, où sa valeur est ordinairement d'un
tiers plus considérable. Le *cacao des îles* est celui qui provient des
Antilles et des îles de France et de Bourbon ; il est moins gros,
plus aplati et d'une saveur plus amère que le précédent. Les
cacaos Berbiche, Maragnon, Guayaquil, de Surinam, distingués
par les lieux d'où on les apporte, ont beaucoup de rapports avec
le cacao des îles, et comme lui, sont très onctueux et très amers.
On retire des graines de cacaoyer une substance grasse, solide,
connue sous le nom de *beurre de cacao.* (*V.* ce mot.) Par la torréfaction, elles perdent leur saveur âpre et amère, et deviennent
douces, agréables et très aromatiques. Ainsi torréfié, le cacao est
la base du chocolat, aliment maintenant fort répandu en Europe.
V. l'article Chocolat. Les tégumens crustacés du cacao ont une
saveur acerbe et une légère odeur, qui, selon quelques auteurs,
leur donnent des propriétés toniques. Dans quelques pays, la
classe peu aisée se sert de leur infusion en guise de café. L'arille
douce et aigrelette des graines récentes est fort recherchée des
nègres et des habitans des colonies qui la sucent avec délices
pour étancher la soif. De cette manière ils détruisent une assez
grande quantité de fruits.   (A. R.)

CACHALOT. *Physeter.* Genre de Mammifères Cétacés, ca-
ractérisé extérieurement par l'allongement et l'étroitesse de la
mâchoire inférieure, sur laquelle sont insérées des dents coni-
ques ou cylindriques, emboîtées dans des trous correspondans de
la mâchoire supérieure qui est dépourvue de dents et de fanons,
et par l'ouverture unique de ses évents sur le bord d'un mufle
presque cylindrique. Au-dessus de la voûte de la boîte cérébrale,
existe une vaste cale de la longueur de la tête entière, mais qui
ne communique pas avec la boîte cérébrale, ni avec le canal ra-
chidien, comme on le croyait autrefois. Toute cette cale épicrâ-
nienne, sur les bords osseux de laquelle s'insère une sorte de
tente fibro-cartilagineuse qui en forme une longue cavité cylindrique, est remplie de la matière grasse connue sous les noms
d'*adipocire, blanc de baleine* et *spermacéti.* Cette cavité est divisée par une cloison membraneuse transversale en deux étages,

dont le supérieur, appelé *bonnet* ou *klapmutz* par les Hollandais, contient l'adipocire la plus précieuse, cloisonnée dans des cellules à parois membraneuses, maillées comme un gros crêpe. Dans l'étage inférieur, les cellules de l'adipocire, distribuées comme celles d'une ruche d'abeilles, ont pour paroi une membrane analogue à celle du blanc de l'œuf. Les pêcheurs disent qu'à mesure qu'on vide cet étage, il se remplit de nouveau par le reflux de l'adipocire venant de tout le corps où se distribuent les ramifications d'un long canal qui, à son embouchure dans cet étage, est gros comme la cuisse d'un homme. Ce canal doit être à peu près sous-cutané, attendu l'imperforation de la muraille occipito-maxillaire dans toute sa hauteur.

D'après M. Quoy, la tête d'un cachalot des Moluques de 64 pieds de long, donne 24 barils de spermacéti, à 124 piutes le baril, et jusqu'à 100 barils d'huile. Les femelles ne fournissent pas au-delà de 18 à 20 barils de spermacéti. Indépendamment de l'adipocire et de l'huile, les cachalots fournissent une autre substance fort importante : nous voulons parler de l'*ambre gris*, que la plupart des naturalistes s'accordent maintenant à considérer comme le produit d'une sécrétion morbide dans les intestins de ces animaux. *V.* Ambre gris.

Les cachalots parviennent à une grosseur extraordinaire ; on voit, au Muséum d'Histoire naturelle de Paris, le squelette d'un de ces animaux qui est monté avec quatorze côtes et cinquante-cinq vertèbres d'une grosseur et d'une grandeur énormes. Ce sont les cétacés des mers équatoriales, comme les baleines sont ceux des mers situées en dehors des tropiques ; c'est ce qu'il est permis d'établir d'après les latitudes où les navigateurs en ont le plus rencontré, celles où sont établies les pêcheries de ces animaux. On en rencontre des bancs de 15 à 20 lieues, depuis le Pérou jusqu'au golfe de Californie, parages remarquables par la profondeur des eaux ; cette circonstance s'accorde bien avec ce qu'on dit des habitudes des cachalots, qui restent plus long-temps sous l'eau que les baleines ; celles-ci préfèrent en général les bas-fonds. Malgré ce que nous venons de rapporter sur la patrie des cachalots, et sur laquelle M. de Humboldt, dans son Essai politique sur la Nouvelle-Espagne, a le premier donné des renseignemens précis, il est certain que plusieurs espèces ont été rencontrées à des latitudes très différentes, car on en a pêché jusque dans la mer Adriatique. Les navigateurs ont d'ailleurs beaucoup parlé de ceux qui se trouvent sur les côtes de la Nouvelle-Zélande, et qui se font remarquer par leur grandeur et la quantité de leurs produits en adipocire.

Parmi les espèces les plus dignes d'attention, nous citerons : 1°. le GRAND CACHALOT, *Physeter macrocephalus* de Shaw et de Bonnaterre, figuré dans l'Encyclopédie, pl. VI, fig. 1 et pl. VII, fig. 2. Il n'est pas le même que le *Physeter macrocephalus* de Linné; car celui-ci est pourvu d'une nageoire dorsale qui manque dans celui décrit par Shaw. 2°. Le CACHALOT AUSTRALASIEN, *Physeter australasianus*, de Quoy (Voyage de l'Uranie, atlas, pl. de Zoologie.) Celui-ci abonde autour des Moluques et des autres îles de l'Océan polynésien. C'est le même que l'on a rencontré dans les parages de la Nouvelle-Zélande, où il atteint de plus grandes dimensions. (A. R.)

CACHEN-LAGUEN ou CANCHA-LANGUA. Sous ces noms, on emploie, au Chili et au Pérou, le *Chironia chilensis*, Willd.; plante voisine de notre petite centaurée (*Erythræa centaurium*, Rich.) Leurs usages médicaux sont les mêmes. *V.* CENTAURÉE (PETITE). (A. R.)

CACHIBOU (RÉSINE) ou CHIBOU. La résine de Gomart a été ainsi nommée, parce qu'on l'enveloppe de feuilles d'une plante de l'Amérique méridionale, nommée, par les indigènes, *cachibou*, et qui est le *Maranta lutea* d'Aublet. *V.* RÉSINE DE GOMART. (A. R.)

CACHOU. *Catechu.* On nomme ainsi une substance végétale extractive brune, solide, non déliquescente, infusible, très acerbe et d'une pesanteur spécifique variable entre 1,28 et 1,39. Dans les temps d'ignorance, elle était regardée comme une matière terreuse, et elle portait le nom de terre du Japon, *Terra japonica.* On est certain aujourd'hui que le cachou s'obtient par la décoction dans l'eau, et rapprochée en consistance d'extrait, de la partie interne et colorée du bois d'un arbre de la famille

des Légumineuses, qui croît dans les Indes orientales et surtout
dans le Bengale. Cet arbre, nommé par Linné fils *Mimosa Catechu*, a été rapporté au genre *Acacia* par Willdenow et M. De
Candolle. On en trouve la figure et la description dans Roxburgh
(*Plant. Coromand.*, II, p. 40, t. 175). Ses rameaux portent des
feuilles bipinnées, composées chacune d'environ douze paires
de feuilles qui elles-mêmes sont formées d'un très grand nombre
de folioles lancéolées aiguës, entières et chargées sur leurs deux
faces de poils blanchâtres. Les tiges portent des aiguillons géminés, comprimés et un peu recourbés. Les fleurs forment des épis
cylindriques, portés sur des pédoncules placés dans l'aisselle des
feuilles supérieures. Les fruits sont des gousses planes allongées,
longues de 3 à 4 pouces, et contenant 5 à 6 graines. Dans cet
arbre, non-seulement la partie interne du bois est abondante en
suc propre à faire du cachou, mais encore presque toutes les
autres parties, et principalement les fruits, peuvent en donner par
décoction. Nous ne doutons pas que plusieurs autres espèces
d'*Acacia* ne puissent en fournir aussi, si on les traite comme l'*A-
cacia Catechu*. L'*Acacia arabica*, par exemple, dont les gousses
se vendent sous le nom de *bablah* (*V.* ce mot), est sans aucun
doute aussi propre à produire le cachou que celui dont nous venons de donner une courte description.

Indépendamment du cachou que produisent ces arbres de la
famille des Légumineuses, il en est encore une autre sorte que
l'on retire aussi par décoction des noix de l'*Areca Catechu*, arbre
de la famille des Palmiers, et qui habite l'Inde ainsi que
son archipel. Quelques auteurs ont contesté cette dernière
origine du cachou; mais cette substance étant une matière excessivement astringente et composée de principes répandus
dans plusieurs végétaux différens, il n'est pas extraordinaire que
les noix d'*Areca Catechu* puissent en fournir, ou tout au moins
un extrait qui aurait les plus grands rapports avec le cachou.
Les auteurs anglais, qui doivent être les mieux informés sur la
matière médicale des possessions britanniques dans l'Inde, affir-
ment d'ailleurs que le *kaschu* ou cachou de Mysore est fourni
par le beau palmier que nous venons de mentionner.

Dans le commerce, le cachou se présente sous trois états différens. La première sorte est le *cachou terne et rougeâtre ;* on
le vend en pains du poids de 3 à 4 onces, et dont la forme
est à peu près carrée; sa cassure est terne, rougeâtre, ondulée
et souvent marbrée. L'une des faces de ces pains offre un grand
nombre de semences assez semblables à celles du chanvre, et
qui ont probablement servi à empêcher leur adhérence aux
surfaces sur lesquelles on les a exposés pendant leur dessication. Ce cachou se brise sous la dent, produit dans la bouche
une saveur astringente particulière sans mélange d'amertume
et suivie d'un goût agréable; sa poudre ressemble à celle du
quinquina gris.

La seconde sorte, ou le *cachou brun et plat,* se présente sous
la forme de pains très aplatis, ronds, du poids de 2 à 3 onces,
et remplis de graines semblables à celles qui se trouvent seulement à la surface de la première sorte. Il est plus dur, plus
brun, d'une couleur plus uniforme que cette première sorte,
dont il se distingue facilement d'ailleurs par sa cassure luisante,
sa saveur amère et à peine suivie d'un goût agréable.

Une troisième sorte, ou le *cachou en masses,* n'est pas répandue dans le commerce depuis aussi long-temps que les deux précédentes sortes dont la préparation a toujours été tellement
uniforme qu'on les reconnaît parfaitement aux descriptions
faites, il y a plus d'un siècle, par Lémery et Antoine de Jussieu.
Les morceaux de cachou de cette troisième sorte pèsent
3 ou 4 onces, et proviennent de masses d'un poids plus considérable. Ils sont enveloppés dans des feuilles marquées de fortes
nervures; leur couleur est brune-rougeâtre ou noirâtre uniforme, leur cassure luisante et sans aucune impureté apparente.
La saveur de ce cachou est astringente, un peu amère, suivie
d'un goût agréable. Sa poudre a la couleur de celle du quinquina orangé.

Les deux premières sortes ont encore été désignées sous les
noms de *cachou du Bengale,* et *cachou de Bombay ;* mais les
auteurs ne s'accordant pas entre eux dans l'application de ces
noms, il est plus rationnel de distinguer les diverses sortes de ca-

chou par leurs qualités physiques, ainsi que M. Guibourt l'a proposé. On trouvait dans le commerce, il y a quelques années, du cachou sophistiqué avec une grande quantité d'amidon: cette fraude n'a pas tardé à être signalée, et ne s'est pas reproduite.

L'analyse chimique du cachou du Bengale et de celui de Bombay a été faite par l'illustre sir H. Davy. Voici ses résultats:

	Cachou de Bombay.	Cachou du Bengale.
Tannin...........	109	97
Matière extractive.	68	73
Mucilage.........	13	16
Résidu insoluble...	10	14
Total...	200	200 (1).

Une aussi grande proportion de tannin communique au cachou des propriétés astringentes extrèmement énergiques ; aussi a-t-on proposé d'employer cette substance dans le tannage des cuirs, mais nous doutons que son emploi puisse jamais être économique. En effet, quelle que soit la quantité de cachou que le commerce puisse expédier des Indes, elle ne sera jamais assez considérable pour suffire aux besoins de la consommation des tanneries; d'un autre côté, les matières astringentes indigènes d'Europe sont trop nombreuses et d'une trop basse valeur pour quel leur emploi soit balancé par celui d'une drogue exotique dont l'abondance et le prix doivent nécessairement subir les fluctuations du commerce maritime. Néanmoins dans les contrées équatoriales, où les diverses espèces astringentes d'acacias sont communes, il est hors de doute que le cachou ne soit susceptible d'être appliqué en grand à la préparation des cuirs, et que son emploi ne soit préféré à celui des autres végétaux astringens.

---

(1) Les caractères attribués à ces deux sortes de cachou donnent lieu de croire que le cachou de Bombay de M. Davy, est le cachou du Bengale décrit par M. Duncan dans le Nouveau Dispensaire d'Édimbourg, et vice versâ.

Le cachou est un des meilleurs médicamens toniques et astringens. Il réussit à merveille, toutes les fois que l'estomac et les intestins ont besoin d'être stimulés; la pratique a constaté son succès dans les catarrhes chroniques, les hémorrhagies passives, et les diarrhées rebelles des vieillards. Administré à la dose d'un gros pour deux livres d'eau, soit en infusion par la bouche, soit en lavement, il détermine une sorte d'astriction fibrillaire qui fait cesser par degrés la sécrétion muqueuse de la membrane intestinale. Mais il faut employer ce remède avec réserve, lorsque les organes sont le siége d'une vive inflammation; car dans ce cas il aggraverait les symptômes de la maladie. On en fait souvent usage pour remédier à l'état de relâchement des gencives et pour cicatriser les aphthes et autres ulcères superficiels de la bouche, dont il corrige d'ailleurs la fétidité. C'est une espèce de cachou, ou du moins les noix d'*Areca* dont on le retire, que les Indiens mâchent habituellement avec les feuilles d'un poirier, pour exciter la digestion. *V.* Betel.

On a varié à l'infini les préparations de cachou, sans parler de toutes celles où il entre comme adjuvant ou correctif. On en fait des pilules, des pastilles, un sirop et un extrait purifié dont les doses doivent être proportionnées à la quantité de cachou qui entre dans leur composition. (A. R.)

CADE. *V.* Huile de cade.

CADMIE DES FOURNEAUX, *Tuthie.* On a donné le nom de *tuthie* ou *cadmie* à de l'oxide de zinc impur qui s'élève lors de la calcination des mines de plomb contenant du zinc. Cet oxide se dépose sous forme d'incrustations, dans les cheminées des fourneaux; on l'extrait pour le livrer au commerce.

La tuthie porphyrisée est employée comme anti-ophthalmique; elle ne se prépare pas dans les officines, elle se trouve dans le commerce.

La cadmie, comme une foule d'autres produits, est souvent falsifiée: on lui a substitué un produit tout-à-fait étranger et qui consiste en un mélange d'argile bleue et de limaille de cuivre réduit en pâte qu'on fait sécher sur des baguettes de fer.

Ce produit se distingue du précédent, en ce que mis en contact avec l'eau, il se délaie et donne une odeur de terre; il est en outre beaucoup plus friable que la tuthie. (A. C.)

CADMIUM. Le cadmium est un corps combustible simple, métallique, dont la découverte, encore récente, est due à MM. Stromeyer et Herman, qui la firent en 1818.

Ce métal existe dans la nature sous deux états : 1°. à l'*état d'oxide,* ou combiné à l'oxigène, dans quelques variétés de *calamine;* 2°. à l'*état de sulfure,* ou combiné au soufre, dans une mine de sulfure de zinc *blende;* mais ce métal n'existe dans ces mines qu'en très petite quantité (pour quelques centièmes). Le cadmium s'obtient de la manière suivante.

On traite, par l'acide sulfurique faible et à l'aide de la chaleur, le minerai qui le contient et que l'on a pulvérisé d'avance; lorsque l'acide a réagi convenablement sur le minerai, on étend d'eau la dissolution, on filtre, et on laisse refroidir; lorsque le refroidissement est complet, on fait passer à travers la liqueur, qui doit être acide, un courant de gaz acide hydro-sulfurique qui décompose l'oxide de cadmium et qui le convertit en sulfure qui se précipite, mêlé à un peu de sulfure de zinc et à du sulfure de cuivre, lorsque la mine contient de ce métal. On recueille le précipité sur un filtre, on le lave à l'eau bouillante, on le fait redissoudre dans de l'acide hydro-chlorique, qui convertit les sulfures en hydro-chlorates de cadmium et de zinc; on filtre la liqueur, on la fait évaporer jusqu'à siccité, puis on reprend les sels privés d'excès d'acide par de l'eau; on ajoute à cette solution du sous-carbonate d'ammoniaque en excès, qui décompose ces sels et précipite ces métaux à l'état de carbonates. Le carbonate de zinc précipité étant soluble dans un excès du sel ajouté, il suffit de filtrer la liqueur pour le séparer du carbonate de cadmium insoluble qui reste sur le filtre; on lave ce sel avec de l'eau bouillante, on fait sécher le précipité lavé, on le mêle ensuite avec du charbon divisé (*du noir de fumée*) et une petite quantité d'huile. On introduit ce mélange dans une cornue de verre lutée d'avance, et on chauffe presque jusqu'au rouge : le carbonate est décomposé, l'oxide se trouve en contact avec des corps combustibles, se réduit et le métal se sublime; mais il se condense dans le col de la cornue, d'où on l'enlève pour le fondre et le convertir en *culot*.

Le cadmium est blanc, brillant; sa couleur se rapproche de celle de l'étain; il n'a ni odeur ni saveur; il est susceptible de prendre un beau poli. Comme le plomb, il tache le papier, se laisse entamer par le couteau. Son poids spécifique est de 8,640; mais lorsqu'il est écroui, il pèse jusqu'à 8,694. Le cadmium est ductile; il peut être réduit en fils d'un petit diamètre; on peut aussi le laminer en feuilles très minces. Soumis à l'action de la chaleur, à une température suffisante pour le fondre, ce métal, en passant de l'état liquide à l'état solide, présente une sorte de cristallisation confuse, simulant des feuilles de fougère; soumis à l'action de la chaleur dans une cornue de verre, à une température plus élevée, il fond avant d'être entièrement rouge, et il se réduit en vapeurs qui sont inodores et qui se condensent sur les parois de la cornue, en gouttelettes brillantes, cristallines, et dans lesquelles on a remarqué des octaèdres.

Le cadmium mis à froid en contact avec le gaz oxigène n'éprouve aucune altération; mais à l'aide de la chaleur, s'il est en contact avec ce gaz, il brûle avec lumière, et donne pour résultat de cette combustion un oxide qui s'élève sous forme de vapeurs d'un jaune brun.

La petite quantité de cadmium que l'on a' pu se procurer, n'a pas permis encore de faire de nombreux essais sur ce métal; et de déterminer ses usages. On a cependant assuré que le sel que ce métal fournit à l'aide de l'acide sulfurique (*le sulfate de cadmium*) pouvait être employé avec succès en solution dans l'eau, et comme *collyre résolutif.*   (A. C.)

CÆSALPINIA. *V*. Bois de Brésil et de Sappan.

CAFÉ. Graine du caféier, *Coffœa arabica*, L.—Rich. Bot. méd., t. I, p. 436. (Rubiacées, Juss. Pentandrie Monogynie, L.) Le caféier est un petit arbre qui atteint une hauteur de 15 à 20 pieds. Ses rameaux sont opposés, noueux et grisâtres, couverts de feuilles ovales, allongées, amincies vers leurs deux extrémités, luisantes à leur surface supérieure, et formant une verdure perpétuelle. Ces feuilles sont accompagnées de stipules interpétiolaires entières et glabres. Les fleurs sont blanches, d'une odeur suave (ce qui a fait surnommer le caféier *jasmin d'Arabie*), et groupées dans les aisselles des feuilles supérieures. Il leur succède des baies ou drupes, semblables extérieurement à des cerises, d'abord vertes, puis rouges, et finissant par noircir à la maturité ; à leur sommet on voit un petit ombilic, qui est la trace de l'insertion du style. Elles contiennent une pulpe glaireuse, jaunâtre, dans laquelle sont des nucules ou petits noyaux accolés par leur côté interne, et qui sont formés par l'introflexion de la paroi interne du péricarpe ; c'est ce qu'on a regardé à tort comme un arille, ou une expansion du cordon ombilical des graines. Celles-ci ont une consistance dure et cornée ; elles sont convexes du côté extérieur, planes et marquées d'un sillon longitudinal du côté interne.

Le caféier est originaire d'Arabie, et principalement de l'Yémen, aux environs de la ville de Moka. L'abbé Raynal prétendait que les Arabes l'ont transféré, à une époque qu'il n'a pu déterminer, de la Haute-Éthiopie, où on le cultivait depuis un temps immémorial. Cette assertion historique de Raynal nous semble dénuée de preuves, car le café est dans son climat naturel sur les deux bords de la mer Rouge, près du détroit de Bab-el-Mandel ; et il n'y a pas lieu de croire qu'un des deux pays l'ait fourni à l'autre. Nulle part il ne prospère mieux que vers la pointe de l'Arabie, où l'on voit de belles plantations qui fournissent le café le plus estimé, celui qui se vend sous le nom de *café Moka*. C'est cette sorte de café qui, pendant long-temps, servit à faire un breuvage exclusivement réservé aux Orientaux. Les Arabes et les Persans en faisaient leurs délices, que nous ignorions jusqu'au nom de cette liqueur. Son usage s'introduisit d'abord à Constantinople, puis en Italie, vers 1645, et à Paris, dans l'année 1669. La grande consommation que les Européens firent tout à coup des graines de café les rendirent bientôt un objet de commerce fort important ; et les Hollandais, qui étaient alors les plus grands négocians du monde, s'approprièrent cette mine de richesses. En 1690, on en fit venir quelques pieds de Moka à l Batavia, où ils réussirent assez bien. Transporté de ce dernier l lieu à Amsterdam, un pied de caféier fut placé dans les serres ɔ du jardin de Botanique ; il y donna des fleurs et des fruits dont l les graines furent fertiles. Lors de la paix d'Utrecht, les Hollandais firent présent à Louis XIV d'un caféier, issu de celui d'Amsterdam. On le soigna au jardin des Plantes de Paris, et il ne tarda pas à s'y multiplier. Quelque temps après, le gouvernement français ayant conçu le grand projet de naturaliser le caféier dans les Antilles, en confia trois pieds au soin du capitaine Duclieux. On sait avec quel zèle cet estimable marin remplit sa mission : deux des pieds du caféier ne purent résister à la sécheresse occasionée par les vents pendant une longue et difficile traversée ; un seul restait, et l'on manquait d'eau, même pour les besoins de l'équipage. Duclieux partagea sa ration avec son cher plant de caféier et l'amena vivant à la Martinique, où le climat lui fut tellement favorable, qu'il s'y multiplia en peu d'années d'une manière prodigieuse. Telle fut la première source des plantations immenses qui font aujourd'hui une des principales richesses des Antilles, de la Guyane, et des îles de France et de Bourbon, où le caféier s'est naturalisé avec une grande facilité. C'est de ces divers pays que provient la presque totalité du café consommé en Europe. Celui de Moka, qui a conservé sa supériorité, est très rare dans l'Europe occidentale, où on le paie excessivement cher, car il suffit à peine à la consommation des Arabes et des autres peuples de l'Orient.

La culture du caféier, dans les îles de l'Amérique, est soumise à des règles qui influent beaucoup sur la prospérité des plantations. Celles-ci réussissent très bien dans les terrains substantiels des mornes qui sont médiocrement arrosés par les eaux pluviales, surtout dans les terrains vierges nouvellement défrichés ; sur le penchant des collines un peu ombragées, mais pas assez élevées pour que la température en soit trop basse, car le caféier ne prospère que dans des limites de chaleur variables entre 10 et 25° Réaumur. Une plus forte température détermine plus de vigueur dans la végétation, mais les produits en fruits sont moins considérables ; tandis que, par une moindre température, la végétation languit et la récolte des graines est aussi moins productive. Le choix de la localité et du terrain étant déterminé, on sème les graines les mieux nourries et qui proviennent des meilleures variétés. Elles mettent à peu près un mois à germer, et ce n'est guère qu'un an plus tard que les jeunes pieds sont assez forts pour pouvoir être replantés dans des trous disposés à cet effet en quinconce. Ils ne donnent des fruits qu'au bout de trois ou quatre années, époque à laquelle il est nécessaire d'arrêter leur croissance verticale par l'étêtement. Cette opération a pour but de faciliter la récolte des fruits en maintenant les sujets à une hauteur convenable, et d'augmenter le nombre des branches fructifères en arrêtant l'accroissement du bourgeon central, qui absorbe une grande quantité de sève. Dans les îles de France et de Bourbon, l'introduction de la culture de l'arbre à pain (*Artocarpus incisa*) a considérablement amélioré celle des caféiers, par l'ombrage que leur prête ce précieux végétal qui remplace avantageusement les *Mimosa,* dont le feuillage élégant, mais trop grêle, servait auparavant à abriter les caféteries.

Quoique les caféiers aient deux époques principales de floraison, au printemps et en automne, ils sont presque constamment couverts de fleurs odorantes et de baies; celles-ci exigent environ quatre mois pour achever leur maturité, en sorte que la récolte s'en fait, pour ainsi dire, sans interruption. Pour dépouiller les graines de leur enveloppe charnue, plusieurs procédés sont mis en usage : tantôt on les expose par lits à l'action du soleil, en ayant soin de les remuer fréquemment; tantôt on les fait macérer dans l'eau avant de les exposer au soleil. Le café préparé par ce dernier procédé est peu estimé et d'une couleur grisâtre; on le connaît sous le nom de *café trempé.* Quelquefois on écrase les fruits, et on les laisse tremper pour en détacher la pulpe. Enfin, le meilleur procédé pour la préparation des graines de café, consiste à soumettre les cerises fraîches à l'action d'un moulin nommé *grage,* qui enlève la pulpe, mais ne touche pas à la partie de l'endocarpe nommée improprement arille, et vulgairement parchemin. En cet état, le café qu'on obtient, et qui est le plus estimé, porte le nom de *café gragé*.

Ayant donné quelques détails abrégés sur l'histoire naturelle du caféier, sur sa culture et la préparation qu'on fait subir aux graines dans les colonies, il convient maintenant de faire connaître les diverses sortes que le commerce fournit, ainsi que leurs usages et leurs propriétés.

Nous avons signalé plus haut le *café Moka* comme le plus recherché de tous, à cause de la suavité de son arôme et de sa saveur. Il est en grains petits, jaunâtres, et d'une forme arrondie qui résulte de ce que l'une des deux graines renfermées dans la baie avortant presque constamment, la graine qui survit prend plus de developpement et occupe la cavité entière du fruit. Le *café de Cayenne,* encore peu répandu dans le commerce, est très estimé, et se rapproche beaucoup du café Moka. Le *café Bourbon,* nommé ainsi parce qu'il vient des îles de France et de Bourbon, se reconnaît à son grain gros, blanchâtre, allongé et aigu par un des bouts. Cette sorte n'est pas aussi estimée qu'elle le mérite; peut-être sa dépréciation tient-elle à ce que les colons ne donnent pas toujours assez de soins à sa préparation avant de le livrer dans le commerce; car quoiqu'on lui ait assigné comme caractère d'avoir peu d'arôme, il est certain que l'on trouve du café Bourbon qui ne le cède pas aux autres sortes pour l'intensité et la suavité de l'odeur. Le *café Martinique* se reconnaît à la grosseur moyenne, à la couleur verdâtre, et à la saveur herbacée et amère de son grain, qui conserve presque toujours son arille. Enfin le *café Saint-Domingue,* moins vert que le précédent, est doué d'une saveur et d'une odeur moins agréables.

Plusieurs chimistes ont entrepris l'analyse du café. Il résulte des recherches de Cadet Gassicourt (*Ann. de Chim.* t. LVIII, p. 266), de M. Armand Séguin (*ibid.* t. XCII, p. 5), et de MM. Robiquet et Pelletier, qu'il contient une petite quantité d'huile volatile concrète; de la gomme ou mucilage; de l'albumine; une huile fusible à 25°, blanche, douce et inodore; un principe amer qui verdit par le contact de l'albumine animale et des alcalis fixes; une substance oléo-résinoïde colorée et très âcre;

enfin un corps cristallisable en belles aiguilles soyeuses, composées elles-mêmes d'une grande quantité d'azote, et à laquelle on a donné le nom de *caféine. V.* ce mot.

La torréfaction développe dans le café des principes qui n'y existaient pas, ou du moins qui y étaient très modifiés. C'est ainsi qu'elle produit du tannin, et un acide regardé par Cadet-Gassicourt comme de l'acide gallique, et par quelques chimistes comme un acide particulier pour lequel ils ont proposé le nom de *cafique.* L'arôme et la saveur du café acquièrent une intensité qui dépend du degré de torréfaction. C'est une opération qui demande beaucoup de soins et d'habitude ; on reconnaît ordinairement le point convenable lorsque le grain est devenu brun et luisant, ce qui indique la formation et la séparation des principes huileux, amers et odorans.

Il ne faut pourtant pas croire que le café non torréfié ne soit pas susceptible de donner un arôme agréable. L'huile volatile qu'il renferme peut se développer par d'autres moyens que la torréfaction ; ainsi, par la distillation du café cru ou très peu torréfié dans l'alcool, on forme un alcoolat dont le goût est délicieux, et qui sert aux confiseurs à préparer leurs bonbons à la liqueur de café. Le plus ordinairement cependant, on obtient les parties volatiles du café, en faisant distiller de l'eau ou de l'alcool sur du café torréfié, et en se servant du produit de la distillation pour préparer des liqueurs au café.

Nous ne croyons pas devoir donner ici beaucoup de détails sur la préparation et l'usage d'une liqueur aussi répandue dans les diverses classes de la société et chez tous les peuples, que l'est celle qui résulte de l'infusion sucrée du café. On permettait ces digressions oiseuses au temps de Linné (1), où cette liqueur était un breuvage de luxe, seulement employé par les riches, et par conséquent peu connu alors. On sait que l'infusion du café, prise chaude, est un stimulant des plus énergiques ; qu'il a tout l'avantage des boissons spiritueuses sans en offrir les inconvéniens, c'est-à-dire qu'il ne cause ni l'ivresse ni

____

(1) Linné. (*Amœnit. Acad.* t.   p.   ) *Dissertatio de Potu Coffeæ.*

les accidens qui l'accompagnent ; au contraire, son action sur le système nerveux, et par réaction sur le système circulatoire, est telle qu'on se sent plus agile, plus dispos, l'imagination plus vive, la pensée plus libre, quoique dans un état d'exaltation qui enfante les idées. Les principes amers et astringens qui se sont développés pendant la torréfaction du café sont très favorables à la digestion, avantage inappréciable dans ce siècle gastronomique, où l'estomac exerce des fonctions bien autrement multipliées que celles du cerveau. Sous ce rapport, on consomme en Europe la majeure partie du café qui y est annuellement importé.

Le café exerçant une influence si marquée sur l'économie vivante, a dû fixer l'attention des médecins. Non-seulement ils en prescrivent ou prohibent l'usage, comme moyen hygiénique, aux personnes douées de tempéramens divers, mais encore, ils s'en servent utilement pour déterminer une excitation salutaire dans certaines aménorrhées, dans les migraines accompagnées de la lenteur des digestions, et comme d'un excellent palliatif dans l'asthme pour diminuer la violence des accès. On doit le défendre avec rigueur aux personnes dont la sensibilité nerveuse est trop exaltée, aux individus chez lesquels on observe des dispositions inflammatoires, ou qui sont atteints d'hypocondrie et d'affections hémorrhoïdales.

Les graines de café non torréfiées ont été employées avec succès, par le docteur Grindel, en Russie, dans le traitement des fièvres intermittentes. Il les administrait, soit en poudre à la dose d'un scrupule, réitérée d'heure en heure ; soit en décoction préparée avec une once de café pour 18 onces d'eau réduites aux deux tiers ; soit en extrait, dont la dose variait de 4 à 8 grains.

Dans le temps où la guerre maritime privait le continent européen du café des colonies, on a cherché à remplacer le café par plusieurs végétaux indigènes ou acclimatés ; mais aucun n'a parfaitement rempli le but qu'on se proposait d'atteindre. Parmi ceux qui ont été le plus vantés, nous citerons les graines de l'*Iris pseudo-acorus*, celles de l'*Arachis hypogœa*, de l'*Hibiscus esculentus*, de l'*Astragalus bœticus*, les pois chiches, l'avoine, le seigle, le maïs, les racines de souchet comestible, et surtout celles de la chicorée sauvage. *V.* chacun de ces mots, où leurs qualités seront exposées.   (A. R.)

CAFÉ MARRON. On appelle ainsi, dans l'île de Bourbon, une espèce de café (*Coffea Borbonica,* Lamck.) qui croît spontanément dans les forêts. Sa saveur est amère et vireuse. On ne le cultive pas.   (A. R.)

CAFEIER. *V.* Café.

CAFÉINE. La *caféine* est une substance cristalline découverte par M. Robiquet, dans le café. Cette substance peut s'obtenir par plusieurs procédés. Les procédés donnés par MM. Pelletier et Garot étant simples et faciles à mettre en pratique, nous allons les indiquer ici.

Procédé de M. Pelletier.

On prépare des solutions alcooliques avec le café non torréfié ; on soumet ces solutions alcooliques à la distillation, pour retirer une partie de l'alcool employé ; on traite le résidu par l'eau, qui dissout la caféine et laisse la matière grasse qui avait été dissoute en même temps que cette substance ; on sature la liqueur aqueuse par la magnésie ; on filtre ; on fait évaporer jusqu'à consistance sirupeuse ; on reprend par l'alcool, qui dissout la caféine, et qui la sépare d'une substance mucilagineuse qui l'accompagne ; on filtre, et on fait évaporer la solution alcoolique, qui donne la caféine cristallisée.

Procédé de M. Garot.

On prépare, avec le café concassé (1) deux infusions ; on ajoute à ces liqueurs réunies de l'acétate de plomb : ce sel précipite les matières étrangères qui accompagnent la caféine ; on filtre la liqueur, on lave le filtre, on réunit les liqueurs filtrées et celles qui proviennent du lavage du filtre, fait à l'eau bouillante. Lorsqu'elles sont refroidies, on les soumet à un courant

---

(1) M. Garot s'est assuré que l'on pouvait obtenir la caféine des cafés avariés.

d'hydrogène sulfuré, pour séparer l'excès de plomb. On filtre la liqueur; on chasse l'excès d'acide hydro-sulfurique par l'ébullition; on sature l'excès d'acide qui se trouve dans la liqueur et qui provient de l'acétate de plomb, par l'ammoniaque; on fait évaporer à une douce chaleur; on continue l'évaporation jusqu'à ce qu'on aperçoive des rudimens de cristaux sur le vase évaporatoire; on laisse refroidir; on obtient alors des cristaux de caféine. Ces cristaux, pour être purs, doivent subir une nouvelle cristallisation.

La caféine cristallise en belles aiguilles soyeuses. Elle n'est ni acide ni alcaline. Soumise à l'action d'une douce chaleur, elle se liquéfie; si l'on opère en vase clos, elle se volatilise, se sublime complètement, et vient cristalliser sous forme d'aiguilles qui ont beaucoup d'analogie avec les aiguilles fournies par l'acide benzoïque.

L'action de la caféine n'a pas encore été bien déterminée. Cet examen ne laisse pas que de promettre de l'intérêt pour ceux qui s'en occuperont, quels que soient les résultats qu'ils en obtiendront.　　　　　　　　　　　　　　　　　　(A. C.)

CAFIQUE (ACIDE). *V*. CAFÉ.

CAHUCHU. C'est le nom officinal du caoutchouc. *V*. ce mot.
　　　　　　　　　　　　　　　　　　　　　　　(A. R.)

CAILCEDRA. Nom sous lequel les nègres du Sénégal emploient le bois du *Cedrela odorata*, L. La décoction de ce bois est usitée dans le traitement des plaies; sa poudre dans les fièvres, la dyssenterie, etc.　　　　　　　　　　　　　　(A. R.)

CAILLE-LAIT, pour GALIET. *V*. ce mot.

CAJÉPUT. *V*. HUILE DE CAJÉPUT.

CALAGUALA (RACINE DE). La plante qui fournit cette prétendue racine est le *Polypodium Calaguala* de Ruiz. — Rich. Bot. méd., t. I, p. 38. (Famille des Fougères, Juss.) La plupart des auteurs ont cependant attribué la racine de calaguala à l'*Aspidium coriaceum* de Swartz; mais, quoiqu'il n'y ait pas beaucoup de différence entre les qualités physiques et les propriétés médicales de ces deux substances, la première est la seule qu'il soit convenable d'employer sous le nom de calaguala.

C'est une souche souterraine, nommée improprement racine,
horizontale, rampante, flexueuse, de la grosseur du doigt, ou
quelquefois plus petite, écailleuse, garnie de plusieurs fibrilles
grêles et rameuses. Les frondes de la plante sont alternes, entières, lancéolées, étroites, pétiolées, et portant sur la face inférieure des sporules agglomérées et disposées en quinconce
comme celles des autres polypodes. Cette fougère croît dans les
régions montueuses du Pérou.

Depuis long-temps la souche souterraine du calaguala est employée par les médecins du Nouveau-Monde. Ruiz est le premier
Européen qui ait attiré l'attention sur ses propriétés médicales.
Introduite dans la Thérapeutique pendant le cours de la révolution, elle a d'abord joui d'une grande réputation comme sudorifique, et elle a été employée dans le traitement des rhumatismes
chroniques et de la syphilis constitutionnelle. Tout d'un coup la
mode de ce médicament a passé, et on ne s'en sert plus en France.
Cependant, en Suisse et en Allemagne on l'emploie encore en décoction contre les chutes, comme on emploie chez nous la fleur
d'*Arnica*. Analysée par M. Vauquelin (*Ann. de Chimie*, t. LV,
p. 22), elle a donné les principes suivans : matière ligneuse;
matière gommeuse; résine rouge, âcre et amère; matière sucrée; matière amylacée; matière colorante; acide malique,
muriate de potasse, chaux et silice. Ces substances sont énu-
mérées dans l'ordre de la plus grande quantité.   (A. R.)

CALAMBAC. *V.* Bois d'aloès.

CALAMENT. *Melissa Calamintha*, L. *Thymus calamintha*.
Scopoli. Rich. Bot. méd., t. I, p. 265. (Famille des Labiées,
Juss. Didynamie Gymnospermie, L.). Cette plante, qui croît
dans les localités pierreuses de l'Europe méridionale et tempérée, a une tige herbacée, rameuse, dressée, velue. Ses feuilles
sont cordiformes, arrondies, pétiolées, dentées, molles et velues. Ses fleurs, analogues à celles du thym, dont le calament est
congénère, sont purpurines, disposées en petites panicules pédonculées, placées dans les aisselles des feuilles supérieures.

Le calament a une odeur agréable, qui ressemble à celle **de**
la mélisse. Il est doué par conséquent, comme celle-ci, de pro-

priétés stimulantes et antispasmodiques. Les anciens en faisaient
beaucoup d'usage comme stomachique, expectorant, et contre
l'asthme. Il entre dans la composition de la thériaque, de l'eau
vulnéraire, du sirop d'armoise, de la poudre chalybée, etc.

(A. R.)

CALAMINE, *pierre calaminaire*. On a donné le nom de calamine à un minerai qui se rencontre dans la nature, et qui est
un composé d'oxide de zinc, de silice, d'eau, et quelquefois
d'oxide de cadmium.

C'est particulièrement de la calamine qu'on extrait le zinc
métallique. Cette extraction fait partie de l'histoire de ce métal.
Voyez Zinc.

CALAMUS AROMATICUS ou **VERUS**. Sous ce nom, on désigne, dans les officines, la racine de l'*Acorus calamus*, L.—Rich.
Bot. méd., t. I, p. 48. (Famille des Aroïdées, Juss. Hexandrie
Monogynie, L.) Cette plante croît sur les bords des fossés et
des étangs de l'Europe septentrionale. On la trouve particulièrement en France, dans les Vosges, et dans les départemens
qui forment les anciennes provinces de la Bretagne et de la
Normandie. Sa racine (ou plutôt son rhizôme) est vivace, horizontale, un peu plus grosse que le doigt, présentant des nœuds
de distance en distance, donnant naissance à des radicelles très
nombreuses et à une touffe de feuilles ensiformes, striées, et
engaînantes à la base. La tige est dressée, très simple, comprimée et foliiforme, s'ouvrant à sa partie moyenne pour laisser
sortir un spadice sessile et conique allongé, c'est-à-dire un assemblage de petites fleurs jaunâtres, hermaphrodites, très serrées les unes contre les autres. C'est le rhizôme desséché de
cette plante qui est employé sous le nom de *Calamus aromaticus*. Il a une odeur aromatique particulière très agréable, et
qui se conserve pendant très long-temps. Sa consistance est spongieuse; sa cassure résinoïde et parsemée de points luisans; sa
couleur fauve et claire; et son état de siccité est variable suivant
l'état hygrométrique de l'air. Les radicelles dont il est garni sont
encore plus aromatiques que le corps même du rhizôme, qui est
très sujet à être piqué des vers. D'après l'analyse chimique que

M. Tromsdorff (*Ann. de Chim.*, t. LXXXI, p. 332) a faite du
Calamus aromaticus à l'état frais, il est composé, sur 64 onces,
de matière extractive, 9 gros; gomme, 3 onces ½; résine visqueuse, 1 once ½; inuline, ou substance amylacée qui a du rapport avec l'inuline, 1 once; huile volatile, 15 grains; matière
ligneuse, 13 onces 6 gros; eau, 42 onces. Le *Calamus aromaticus* est un médicament très stimulant dont on ne fait plus un
grand usage; il entrait dans la composition de plusieurs préparations pharmaceutiques, que les anciens employaient fréquemment. Dans la Prusse ducale, où cette plante est fort commune, on la mêle avec le grain destiné à la fermentation, et
c'est elle qui donne à l'eau-de-vie de Dantzick ce parfum d'iris
tirant sur la cannelle, qui la caractérise.

M. Guibourt (*Journ. de Chim. méd.*, t. I, p. 229) a fait observer que le vrai *Calamus aromaticus* des anciens n'était point
l'*Acorus calamus* de Linné. On est forcé d'en convenir, en lisant
les descriptions qu'en ont laissées Prosper Alpin et d'autres vieux
auteurs; mais il est plus que douteux que ces descriptions s'ap-
pliquent au *Gentiana Chirayta* de Roxburgh, comme le veut
M. Guibourt. Cette plante de l'Inde paraît avoir été complètement ignorée des anciens, et d'ailleurs elle est entièrement privée d'odeur. (A. R.)

CALAMUS ROTANG. Petit arbre de la famille des Palmiers
et de l'Hexandrie Monogynie, L. Il croît près des rivières, dans
les forêts des Indes orientales. Son tronc est très dense, muni
d'aiguillons dressés; ses frondes sont pinnées, et son régime
composé de fleurs hermaphrodites auxquelles succèdent des
noix petites, arrondies, et couvertes de petites écailles imbriquées. Rheede (*Hort. malab.*, tab. 64 et 65) et Rumph (*Herb.
amboin.*, tab. 151) en ont donné des figures. Le fruit de ce palmier, ainsi que celui du *Calamus Draco*, Willd., qui paraît
n'en être qu'une simple variété, abonde en un suc résineux
rouge, qu'on extrait par le moyen de l'eau bouillante, et qui
est une des espèces de sang-dragon répandues dans le commerce.

V. Résine, Sang-dragon.

On croit que les baguettes qui se vendent en Europe, sous le nom de *rotain*, et qui servent de cannes ou pour battre les habits, sont les jeunes pousses de ce palmier. (A. R.)

CALCÉDOINE. On a donné le nom de calcédoine à une variété de quartz agate. Cette pierre n'est pas usitée dans l'art pharmaceutique; on peut cependant en retirer la silice, dont elle est presque entièrement formée. (A. C.)

CALCINATION. La calcination est une opération qui consiste à exposer un corps à l'action d'un feu plus ou moins vif, et pendant un espace de temps plus ou moins considérable, dans le but de le priver de quelques-uns de ses principes, qui se décomposent ou se volatilisent.

La calcination s'opère à vase clos, ou à vase ouvert, selon que la présence ou l'absence de l'air peut être utile à cette opération. Exemple : on calcine à vase clos les substances ligneuses, pour séparer l'oxigène et l'hydrogène du carbone; on calcine à vase ouvert le carbone, pour obtenir le résidu de la combustion (les cendres). On se sert, pour opérer la calcination, de divers vases, et particulièrement de ceux qu'on a nommés creusets. *Voir* ce mot. (A. C.)

CALCIUM. Le calcium est un corps combustible simple métallique, découvert par Davy. Il existe dans les sels de chaux à l'état d'oxide, combiné aux divers acides.

Il n'existe pas à l'état métallique dans la nature. On l'obtient de la même manière que le barium. (*V.* ce mot.) A cet effet, on substitue au sulfate de baryte employé, le sulfate de chaux ; on le réduit en poudre, puis en pâte, dont on fait une capsule dans laquelle on met du mercure; on place ce vase sur une plaque métallique, et l'on soumet à l'action d'un courant galvanique; on continue ensuite l'opération comme pour le barium.

Le calcium a été obtenu en petite quantité. Ses propriétés ne sont pas bien connues; cependant on lui donne les caractères suivans. Il est blanc, brillant; il absorbe l'oxigène avec rapidité, et se convertit en oxide de calcium (chaux).

Le calcium n'est pas employé. (A. C.)

CALCULS, CONCRÉTIONS, PIERRES. On a donné le nom de *calculs* aux concrétions qui se forment accidentellement dans le corps des animaux. Quelques auteurs ont établi une différence entre les calculs et les concrétions; ils ont appelé calculs les corps étrangers, inorganiques, qui se forment dans les canaux ou réservoirs tapissés par une membrane muqueuse; et concrétions, les corps inorganiques étrangers qu'on rencontre dans les autres voies ou dans l'épaisseur des organes. Selon qu'ils se rencontrent dans les divers organes, ils sont distingués en calculs *biliaires, salivaires, urinaires, arthritiques, intestinaux, pulmonaires.* (*Voir* ces mots.)   (A. C.)

CALCULS ARTHRITIQUES. On a donné le nom de *calculs arthritiques* aux concrétions qui se trouvent dans les articulations. Ces calculs sont formés d'urate de soude, de matière animale; quelquefois ils contiennent du carbonate et du phosphate de chaux.   (A. C.)

CALCULS BILIAIRES. On a donné le nom de *calculs biliaires* aux concrétions qui se rencontrent dans la vésicule du fiel, dans le foie ou dans le canal cholédoque. On les distingue en cystiques, hépatiques ou hépato-cystiques, selon qu'ils se trouvent dans l'une des trois parties que nous avons désignées. Ces calculs sont généralement composés de 88 à 94 parties de cholestérine, de 6 à 12 de matière jaune de la bile, et très souvent d'une petite quantité de picromel. Quelques-uns contiennent de l'albumine coagulée, de la cholestérine pure, de la matière verte, quelques traces d'une substance charbonneuse, du phosphate de chaux. Ces calculs, examinés, n'ont pas fourni de cholestérine.

Les calculs biliaires des animaux, ont été analysés par MM. Fourcroy, Vauquelin, Thénard, John. Ces chimistes, dans ces circonstances, ont reconnu une matière grasse, huileuse, une matière résineuse produite par l'épaississement de la bile, de la matière jaune, de la bile, du phosphate de chaux, une matière acide, verte, amère. (*Annales du Muséum, Annales de Chimie, Mémoires d'Arceuil.* — Journaux étrangers.)
           (A. C.)

CALCULS INTESTINAUX. On a donné le nom de *calculs intestinaux* aux concrétions qui se forment dans les intestins.

Ces calculs sont, pour la plupart, composés de phosphate, de carbonate de chaux et de matière animale; ils sont extrêmement rares chez l'homme : ceux qui existent chez lès animaux sont nommés *bézoards*.

Les calculs intestinaux ont été analysés par MM. Watson, Thumberg, Péarson, Fischer, Giobert, Fourcroy, Bartholdi, Klaproth, Proust; ils y ont trouvé les substances suivantes : 1°. du mucus gastrique; 2°. un principe salin, ayant de l'analogie avec le sel ammoniac; 3°. du carbonate de chaux; 4°. des phosphates de chaux, de magnésie, d'ammoniaque; 5°. des substances végétales; 6°. des poils feutrés, de l'acide phosphorique; 7°. de la magnésie; 8°. de l'acide urique. Ces substances n'existent pas toutes dans un calcul, mais elles sont le résultat obtenu d'un très grand nombre d'analyses.   (A. C.)

CALCULS PULMONAIRES. On a donné le nom de *concrétions pulmonaires* aux calculs qui se trouvent dans les poumons des sujets affectés de pneumonie chronique. Ces calculs varient de grosseur; il en est de gros comme un grain de millet, d'autres de la grosseur d'une noix. Le nombre de ces calculs que l'on rencontre dans les poumons est quelquefois considérable. Les calculs pulmonaires ont été soumis à l'analyse par MM. Fourcroy, Nœring, Thomson, Henry, John, Crumpton, qui les ont trouvés formés, 1°. de phosphate de chaux et de matière animale; 2°. de carbonate et de phosphate de chaux et de matière animale; enfin Nœring a trouvé dans les calculs d'un phthisique âgé de cinquante à soixante ans, une substance qu'il a cru reconnaître pour de la magnésie (V. *les tableaux de John, traduits par Robinet.*)   (A. C.)

CALCULS SALIVAIRES. On a donné le nom de *calculs salivaires* aux concrétions qui se développent dans l'épaisseur des glandes salivaires ou dans leurs conduits excréteurs. Ces concrétions fournissent ordinairement à l'analyse du phosphate et du carbonate de chaux, liés par une espèce de gluten ou matière animale.

Il existe un grand nombre de calculs qui sont peu connus; de ce nombre sont ceux qui proviennent de l'estomac, des glandes lacrymales, des mamelles (Haller), de l'oreille, du pancréas, de la glande pinéale, de la prostate, des vésicules séminales, de l'utérus, etc. La plupart de ces calculs sont heureusement rares, et les chimistes ne sont pas à même de les soumettre à l'analyse comme les calculs biliaires et urinaires. (A. C.)

CALCULS URINAIRES, *Pierres de la vessie , Calculs vésicaux.* On a donné le nom de *calculs urinaires* aux concrétions qui se forment dans les reins et dans la vessie; suivant qu'ils se forment dans l'un ou l'autre de ces lieux, on les nomme *calculs rénaux* ou *calculs vésicaux.* Lorsque les calculs vésicaux sont recouverts d'aspérités , on les nomme *calculs muraux.* Les concrétions urinaires ont été examinées par un grand nombre de chimistes , au nombre desquels on compte : Galen , Van Helmont, Hales, Margraf, Lehmann, Scheèle, Bergmann, Tychsen, Scopoli, Linke, Giobert, Ingenhouss, Brugnatelli, Guyton-Morveau, Péarson, Lavoisier, Tenant , Wollaston, Black, Volta, Proust, Mascagni, Wurzer, Berzélius, Alemani, Brandes, etc., etc., etc. ; et particulièrement par Fourcroy et Vauquelin, qui publièrent, sur ces calculs, un travail préparé sur une collection immense.

Cette collection, due en partie aux dons de savans médecins, et particulièrement à MM. Sabbatier, Lassus, Pelletan , Jussieu, Boyer, Deschamps, Noël (de Reims), Petit (de Lyon), Pamard (d'Avignon), Manssion (d'Orléans), Giobert (de Turin), fit voir à ces savans que les calculs vésicaux contiennent sept substances bien distinctes : *l'acide urique , l'urate d'ammoniaque , le phosphate de chaux , le phosphate ammoniaco - magnésien , l'oxalate de chaux , la silice,* et *une matière animale* variable selon les diverses espèces de calculs (1).

Les pharmaciens étant souvent chargés de l'analyse des calculs, et les médecins souvent consultés sur les caractères chimiques que présentent ces produits, nous donnerons, autant

---

(1) Nous nous sommes assurés que quelques-uns des calculs vésicaux contiennent une petite quantité de matière grasse.

qu'il nous sera possible, des détails et sur ces caractères et sur
les moyens simples à mettre en usage pour reconnaître leur
nature. Nous regrettons que les bornes que nous nous sommes
prescrites en publiant cet Ouvrage, ne nous permettent pas
de nous étendre autant que nous l'eussions voulu sur un article
d'un si haut intérêt.

Calculs d'acide urique. Ils sont insolubles à froid, solubles
dans une très grande quantité d'eau bouillante. La solution
aqueuse laisse déposer, par refroidissement, de petits cristaux
jaunâtres, qui sont formés d'acide urique. Ils sont solubles dans
les alcalis fixes, en formant d'abord une masse épaisse, pâteuse
et comme saponifiée : cette masse, s'il y a un excès d'alcali, est
très soluble dans l'eau ; on peut en précipiter l'acide urique en
saturant les alcalis par l'acide hydro-chlorique. L'ammoniaque
dissout peu de ces calculs. L'eau de chaux agit sur ces concrétions,
mais après un espace de temps plus ou moins long. (Laugier).
Les carbonates alcalins ont été annoncés comme n'ayant aucune
action sur les calculs; mais des expériences de Mascagny, de
MM. D'Arcet, Robiquet, Loiseau, etc., semblent prouver le contraire. En effet, l'usage des eaux alcalines, de l'eau chargée de
sous et de bi-carbonate de soude, ont la propriété de dissoudre
les calculs qui avaient été reconnus dans la vessie. L'acide nitrique mis en contact avec ces calculs, les colore en rouge, en
changeant la nature de l'acide urique, en convertissant une
partie du calcul en acide oxalique et en acide purpurique. (Péarson.) Soumis à l'action du feu dans une cornue, les calculs se
décomposent et donnent naissance à du sous-carbonate d'ammoniaque, à du pyro-urate d'ammoniaque et à des lames
blanches cristallines, qui sont de l'acide pyro-urique (1). Il
laisse pour résidu un charbon, alcalin. M. Berzélius a indiqué,
dans son *Traité du Chalumeau,* 1821, des essais faciles à faire
à l'aide de cet instrument, essais qui permettent en peu de temps
de reconnaître la nature des calculs urinaires qui sont soumis

______

(1) Chevallier et Lassaigne.

à ce traitement. Il indique comme un des caractères des calculs d'acide urique, de brûler sur la fin de l'opération, avec un accroissement de lumière.

Calculs d'urate d'ammoniaque. Les calculs d'urate d'ammoniaque se rapprochent beaucoup, par leurs caractères, de ceux de l'acide urique; mais ils diffèrent de ces concrétions, en ce qu'ils laissent dégager de l'ammoniaque lorsqu'ils sont traités par une solution d'alcali caustique (soude ou potasse), dans laquelle ils se dissolvent parfaitement. Les calculs d'urate d'ammoniaque sont toujours en couches minces et unies, sans être constamment lisses; ils ont ordinairement peu de volume, et sont d'une couleur analogue à celle du café au lait. Ces calculs sont souvent mêlés de phosphates terreux interposés entre les diverses couches. Par la calcination, on peut séparer l'urate d'ammoniaque, de ces sels, qui restent en résidu.

Calculs de phosphate de chaux. Ces calculs sont formés de couches minces (1), friables, peu consistantes, se brisant en éclats ou en écailles, lorsqu'on les scie. Ils sont aussi formés de grains friables, peu liés entre eux. Leur couleur varie du blanc sale au gris, et leur apparence est toujours terne. Ils sont toujours mêlés à d'autres substances, et particulièrement à une matière animale analogue à la gélatine. Soumis à l'action du feu, ils noircissent sans se fondre, laissent dégager des vapeurs ayant l'odeur de corne brûlée. Si l'on continue l'action de la chaleur, ils se conduisent comme le phosphate calcaire; mêlés avec de la soude, et chauffés ensuite, ils se boursoufflent sans éprouver de vitrification; fondus avec l'acide borique et mêlés avec quelques fragmens de fer, on obtient par ce moyen un culot de phosphure de fer.

Les calculs de phosphate de chaux se dissolvent facilement sans effervescence, dans les acides nitrique et hydro-chlorique, en passant à l'état de phosphate acide. La liqueur filtrée, traitée

---

(1) Les caractères que nous indiquons généralement pour les calculs offrent quelquefois des différences qu'il eût été impossible de faire ressortir, à moins de faire un traité spécial sur ces produits.

par les alcalis, donne un précipité floconneux de phosphate de chaux. Brugnatelli avait annoncé la présence du phosphate acide de chaux dans les calculs; mais MM. Vauquelin et Fourcroy n'ont pas reconnu l'existence de ce sel acide.

Calculs de phosphate ammoniaco-magnésien. Les calculs de phosphate ammoniaco - magnésien, selon MM. Vauquelin et Fourcroy, sont en couches lamelleuses, spathiques, demi-transparentes, dures, cohérentes. Ces produits sont faciles à scier, et ne se brisent point comme les précédens. La *sciure* obtenue pendant ce travail est fine, douce au toucher, d'un blanc éclatant; sa saveur est fade et douceâtre; elle se dissout un peu dans la salive. Dans quelques cas, le phosphate ammoniaco-magnésien est sous forme de cristaux rhomboïdaux brillans, ou sous celle de lames carrées, chatoyantes, quelquefois disséminées dans les cavités d'autres substances calculeuses. Selon ces savans, il est impossible de confondre les calculs de phosphate de chaux avec ceux de phosphate ammoniaco-magnésien. Soumises à l'action du feu, ces concrétions noircissent, mais elles donnent moins d'ammoniaque que ne le font les calculs de phosphate de chaux, qui contiennent davantage de matière animale.

Ces calculs sont peu solubles dans l'eau; cependant la solution qu'on peut en obtenir cristallise par une évaporation spontanée. L'acide sulfurique faible dissout complètement ces calculs. Les acides hydro-chlorique et nitrique dissolvent plus facilement ces concrétions que les calculs de phosphate de chaux. Les solutions acides traitées par l'ammoniaque ne donnent qu'un léger précipité floconneux, tandis que le précipité résultant de la solution des calculs de phosphate de chaux obtenu par le même moyen, est très abondant.

Les calculs de phosphate ammoniaco-magnésien, traités par une solution concentrée de soude ou de potasse, ne se dissolvent pas; mais il y a dégagement d'ammoniaque, et on obtient pour résidu de la magnésie, l'acide phosphorique se combinant aux alcalis.

Des calculs d'oxalate de chaux ou pierres murales. L'oxalate de chaux uni à une matière animale forme des calculs qui ont les

caractères suivans. (Fourcroy.) Ces calculs présentent au
dehors des mamelons ou des tubercules plus ou moins saillans ,
quelquefois arrondis, ou en saillies rudes ou polies, et présentant
de l'analogie avec les tubercules du fruit du mûrier, la couleur
de ces calculs varie, elle est grise foncée, noire, marron ou brune ;
à l'intérieur, ils sont veinés de blanc, d'un tissu très dense,
susceptible de prendre un beau poli ; leur cassure est conchoïde ,
offrant des espèces d'écailles. Soumis à l'action de la scie, ils
offrent une grande résistance à cet instrument, et il en émane
une odeur fade, animale , nauséeuse. Ces calculs sont les plus
lourds. Soumis à l'action de la chaleur, ils se décomposent, en
donnant pour résidu du carbonate de chaux, ou de la chaux
caustique, selon le degré de chaleur qu'on leur a appliqué. Réduits en poudre et traités par l'acide sulfurique étendu , ils se
décomposent en donnant naissance à du sulfate de chaux insoluble : de l'acide oxalique mis à nu, peut être obtenu par cristallisation.

M. Laugier a démontré, dans un mémoire lu à l'Académie royale de Médecine , que l'usage des alimens contenant de
l'acide oxalique (l'oseille, par exemple) pouvait donner lieu
à la formation du calcul mural. M. Magendie vient, dans un
mémoire lu à l'Institut, de confirmer les observations de M. Laugier , en rapportant un fait analogue à celui publié antérieure-
ment par ce savant.

Des calculs formés de silice. Ces calculs sont très rares, car
MM. Vauquelin et Fourcroy n'en ont trouvé que deux dans
plus de six cents calculs qu'ils ont analysés ; ces concrétions
présentaient les caractères suivans : tissu feuilleté, couches
festonnées d'un *calcul mural,* mais avec une couleur claire
ou fauve plus ou moins prononcée. Calcinés au rouge dans
un creuset d'argent, ils perdirent le tiers de leur poids ;
laissèrent un résidu qui ne contenait pas de chaux, mais une
substance inattaquable par les acides, qui, fondue avec les alcalis
et traitée ensuite par l'acide hydro-chlorique, s'est prise en gelée
par l'évaporation, et a présenté tous les caractères de la silice.
Cette substance était mêlée d'un peu de phosphate de chaux et

de matière animale (1). Ces calculs étaient durs, difficiles à réduire en poudre, résistant à l'action de la scie, ne donnant presque rien à l'eau bouillante.

Les calculs ne sont pas toujours formés d'une seule substance; aussi on les a divisés en douze espèces :

1°. Calculs d'acide urique ; 2°. d'urate d'ammoniaque ; 3°. d'oxalate de chaux ; 4°. acide urique et phosphates terreux en couches distinctes (2) ; 5°. acide urique et phosphates terreux mêlés intimement ; 6°. urate d'ammoniaque et phosphates en couches distinctes ; 7°. urate d'ammoniaque et phosphates terreux, mêlés intimement ; 8°. phosphates terreux, mêlés intimement ou en couches fines ; 9°. oxalate de chaux et acide urique, en couches distinctes ; 10°. oxalate de chaux et phosphates terreux, en couches distinctes ; 11°. acide urique ou urate d'ammoniaque, phosphate terreux et oxalate de chaux ; 12°. acide urique ou urate d'ammoniaque, phosphates terreux et silice.

Il eût été à désirer que nous eussions pu donner plus de détails ; mais nos lecteurs trouveront, dans les mémoires spéciaux écrits sur les calculs, et dans le dixième volume du Système des Connaissances chimiques, de Fourcroy, des détails qu'il nous eût été impossible de donner dans cet ouvrage.   (A. C.)

CALEBASSE. Fruit du calebassier. (*Crescentia Cujete*, L.) *V.* ce mot.

En Europe, on donne également ce nom à la courge. Le fruit du baobab a été aussi appelé *Calebasse d'Afrique, de Guinée, et du Sénégal. V.* Courge et Baobab.   (A. R.)

CALEBASSIER. *Crescentia Cujete*, L. Arbre de moyenne grandeur, très commun aux Antilles et dans toute l'Amérique

____

(1) MM. Vauquelin et Fourcroy ont reconnu que la matière animale varie dans les divers calculs, et qu'il semble y avoir une espèce de rapport entre la nature de la concrétion calculeuse et le gluten qui en lie les molécules.

(2) On conçoit que l'examen des calculs formant ces douze espèces est plus difficile, cependant il est facile de les séparer en employant successivement les divers moyens que nous avons indiqués.

équinoxiale, où on le nomme vulgairement *Couis*. Il appartient
à la Didynamie Angiospermie de Linné, et il a été placé par
M. de Jussieu à la suite des Solanées, d'où il a été retiré par
M. Kunth, pour être plus naturellement rangé à la fin des
Bignoniacées. Cet arbre a le tronc tortueux et recouvert
d'une écorce épaisse et grisâtre. Ses branches, très divisées et
étalées horizontalement, sont garnies à chaque nœud de neuf à
dix feuilles fasciculées, lancéolées, rétrécies vers la base, terminées en pointe, entières, glabres et presque sessiles. Les fleurs,
d'un blanc pâle et d'une odeur désagréable, pendent chacune au
moyen d'un long pédoncule. Il leur succède des fruits ovoïdes,
variables en grosseur, couverts d'une écorce verte, ligneuse, et
remplis d'une chair pulpeuse, ayant un goût aigrelet, et que les
habitans des lieux où croît le calebassier regardent comme une
sorte de panacée universelle contre une foule de maladies différentes, et qu'ils administrent sous forme de sirop. L'écorce
ligneuse des fruits, après que la pulpe en a été extraite au
moyen de la décoction dans l'eau bouillante et en les faisant cuire
au four, est d'une grande utilité pour la fabrication de vases
qui servent dans l'économie domestique.   (A. R.)

CALICE. *Calyx.* C'est le terme par lequel les botanistes désignent la partie la plus extérieure de l'enveloppe florale. Il
est ordinairement de couleur verte, et offre la plus grande similitude avec les feuilles supérieures de la tige ; aussi la plupart
des botanistes regardent-ils le calice comme un verticille de
feuilles transformées; souvent même la transformation de ces
feuilles est à peine sensible. Le calice est composé d'une ou
plusieurs pièces qui ont reçu le nom de *sépales;* dans le premier
cas, il présente toujours plusieurs dents ou divisions plus ou
moins profondes; ce qui a fait admettre en théorie, par M. De
Candolle, que tous les calices sont réellement composés de plusieurs sépales soudés entre eux. Dans un grand nombre de cas, la
nature du calice est quelquefois tellement ambiguë, qu'il est
très difficile de reconnaître cet organe. C'est ce qui arrive dans
beaucoup de monocotylédones qui n'ont qu'une seule enveloppe
florale que les uns nomment *corolle,* et les autres *calice;* dans

ce cas, M. de Jussieu adopte toujours cette dernière dénomination, et en cela, nous avons suivi constamment cet illustre
botaniste. Quant aux nombreuses modifications que le calice
offre dans les végétaux, nous renvoyons le lecteur aux ouvrages
élémentaires de Botanique.

Les calices des fleurs sont bien rarement usités seuls, comme
substances médicamenteuses. Cependant ce sont eux qui constituent presque entièrement plusieurs produits employés : tels
sont les clous de girofle, les fleurs de grenadier, etc.   (A. R.)

CALLICOCCA. Nom générique proposé par Brotero pour la
plante dont la racine est l'*Ipécacuanha annelé*. *V.* ce mot.

CALOMÉLAS. *V.* Proto-chlorure de mercure.

CALOPHYLLUM TACAMAHACA. *V.* Résine tacamaque.

CALORIMÈTRE. On a donné le nom de *calorimètre* à un
instrument à l'aide duquel on peut mesurer les quantités de
chaleur émises ou absorbées par différens corps dans certaines
circonstances. L'instrument inventé par Lavoisier et par M. de
la Place est connu sous le nom de *calorimètre de glace* ; celui inventé par Rumford porte le nom de *calorimètre d'eau.* (*Voir,
pour la construction de ces instrumens et pour leur emploi, les
ouvrages de Physique.*)   .. (A. C.)

CALYSAYA. Nom pharmaceutique d'une espèce très estimée
de quinquina. *V.* ce mot.   (A. R.)

CAMBOGIA GUTTA. *V.* Gomme-Résine gutte.

CAMÉLÉE. *Cneorum Tricoccon,* L. (Famille des Thérébin-
thacées, Juss. Triandrie Monogynie, L.) Petit arbuste qui croît
dans les lieux pierreux de l'Europe méridionale et dans tout le
bassin de la Méditerranée. Ses feuilles sont alternes, entières,
sessiles, lancéolées, et persistantes. Ses fleurs sont jaunes, solitaires dans les aisselles des feuilles. Le fruit est une baie sèche
à trois coques, qui ne renferment qu'une seule graine chacune. Toutes les parties de cette plante sont douées d'une extrême âcreté. Les feuilles écrasées et placées sur la peau, occa-
sionent une rougeur très intense.

Le suc exprimé de la camélée servait autrefois à préparer un
extrait drastique au plus haut degré, et comme tel, employé

avec succès dans certaines hydropisies et dans toutes les mala·
dies où il est convenable de produire une forte dérivation sur
le canal intestinal. Quelques médecins assurent avoir guéri avec
cet extrait, des maladies syphilitiques très rebelles.   (A. R.)

CAMÉLINE CULTIVÉE. *Camelina sativa,* D. C. *Myagrum
sativum,* L.—Rich. Bot. méd., t. II, p. 675. (Famille des Crucifères, Juss. Tétradynamie siliculeuse, L.) Cette plante croît
naturellement dans les lieux cultivés et principalement dans
les champs de blé et de lin de toute l'Europe. Mais elle fait
l'objet d'une culture en grand dans plusieurs contrées, à cause
de ses graines qui fournissent beaucoup d'huile très employée
pour l'éclairage. Sa tige est dressée, simple inférieurement
rameuse vers sa partie supérieure, cylindrique, légèrement
pubescente, garnie de feuilles alternes, les inférieures spatu-
lées et allongées, les supérieures sagittées. Ses fleurs sont jaunes
petites, pédonculées, disposées en particules au sommet des
rameaux. Les silicules sont pyriformes, surmontées par le style
persistant, à deux logès, qui renferment chacune 8 à 10 graines.
Nous avons parlé de l'usage de ces graines; du reste la cameline
ne jouit pas de propriétés particulières.   (A. R.)

CAMIRI. *Camirium.* Nom sous lequel Rumph a décrit l'*A-
leurites ambinux,* connu vulgairement sous le nom de *noix de
Bancoul. V.* Bancoul (noix de).   (A. R.)

CAMOMILLE COMMUNE. Nom vulgaire de la matricaire
camomille. *V.* ce mot.   (A. R.)

CAMOMILLE DES CHAMPS. *Anthemis arvensis,* L. Cette
espèce, très commune dans les champs, est voisine de la camomille romaine, par les caractères botaniques; mais, sous le
rapport des propriétés, qui d'ailleurs sont à peu près les mêmes
dans toutes les plantes du groupe des Anthémidées, et ne varient que par leur plus ou moins grande énergie, elle se rapproche plus de la matricaire camomille, qu'elle remplace souvent. *V.* Matricaire.   (A. R.)

CAMOMILLE DES TEINTURIERS. *Anthemis tinctoria,* L.
Cette espèce, qui croît dans l'Europe méridionale, est remarquable par sa tige élevée, droite, rameuse, et surtout par ses

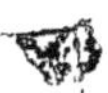

fleurs entièrement jaunes. Elle fournit une belle couleur jaune, et, sous ce rapport, elle a été employée dans la teinture. Quelques médecins disent l'avoir administrée avec succès, comme tonique et stimulante.   (A. R.) ·

CAMOMILLE PUANTE. *Anthemis Cotula*, L.—Rich. Bot. méd., t. I, p. 373. (Famille des Synanthérées, tribu des Corymbifères ; Syngénésie superflue, L.) Cette plante, vulgairement nommée *Maroute*, est très abondante en Europe, dans les localités aquatiques. Sa racine annuelle donne naissance à plusieurs tiges rameuses, redressées, striées, un peu velues dans leur partie supérieure, garnies de feuilles sessiles bipinnées, presque glabres, à folioles linéaires et pointues. Les fleurs sont solitaires et situées au sommet des ramifications ; elles sont semblables à celles de la camomille romaine, composées de fleurons jaunes au centre, et de demi-fleurons blancs à la circonférence ; elles sont portées sur un réceptacle convexe muni de paillettes.

Toutes les parties de la camomille puante répandent, comme leur nom spécifique l'indique, une odeur forte et désagréable, qui est l'indice de propriétés stimulantes et antispasmodiques. On l'emploie dans les différentes névroses, et spécialement contre les accidens de l'hystérie, soit en infusion théiforme pour les fleurs, soit en lavement pour la plante entière. Du reste, comme elle est très voisine par ses rapports botaniques de la camomille romaine, elle jouit aussi de propriétés stomachiques à peu près semblables.   (A. R.)

CAMOMILLE ROMAINE. *Anthemis nobilis*, L.—Rich. Bot. méd., t. I, p. 372. (Famille des Synanthérées, tribu des Corymbifères ; Syngénésie superflue, L.) C'est une petite plante, commune en une foule d'endroits, dans les prairies et les pelouses des bois de la France et de l'Europe tempérée. Sa tige est couchée, rameuse, redressée aux extrémités de ses rameaux, qui, chacun, portent une fleur ; elle est striée, garnie de feuilles courtes, irrégulièrement bipinnées, pubescentes de même que la tige, à folioles tubulées, très petites et aiguës. Les fleurs ont le centre jaune et les rayons blancs ; leur réceptacle est très

convexe et muni d'écailles scarieuses. On trouve cette plante en
fleur pendant tout l'été. Toutes ses parties, les fleurs surtout,
exhalent une odeur aromatique forte, mais agréable pour
beaucoup de personnes. Leur saveur est extrêmement amère.
Elles contiennent une grande quantité de substance extractive
amère, et on en retire, par la distillation, une huile volatile
d'une belle couleur bleue. Quelques chimistes ont obtenu du
camphre (qui probablement se forme par le temps dans cette huile
volatile) un principe résineux et une petite quantité de tannin.
Les fleurs de camomille romaine, par la substance extractive
amère et l'huile volatile qu'elles renferment, sont douées d'é-
nergiques propriétés stimulantes et antispasmodiques. Leur
infusion est un des remèdes le plus vulgairement employés
comme stomachiques, et dans certains cas d'aménorrhée, lorsque l'irrégularité ou la cessation du flux menstruel est accompagnée d'une débilité générale. On donne souvent cette infusion
chaude pour hâter l'effet des émétiques; il paraît qu'elle doit
à son huile volatile la propriété de déterminer par elle-même le
vomissement. De même que la plupart des plantes remarquables par une intense amertume, elle jouit de propriétés fébri-
fuges; c'est ce qui a été reconnu par un grand nombre de médecins, qui l'ont employée avec avantage dans le traitement des
fièvres intermittentes dont sont atteintes, au printemps, les personnes d'un tempérament faible. Dans ce cas, on administre
non-seulement l'infusion, mais encore les fleurs elles-mêmes,
sous forme de poudre ou plutôt d'électuaire, à la dose d'un
demi-gros à un gros, seul, ou combiné avec du quinquina.

Les fleurs de camomille doublent facilement par la culture.
Celles qui se rencontrent dans le commerce de l'herboristerie
sont ainsi transformées en capitules entièrement composés de
fleurs blanches. Elles sont pour le moins aussi amères et aussi aromatiques que les fleurs simples sauvages. On doit rejeter toutes
celles qui ne sont pas d'un beau blanc et qui, n'ayant pas été
convenablement desséchées, ont perdu une grande partie de
leur arôme. (A. R.)

CAMPANULACÉES. *Campanulaceæ*, Juss. — Rich. Bot.

méd., t. I, p. 344. Famille de plantes Dycotylédones Mono-pétales Epigynes, qui a pour type le genre *Campanula*. Elle se compose de plantes herbacées, à feuilles simples et alternes, et à fleurs dont les corolles offrent la forme d'une clochette (*campanula*), d'où l'on a tiré le nom du genre principal. Leur suc est souvent laiteux, légèrement amer; mais il n'est ni âcre ni vénéneux. Par la culture, certaines espèces peuvent être trans-formées en végétaux alimentaires. *V.* Campanule-raiponce.

Le genre *Lobelia*, qui renferme des plantes douées de pro-priétés actives, a été retiré de la famille des Campanulacées, et forme une nouvelle famille sous le nom de *Lobéliacées*. (A. R.)

CAMPANULE GANTELÉE. *Campanula Trachelium*, L.; vulgairement *Gantelée* et *Gant-Notre-Dame*. (Campanula-cées, Juss. Pentandrie Monogynie, L.) Cette espèce a une tige anguleuse qui s'élève à la hauteur de deux pieds, garnie de feuilles alternes pétiolées, imitant celles de l'ortie, c'est-à-dire cordiformes, lancéolées, scabres et dentées en scie. Les fleurs sont grandes, ordinairement violettes, quelquefois blanches, portées sur des pédoncules axillaires, et munies de calices ciliés. On trouve cette plante dans les forêts de l'Europe. Sa racine est blanche et a le goût de celle de la campanule-raiponce. Toutes les parties de la plante donnent un suc laiteux. On l'em-ployait autrefois comme astringente, détersive, vulnéraire, contre les inflammations de la bouche et de la gorge.   (A. R.)

CAMPANULE-RAIPONCE. *Campanula Rapunculus*, L. — Rich. Bot. méd., t. I, p 345. (Campanulacées, Juss. Pentan-drie Monogynie, L.) Racine bisannuelle, perpendiculaire, très blanche; tige dressée, divisée supérieurement en rameaux pani-culés, garnie de feuilles dont les radicules sont étalées sur le sol, allongées, un peu sinueuses et velues, les supérieures étroites, lancéolées, sessiles, glabres, un peu écartées les unes des autres; fleurs blanches, formant une sorte de panicule dressée à la partie supérieure de la tige. Cette plante est très commune dans les lieux incultes de toute l'Europe; on la cultive dans les jardins potagers, pour sa racine qui, au printemps, est tendre, grosse comme un petit radis et bonne à manger en salade.   .(A. R.)

CAMPÊCHE. *V.* Bois de Campêche.

CAMPHORATA. C'est le nom officinal de la camphrée de Montpellier. *V.* ce mot.

CAMPHORATES. On a donné le nom de *camphorates* aux sels qui résultent de l'union de l'acide camphorique avec les bases salifiables; ces sels ne sont pas employés dans la Thérapeutique.

(A. C.)

CAMPHOROSMA. *V.* Camphrée de Montpellier.

CAMPHRE. *Camphora.* Par sa nature et ses propriétés chimiques, cette substance immédiate de certains végétaux peut être considérée comme une véritable huile volatile concrète et cristallisée. Le camphre a une densité (o,98) un peu moindre que celle de l'eau, sur laquelle il s'agite et tourne en divers sens, lorsqu'on en projette des parcelles à sa surface. Il est très blanc, pellucide, légèrement onctueux au toucher, fragile quoiqu'un peu ductile et assez flexible pour ne pouvoir être divisé sans l'addition d'une petite quantité d'un liquide volatil, comme, par exemple, l'alcool, qui en opère un commencement de dissolution, et le fait facilement réduire en poudre très fine. Sa cassure est brillante et sa texture cristalline; sa saveur piquante, amère, accompagnée d'un sentiment de fraîcheur; son odeur forte, pénétrante et particulière. Il est très volatil, et susceptible de se réduire par la chaleur en vapeur invisible, et dont la tension est peu considérable. Il brûle avec flamme, et se consume entièrement, sans laisser aucun résidu. Il peut se combiner avec les résines, et il se dissout très bien dans l'alcool, l'éther, les corps gras et les huiles volatiles. La dissolution alcoolique et saturée de camphre en contient jusqu'à 75 centièmes de son poids; elle le laisse précipiter par l'affusion de l'eau qui s'en charge d'une petite partie, puisque cette eau filtrée est très imprégnée de l'odeur et de la saveur du camphre. Il n'est donc pas exact de dire que le camphre est absolument insoluble dans l'eau; cependant ce caractère lui a été assigné par quelques auteurs. On doit, au contraire, lui reconnaître la propriété de se dissoudre en petite quantité dans l'eau, par l'intermède d'un dissolvant qui a de grandes affinités avec celle-ci : tel est l'alcool,

On a remarqué que l'eau en dissolvait d'autant plus qu'elle était davantage saturée d'acide carbonique. Les divers acides exercent des actions différentes sur le camphre. Ceux qui sont faibles ou peu concentrés le dissolvent sans le décomposer ; d'autres, comme les acides sulfurique et nitrique concentrés, en opèrent la décomposition : le premier le charbonne et le transforme en une sorte de tannin artificiel ; le second, si l'on aide l'opération par la chaleur, en forme un acide nommé camphorique par M. Bouillon-Lagrange, mais qui avait été découvert, dès l'année 1785, par Kosegarten. (*V.* ACIDE CAMPHORIQUE.) Les alcalis agissent sur le camphre comme sur les huiles volatiles, c'est-à-dire qu'ils n'exercent sur lui qu'une faible action, et forment des composés difficiles à obtenir, auxquels les anciens chimistes donnaient le nom de *savonules.* Analysé par M. Théodore de Saussure, le camphre est composé, sur 100 parties, de : carbone, 74,38 ; hydrogène, 10,67 ; oxigène, 14,61 ; et azote, 0,34.

Le camphre existe tout formé dans plusieurs végétaux. Il est très abondant dans une espèce de laurier qu'on appelle, pour cette raison, *camphrier,* et sur l'histoire naturelle de laquelle nous donnerons quelques détails, parce que c'est l'arbre qui fournit la majeure partie du camphre répandu dans le commerce. Celui que l'on fabrique à Bornéo, à Sumatra, et dans les autres grandes îles de la Sonde, provient d'un arbre également de la famille des Laurinées, nommé *Kapourbarros* par les habitans, et qui a été rapporté par Correa de Serra au *Shorea robusta* de Roxburg, et, plus tard, au *Pterygium teres.* L'estimable voyageur Leschenault de la Tour, dont nous déplorons la perte récente, nous a confirmé ce qui avait été dit sur une autre origine du camphre. Ainsi le bois et surtout les racines de plusieurs lauriers, et entre autres des *Laurus Cinnamomum* et *Cassia,* contiennent beaucoup de camphre, que les habitans de Ceylan retirent par la distillation. Plusieurs plantes aromatiques de la famille des Amomées, telles que les racines de zédoaire, de galanga, les graines de cardamome, en contiennent une quantité notable. Enfin, il se forme dans les huiles volatiles de plusieurs plantes indigènes, surtout de celles qui appartiennent à la famille des Labiées, telles que la sauge, le romarin, la lavande, le thym et la marjolaine. (Proust, *Annales de Chimie*, t. IV, p. 179). On doit encore moins s'étonner de trouver de beaux cristaux de camphre dans les huiles volatiles de cannelle et de sassafras, qui sont fournies par des écorces ou des bois de laurier desquels on extrait beaucoup de camphre, ainsi que nous l'avons dit plus haut.

Le LAURIER CAMPHRIER, *Laurus Camphora*, L. — Rich. Bot. médic., t. I, p. 184, est un arbre qui, dans son pays natal, atteint une assez grande élévation et offre à peu près le port d'un tilleul. Son tronc est droit, simple inférieurement. Ses feuilles sont alternes, ovales, arrondies, acuminées, entières et pétiolées. Ses fleurs sont disposées en corymbes longuement pédonculés. Cet arbre croît dans les régions les plus orientales de l'Asie, et principalement en Chine et au Japon. Le climat de ces pays n'étant pas fort différent de celui de nos départemens méridionaux, il est probable qu'on pourrait fort bien y naturaliser le laurier camphrier ; et cette naturalisation offrirait d'autant moins de difficultés, qu'il ne s'agirait que de soigner la végétation de cet arbre. Ce serait une acquisition précieuse, dont les produits, quelque peu considérables qu'ils puissent être, dédommageraient amplement des frais que les expériences occasioneraient. On en voit d'assez beaux pieds dans les jardins de Botanique de l'Europe, où ils n'exigent que l'orangerie pour les garantir des rigueurs de l'hiver. Pour obtenir le camphre du *Laurus Camphora*, on réduit en morceaux menus son tronc et ses branches ; on les place, avec une petite quantité d'eau, dans de grandes cucurbites de fer, surmontées de chapiteaux de terre garnis intérieurement de cordes faites de la paille de riz. A l'aide d'une chaleur modérée, le camphre se sublime et va se condenser sur les cordes. Il est alors d'une couleur grise, en petits grains, ou en poussière remplie de corps étrangers. C'est en cet état qu'on l'envoie en Europe, où l'on n'a plus qu'à le purifier. Les Hollandais ont eu pendant long-temps le monopole du raffinage du camphre ; il n'y a qu'une vingtaine d'années qu'on a transporté cette branche d'industrie en France. M. Clémandot a publié dans le *Journal de Pharmacie*, t. III, p. 321, les détails suivans, sur le procédé à employer pour cette opération.

Procédé de M. Clémandot (1).

On prend un matras à fond plat, d'une grandeur convenable, on y introduit deux livres et demie de camphre brut, grossièrement pulvérisé, auquel on a mêlé 6 gros de chaux vive en poudre; on place le vase sublimatoire dans un bain de sable garni d'un cercle de tôle de 3 pouces de hauteur, que l'on peut ôter à volonté; on enfonce ce vase dans le sable jusqu'à la naissance du col.

On pose le bain de sable sur un fourneau ordinaire, on chauffe doucement d'abord, afin que le matras puisse s'échauffer graduellement; on élève successivement la température jusqu'au degré nécessaire pour faire entrer le camphre en fusion; on accélère encore cette opération en mettant quelques charbons allumés sur le sable qui recouvre la partie supérieure du matras. Pendant cette première partie de l'opération, une partie du camphre tend à se volatiliser, on la recueille en adaptant, au moyen d'un bouchon de liége, vers le milieu du col du matras, un plateau de fer-blanc troué dans son milieu, destiné à soutenir un cône creux du même métal, dans lequel le camphre qui s'échappe de l'appareil vient se condenser.

Lorsque le camphre est bien fondu, ce dont on s'assure en ôtant le cône métallique qui recouvre le goulot du matras, on cesse d'élever la température; on l'entretient au même degré pendant une demi-heure, afin de dissiper l'humidité que contient le camphre brut; ensuite on diminue le feu, et on n'en laisse que la quantité nécessaire pour que le

---

(1) D'autres procédés ont été publiés dans divers ouvrages, notamment dans le *Dictionnaire d'Histoire naturelle*, et dans le *Journal de Pharmacie* de 1815. Ces procédés offrent moins d'avantage que le procédé décrit par M. Clémandot.

camphre ne cesse pas de bouillonner, de manière à ce qu'en approchant l'oreille, on entende distinctement le bruit causé par de légers soubresauts. C'est à ce point de l'opération que se font la sublimation et la condensation; pour les faciliter, on dégage le goulot du matras et du sable qui l'entoure; l'air frappe cette portion du vase, la refroidit : ce refroidissement détermine la condensation du camphre.

Pendant toute la durée de l'opération, il faut retirer du sable, successivement et par intervalle, de manière qu'à la fin de l'opération, le matras soit entièrement découvert; il faut même soulever ce vase afin de le dégager tout-à-fait. La soustraction du sable doit se faire lentement; il est même nécessaire, si l'air est froid, de garantir le matras du contact de l'air; pour cela, on le recouvre d'un morceau de drap ou de tout autre tissu très épais. Cette précaution est de la plus grande importance; lorsqu'on la néglige, on s'aperçoit que le camphre qui occupe la partie du vase, soumis au contact de l'air froid, prend un aspect blanchâtre opaque, tout différent de celui qu'il doit avoir pour être livré au commerce.

L'opération faite avec les proportions indiquées, dure de sept à huit heures; elle demande du soin et des précautions particulières pour fournir un beau produit.

On a proposé le procédé suivant pour raffiner le camphre : selon l'auteur, ce procédé économique a parfaitement réussi.

On introduit le camphre mêlé à la chaux dans une cornue ou dans une chaudière de fonte, ayant la forme d'un alambic dont les parties supérieures et le col doivent être tenus assez chauds pour que le camphre ne puisse pas s'y solidifier, on reçoit ce produit liquide, qui se volatilise à 175°, dans un récipient de cuivre étamé, formé de deux hémisphères juxta-posées. Lorsque le camphre est solidifié dans l'hémisphère inférieur, on enlève le supérieur, et si le pain ne se détache pas, on le sépare facilement en chauffant légèrement cette partie de l'appareil. Le camphre préparé de cette manière, dit l'auteur, a tout-à-fait l'apparence du camphre du commerce, et les frais du raffinage ne s'élèvent qu'à un dixième du prix que doit coûter l'emploi du moyen proposé par M. Clémandot.

Depuis long-temps, le camphre est un médicament employé dans une foule de maladies. Cette faveur que lui ont accordée constamment les médecins, quoiqu'ils fussent divisés d'opinion sur son mode d'action, il la doit à l'énergie de ses qualités physiques, et surtout à son odeur pénétrante. Il a été considéré tantôt comme un des stimulans les plus énergiques, tantôt comme un sédatif et même un narcotique. Le fait est qu'il possède ces propriétés contraires, lorsqu'on le donne à des doses différentes et qu'on agit sur des individus de diverses complexions. Les physiologistes modernes ont déjà mis quelque précision dans la recherche des propriétés du camphre, mais on est forcé de convenir que l'on n'est pas encore arrivé à les constater d'une manière tout-à-fait satisfaisante. Appliqué sur la peau saine, il ne produit pas d'effet bien marqué; mais lorsqu'elle est chaude et enflammée par une cause morbide, il détermine un sentiment de fraîcheur agréable, dû à sa grande volatilité, et il agit comme corps réfrigérant. Il devient excitant, lorsqu'on en saupoudre les ulcères, et par son odeur, il en masque la fétidité; mais il ne faut pas lui attribuer des vertus antiseptiques aussi merveilleuses que celles auxquelles on a cru jadis avec tant de confiance.

La propriété excitante du camphre s'exerce principalement sur les membranes muqueuses; il provoque une abondante salivation lorsqu'on l'applique sur la langue; il agit aussi avec activité quand il est en contact avec les membranes conjonctives de l'œil et avec le canal de l'urèthre. Introduit dans l'estomac sain à une faible dose, il ne cause, le plus souvent, aucun effet fâcheux, et n'agit que comme stimulant, et à la manière des substances enivrantes; mais porté à une dose un peu considérable, il provoque des vomissemens plus ou moins violens, et peut déterminer une phlegmasie de l'estomac. A plus forte raison, il est dangereux de l'administrer lorsque ce viscère et les autres organes intestinaux sont le siége d'une maladie inflammatoire; car il en exaspère les symptômes. Il ralentit d'abord la circulation, fait éprouver des éblouissemens et de l'ivresse; le pouls reprend bientôt sa force, la chaleur animale devient plus vive, la peau se colore, et ce médicament, qui paraissait en premier lieu un sédatif, devient ensuite un stimulant dont les effets peuvent être nuisibles. C'est sur le système nerveux que le camphre paraît avoir une action spéciale; aussi l'emploie-t-on avec succès et à petites doses dans toutes les maladies qui ont leur siége dans ce système, comme les convulsions, l'hystérie, la manie, etc.: il réussit d'autant mieux que les individus sont doués d'une plus grande sensibilité; pour quelques personnes, c'est même un véritable poison. Le camphre est absorbé avec rapidité, et passe dans tous les organes, ce que prouvent les expériences que les physiologistes ont faites sur les animaux vivans, dans lesquelles l'odeur du camphre injecté dans certaines parties a subitement imprégné tous les tissus.

On administre le camphre sous plusieurs formes. En énonçant ses qualités physiques, nous avons fait connaître la manière de le réduire en poudre; on incorpore celle-ci avec d'autres poudres, telles que le sucre, la magnésie, le nitre; on en forme des pilules dans lesquelles le camphre est souvent associé à l'opium, à des extraits et des gommes résines. Si l'on veut le donner en potion, il est nécessaire de le diviser préalablement et de le tenir en suspension dans la liqueur au moyen d'un mucilage, ou d'un jaune d'œuf. Dissous dans l'eau-de-vie, il forme un médicament très usité dans la pathologie externe, et surtout dans l'art vétérinaire. L'huile camphrée est un liniment aussi fort en usage. Ces deux dernières préparations sont officinales, et peuvent se conserver parfaitement. Il n'en est pas de même de la plupart des onguens et des emplâtres dans lesquels on fait intervenir le camphre: ceux-ci ne doivent jamais être qu'extemporanés, parce qu'il est difficile de les tenir à l'abri du contact de l'air, et d'empêcher l'évaporation du camphre.

Nous avons observé que le camphre a la singulière propriété de considérablement diminuer la consistance des corps gras et résineux, et même de les liquéfier complètement. Les médecins qui ignorent cette propriété prescrivent souvent une forte dose de cette substance dans des onguens et des emplâtres qu'il est impossible au pharmacien d'amener à la consistance nécessaire pour l'usage auquel on les destine.

Le camphre est employé dans l'art du fabricant de vernis pour faciliter la dissolution de la résine copal et du caoutchouc. *V.* ces mots.   (A. R.)

CAMPHRE ARTIFICIEL. On a donné le nom de *camphre artificiel* à une substance particulière qui résulte de l'action du gaz acide hydro-chlorique sur l'essence de térébenthine.

Ce produit s'obtient de la manière suivante : on fait passer dans un flacon contenant de l'essence de térébenthine un courant de gaz hydro-chlorique; cette huile absorbe une certaine quantité de ce gaz (le tiers environ de son poids); bientôt il y a formation d'une substance cristalline d'une belle couleur blanche; on sépare cette matière du liquide, on la met à égoutter sur du papier joseph, on la comprime ensuite entre des papiers, on l'agite avec une solution de potasse; on la lave après avec de l'eau, et on la fait sécher.

Le camphre artificiel jouit des propriétés suivantes : il est blanc, plus léger que l'eau; son odeur est légèrement camphrée; mis en contact avec la teinture de tournesol, il ne la rougit pas; il s'enflamme facilement, brûle sans laisser de résidu; soumis à l'action de la chaleur dans un matras, il se divise en deux parties, l'une qui se sublime, l'autre qui se décompose en donnant une certaine quantité d'acide hydro-chlorique. Ce produit est très soluble dans l'alcool; sa solution alcoolique peut être précipitée par l'eau.

La composition de ce produit a été déterminée ainsi qu'il suit :

Charbon............. 82,05) ou en volume, 3 de vapeur
Hydrogène.......... 10,04 } de térébenthine et 2 de gaz
Acide hydro-chlorique. 15,02) hydro-chlorique.

Le camphre artificiel est un produit qui mérite d'être examiné sous plusieurs rapports.   (A. C.)

CAMPHRÉE DE MONTPELLIER. *Camphorosma Mons-*

peliaca, L. — Rich. Bot. méd., t. I, p. 176. (Famille des Chénopodées. Tétrandrie Monogynie, L.) Cette plante, qui croît en abondance dans les lieux incultes et stériles des parties méridionales de l'Europe, a une tige herbacée ou quelquefois sous-frutescente, tomenteuse, divisée en rameaux redressés et effilés, garnis de feuilles courtes, linéaires, aiguës, au nombre de dix à douze réunies en faisceaux dans les aisselles de stipules tubulées, raides, plus courtes que les feuilles. Les fleurs sont petites, et forment des épis ovoïdes très serrés qui garnissent la moitié supérieure des rameaux. Toutes les parties de cette plante ont une odeur forte, analogue à celle du camphre, une saveur âcre et amère. Elle était autrefois très employée comme sudorifique dans les affections rhumatismales et les éruptions cutanées chroniques, et comme excitante dans la dernière période des catarrhes pulmonaires. Quoique les propriétés stimulantes de la camphrée ne soient pas imaginaires, puisqu'elles dépendent de qualités physiques très prononcées, cette plante est un des médicamens les moins employés aujourd'hui.

(A. R.)

CAMPHRIER. *V.* Camphre.

CANAL MÉDULLAIRE. *V.* Moelle des végétaux.

CANARIUM. Nom générique de deux arbres de la famille des Térébinthacées (*C. commune* et *zephirinum*) qui fournissent la *résine de la Nouvelle-Guinée* à odeur d'élémi. *V.* cet article.

(A. R.)

•CANCAME. Nom sous lequel Dioscoride désignait le suc d'un arbre d'Arabie, ressemblant un peu à la myrrhe et ayant un goût désagréable. Amatus croyait que la substance qu'il a nommée *résine animée blanche* était le *cancame* de Dioscoride.

(A. R.)

CANDI. *V.* sucre.

CANÉFICE. *V.* Casse des boutiques et batons de casse confits.

CANEFICIER. Nom vulgaire de l'arbre qui donne la casse des boutiques. (*Cassia Fistula,* L.) *V.* Casse.

CANNABIS SATIVA. *V.* Chanvre.

CANNE A SUCRE. *V.* Sucre.

CANNE (racine de). Fournie par l'*Arundo Donax*, L. — Rich. Bot. méd. , t. I, p. 67. (Famille des Graminées, Triandrie Digynie, L.) Vulgairement *canne de Provence, roseau à quenouille.* Cette belle graminée est indigène du midi de l'Europe et de tout le bassin de la Méditerranée. On la cultive dans la France méridionale, où on en forme la lisière des champs. Ses tiges s'élèvent à la hauteur de 8 à 10 pieds ; elles sont droites, ligneuses, creuses intérieurement, et séparées de distance en distance par des nœuds pleins. Les feuilles sont larges d'environ 2 pouces, longues de 2 pieds, et un peu rudes au toucher. Les fleurs forment une panicule très grande, terminale et un peu dense.

La racine de cette plante est la seule partie employée en Médecine ; elle est longue, forte, charnue, d'une saveur légèrement sucrée. On l'apporte sèche du midi de la France, et surtout de la Provence. Elle est coupée par tranches de diverses dimensions, d'un blanc jaunâtre intérieurement, spongieuse et néanmoins assez dure, recouverte extérieurement d'un épiderme jaune, luisant, coriace, ridé longitudinalement, et marqué transversalement d'un très grand nombre d'anneaux. En cet état, elle est inodore, et n'a presque plus de saveur. Analysée par M. Chevallier, elle lui a présenté les principes suivans : de l'extrait muqueux légèrement amer ; une matière résineuse aromatique analogue à celle de la vanille ; de l'acide malique, de l'huile volatile, une matière azotée, du sucre, des sels de potasse et de chaux, et de la silice. M. Chevallier s'est servi de la matière résineuse aromatique pour donner à des pastilles un goût fort agréable. (*Journ. de Pharm.,* t. III, p. 244.) La racine de canne était autrefois employée fréquemment comme diaphorétique et diurétique ; aujourd'hui, c'est un remède anti-laiteux qui est devenu populaire : il paraît qu'en augmentant la transpiration cutanée, la décoction de cette racine (2 gros pour une pinte d'eau jusqu'à réduction d'un tiers), produit une dérivation de l'action sécrétoire des mamelles après l'accouchement.

(A. R.)

CANNELLE. *Cortex Cinnamomi* officin. C'est l'écorce privée
d'épiderme des branches du LAURIER CANNELLIER (*Laurus Cinnamomum,* L.) Arbre de moyenne grandeur qui appartient à
la famille des Laurinées. On l'a placé dans l'Ennéandrie Monogynie, L., quoique ses fleurs fussent réellement monoïques.
Son tronc s'élève jusqu'à 25 pieds, et offre quelquefois 18 pouces
de diamètre; il est revêtu d'une écorce grisâtre extérieurement
et rougeâtre à l'intérieur. Ses feuilles sont portées sur de courts
pétioles canaliculés, opposées, aiguës ou ovales-lancéolées,
longues de 4 à 5 pouces, larges d'environ 2 pouces, coriaces,
lisses et vertes en dessus, glauques et de couleur cendrée en
dessous; entières, marquées de trois nervures longitudinales
très saillantes. Les fleurs sont jaunâtres, disposées en une
panicule lâche et axillaire. Le fruit est une drupe ovoïde,
ayant la forme d'un petit gland, entourée à sa base par le calice; elle est violette, et contient une pulpe verdâtre enveloppant
un petit noyau dans lequel est une amande légèrement rougeâtre.
　Le cannellier croît dans les Indes orientales, et principalement à l'île de Ceylan, où on le cultive dans un espace
d'environ 14 lieues, qui s'étend entre Matura et Negombo, et
qu'on nomme *Champ de cannelle*. On le cultive aussi en grand
dans la Chine, la Cochinchine et le Japon. Sa culture s'est
également introduite aux îles de France et de Bourbon, aux
Antilles, à Cayenne, et dans quelques autres parties de l'Amérique méridionale. Il y quelques années que Mehemed-Ali,
pacha d'Égypte, fit venir du jardin de M. Boursault, à Paris,
deux très beaux pieds de cannellier qui ont si bien réussi dans
les environs du Caire, qu'ils s'y sont multipliés au point de
former des plantations considérables; on dit même que leurs
produits ont déjà été versés dans le commerce.

De même que tous les arbres cultivés, le cannellier offre
plusieurs variétés qui donnent une cannelle plus ou moins estimée. Une exposition plus ou moins propice, l'âge de l'arbre
ou plutôt celui des branches que l'on dépouille de leur écorce,
doivent influer pour beaucoup sur la qualité de celle-ci. Lorsque
le cannellier est bien exposé, il peut être exploité au bout de

5 ans, mais souvent il ne donne de bonne cannelle qu'à l'âge de 8, 12 ou même 16 ans. Cette exploitation dure jusqu'à 30 ans, et on la fait chaque année à deux époques différentes; l'une qui commence en avril et finit en août, elle est la plus considérable; l'autre qui dure depuis novembre jusqu'en janvier. On coupe toutes les branches qui paraissent avoir les qualités requises, et on en détache l'épiderme avec un couteau; ensuite on fend l'écorce longitudinalement, on l'enlève et on insère les petits tubes fendus qui en résultent, les uns dans les autres. On fait sécher au soleil ces écorces ainsi roulées; on en sépare les qualités, et on en forme des balles ou surons que l'on expédie en Europe, en ayant soin de remplir les interstices avec du poivre noir.

La compagnie anglaise des Indes tient maintenant sous sa domination les contrées qui fournissent la meilleure cannelle; connaissant bien l'importance commerciale de cette écorce, elle met tous ses soins à conserver la réputation de celle qu'elle livre au public. A Ceylan, elle emploie un inspecteur et deux adjoints pour surveiller l'assortiment et l'emballage de la cannelle; celle-ci est examinée morceau par morceau, et divisée en première sorte, seconde sorte, troisième sorte et rebut. La seule vue des morceaux suffit aux hommes préposés à ce triage, pour éliminer les écorces qui ont quelque chose de défectueux; rarement ils ont recours à la dégustation. Ils rejettent les écorces des grosses branches, ainsi que celles des pousses très jeunes et très succulentes; les premières parce qu'elles ont un arôme piquant et peu agréable; les secondes, parce qu'elles n'en ont que trop peu et qu'il se dissipe avec rapidité. Les fragmens de cannelle qui sont trop mûrs ou d'une qualité inférieure, sont mis à part pour la distillation et l'extraction de l'huile volatile. Quand les Hollandais exerçaient le commerce exclusif des drogues et épiceries de l'Inde orientale, on les accusait de livrer de la cannelle qui avait été distillée. Cette fraude altère trop les qualités de cette écorce, pour n'être pas facilement aperçue par ceux qui ont l'habitude de s'en servir, et sa valeur est trop diminuée pour qu'il y ait aujourd'hui de grands profits à en retirer.

On donne le nom de *cannelle de Ceylan* à la plus estimée des cinq sortes que l'on trouve dans le commerce. Elle est en faisceaux très longs, composés d'écorces excessivement minces renfermées les unes dans les autres, ayant une couleur citrine blonde, une saveur agréable, aromatique, chaude, légèrement piquante et sucrée. Elle ne donne à la distillation qu'une petite quantité d'huile volatile; mais celle-ci a une odeur très suave.

La *cannelle de Chine,* moins estimée que la précédente sorte, est en faisceaux plus courts, et se compose d'écorces plus épaisses et plus rouges. Elle donne beaucoup plus d'huile volatile par la distillation, aussi a-t-elle une odeur plus intense et une saveur plus piquante. Les noms de cannelle de Ceylan et de Chine, imposés aux deux sortes que nous venons de mentionner, sembleraient indiquer que la première est propre à l'île de Ceylan, et la seconde à la Chine; il n'en est pourtant pas ainsi : le cannellier de tous les pays est susceptible de fournir ces deux sortes d'écorces, qui peuvent seulement varier d'après le mode de préparation, l'âge des branches et l'exposition des arbres. Il arrive quelquefois que la cannelle de Chine se présente en écorces aussi minces que celles de la cannelle de Ceylan; c'est que les morceaux ont été raclés et amincis à l'état frais; mais on la reconnaît toujours à la différence de son odeur et de sa saveur, ainsi qu'à l'irrégularité de sa surface extérieure.

La *cannelle matte* est celle qui provient du tronc de l'arbre. Elle est épaisse d'environ 2 lignes, presque plate ou un peu roulée, légèrement rugueuse, et d'un jaune foncé à l'extérieur, d'un jaune plus pâle et comme vernissé à sa surface intérieure. Sa cassure est fibreuse, jaune brillante; son odeur et sa saveur sont très faibles.

On récolte à Cayenne deux sortes de cannelle qui ont beaucoup d'analogie avec celles de Ceylan et de Chine. La première, qui provient d'un cannellier transporté directement de Ceylan, est en écorces plus pâles en couleur, beaucoup plus légères et volumineuses que celles dites de Ceylan. Ces différences tiennent à ce que les colons de Cayenne récoltaient leur cannelle sur des branches trop avancées en âge; ils sont maintenant plus instruits sur ce point, et la cannelle de Cayenne, récoltée plus jeune, diffère à peine de celle de Ceylan. L'autre sorte de cannelle de Cayenne a eu pour souche un cannellier de l'île de Sumatra; de même que la cannelle de Chine, elle est épaisse, en bâtons isolés, d'une odeur forte et d'une saveur aromatique et piquante. On la distingue facilement en ce qu'elle est imparfaitement privée de son épiderme, et qu'elle se réduit en pâte dans la bouche, par l'effet du mucilage qu'elle contient abondamment.

D'après l'analyse comparative que M. Vauquelin (*Journal de Pharmacie*, t. III, p. 433) a faite des cannelles de Ceylan et de Cayenne, ces écorces contiennent de l'huile volatile, du tannin, du mucilage, une substance colorante, du ligneux, et un acide. L'huile volatile de la cannelle de Cayenne était plus mordicante que celle de la cannelle de Ceylan, et en quelque sorte poivrée. C'est à la grande quantité d'huile volatile dont est imprégnée la cannelle, que cette substance doit les propriétés excitantes qu'elle possède à un haut degré. Elle a souvent rappelé l'écoulement menstruel chez les femmes faibles; quelques praticiens en ont fait usage pour combattre certaines diarrhées opiniâtres, dans lesquelles il n'y avait aucun signe d'irritation locale. On l'administre fréquemment avec d'autres médicamens dont son odeur agréable masque le mauvais goût ou auxquels elle sert d'adjuvant. C'est ainsi qu'un mélange de 8 à 10 grains de poudre de cannelle avec une égale quantité de quinquina ou de rhubarbe est donné pour activer le travail de la digestion. La cannelle entre dans une foule de préparations officinales, que, vu leur nombre, nous ne pouvons énumérer ici. Elle est la base d'un sirop, d'une teinture alcoolique, et d'une eau distillée. On en fait aussi des pastilles très agréables, et l'on sait que c'est un condiment très usité dans l'art culinaire ainsi que dans celui du confiseur; les parfumeurs en consomment aussi une grande quantité pour aromatiser leurs savons et leurs cosmétiques. (A. R.)

CANNELLE BLANCHE, Murray. *Vinterania Canella*, L. — Rich. Bot. méd. t. II, p. 708. Cette écorce est souvent confondue dans le commerce avec l'écorce de Winter, qui provient du *Drymis W interi,* arbre de la famille des Magnoliacées. De là le nom de *fausse écorce de Winter* que quelques auteurs lui ont donné. Le *Canella alba* a été placé par quelques auteurs dans la famille des Méliacées, et par d'autres dans celle des Gutti-fères. C'est un arbre qui s'élève à la hauteur de vingt à trente pieds. Son tronc se divise en branches couvertes d'une écorce grisâtre presque blanche, et qui portent des feuilles sessiles, alternes, obovales, entièrement glabres et luisantes à leur face supérieure; quelques - unes sont parsemées de points glan-duleux pellucides. Les fleurs forment des espèces de grappes terminales. Le fruit est une baie globuleuse contenant une, deux ou trois graines noires luisantes. Cet arbre croît dans les Antilles et sur le continent de l'Amérique qui avoisine ces îles.

La cannelle blanche est en plaques roulées qui proviennent de l'écorce des jeunes branches que l'on a enlevées avec un instru-ment de fer et que l'on a fait sécher à l'ombre; elles ont une longueur très considérable, depuis cinq à six pouces jusqu'à plusieurs pieds : leur épaisseur est de deux à trois lignes, et leur diamètre de six à dix-huit lignes.

Ces variations dans les dimensions de cette écorce résultent de l'âge des branches que l'on a dépouillées. On en trouve qui a été recueillie sur le tronc même de l'arbre; celle-ci est plus large, plus épaisse, et recouverte d'un épiderme rougeâtre, crevassé, et d'un beau blanc à l'extérieur. Intérieurement cette écorce est d'un jaune orangé pâle, grenue, blanchâtre et comme marbrée dans sa cassure. Sa saveur est amère, aromatique et piquante; son odeur très agréable, approchant de celle d'un mélange de girofle et de poivre. La cannelle blanche se distingue de la véritable écorce de Winter par sa couleur plus pâle et par sa texture plus lâche; elle en diffère aussi par la nature de sa composition chimique. M. Henry n'y a point trouvé de tannin, de sulfate de fer, ni d'oxide de fer. MM. Pétroz et Robinet, qui ont repris cette analyse, ont retiré de la cannelle blanche, une matière sucrée, une matière amère, de la résine, une huile volatile très âcre, de la gomme, de l'albumine, de l'amidon et quelques sels. (V. *Journal de Pharm.*, avril 1822.)

Les propriétés de la cannelle blanche sont à peu près les mêmes que celles de l'écorce de Winter et de la cannelle ordinaire. Cette dernière peut lui être substituée avec avantage, en raison de son odeur agréable. Dans les Antilles, c'est un condiment vulgairement employé. (A. R.)

CANNELLE DE CAYENNE. *V.* Cannelle.

CANNELLE DE CEYLAN. *V.* Cannelle.

CANNELLE DE CHINE. *V.* Cannelle.

CANNELLE DE MALABAR. *V.* Cassia lignea.

CANNELLE GIROFLÉE. *Cortex caryophyllata* officin. — On a long-temps cru que cette écorce était celle de l'arbre qui produit la *noix de girofle* ou *ravensara;* mais on a reconnu qu'elle était fournie par le *Myrtus caryophyllata,* L., qui croît dans les Antilles ainsi qu'à Ceylan. Elle est en morceaux longs d'environ deux pieds, et d'un pouce de diamètre. Ces bâtons sont formés d'un grand nombre d'écorces minces, compactes, roulées les unes autour des autres, et maintenues à l'aide d'une petite corde faite d'une écorce fibreuse. La surface de la cannelle giroflée est unie, d'une couleur brune foncée lorsqu'elle est privée de son épiderme qui est jaunâtre, mais quelquefois elle en est pourvue. Sa texture est serrée, sa cassure est fibreuse, sa saveur piquante, et son odeur aromatique semblable à celle du girofle, mais un peu plus faible. Cette écorce est aussi connue dans le commerce sous les noms de *bois de girofle* et *bois de crabe.* Elle peut être employée comme aromate à la place des clous de girofle, dont elle offre les propriétés.   (A. R.)

CANNELLE MATTE. *V.* Cannelle.

CANTHARIDE. *Cantharis vesicatoria,* Geoffroy. *Meloe vesicatorius,* L. *Lytta vesicatoria,* Fabricius. Insecte de l'ordre des Coléoptères, section des Hétéromères, et de la famille des Trachélides dans le règne animal de M. Cuvier. Cet animal étant employé en son entier, et ayant une très grande importance en Médecine, nous croyons utile de donner une description très détaillée de ses organes extérieurs, description que nous em-

pruntons à la thèse de M. V. Audouin, présentée à la Faculté
de Médecine de Paris, le 26 août 1826. Le nom de cantharide
(*cantharis*, κανθαρις) est très ancien; il était employé par les auteurs grecs pour désigner, il est vrai, non pas seulement l'insecte
dont il est ici question, mais plusieurs autres coléoptères. Les
modernes l'appliquèrent aussi à des insectes très différens. Linné
le donna à un grand genre où ne se trouvait pas la cantharide
des boutiques, qu'il plaçait parmi les méloës; mais Geoffroy res-
titua à cet insecte le nom de *Cantharis,* et nomma cicindèles les
cantharides de Linné. Plus tard Fabricius proposa le nom de
Lytta pour le genre *Cantharis* de Geoffroy; cette dernière
dénomination a cependant été conservée.

Les cantharides ont un corps allongé, cylindroïde, une tête
forte surtout au sommet, plus large que le corselet, inclinée en
dessous; les yeux sont un peu saillans, et situés sur les côtés de
la tête, en arrière de l'insertion des *antennes.* Celles-ci sont filiformes, noires, composées de onze articles; le premier est le
plus gros de tous, le second très court, et les suivans égaux entre
eux et cylindriques.

La bouche, comme celle des autres coléoptères, se compose
d'une lèvre supérieure, d'une paire de mandibules, d'une paire
de mâchoires et d'une lèvre inférieure.

La *lèvre supérieure* est très cornée, ayant une apparence bilo-
bée, à cause de la grande échancrure que présente le milieu de
son bord antérieur; à son bord postérieur, elle est articulée, à
l'aide de quatre prolongemens cornés, au chaperon, pièce quadrilatère et transversale qui fait partie de la tête.

Les *mandibules,* fortes et semblables entre elles, semblent terminées en pointe lorsqu'on les voit de profil, mais ce qui paraît
être une pointe n'est autre chose que le profil d'une lame tranchante. On reconnaît cette organisation en examinant les mandibules en dedans et dans un certain sens. Elles n'ont aucune
dent, et offrent seulement à leur base un tubercule circulaire et
aplati, qui s'appuie sur un semblable tubercule du côté opposé.
Un peu au-dessus, et sur le bord interne de la mandibule, existe
une forte échancrure quadrilatère, remplie par une membrane

tendineuse jaunâtre qui occupe en partie le côté interne de la mandibule.

Les *mâchoires* sont en partie cornées et en partie membraneuses, composées de plusieurs pièces; leur côté interne est divisé en deux lobes membraneux, poilus; le bord externe supporte un palpe de quatre articles.

La *lèvre inférieure* est également composée de plusieurs pièces, mais qui, au lieu d'être articulées entre elles et manifestement distinctes, sont réunies par une membrane assez consistante. Elle est munie de palpes plus courts que ceux des mâchoires et formés seulement de trois articles.

Le *thorax* n'offre aucune particularité. Le *corselet* est petit, carré et moins large que l'abdomen.

Les *élytres* sont longues, flexibles, d'un beau vert brillant doré, ainsi que le reste du corps; elles recouvrent des ailes membraneuses et transparentes.

Les *pattes* sont glabres, grêles; leurs tarses sont filiformes, garnis en dessous de poils serrés. On compte cinq articles aux tarses des deux premières paires de pattes, et quatre seulement à ceux de la paire postérieure. La première paire de pattes offre dans les individus mâles une particularité qui les fait reconnaître des femelles : au lieu des deux petites épines mobiles qu'on observe vers le point de jonction de la jambe et du tarse sur les pattes postérieures et moyennes, on n'y voit qu'une seule épine, comprimée, forte, tranchante et située sur la ligne moyenne. Cette épine, en s'appliquant contre le tarse, ferme exactement son échancrure. Dans les femelles, au contraire, la première paire de pattes est armée, comme les autres, des deux épines latérales, et le premier article du tarse n'offre rien de singulier.

L'*abdomen* est assez mou, et plus gros dans les femelles que dans les mâles.

Nous n'insisterons pas beaucoup sur l'organisation intérieure de cet insecte, quoiqu'elle présente des particularités aussi dignes d'intérêt que celle des animaux plus élevés dans l'échelle, et sur lesquels on aime à recueillir les moindres détails. Mais comme l'anatomie des animaux articulés est très délicate et hors de la

portée de beaucoup de monde, nous pensons qu'il suffit de signaler les principales parties qui composent les systèmes nerveux,
digestif, adipeux et générateur, afin qu'on puisse se faire une
idée de leurs fonctions. ·

Indépendamment du cerveau, qui est bilobé, la cantharide offre
un *système nerveux* composé de huit ganglions réunis entre eux
par un double cordon auquel tous les nerfs qui se distribuent
dans les parties les plus délicates du corps prennent leur origine.
Ces ganglions sont thorachiques et abdominaux : les premiers
sont plus développés que les seconds, et chacun de ces ganglions
fournit les nerfs aux parties correspondantes.

Le *système circulatoire* consiste en un vaisseau dorsal très
simple, qui s'étend de la tête à l'extrémité de l'abdomen, et qui
a des battemens assez vifs.

Le *système respiratoire* se compose, comme dans la plupart
des insectes parfaits, d'une série de stigmates, c'est-à-dire d'ouvertures extérieures placées sur les côtés du corps, au nombre de
sept, desquels partent une infinité de trachées qui, se divisant
en arbuscules, pénètrent dans tous les organes et y portent le
fluide aérien. Par une conséquence de cette organisation, les
divers organes de l'insecte sont entretenus dans le mouvement
de décomposition et de recomposition qui constitue la vie, sans
que l'oxigène, ou celui des élémens de l'air qui sert à la nutrition,
ait besoin d'exercer une action préalable sur un liquide spécial qui, comme le sang des animaux supérieurs, sert à la
nutrition de toutes les parties du corps. Au lieu d'un tel appareil,
ces insectes sont pourvus, comme nous venons de le dire, d'un
système trachéen par lequel l'air pénètre directement jusque
dans les organes les plus éloignés et les plus déliés.

Le *système digestif* est formé des pièces qui composent la
bouche, et que nous avons mentionnées en parlant de l'organisation extérieure, d'un œsophage long, musculeux, lisse et cylindroïde, qui se termine à un estomac ou ventricule chylifique,
allongé, fusiforme, marqué de plis transversaux très saillans.
Cet organe aboutit à l'intestin grêle qui, d'abord assez large,
se rétrécit insensiblement, forme plusieurs coudes, donne inser-

tion à des vaisseaux hépatiques ou biliaires extrêmement longs et repliés, et se termine par une portion plus renflée, formant une anse très étroite et qui peut être considérée comme un *cœcum*.

Le *tissu adipeux* est très développé chez la cantharide. Ce sont des masses graisseuses qui se prolongent sur le canal intestinal en laissant un intervalle en forme de V renversé, dans lequel apparaît l'estomac. Elles s'étendent ensuite sur les côtés, où elles ont un aspect jaune, et elles tapissent inférieurement toute la paroi du ventre.

Jusqu'ici, nous avons rencontré dans les systèmes organiques de la cantharide des différences assez notables ; les systèmes circulatoire, respiratoire et nerveux sont surtout très remarquables, et ne peuvent être comparés avec les pareils systèmes dans les animaux vertébrés. Mais nous allons trouver, dans l'appareil de la génération, non pas seulement de l'analogie, mais encore une grande ressemblance avec celui des autres animaux.

Les organes générateurs mâles sont : 1°. le *testicule*, que constituent deux masses sphériques composées de petites capsules groupées à la circonférence d'un axe et serrées les unes contre les autres, de manière à ne présenter que leur fond sur lequel se moule une membrane enveloppante qui offre une apparence aréolaire. Chaque capsule aboutit par son ouverture au centre du testicule, duquel part le *canal déférent*. Les deux canaux déférens se rendent à la base du conduit spermatique commun. 2°. Les *vésicules séminales*, au nombre de plusieurs pièces de conformation diverse, mais toujours plus ou moins tubuleuses et cylindroïdes. 3°. Le *conduit spermatique commun*, qui prend naissance au point de réunion des canaux déférens et des vésicules séminales. Il est d'abord renflé, puis il se rétrécit insensiblement en un canal qui se replie vers son milieu, se renfle de nouveau et traverse les pièces copulatrices.

De toutes les parties qui composent l'appareil générateur de la femelle, la plus essentielle est l'*ovaire*. Les autres lui sont accessoires, et portent les noms de *réceptacles* ou *calices*, d'*oviducte*, de *glande sébacée*, de *vesicule séminale* et de *vagin* ; à l'orifice de ce dernier, on remarque ordinairement des pièces cornées. L'ovaire, ou plutôt les ovaires (car cet organe est toujours pair) offrent deux masses qui ressemblent assez bien à des fraises en miniature. Chacune de ces masses se compose d'une infinité de petits tubes biloculaires terminés en pointe, et qui par leur base adhèrent à la circonférence du calice. L'oviducte est un canal commun fourni par la réunion des calices intérieurs par leur base ; il est assez court, très musculeux, et reçoit dans son trajet l'insertion d'un organe que M. Audouin a signalé le premier sous le nom de vésicule séminale ou copulatrice. Enfin, après l'oviducte vient le vagin, fermé par deux petites pièces cornées, mobiles et cupuliformes. Ces divers organes de la femelle des cantharides sont très variables par leur grosseur et leurs formes, selon qu'on examine une cantharide vierge ou une cantharide après l'accouplement et la ponte.

Les détails anatomiques dans lesquels nous venons d'entrer sont nécessaires pour l'intelligence des fonctions que les organes de la cantharide exécutent pour sa reproduction. Nous les avons cependant considérablement abrégés, parce que notre intention n'est pas de tout dire sur l'histoire naturelle de cet insecte précieux ; et à cet effet, nous renverrons aux ouvrages de Zoologie qui ont traité ce sujet avec l'exactitude sévère que l'on exige aujourd'hui pour tout ce qui est du domaine de l'observation. On trouvera particulièrement dans les *Annales des Sciences naturelles*, t. IX, atlas de 1826, des figures qui, mieux que les descriptions, satisferont la curiosité du lecteur, et lui expliqueront la structure admirable du corps de la cantharide. Maintenant nous allons terminer son histoire par l'exposition de ses fonctions vitales, de ses habitudes, de ses métamorphoses, et des contrées qu'elle habite ; nous arriverons ensuite à son histoire chimique, pharmaceutique et médicale.

Les cantharides se nourrissent des feuilles de tous les arbres et arbrisseaux de la famille des Jasminées. Vers les mois de mai et de juin, on en voit en abondance sur les frênes, les lilas et les troènes ; on en rencontre moins communément sur quelques caprifoliacées, tels que le sureau et le chèvrefeuille. Les dégâts qu'elles y causent s'étendent même quelquefois sur les prairies et les blés du voisinage. Leur présence est décélée par une forte odeur de souris, qui se fait sentir à une assez grande distance.

Dans l'accouplement, le mâle, toujours d'une taille inférieure à la femelle, est très ardent; celle-ci paraît au contraire d'une insouciance qui ne cesse que par les attaques réitérées de son amoureux; elle continue d'abord à brouter tranquillement sa feuille de lilas ou de frêne, puis elle reste parfaitement immobile, les pattes ramassées contre son corps, et les antennes repliées sur ses côtés. Le mâle s'agite de plus en plus; d'abord il n'adhère à la femelle que par ses quatre pattes antérieures, bientôt il monte tout-à-fait sur son dos. Il s'accroche à elle par ses deux paires postérieures de pattes, en la tenant étroitement embrassée; la première paire de pattes est encore sans fonctions; mais tout à coup la femelle sort de sa léthargie, elle élève lentement ses antennes, et à l'instant même le mâle s'en saisit à l'aide de ses deux pattes antérieures, qui, comme nous l'avons dit plus haut, sont armées d'une épine tranchante, et ont le premier article du tarse profondément échancré et même converti en trou. Le mâle engage le dernier article des antennes de la femelle dans l'échancrure du tarse, en ramenant sur elle l'épine de la jambe. Dès ce moment la femelle ne peut plus résister; ses antennes sont comme deux rênes dont le mâle se sert pour la diriger dans le sens favorable à l'accouplement. Elle est domptée, et au lieu de continuer à tenir recourbée l'extrémité de son ventre, elle le relève lentement; à l'instant même le mâle y introduit son pénis, et l'accouplement dure très long-temps, quelquefois plus de quatre heures, pendant lequel espace de temps la femelle s'agite beaucoup et cherche à se débarrasser du mâle. Enfin elle en vient à bout; celui-ci se retire privé de son pénis, qui est resté dans la vulve de la femelle et engagé dans la poche copulatrice. On conçoit combien une fonction qui cause au mâle tant d'efforts et la perte d'un organe important doit lui être fatale. D'ailleurs le but de la nature est rempli, la fécondation est opérée, et, pour ainsi dire, en grand, car au moyen d'un seul accouplement tous les germes sont fécondés. Le mâle ne tarde pas à périr, tandis que la femelle pond successivement de petits

œufs cylindriques et courbés dans leur longueur; elles les agglu-
tine en une petite masse, les enfonce dans la terre, et les larves
qui en naissent y subissent toutes leurs métamorphoses.

On n'a que très peu de renseignemens sur la larve de la cantharide. Certains auteurs disent qu'elle se nourrit de racines.
Elle a été décrite assez vaguement : son corps, formé de treize
anneaux, est mou, d'un blanc jaunâtre, et muni de six pattes
courtes, écailleuses; la tête est arrondie, un peu aplatie, ayant
deux antennes courtes et filiformes; deux mâchoires et quatre
palpes composent la bouche.

Les cantharides sont fort communes dans les contrées méridionales de l'Europe, et surtout dans le midi de la France, de
l'Espagne et de l'Italie; on en trouve aussi beaucoup dans certaines parties du Nord, mais on conserve contre celles-ci le
faux préjugé qu'elles ont moins d'activité, et généralement on
ne les récolte pas. Dans nos départemens méridionaux, la récolte
des cantharides se fait vers le mois de mai, à l'époque de leur
accouplement, le soir au coucher du soleil, ou le matin à son
lever; elles tombent alors des arbres facilement. On étend sur la
terre de grandes toiles, et l'on secoue fortement ou l'on bat avec
de longues perches les arbres, et principalement les frênes, qui
en sont chargés. On relève ensuite les toiles, et on les plonge dans
des baquets de vinaigre étendu de beaucoup d'eau; ou bien, après
les avoir mises dans des tamis de crin, on les expose à la vapeur
du vinaigre bouillant. L'immersion est maintenant beaucoup plus
en usage que l'exposition à la vapeur du vinaigre, procédé très
ancien qui se trouve indiqué dans Dioscoride. Ces opérations ont
pour but de faire périr les cantharides; on les fait ensuite sécher,
soit au soleil, soit dans des greniers aérés, en les plaçant sur
des claies recouvertes de toile et de papier; de temps en temps
on les remue avec un bâton ou avec la main, mais il faut avoir la
précaution de la munir d'un gant : sans cela, on risquerait d'é-
prouver des douleurs aigües au col de la vessie, et de fortes
ardeurs d'urines.

Lorsque les cantharides sont parfaitement séchées, on les
place dans des barils ou dans des boîtes garnies intérieurement

de papier, que l'on ferme exactement, afin de les garantir de l'humidité atmosphérique. Malgré toutes ces précautions, l'intérieur du corps des cantharides tombe bientôt en poussière, effet dû à un insecte du genre *Acarus*, particulier aux cantharides, et qui se nourrit de leurs substances molles. Nous donnerons plus bas les observations de M. Farines à ce sujet.

Depuis plusieurs siècles, on emploie les cantharides comme vésicatoires, mais ce n'est que depuis peu de temps que l'on connaît la nature de leurs principes constituans, et que l'on sait où réside celui de ces principes qui détermine une irritation si intense sur la peau. Les médecins, même dans les âges modernes, l'attribuaient simplement aux poils dont le corps de ces insectes est couvert, et que le microscope leur avait fait découvrir. C'était l'opinion de Borrichius : Leuwenhoeck, Lémery, Baglivi, Spielmann n'eurent pas, sur ce sujet, des idées plus raisonnables.

Thouvenel, en 1778, dans un Mémoire sur les principes des substances médicamenteuses, fut le premier qui publia un travail digne de quelque intérêt sur les principes constituans des cantharides. Il reconnut un parenchyme dont il n'examina pas la nature, une matière extractive animale, une matière jaune qu'il comparait au pollen des fleurs, et une matière verte grasse, qu'il considérait comme une cire demi-fluide et comme contenant le principe actif. En 1803, le docteur Beaupoil (de Châtellerault), soutint, à l'École de Médecine de Paris, une thèse spéciale sur les cantharides, dans laquelle il étendit l'analyse de Thouvenel, et fit connaître quelques substances qui n'avaient pas été signalées par ce dernier. La composition du résidu parenchymateux fut alors clairement établie, et la présence d'un acide libre que M. Beaupoil soupçonnait être l'acide phosphorique. Mais les recherches de ce médecin portèrent principalement sur le mode d'action des matières que l'analyse chimique lui avait dévoilées. Il annonça que les matières verte et extractive (celle-ci résultant de l'union d'une matière noire et d'une autre matière jaune) jouissaient toutes les deux de la propriété vésicante, mais que la seconde exerçait en outre une action très délétère quand elle était introduite dans les systèmes circulatoire et digestif.

Telles étaient les connaissances acquises sur la composition chimique des cantharides, lorsque M. Robiquet les soumit, en 1810, à une nouvelle analyse (*Annales de Chimie*, t. LXXVI, p. 302), dont nous allons donner en abrégé les procédés et les résultats. Après avoir fait bouillir dans l'eau des cantharides légèrement contusées, il obtint un liquide d'un rouge brun, qui rougissait la teinture de tournesol, et possédait à un très haut degré la propriété vésicante. Il épuisa, par de nouvelles décoctions, les principes solubles dans l'eau que ces mêmes cantharides contenaient. Le résidu ayant été préalablement séché, fut traité par l'alcool, et donna une teinture verte qui, évaporée à l'air libre, laissa une huile fluide verte. Cette huile n'était nullement vésicante; et par conséquent un des résultats annoncés par M. Beaupoil se trouvait infirmé. Le liquide provenant de la décoction aqueuse fut évaporé en consistance d'extrait mou, puis traité par l'alcool qui le sépara en deux parties, l'une noire et insoluble, l'autre jaune, visqueuse et très soluble. La première, soumise de nouveau à l'action de l'alcool, même bouillant, puis reprise par l'eau, n'était point vésicante; la seconde au contraire possédait à un très haut degré cette propriété. M. Robiquet, soupçonnant qu'elle pouvait dépendre d'un principe inhérent à la matière jaune, réussit à l'isoler en traitant cette matière jaune par l'éther. De cette manière, il obtint des paillettes cristallines, nouvelle substance à laquelle Thompson a donné le nom de *cantharidine* (*V.* ce mot); et c'est elle qui constitue le principe vésicant des cantharides. L'acide libre, que M. Beaupoil avait signalé comme étant de l'acide phosphorique, a été reconnu par M. Robiquet pour être de l'acide acétique; il y a aussi trouvé, mais seulement dans les cantharides fraîches, une petite quantité d'acide urique. Les phosphates de chaux et de magnésie forment la base de la substance cornée. Enfin, les cantharides contiennent encore, selon M. Robiquet, une matière grasse particulière, insoluble dans l'alcool, et qui par là se distingue de l'huile verte. M. Orfila a découvert plus récemment un corps volatil, auquel est due l'odeur âcre et nauséabonde qu'exhalent les cantharides. On l'obtient en faisant distiller de l'eau sur une quantité suffisante de cantharides ; il s'y dissout en partie, car il lui communique une teinte louche, blanchâtre, et une fétidité insupportable.

Lorsque les divers principes constituans des cantharides furent bien nettement distingués, ce fut alors seulement qu'on put connaître l'action physiologique de ces insectes sur l'économie animale. Cette action bien déterminée, de laquelle sans doute résulteront des notions bien précises sur leur emploi en médecine, nous en sommes redevables à M. Orfila, qui a fait une foule d'expériences sur chacune d'elles, et a noté avec une sévère exactitude toutes les différences qu'elles lui offraient. Voici les résultats principaux auxquels il est arrivé (*Traité des poisons*, 2ᵉ édit., t. Iᵉʳ, p. 568) : la poudre de cantharides appliquée sur la peau et sur le tissu cellulaire, ou introduite dans l'estomac de l'homme et des chiens, agit comme un poison irritant très énergique. Lorsqu'elle a été prise à l'intérieur, elle donne ordinairement lieu aux symptômes suivans : odeur nauséabonde et infecte ; saveur âcre, désagréable ; nausées ; vomissemens abondans ; déjections alvines, copieuses, et souvent sanguinolentes ; épigastralgie des plus vives ; coliques affreuses ; douleurs atroces dans les hypocondres ; ardeurs dans la vessie ; urine quelquefois sanguinolente ; priapisme opiniâtre et très douloureux ; pouls fréquent, dur ; sentiment de chaleur très incommode ; respiration pénible, accélérée ; soif ardente ; quelquefois horreur des liquides ; convulsions affreuses ; tétanos ; délire, etc. Appliquée sur le tissu cellulaire, la poudre de cantharides occasione la plupart de ces symptômes, plus l'inflammation et la gangrène de ces parties. Dans l'empoisonnement par la poudre de cantharides, la mort doit être attribuée à l'irritation locale qu'elle produit, et à son action sympathique sur le système nerveux. Elle exerce une action spéciale sur la vessie et sur les organes génitaux. Ces propriétés résident dans la cantharidine de M. Robiquet et dans le principe volatil huileux de M. Orfila.

Tout le monde connaît l'effet local que la poudre de cantharides produit sur la peau, effet que l'on désigne sous le nom de *vésicatoire*. C'est une plaie vive, très superficielle, résultant de l'irritation des parties sous-cutanées et de l'ablation de l'épiderme soulevé par un amas de sérosité. Cette irritation détermine vers les parties enflammées par les vésicatoires, l'afflux de sang qui entretenait ailleurs l'inflammation, et y cause une dérivation salutaire. Telle est la théorie médicale la plus répandue de l'action des vésicatoires, médicament externe si utile et si employé dans la pratique, quelle que soit l'opinion qu'on se forme de cette action. Nous n'entreprendrons point d'exposer tous les cas de maladie où elle a produit des résultats avantageux ; mais nous dirons un mot de l'emploi des cantharides à l'intérieur, malgré les dangers de ces médicamens entre les mains des médecins trop audacieux.

Long-temps avant que l'art de guérir eût tiré quelque parti de l'action qu'exercent les cantharides sur l'appareil générateur, la débauche, dans ses raffinemens criminels, avait su l'employer pour ranimer, même aux dépens de la vie, des sens énervés par l'abus des plaisirs. Cependant de telles excitations contre nature ont toujours produit des sensations plutôt douloureuses que voluptueuses, à moins qu'on ne considère, avec certains physiologistes, l'extrême volupté des sens comme n'ayant point de limites avec la douleur physique. Le priapisme qu'éprouvent les libertins usés qui veulent ainsi recouvrer leur vigueur perdue sans retour, ou ceux dont une passion brutale a fait ses victimes, ne peut être comparé à cet état de force et de chaleur qui résulte d'un sentiment dont la source est principalement dans l'imagination exaltée par le désir ou par l'attrait d'un objet séduisant.

La science n'a recueilli qu'un trop grand nombre de faits terribles sur l'emploi des cantharides dans le but criminel que nous venons de signaler ; mais l'observation a fait reconnaître leur efficacité dans la guérison de certaines maladies contre lesquelles avaient échoué toutes les ressources de l'art. C'est ainsi que MM. Alibert et Biett les ont administrées avec succès dans le traitement des affections squammeuses sèches. Quelques pra-

ticiens en font usage contre la paralysie de la vessie, les hydropisies des vieillards, etc. Nous ne dirons rien ici des tentatives
que l'on a faites pour guérir, par leur moyen, l'hydrophobie,
l'épilepsie, et une foule de maladies qui ont résisté à ce remède
comme à tant d'autres préconisés avec assurance, et qui malheureusement n'ont eu aucun succès.

Dans le grand nombre des préparations pharmaceutiques
qui ont pour base les cantharides, nous citerons les divers *emplâtres, onguens, pommades, taffetas, cérats, huiles,* et *linimens vésicatoires* ou *épispastiques ;* les *teintures,* les *extraits,
l'alcool de cantharides. V.* ces mots.

La question suivante, *les cantharides vermoulues ont-elles
perdu de leurs propriétés vésicantes,* a été le sujet de diverses
recherches scientifiques. Cette discussion avait été amenée par
une lettre de M. Limouzin-Lamotte, adressée à la Société de
Pharmacie de Paris, dans laquelle ce pharmacien, donnait la
formule d'un emplâtre vésicant préparé avec les cantharides
vermoulues; dans cette lettre, l'auteur annonce que ces insectes n'ont rien perdu de leurs vertus, et que leur extrême
division les rend propres à atteindre le but désiré.

M. Farines, pharmacien à Perpignan, a adressé à l'Académie
des observations dont voici les principaux résultats : 1°. Les cantharides sont rongées par un insecte du genre *Acarus.* 2°. Les parties molles sont détruites, tandis que les parties solides ne le sont
pas. 3°. Les excrémens de l'insecte ne sont pas sensiblement vésicans. 4°. Les cantharides vermoulues donnent naissance à une légère vésication. 5°. La poudre de cantharides saines jouit d'une
action beaucoup plus forte. 6°. Les parties dures, séparées par les
insectes des parties molles, jouissent de la propriété vésicante,
mais à un degré moindre que la vermoulure. 7°. Le camphre
n'empêche pas l'insecte de détruire les cantharides ; il les attaque
même lorsqu'elles sont placées sur un morceau de camphre.
8°. L'acide pyroligneux employé pour asphyxier ces coléoptères,
leur communique une odeur d'empyreume, qui paraît servir à
la conservation de ces mouches.

Les résultats que M. Farines a annoncés se rapportent avec

les conclusions d'un rapport fait à la Société de Pharmacie, par MM. Hottot et Tassart, sur le Mémoire de M. Limouzin-Lamotte. Le Journal de Parmacie du mois d'octobre 1826 contient une note de M. Derheims de Saint-Omer, dont les résultats confirment les faits avancés par MM Hottot, Tassart et Farines; ils infirment aussi des résultats présentés par M. Dubuc de Rouen, qui a dit que la vermoulure provenant de cantharides bien récoltées et conservées dans un endroit sec, était loin d'avoir perdu sa propriété vésicante. Il attribuait aux vermoulures qui avaient subi la fermentation putride, la perte de cette propriété.

M. Derheims a reconnu qu'un emplâtre préparé avec l'insecte même qui ronge les cantharides, ne jouit pas de la propriété vésicante.

M. Chéreau a fait dessécher des cantharides, et même les a fait torréfier sans que la couleur verte et dorée de leurs élytres ait subi la moindre altération. Cette couleur est également insoluble dans l'eau, l'alcool, l'éther et les huiles, de sorte que la poudre de cantharides, privée de ses principes actifs, pourrait avoir tous les caractères extérieurs de celle qui n'aurait point été altérée.

Plusieurs insectes jouissent de propriétés analogues à celles des cantharides. Parmi les insectes vésicans, on remarque le proscarabé (*Meloe proscarabæus*); le meloë de mai (*M. maïalis*); la coccinelle (*Coccinella 7-punctata*) ; et le mylabre de la chicorée (*Mylabris cichorii*). On croit même que la cantharide des anciens était cette espèce de mylabre.   (A. R.)

CANTHARIDINE, *principe actif des cantharides* — On a donné ce nom à une substance particulière découverte, en 1810, dans les cantharides par M. Robiquet. On obtient cette substance en agissant de la manière suivante : on fait bouillir les cantharides avec de l'eau distillée, et on continue le traitement par ce liquide jusqu'à ce qu'il ne se charge plus d'aucun principe. On fait évaporer le décoctum obtenu jusqu'à consistance d'extrait; on traite cet extrait à plusieurs reprises par de l'alcool bouillant, et on continue

d'employer ce traitement jusqu'à ce que ce liquide sorte incolore
de dessus cet extrait. On réunit les solutions alcooliques, on
les fait évaporer à une douce chaleur; lorsque l'extrait alcoolique est à l'état sec, on l'introduit dans une fiole à médecine.
On ajoute ensuite de l'éther sulfurique; on agite à plusieurs
reprises. Au bout de quelque temps l'éther se colore; on
décante; on le remplace de nouveau par de l'éther, on agite;
on laisse en contact pendant un plus long espace de temps,
puis on décante de nouveau. On réunit le produit provenant
des deux décantations; on le place dans une capsule, et on
l'abandonne au contact de l'air, à une évaporation spontanée.
Ce liquide, en se volatilisant, laisse déposer de petites plaques
cristallines; mais elles sont mêlées d'une certaine quantité de
matière jaune; on enlève cette matière à l'aide d'un lavage fait
avec de l'alcool froid, qui ne dissout pas sensiblement la matière
cristalline. On met ensuite cette matière entre des feuilles de
papier joseph, et on finit de la sécher : on a alors de la cantharidine
pure. La cantharidine est en petites lames, ayant une apparence
micacée éclatante; elle est insoluble dans l'eau et dans l'alcool
froid, soluble dans l'alcool bouillant, d'où elle se précipite par
refroidissement; elle est soluble dans l'éther en petite quantité, et dans les huiles.

La solution huileuse de cantharidine appliquée sur la peau, agit
comme la cantharidine elle-même; on peut profiter de cette propriété pour préparer des linimens rubéfians. Il est à présumer
que ce principe actif n'existe pas seulement dans le *Cantharis
vesicatoria* et qu'il se trouve également dans tous les insectes
doués de la propriété vésicante.   (A. C.)

CAOUTCHOUC, *Gomme élastique, Résine élastique.* —
On a donné le nom de caoutchouc ou gomme élastique à un
produit particulier qui existe dans le suc laiteux d'un grand
nombre de plantes de la famille des Euphorbiacées et dans celle
des Urticées. On l'extrait plus abondamment d'un arbre de la
famille des Euphorbiacées qui croît au Brésil et dans la Guyane,
et qui a été nommé *Jatropha elastica* par Linné, *Hevea Guianen-
sis* par Aublet, et *Siphonia cahuchu* par Schreber et Willdenow.

              CAOUTCHOUC.

On obtient le caoutchouc en faisant des incisions aux troncs de ces arbres. On recueille le suc qui en découle, et on l'expose à l'air où il prend de la ténacité. On l'applique le plus ordinairement par couches successives sur des moules de terre, en ayant soin de ne mettre une seconde couche que lorsque la première est sèche. Lorsque le moule est recouvert d'une assez grande quantité de gomme élastique, on le laisse sécher pendant quelque temps; on brise ensuite le moule, dont les débris peuvent sortir par une ouverture que l'on a eu soin de laisser lors de la fabrication du vase, ou que l'on pratique sur un des côtés. On peut donner diverses formes au caoutchouc; ces formes dépendent du moule sur lequel les couches du suc ont été disposées (1). La forme la plus ordinaire est celle de bouteilles : on en trouve cependant en masses, et quelquefois sous la forme d'animaux.

Le caoutchouc est une substance d'une couleur brune plus ou moins foncée; lorsqu'il est en petites masse, il est demi-transparent. Sa flexibilité et son élasticité sont telles, qu'elles lui ont fait donner le nom de *gomme élastique*. Exposé à la chaleur, il se fond d'abord; en cet état, on peut l'appliquer sur des instrumens de fer pour les préserver de la rouille. A une température plus élevée, il se boursoufile et brûle avec une flamme d'un blanc jaunâtre, en répandant des vapeurs d'une odeur peu marquée.

Le caoutchouc est insoluble dans l'eau froide et dans l'alcool; dans l'eau bouillante, il se ramollit; il est un peu soluble dans l'éther et dans les huiles grasses et volatiles. Traité par les alcalis caustiques, il éprouve un commencement d'altération; l'acide nitrique le convertit en acide oxalique, avec production d'acides carbonique et hydro-cyanique et d'azote.

____

(1) Du suc d'*hevea*, apporté en France dans des bouteilles de verre, s'était solidifié sans le contact de l'air; sur les parois de la bouteille, il avait exactement pris la forme de ce vase; sa couleur, qui était blanche lorsqu'on cassa la bouteille, en prit une analogue à celle ordinaire au caoutchouc par l'exposition à l'air.

Le caoutchouc est employé dans la fabrication des sondes, des bougies, dans des vernis, etc. On le fait entrer dans la composition de l'encre d'imprimerie, destinée à la typographie, et les résultats qu'on en a obtenus ont paru avantageux. (Ch. Motte.) Le chimiste emploie le caoutchouc pour faire des lanières qui servent à joindre un tube à un autre tube sans employer de lut.

Le caoutchouc a été, en 1813, obtenu par M. Trémolière, du suc du figuier. Ce botaniste ayant fait une incision transversale au tronc d'un figuier, obtint un liquide laiteux qui, traité par l'eau et l'alcool, lui donna une petite quantité de vrai caoutchouc. Des essais que j'ai tentés depuis sur le suc du figuier, m'ont donné le même résultat.

(A. C.)

CAPILLAIRE DE MONTPELLIER. *Adianthum Capillus Veneris,* L.—Rich. Bot. méd., t. I, p. 42.—Plante de la famille des Fougères, qui croît dans les lieux humides, sur les bords des fontaines et dans les puits des contrées méridionales de l'Europe. Elle a une souche vivace, qui porte des frondes toutes radicales, pétiolées, longues de six à dix pouces, décomposées en plusieurs folioles cunéiformes, minces, très grêles, incisées sur les bords supérieurs, dont les divisions sont roulées en dessous, et enveloppent les sporules qui sont disposées en petits paquets séparés. Le capillaire de Montpellier est légèrement mucilagineux, d'une saveur et d'une odeur un peu aromatiques. On l'emploie principalement en infusion et sous forme de sirop dans les affections catarrhales. On lui substitue sans inconvénient les feuilles d'une autre espèce d'*Adianthum,* connu sous le nom de Capillaire du Canada (*Adianthum pedatum,* L.), qui croît non-seulement dans le Canada, mais encore dans plusieurs autres régions de l'Amérique septentrionale. Cette fougère se distingue de la précédente par ses frondes plus grandes, ses pétioles plus longs et ramifiés seulement à leur sommet, de manière que toutes les branches partent en divergeant du même point.

Le Capillaire noir est l'*Asplenium Adianthum nigrum,* L.

qui croît sur les murailles et dans les contrées montueuses de l'Europe. Cette plante jouit à peu près des mêmes propriétés que les autres capillaires, mais elle a moins d'arôme. On peut en dire autant du Polytric des boutiques, ou *Asplenium Trichomanes*, L. (A. R.)

CAPILLAIRE DU CANADA. *Adianthum pedatum*, L. — Cette fougère est substituée souvent au capillaire de Montpellier. *V.* ce mot. (A. R.)

CAPPARIDÉES. *Capparideæ*. Famille naturelle de plantes dicotylédones polypétales hypogynes, composées d'herbes et d'arbrisseaux dont les caractères offrent beaucoup de rapports avec ceux des crucifères. Les capparidées se distinguent de celles-ci par leurs étamines ordinairement en grand nombre, jamais tétradynames, et par leurs fruits, qui sont souvent charnus et bacciformes, quoiqu'on trouve dans les deux familles des genres intermédiaires sous ce rapport. Les plantes de cette famille sont indigènes des contrées chaudes des globes ; elles renferment un principe volatil âcre, stimulant, analogue à celui des crucifères, dont elles se rapprochent conséquemment par les propriétés médicales. (A. R.)

CAPRES. Boutons des fleurs du caprier, confits dans le vinaigre. *V.* Caprier. (A. R.)

CAPRIER. *Capparis spinosa*, L.—Rich. Bot. méd., t. II, p. 678. (Famille des Capparidées, Juss. Polyandrie Monogynie, L.) Le caprier est un arbuste sarmenteux, commun sur les vieilles murailles et dans les fentes des rochers de l'Europe méridionale. Ses tiges sont étalées, rameuses, et portent des feuilles alternes, articulées, cordiformes, arrondies, obtuses, quelquefois acuminées, molles, très entières et portées sur de courts pétioles, à la base desquels on voit deux stipules épineuses, et recourbées. Les fleurs sont grandes solitaires et axillaires. Le fruit est pyriforme, charnu, renfermant un grand nombre de graines nichées dans la pulpe. Quoique naturellement très commun dans les départemens les plus méridionaux de la France, le caprier y est en outre cultivé avec soin et en grand, pour la récolte des *câpres*, c'est-à-dire des jeunes boutons de ses fleurs que l'on fait confire dans du vinaigre. C'est un assaisonnement très employé; elles sont en outre stimulantes et antiscorbutiques.

La racine de caprier était autrefois comptée au nombre des cinq racines apéritives mineures. On n'employait que l'écorce de cette racine ou sa partie externe, qui est légèrement amère, âcre et acerbe. (A. R.)

CAPRIFOLIACÉES. *Caprifoliaceæ.* Famille naturelle de plantes Dicotylédones Monopétales Épigynes, composée d'arbrisseaux et d'arbutses à tiges le plus souvent sarmenteuses, à feuilles opposées sans stipules, et dont le genre chèvrefeuille (*Caprifolium,* Tournef.) est le type.

Outre le chèvrefeuille, cette famille renferme plusieurs autres végétaux utiles, comme le sureau, l'hièble et le cornouiller. Les fleurs sont généralement odorantes, mucilagineuses et légèrement diaphorétiques. Les baies des fruits charnus de la plupart de ces plantes jouissent aussi de cette dernière propriété, et de plus elles sont laxatives. L'écorce moyenne du sureau est un purgatif assez énergique. Enfin les feuilles des différentes espèces de chèvrefeuille sont remarquables par le principe astringent qu'elles contiennent. (A. R.)

CAPSICUM. Nom générique des plantes dont le fruit est connu sous le nom de *Poivre de Guinée, Poivre de la Jamaïque.* *V.* ces mots. (A. R.)

CAPSULES. On a donné le nom de *capsules* à des instrumens destinés à la concentration ou à l'évaporation des liquides. Le choix de ces instrumens doit être fait d'après la nature des substances qu'on soumet à l'évaporation, et selon que le degré de chaleur est plus ou moins élevé. Les capsules sont : 1°. en platine, 2°. en argent, 3°. en porcelaine, 4°. en verre. Les capsules de platine sont les plus commodes, à cause de la propriété qu'elles ont de transmettre la chaleur nécessaire à l'évaporation, par leur inaltérabilité par la plupart des acides, et enfin par la facilité qu'il y a de les mettre en usage sans craindre qu'elles ne se cassent. La rareté et le prix élevé du platine ne permettent pas de les employer aussi souvent que les autres capsules. On doit éviter de faire séjourner dans ces vases des liquides qui contiendraient un mélange d'acide hydro-chloro-nitrique, ils pourraient alors être attaqués. Les capsules d'argent sont de la plus grande utilité pour une foule de préparations; elles ne peuvent cependant être mises en usage pour la concentration des liqueurs qui contiendraient des acides nitrique et hydro-sulfurique.

Les capsules de porcelaine sont convenables pour l'évaporation de la plus grande partie des liquides acides; mais leur fragilité, et la facilité avec laquelle elle peuvent se casser par les différences de dilatations qu'elles éprouvent en passant rapidement du chaud au froid et alternativement, en rend l'usage dispendieux. Lorsqu'on emploie ces vases, il faut avoir soin de les chauffer graduellement, et de conduire l'évaporation à l'aide d'une température bien égale. On doit choisir les capsules de porcelaines minces, d'une épaisseur uniforme dans toutes leurs parties.

Les capsules de verre sont plus fragiles que les capsules de porcelaine; celles qui proviennent des fragmens de cornues et de matras supportent bien la chaleur; il n'en est pas de même de celles faites exprès pour capsules : on peut en casser un grand nombre avant d'en trouver de bonnes. (A. C.)

CAPSULES ou FRUITS CAPSULAIRES. *Capsulæ*. C'est le nom que l'on donne à tous les fruits secs qui s'ouvrent naturellement, soit par des trous ou fentes sur plusieurs points de leur surface, soit qu'ils se divisent en un certain nombre de pièces que l'on a nommées valves. Les capsules offrent intérieurement une seule cavité, ou bien elles sont partagées par des cloisons en plusieurs loges; de là les noms de *capsule uniloculaire, biloculaire, multiloculaire.* D'après le nombre de leurs valves, on a distingué les capsules sous les noms de *bivalve, trivalve* et *multivalve.* Cette forme de fruits est très commune, mais il n'y en a qu'un petit nombre qui soient utiles en Médecine; telles sont les capsules d'anis étoilé, de cardamome, de cévadille et de pavot. (A. R.)

CAPUCINE. *Tropæolum majus*, L. — Rich. Bot. méd. t. II, p. 723. Cette plante de l'Octandrie Monogynie, L., était placée dans la famille des Géraniacées; mais on en a constitué récemment une famille particulière, sous le nom de *Tropéolées.* Elle est originaire du Pérou; on la cultive avec la plus grande facilité dans tous les jardins d'Europe, où elle est annuelle, tandis qu'elle est vivace dans sa patrie. Sa tige est couchée, très rameuse, et prend beaucoup d'extension. Ses feuilles sont éparses, peltées, orbiculaires, portées sur de longs pétioles; leurs nervures partent en rayonnant du point d'insertion du pétiole. Les fleurs sont très grandes, irrégulières, éperonnées, d'une couleur orangée très vive, portées sur des pédoncules axillaires. Le fruit se compose de 3 akènes convexes, et recouvert de côtes irrégulières du côté externe, offrant chacun au côté interne deux faces planes par lesquelles ils sont accolés. Toutes les parties de la capucine sont douées d'une odeur et d'une saveur vives, piquantes, et semblables à celles que présentent les crucifères. Elles jouissent par conséquent des mêmes propriétés médicales, c'est-à-dire qu'elles sont éminemment stimulantes, toniques et antiscorbutiques. Les fleurs se mangent sans apprêt avec la salade. Les fruits confits au vinaigre sont un condiment analogue aux câpres.   (A. R.)

CARAGNE. *V.* Résine caragne.

CARAMEL. On a donné le nom de *caramel* à une préparation que l'on obtient en torréfiant légèrement du sucre pulvérisé dans une capsule de métal ou de terre, arrêtant l'opération lorsqu'il se dégage des vapeurs blanches âcres, ajoutant peu à peu de l'eau sur le produit, le faisant dissoudre et filtrant.

Le caramel est employé pour colorer les eaux-de-vie, la bière, et pour apprécier l'action décolorante des charbons employés à la décoloration des sucres, etc.   (A. C.)

CARBONATES. On a donné le nom de *carbonates* aux sels qui sont le résultat de la combinaison de l'acide carbonique avec les bases salifiables. Les carbonates se divisent en carbonates neutres et en sous-carbonates. Les carbonates neutres sont ceux dont la base et l'acide sont en telles proportions, que ni l'acide ni la base ne prédominent. Les sous-carbonates sont des sels où la base est excès. Les caractères des carbonates et des sous-carbonates sont les suivans : 1°. à l'état solide, ou dissous dans l'eau, lorsqu'on les met en contact avec les acides nitrique, hydrochlorique ou sulfurique, ces sels sont décomposés avec effervescence et dégagement de gaz acide carbonique. (*Voir* ce mot.)

36..

2°. Soumis à l'action de la chaleur, les carbonates se conduisent diversement; la manière de se conduire les a fait diviser
en quatre classes. Les carbonates de la première classe sont décomposés, en laissant pour résidu leurs oxides (les carbonates de chaux, de magnésie); les carbonates de la deuxième
classe se volatilisent à une basse température et sans décomposition (le sous-carbonate d'ammoniaque); les carbonates de la
troisième subissent une altération partielle en perdant une
partie de leur acide, et passant à l'état de sous-carbonates (les
carbonates neutres de soude, de potasse); les carbonates de la
quatrième n'éprouvent aucune altération (les carbonates de baryte, de strontiane). Les carbonates sont très nombreux; nous
nous bornerons à donner des détails sur ceux qui sont employés
dans la Thérapeutique.　　　　　　　　　　　　　(A. C.)

CARBONATE D'AMMONIAQUE, *Sous-carbonate d'ammoniaque, Alcali volatil concret, Sel volatil d'Angleterre, Alcali
volatil aéré, Méphite volatil, Sel ammoniacal crayeux, Craie
ammoniacale.* Ce sel, connu depuis long-temps et préparé d'abord
en Angleterre, est le résultat de la combinaison de l'acide carbonique avec l'ammoniaque; sa nature fut d'abord inconnue, et
ce ne fut qu'après la découverte de Black que l'on sut qu'il est
formé d'acide carbonique et d'ammoniaque.

Le carbonate d'ammoniaque s'obtient lors de la décomposition des matières animales par la chaleur; mais ce sel est alors
sali par de l'huile animale de Dippel. On doit lui faire subir
quelques opérations pour le priver de cette huile et l'obtenir à
l'état de pureté; on peut le préparer par d'autres moyens,
afin de l'obtenir pur. Lorsqu'on veut l'obtenir de prime abord
exempt de matière étrangère, on agit de la manière suivante.
On prend 24 parties d'hydro-chlorate d'ammoniaque blanc bien
sec, et exempt de matières étrangères; on réduit ce sel en
poudre, on passe au tamis; on mêle ensuite avec 3o parties de
craie (carbonate de chaux) (1) pulvérisée, qu'on a soin.

____

(1) Les quantités prescrites dans les diverses formulaires varient. Ainsi, la

de calciner légèrement pour décomposer les matières organiques qu'elle pourrait contenir, sans cependant décomposer ce sel et donner lieu à un dégagement d'acide carbonique. Lorsque le mélange est fait, on l'introduit dans une cornue de grès recouverte d'un lut terreux (la cornue doit être d'une capacité double de celle du mélange); on adapte à la cornue une cruche de grès ayant une tubulure sur l'une de ses parois (1), ou un récipient en plomb ayant un couvercle mobile à sa partie supérieure, et une ouverture latérale pour recevoir le col de la cornue; on lute exactement les jointures des deux vases. On place la cornue dans un fourneau à réverbère, et le récipient ou la cruche dans un vase assez grand pour le contenir, et destiné à recevoir de l'eau qu'on fait tomber sur ce vase pendant l'opération. A la partie supérieure de ce réservoir, est un trop-plein destiné à faire écouler l'eau qui s'est échauffée en refroidissant le vase dans lequel s'opère la condensation.

Lorsque l'appareil est ainsi monté, on commence par mettre sous la cornue quelques charbons pour l'échauffer graduellement; lorsqu'elle est chaude, on élève la température; on la soutient de manière à entretenir la décomposition du muriate et la volatilisation du carbonate formé. On dirige un filet d'eau sur le récipient, et on l'entretient jusqu'à la fin de l'opération (2).

Pharmacopée de Londres indique les proportions suivantes: sel ammoniaque, 20 parties; carbonate de chaux, 30 parties. M. Phillips assure que 94 parties de carbonate de chaux suffisent pour décomposer 100 de muriate de d'ammoniaque. Gottling emploie les mêmes proportions que celles indiquées par la Pharmacopée de Londres. En résumé, un excès de sous-carbonate de chaux ne peut nuire à l'opération, tandis qu'une quantité moindre de celle qui est nécessaire, pourrait donner lieu à la non décomposition d'une partie du muriate, qui se sublimerait en même temps que le carbonate, et altérerait sa pureté.

(1) On a soin de placer la cruche de manière à ce que la tubulure latérale soit au-dessus de l'eau, et on la ferme avec un bouchon légèrement échancré dans l'une de ses parties.

(2) M. Pelletier est parvenu à obtenir du carbonate d'ammoniaque aussi beau que celui d'Angleterre, en faisant subir un coup de feu au muriate d'ammoniaque avant de l'employer. (*Bull. de Pharm.* 1811, p. 69.)

On peut se servir de la tubulure latérale de la cruche, ou d'une tubulure semblable pratiquée à la partie supérieure du récipient, pour bien conduire son opération. Si le feu est trop violent lorsqu'on retire le bouchon, les vapeurs prennent subitement de l'expansion; il faut alors modérer l'action de la chaleur et augmenter les moyens de refroidissement. Lorsque la tubulure est ouverte et que les vapeurs ne sortent point avec force, on continue de chauffer en ayant soin, sur la fin de l'opération, d'élever un peu plus la température. On cesse le feu lorsque le récipient se refroidit, ce qui annonce qu'il n'y a plus de volatilisation ni de condensation.

L'opération étant terminée, on laisse refroidir l'appareil, on le démonte; on détache ensuite le carbonate volatilisé en chauffant les parois de la cruche (ou du récipient) à l'aide de l'eau bouillante, et détachant les morceaux au moyen d'une spatule. Le carbonate d'ammoniaque est en morceaux d'une épaisseur plus ou moins considérable, selon les quantités de sel employées et la grandeur du récipient.

Dans cette opération, les deux sels se décomposent mutuellement à l'aide de la chaleur; l'acide muriatique se combine avec la chaux, forme de l'hydro-chlorate de chaux qui est fixe; l'acide carbonique s'unit avec l'ammoniaque, forme du sous-carbonate d'ammoniaque qui se volatilise (1).

Quelquefois, une partie du sous-carbonate d'ammoniaque obtenu n'est pas pur; on peut le priver des substances qui altèrent sa pureté en le mélant à $\frac{1}{5}$ ou à $\frac{1}{10}$ de charbon, et soumettant de nouveau à la sublimation, recueillant le produit comme on l'a dit lors de la première opération.

Le carbonate d'ammoniaque présente les caractères suivans : il est blanc, d'une texture fibreuse, ayant une odeur ammonia-

---

(1) La Pharmacopée de Dublin prescrit l'emploi du sous-carbonate de soude au lieu de sous-carbonate de chaux; mais la quantité de sous-carbonate de soude indiquée est trop peu considérable. Une partie de l'ammoniaque se dégage à l'état libre; elle peut être recueillie dans l'eau : au lieu de muriate de chaux, on obtient du muriate de soude pour résidu.

calc, une saveur caustique; il est soluble dans trois fois son poids d'eau froide; il forme alors une solution saturée, connue sous le nom de *sous-carbonate d'ammoniaque liquide*. Mis en contact avec l'eau bouillante, il se décompose en partie, et perd tout-à-la-fois et de l'ammoniaque et de l'acide carbonique qui se dégagent. Soumis à l'action de la chaleur, il se volatilise. La plupart de ces caractères peuvent servir au pharmacien pour reconnaître ce produit, qui n'a pas d'analogue.

Le sous-carbonate d'ammoniaque est formé

de . . . . 56,41 d'acide carbonique,
et de . . . . 43,59 d'ammoniaque.

Selon quelques chimistes, les proportions d'acide et d'alcali varient, selon que le carbonate a été obtenu à une température plus ou moins élevée. Il contient toujours une certaine quantité d'eau, qu'on a appréciée de $\frac{1}{8}$ jusqu'à $\frac{1}{12}$.

Le sous-carbonate d'ammoniaque est employé pour séparer la glucine et l'yttria de l'alumine, ces terres étant solubles dans le sous-carbonate d'ammoniaque, tandis que l'alumine ne l'est pas. On le mêle au tabac pour lui donner du montant; on s'en sert dans la fabrication du pain dit *pain des Anglais;* il sert à donner à cette préparation alimentaire un aspect différent. Les dégraisseurs s'en servent pour enlever diverses taches. En Pharmacie on l'introduit dans de petits flacons; il est alors vendu sous le nom de sel volatil d'Angleterre. Quelquefois on l'aromatise avec quelques essences. On s'en sert pour le faire respirer dans les cas de syncope et d'hystérie; dans ces cas, son emploi est plus convenable que celui de l'ammoniaque liquide. On applique quelquefois ce sel sur la peau, comme rubéfiant.

Les principaux caractères qui peuvent faire reconnaître le sous-carbonate d'ammoniaque sont, 1°. son odeur; 2°. sa volatilité; 3°. traité par l'acide nitrique, il se décompose avec dégagement d'acide carbonique et formation d'un sel (le nitrate d'ammoniaque) qui a des caractères particuliers. *V.* NITRATE D'AMMONIAQUE. (A. C.)

CARBONATE D'AMMONIAQUE HUILEUX, *Sel volatil de*

corne de cerf. On a donné ce nom à un produit qu'on obtient de la distillation des matières animales, et particulièrement de la corne de cerf et des os. Ce produit diffère du sous-carbonate d'ammoniaque pur, en ce qu'il est sali par des substances étrangères, et particulièrement par de l'huile de Dippel. *V.* CORNE DE CERF.

(A. C.)

CARBONATE D'AMMONIAQUE SATURÉ, *Bi-carbonate d'ammoniaque.* Ce sel peut être obtenu de la manière suivante : on fait passer dans une solution de sous-carbonate d'ammoniaque un courant d'acide carbonique pur, et l'on recueille le sel qui résulte de la combinaison de l'acide avec le sous-carbonate en dissolution. Ce sel peut encore être obtenu en exposant à l'action de l'air libre le sous-carbonate.

Le carbonate d'ammoniaque, dissous dans l'eau, cristallise par l'évaporation, en prismes à 6 pans. Il n'a pas d'odeur; sa saveur est plus faible que celle du sous-carbonate. Il est composé

d'acide carbonique... 56   ou d'acide carbonique 100

d'ammoniaque...... 19   et d'ammoniaque ... 381,63

d'eau de cristallisation. 25

Il est reconnaissable par les caractères suivans : 1°. il est soluble dans l'eau; 2°. traité par les acides, il se décompose avec effervescence, en donnant naissance à des sels à base d'ammoniaque; 3°. traité par la potasse, il se décompose avec dégagement d'ammoniaque; 4°. soumis à l'action de la chaleur, il se volatilise, mais une portion de ses élémens se désunissent lors de cette opération.

(A. C.)

CARBONATE DE BARYTE. On a donné le nom de *carbonate de baryte* au sel qui résulte de la combinaison de l'acide carbonique avec l'oxide de barium.

Ce sel existe tout formé dans la nature, et on l'a trouvé à Anglesarck dans le comté de Lancastre, à Neuberg dans la Haute-Styrie.

Le carbonate de baryte naturel est souvent à l'état de sel pur; quelquefois il est accompagné de substances étrangères. Les caractères de ce sel sont les suivans : il a une pesanteur spécifique établie à 4,3. Mis sur les charbons ardens, il devient phospho-rescent, infusible; il raie la chaux carbonatée et est rayé par la chaux fluatée; il est soluble dans l'acide nitrique avec efferves-cence, après avoir pris un volume plus considérable que celui du fragment soumis à cette expérience. Réduit en poudre et soumis à l'action de la chaleur, il peut être dissous par l'acide nitrique étendu, et donner naissance à un sel (le nitrate de baryte), facilément reconnaissable à ses propriétés physiques et chi-miques.

Le carbonate de baryte pur peut s'obtenir de la manière sui-vante. On verse dans une solution étendue d'hydro-chlorate de baryte, du sous-carbonate de soude liquide, jusqu'à ce qu'il n'y ait plus de précipitation : les deux sels sont décomposés; il y a formation de muriate de soude soluble et de carbonate de baryte insoluble qui se précipite. On recueille le précipité sur un filtre, on le lave à l'eau bouillante; lorsqu'il est bien lavé, on le met à égoutter; on le réduit alors en trochisques, on le fait sécher, ou on le conserve à l'état pulvérulent.

Ce sel est blanc, très pesant, inodore, presque insipide; il est formé

d'acide carbonique 22
d'oxide de barium 78

Le carbonate de baryte naturel est employé en Angleterre comme poison contre les rats. M. Pelletier père a reconnu que le sel de baryte, fait de toute pièce, ne possédait pas la même propriété; il serait convenable de répéter cette expérience, et de chercher à reconnaître la cause de cette différence.

(A. C.)

CARBONATE DE CHAUX (SOUS-), *Blanc d'Espagne, Blanc de Meudon, Blanc de Troyes, Craie, Spath, Marbre, Pierre à bâtir, Albâtre crayeux, Arragonite* (1), etc., etc.

---

(1) L'arragonite est un carbonate de chaux trouvé en Arragon et en Au-vergne. M. Haüy en a fait une espèce à part, à cause de la forme primitive qui est un octaèdre; le carbonate de chaux ayant pour forme primitive des

On a donné le nom de carbonate de chaux, au sel qui résulte
de la combinaison de l'acide carbonique avec l'oxide de calcium. Ce sel se trouve dans la nature en très grande abondance; il fait partie de tous les sols, et il constitue une foule
de corps désignés par des noms différens.

Les caractères chimiques du carbonate de chaux le font
facilement reconnaître, malgré ses configurations diverses. Ces
caractères sont les suivans : il est presque insoluble dans l'eau ;
la plupart des acides le décomposent en donnant lieu à une
espèce de bouillonnement nommé effervescence, dû au dégagement de gaz acide carbonique ; il forme alors des sels de chaux ;
soumis à l'action de la chaleur, il perd son acide, et il laisse
pour résidu de l'oxide de calcium (de la chaux vive), etc., etc.
Ce sel, à l'état pulvérulent, est employé dans l'usage pharmaceutique, dans l'art de la peinture, il sert à décomposer le sulfate de soude, pour obtenir la soude factice ; à
saturer le tartre, le jus de citron, pour obtenir les acides tartrique et citrique ; à l'état de marbre, il sert à embellir nos
monumens; à l'état de pierre à bâtir, il entre dans la construction des édifices ; il fournit la chaux destinée à la préparation des mortiers, des cimens. A l'état transparent (l'albâtre), on en fait des objets d'utilité ou d'ornement (1).

Préparation de la craie ou carbonate de chaux en masses friables.

La préparation de la craie se fait en grand dans les arts ;
elle consiste à laver la craie divisée, et à séparer les parties qui
restent en suspension, des parties plus denses et siliceuses qui
se précipitent, à réduire en pains carrés ou en cylindres
les parties les plus fines qu'on a séparées par le lavage, et

---

rhomboïdes, on a essayé d'expliquer cette différence. Stromeyer crut pouvoir
l'attribuer à la présence de la strontiane dans ce carbonate; mais M. Laugier
ayant examiné des arragonites qui ne contenaient pas de strontiane, le pro-
blème est encore à résoudre.

(1) A chacun de ces noms, nous donnerons des détails sur ces divers
produits.

qu'on laisse dessécher convenablement. Cette préparation doit être faite par le pharmacien qui met ce produit en usage comme moyen thérapeutique. Pour cela, on réduit la craie en poudre ; on en fait une pâte avec de l'eau ; on délaie cette pâte dans une plus grande quantité de liquide. Après un court intervalle, on décante, on lave de nouveau le produit, et on recommence ce travail jusqu'à ce que l'eau ne se charge plus de carbonate de chaux divisé. On réunit alors les eaux décantées, on laisse déposer la craie, on en sépare l'eau, on fait égoutter le dépôt, et on en fait des trochisques que l'on fait sécher à l'étuve et que l'on conserve pour l'usage.

On peut préparer le carbonate de chaux pur, en précipitant l'hydro-chlorate de chaux liquide par un sous-carbonate alcalin, lavant le précipité et faisant égoutter, et le réduisant en trochisques.

Le carbonate de chaux obtenu de la sorte est formé

$$\left.\begin{array}{l} \text{de } 43,2 \text{ d'acide,} \\[2mm] \text{de } 56,8 \text{ d'oxide,} \end{array}\right\} \text{ou} \left\{\begin{array}{l} \text{de } 44 \text{ acide,} \\ \text{de } 56 \text{ oxide,} \\ \text{équivalens chimiques.} \end{array}\right.$$

Ce sel est employé en Médecine ; on le donne comme absorbant ou anti-acide, contre la diarrhée, la chlorose, le rachitis, les croûtes laiteuses. La dose est de quinze à trente grains, répétant cette quantité à plusieurs reprises dans la journée.

(A. C)

CARBONATE DE FER (SOUS-), *Rouille*. On a donné le nom de sous-carbonate de fer à la préparation obtenue de la manière suivante :

On prend de la limaille de fer bien pure, on l'humecte légèrement avec de l'eau ; on l'abandonne ensuite à l'action de l'air dans une cave, en ayant soin de temps en temps d'ajouter une petite quantité d'eau. Le fer placé dans ces circonstances s'oxide promptement. L'oxide formé absorbe de l'acide carbonique ; il y a formation d'un sous - carbonate de fer, d'une couleur jaune rougeâtre, et qui est connue sous le nom de *rouille de fer* (1). Lorsque l'oxidation est avancée, on laisse sécher, on réduit en poudre, on passe au tamis, et, par le lavage, on sépare les parties les plus fines que l'on fait sécher et que l'on conserve pour l'usage.

On peut encore préparer un produit analogue à la rouille en précipitant le sulfate de fer par le sous-carbonate de soude. On prend une certaine quantité de sulfate de fer, on le fait dissoudre dans une grande quantité d'eau; on filtre la solution lorsqu'elle est complètement opérée; on précipite ensuite cette solution par du sous-carbonate de soude liquide, en ayant soin d'ajouter de ce sel jusqu'à ce qu'il n'y ait plus de précipitation. On laisse reposer le précipité; on décante l'eau surnageante qu'on remplace par de l'eau bouillante, on agite, on laisse reposer, on décante de nouveau; on recueille le précipité sur un filtre, puis on le lave jusqu'à ce que l'eau sorte insipide de dessus ce précipité. On le fait égoutter, on le réduit alors en trochisques, ou on le fait sécher, et on le met en poudre que l'on conserve dans un bocal de verre fermé.

Le carbonate de fer est employé dans l'art médical comme tonique, emménagogue, astringent, on l'administre depuis cinq grains jusqu'à un gros : on le fait entrer dans quelques pilules.

(A. C.)

CARBONATE DE MAGNÉSIE, *Magnésie douce, Magnésie effervescente, Magnésie aérée, Méphyte de magnésie, Craie de magnésie.* Le carbonate de magnésie est le sel résultant de la combinaison de l'acide carbonique avec l'oxide de magnésium dans les proportions de 33 parties d'acide carbonique, de 40 d'oxide de magnésium et de 27 d'eau. Sa découverte peut être attribuée à Black, qui, le premier, reconnut l'existence des alcalis et des terres alcalines en combinaison avec l'acide carbonique. Les observations que Black publia en 1775 donnèrent lieu à divers travaux, parmi lesquels on distingue ceux de Bergmann, qui s'occupa de l'examen de cette combinaison qu'il décrivit avec

____

(1) Ce produit contient de l'ammoniaque.

2 soin. Depuis ce travail, divers chimistes se sont occupés du
3 carbonate de magnésie, et ont publié des travaux sur ce su-
i jet (1).

Le carbonate de magnésie existe dans la nature, mais en
petite quantité, et à un état d'impureté qui ne permet pas de
l'employer aux usages thérapeutiques. On est forcé de le préparer directement pour cet usage. Pour cela, on dissout dans
de l'eau pure du sulfate de magnésie blanc et pur (2) ; on verse
dans cette dissolution du sous-carbonate de potasse liquide (obtenu
de la décomposition du tartre par le nitre), et on continue d'ajouter de cette solution jusqu'à ce qu'il y en ait un léger excès (3)
(cette méthode nous paraît préférable à celles où les doses sont indiquées; car pour opérer exactement, il serait nécessaire de toujours employer du sulfate de magnésie et du sous-carbonate de
potasse également secs, ce qui nous a paru, après diverses expériences, assez difficile à faire); on laisse déposer le précipité, on
décante la liqueur qui surnage ; on ajoute de l'eau de pluie,
on agite long-temps le liquide pour bien diviser le carbonate et
le laver ; on le laisse déposer de nouveau ; on reprend le lavage
à plusieurs reprises, et jusqu'à ce que l'eau qui en sort ne
soit plus alcaline ; on jette le précipité sur une toile ; on
le laisse égoutter ; on porte ensuite ce précipité, qu'on coupe
par morceaux, sur une table ou *aire* de plâtre bien épaisse et
placée dans une étuve. Cette table absorbe vivement l'eau ;
le carbonate de magnésie se dessèche. Quand il est arrivé au

---

(1) Fourcroy, MM. Robiquet, Phillips, etc.

(2) Le sulfate de magnésie contenant souvent des sels métalliques qui
pourraient être précipités à l'état d'oxide en même temps que la magnésie,
on précipite ces oxides métalliques par un hydro-sulfate, et on filtre ensuite
la solution.

(3) Les quantités de sous-carbonate de potasse et de sulfate de magnésie
à employer ont été indiquées dans le nouveau Dispensaire d'Édimbourg, elles
sont les suivantes : Pharm. d'Édimb. sulfate de magnésie, 4 parties; sous-
carbonate de potasse, 3 ; eau, 20 parties. Dispensaire de Londres : sulfate
de magnésie, une livre; sous-carbonate de potasse, 9 onces. Enfin, celui de
Dublin indique, parties égales de sulfate de magnésie et de carbonate de
potasse.

point de dessication convenable, on pare la surface, et on enferme le carbonate obtenu dans des boîtes de bois garnies, à l'intérieur, de papier blanc (1).

Les principales précautions à prendre pour obtenir le carbonate de magnésie léger et bien blanc, consistent : 1°. dans l'emploi de sels bien purs; 2°. la solution doit être très étendue (vingt livres d'eau pour une livre de sulfate de magnésie); 3°. le lavage du précipité doit être fait avec de l'eau de pluie, et continué jusqu'à ce que l'eau ne soit plus alcaline; 4°. la dessication du carbonate obtenu doit être rapide. (*V.* le *Dictionnaire de Technologie*, t. I, p. 186.)

Dans cette opération, le sulfate est décomposé par le carbonate de potasse; il résulte de cette décomposition, et du sulfate de potasse soluble, et du carbonate de magnésie insoluble et qui se précipite.

Le carbonate de magnésie que l'on rencontre dans le commerce est quelquefois altéré par du sous-carbonate de chaux (de la craie); cette falsification est facile à découvrir, à cause du poids qu'elle ajoute au sel. Si la pesanteur du carbonate fait soupçonner cette fraude, on opère de la manière suivante pour s'en assurer. On délaie dans l'eau le carbonate, on y verse de l'acide sulfurique jusqu'à ce qu'il n'y ait plus d'effervescence, et que le mélange soit légèrement acide. Si le carbonate de magnésie est pur, la dissolution est complète; s'il est mêlé de carbonate de chaux, ce sel décomposé donne lieu à du sulfate de chaux insoluble qui se précipite. La quantité de ce sel indique la quantité de carbonate qui avait été mêlé au carbonate de magnésie.

Quelquefois le carbonate de magnésie a été mal lavé, il retient des sels de potasse; on peut les lui enlever par le lavage, et reconnaître par l'évaporation du liquide qui a servi à laver ce produit, la quantité du sel contenu dans 100 parties de ce sel.

La magnésie peut être mêlée à de la silice si le sous-carbo-

---

(1) Il faut avoir soin que l'étuve ne reçoive pas de fumée, celle-ci jaunit fortement le sel, et cette couleur pénètre même à l'intérieur.

nate de potasse employé pour précipiter le sulfate était impur.
On reconnaît cette fraude en dissolvant le carbonate dans un
acide étendu : la silice insoluble reste dans la liqueur et peut être
reconnue. Quelques auteurs ont indiqué la falsification de la magnésie par l'amidon ; mais cette falsification nous semble impossible, à cause de la facilité avec laquelle l'homme le moins exercé
la reconnaîtrait ; dans tous les cas, l'emploi de la chaleur ou de
la solution d'iode fournirait des moyens faciles pour reconnaître ce mélange.

Le carbonate de magnésie est ordinairement sous la forme de
pains carrés très légers ; il est doux au toucher, insoluble dans
l'eau, soluble avec effervescence dans les acides ; exposé à l'action du feu, il se décompose en perdant son acide carbonique ;
il passe à l'état d'oxide de magnésium.

Le carbonate de magnésie est administré comme absorbant, et contre les aigreurs de l'estomac ; il est légèrement
purgatif et occasione quelquefois des selles. La dose à laquelle
on administre ce sel comme absorbant est de 24 grains à 1 gros,
et 2 gros si l'on veut le faire agir comme purgatif léger.

Le carbonate de magnésie est mêlé à la farine du blé récent,
destinée à la fabrication du pain. Le pain préparé avec le mélange suivant :

Farine de blé récent......... 100 livres,
Magnésie carbonatée.......... 6 onces 2 gros (1),

a été reconnu beaucoup meilleur et plus sain.

Le carbonate de potasse peut être remplacé avec avantage
dans la fabrication du carbonate de magnésie par le sous-carbonate de soude ; le sel qui résulte de la décomposition, le sulfate
de soude, étant plus soluble que le sulfate de potasse, le lavage est
plus facile et le carbonate de magnésie est obtenu à un plus grand
état de pureté. On peut en outre se servir du sulfate de soude
qui provient de l'évaporation des eaux mères, tandis que l'emploi du sulfate de potasse est peu considérable ; ce moyen devrait

____

(1) 36 grains par livre.

être préféré, à cause de l'emploi de la soude, produit de nos fabriques, qui d'ailleurs est à meilleur marché que la potasse.

(A. C.)

CARBONATE DE MAGNÉSIE, *Bi - carbonate de magnésie*. On a donné le nom de bi-carbonate de magnésie au sel qui résulte de l'union de l'acide carbonique avec l'oxide de magnésium, dans les proportions de 50 parties d'acide, de 25 de base, et de 25 d'eau de cristallisation. Fourcroy a fait voir que ce sel était différent du sous-carbonate, et que ce dernier n'était pas saturé d'acide.

Ce sel s'obtient de la manière suivante : on délaie dans de l'eau distillée du sous-carbonate de magnésie pur et hydraté, provenant de la décomposition du sulfate de magnésie par le sous-carbonate de potasse ; lorsqu'il est délayé, on fait passer dans ce mélange un courant de gaz acide carbonique pur, et on continue jusqu'à ce que tout le sous-carbonate soit dissous. On fait ensuite évaporer la liqueur à une douce chaleur, et on obtient le sel par cristallisation (1).

Ce sel ainsi préparé se présente sous la forme de cristaux transparens, qu'on a reconnus pour être des prismes hexagones, terminés par un plan hexagone. Ce sel a peu de saveur ; il est soluble dans 48 fois son poids d'eau ; il est moins soluble dans l'eau chaude que dans l'eau froide. (Butini.) Exposé à l'action de l'air, il s'effleurit et tombe en poussière. Exposé à l'action de la chaleur, il décrépite, se décompose, et se réduit en oxide de magnésium.

Ce sel se rencontre dans la nature, en Angleterre, dans la pierre à chaux magnésienne. On le prépare, depuis quelque temps, pour l'usage pharmaceutique, et on le donne comme absorbant. Sa solubilité dans l'eau, sans communiquer à ce pro-

---

(1) On peut obtenir le bi-carbonate de magnésie en cristaux plus volumineux, en mêlant ensemble 125 parties de sulfate de magnésie et 136 parties de sous-carbonate de soude pur, ces deux sels dissous dans l'eau. On filtre après avoir mélangé, et on abandonne la liqueur à une évaporation spontanée. (Thomson, t. II, p. 558.)

duit un goût désagréable trop marqué, le rend précieux pour la Thérapeutique à la dose d'un gros et demi en dissolution dans 9 onces d'eau; et pris en deux fois, il est légèrement purgatif et fait cesser les aigreurs.

On le fait entrer dans quelques eaux minérales, qu'on administre comme anti-acides. (A. C.)

CARBONATE DE PLOMB (sous-), *Céruse, Craie de plomb, Blanc de plomb, Blanc de Krems.* On a donné le nom de carbonate de plomb à la combinaison qui résulte de l'union de l'acide carbonique avec l'oxide de plomb. Ce sel existe tout formé dans la nature; on le rencontre cristallisé, 1°. en prismes à six pans terminés par des pyramides hexaèdres; 2°. en tables ou paillettes; 3°. en octaèdres réguliers. Sa couleur est le blanc ou le blanc jaunâtre. Chauffé au chalumeau, il bouillonne, se décompose, et donne pour résidu du plomb métallique. Traité par l'acide nitrique, il se dissout dans cet acide avec effervescence, en donnant naissance à du nitrate de plomb, qu'on obtient à l'état solide par l'évaporation. La dissolution de ce sel précipite en noir par l'hydrogène sulfuré.

Bergmann est le premier qui ait fait connaître que la céruse native était du carbonate de plomb. Il détermina ensuite les élémens de ce sel (1). Depuis la publication des travaux de Bergmann, d'autres chimistes, Chénevix, Klaproth, Proust, s'occupèrent de l'analyse de ce sel; et sa composition, donnée par Berzélius, est la suivante :

$$\begin{aligned}
&\text{Acide carbonique} \dots\dots\dots\dots 16,5 \\
&\text{Protoxide de plomb} \dots\dots\dots\dots 83,5.
\end{aligned}$$

Le carbonate de plomb est employé en très grande quantité dans les arts; il fut long-temps fabriqué en Belgique, en Hollande, en Angleterre; et ces nations nous fournissaient ce sel et levaient un impôt basé sur nos besoins. En 1791, M. Chaillot de Paris importa un des procédés de fabrication employés dans les

____

(1) Analyse de Bergmann   Oxide de plomb..... 84
                              Acide carbonique ... 16.

fabriques étrangères ; et cette innovation importante fut bientôt la cause de l'établissement de plusieurs fabriques. L'un de nos chimistes les plus distingués, M. Thénard fit connaître un procédé ingénieux pour préparer ce sel ; et ce procédé, mis en usage par MM. Brechoz et Roard dans la belle fabrique de céruse de Clichy, a constamment donné de bons résultats (1).

La préparation du blanc de plomb se fait par plusieurs procédés : le premier, qui est le plus ancien, consiste à exposer à la vapeur du vinaigre des lames de plomb plus ou moins épaisses, à enlever le produit de l'oxidation qui a absorbé de l'acide carbonique, à le laver, à le conserver en écailles, ou à le convertir en masses que l'on vend dans le commerce.

Le deuxième consiste à décomposer le nitrate de plomb par le sous-carbonate de potasse, à laver le précipité et à le réduire en masses. Le produit obtenu de la sorte est souvent mêlé de sulfate de plomb provenant de la décomposition du nitrate, par les sulfates contenus dans la potasse ; il contient en outre de la silice et des traces de muriate.

Le procédé décrit par M. Thénard étant préférable à ceux que nous venons d'indiquer, nous croyons devoir le donner ici avec quelques détails.

On prend 100 parties d'acétate de plomb neutre, on les met en contact avec 116 parties de litharge porphyrisée, on y ajoute de l'eau, et l'on fait bouillir le tout pour opérer la solution complète de l'oxide (2). Lorsque la solution est faite, on y fait passer un courant de gaz acide carbonique provenant de la combustion du charbon activée par le vent d'un soufflet, etc. L'acide carbonique se trouvant en contact avec la solution de sous-acétate de plomb, décompose ce sel ; l'oxide dissous par l'acétate neutre

---

(1) Le procédé de M. Thénard, décrit il y a environ 18 ans, a été importé tout récemment en Angleterre par un insulaire qui a pris pour cette *importation* un *brevet d'invention*.

(2) On peut préparer directement le sous-acétate de plomb pour le décomposer. M. Robiquet indique les proportions suivantes : acide acétique à 40° ; acide métrique (8o° de l'aréomètre ordinaire), 65 parties ; litharge, 85 parties.

se précipite à l'état de sous-carbonate; le sous-acétate passe à l'état d'acétate. On laisse reposer le précipité formé; on décante la partie liquide (l'acétate neutre), qu'on fait bouillir de nouveau avec de la litharge, pour l'amener à l'état de sous-acétate, que l'on traite par l'acide carbonique, comme nous l'avons déjà dit.

On lave le précipité de sous-carbonate de plomb avec de l'eau ; on recueille les premières eaux de lavage, qui contiennent de l'acétate de plomb; elles servent à dissoudre de nouveau de l'acétate, pour le traiter par la litharge et le précipiter ensuite.

On lave le précipité à grande eau, et jusqu'à ce que ce liquide en sorte insipide; ensuite on, le laisse égoutter, on le place dans des pots, et on le porte à l'étuve.

Si l'on veut que la céruse ait une légère teinte bleuâtre, on a le soin de la moins laver; on peut aussi, par l'addition d'un peu de noir, lui donner une teinte grisâtre.

La céruse, mise en usage dans quelques préparations pharmaceutiques, doit être employée à l'état de pureté et privée de substances étrangères qu'on ajoute quelquefois aux céruses destinées aux emplois des arts, et qui sont la craie, le carbonate et le sulfate de baryte. Pour s'assurer de sa pureté, on peut la réduire en poudre fine et la traiter par une solution de potasse caustique qui dissout ce sel s'il est pur, ce qui n'a pas lieu s'il est mélangé de substances étrangères. Si l'on fait l'opération sur un poids donné, 25, 50 ou 100 grammes, le résidu, bien lavé et séché, indique la quantité des substances ajoutées au sel de plomb.

Le carbonate de plomb est blanc, pesant, sans saveur, insoluble dans l'eau, noircissant par le contact de l'hydrogène sulfuré, jaunissant par le contact de l'acide hydriodique. Traité au chalumeau, il se décompose, et donne naissance à du plomb métallique et à un dégagement de gaz acide carbonique.

Pris à l'intérieur, ce sel produit de fâcheux effets, qui se font ressentir dans les fabriques de céruse sur les ouvriers, et particulièrement sur ceux qui placent le produit dans des pots de terre pour le porter à l'étuve, le faire sécher, et l'obtenir sous forme de pains semblables à ceux qui proviennent des fabriques étrangères (1). Les secours à donner contre les accidens causés par le plomb carbonaté sont l'administration des sulfates alcalins solubles (les sulfates de soude , de potasse , de magnésie), les purgatifs sudorifiques et calmans (*le traitement dit de la charité*). Des expériences non terminées, et qui feront le sujet d'un mémoire particulier, nous ont convaincu qu'on peut diminuer le danger que courent les ouvriers qui travaillent à la céruse, en leur faisant prendre à plusieurs reprises dans la journée, de l'eau hydro-sulfurée, qu'on peut préparer à peu de frais en très grande quantité. L'acide hydro-sulfurique contenu dans ce produit nous a paru anéantir la plupart des facultés vénéneuses du sel de plomb.

Le sous-carbonate de plomb est employé dans la préparation de l'acide hydro-cyanique; il fait partie constituante de quelques onguens; on s'en sert pour la préparation du nitrate de plomb.

On doit le conserver dans des flacons fermés, pour le mettre à l'abri des émanations animales qui le noircissent.   (A. C.)

CARBONATE DE POTASSE (sous-), *Potasse, Alcali fixe, Alcali végétal, salin* On a donné le nom de *potasse, d'alcali fixe* à la substance obtenue par le lavage des cendres des végétaux; ce produit, qui résulte de la combustion de la plupart des plantes qui contiennent cet oxide combiné à des sels qui se décomposent pendant l'incinération (2), porte différens noms selon le lieu qui le fournit; à l'article POTASSE, nous indiquerons les divers procédés suivis pour obtenir ces produits et le résultat qu'on a obtenu de leur analyse.

---

(1) L'autorité a obvié à cet inconvénient par une ordonnance qui défend de mettre la céruse en pains.

(2) La plupart des végétaux incinérés donnant de la potasse, on a tenté de l'obtenir avec avantage des plantes indigènes. MM. Payen et Chevallier, suivant les traces données par quelques chimistes qui l'ont obtenue en grande quantité des vieux arbres, des épinards, de la betterave, de la pomme de terre, de la fougère mâle, de la rhubarbe, de la tanaisie, du colza , de fanes de fèves et de pois, des tiges du tabac, du chenopodium, se sont occupés d'un travail sur ce sujet, qui est encore en partie inédit.

*Sous-carbonate de potasse préparé par la déflagration d'un mé-
lange de crème de tartre et de nitrate de potasse.* (Procédé du
Codex.)

Ce sel, aussi nommé *nitre fixé par le tartre,* s'obtient par le
procédé suivant :

On réduit en poudre du nitrate de potasse pur et du tartrate
acide de potasse pur (de la crème de tartre) ; on fait un mélange
à parties égales ; on place ce mélange dans un mortier de fer ou
dans une bassine de fonte ; on y laisse tomber un charbon allumé ; ce charbon donne lieu à une vive déflagration, à la décomposition des deux sels et à la formation du sous-carbonate de
potasse, qui reste pour résidu. Dans cette opération, l'oxigène de
l'acide du nitrate se porte sur le charbon provenant de la décomposition de l'acide tartrique ; il le convertit en acide carbonique
qui s'unit à l'oxide de potassium.

Lorsque la déflagration est terminée, on laisse refroidir, on
verse sur la masse de l'eau distillée ou de l'eau de pluie qu'on a
fait chauffer ; on agite le mélange pour faciliter la solution :
quand elle est terminée, on filtre la liqueur, on la met dans une
bassine d'argent, et on fait évaporer jusqu'à siccité, en agitant
sur la fin de l'opération, pour que le sel ne s'attache pas à la bassine, et pour l'obtenir sous forme de poudre ; on l'introduit ensuite, lorsqu'il est sec et froid, dans un flacon à col droit, qu'on
ferme exactement avec un bouchon de liége.

Ce procédé, consigné dans le Nouveau Codex, prescrit une trop
grande quantité de nitrate par rapport à celle du tartre ; le
procédé donné dans l'ouvrage de M. Thénard n'offre pas cet
inconvénient ; les proportions indiquées sont les suivantes : nitre
pur, 100 parties ; tartre, 200. On projette ce mélange dans une
bassine de fonte à peine rouge ; on lessive le résidu ; aussitôt que
la masse a subi la déflagration, on fait évaporer avec les précaution que nous avons indiquées précédemment.

Des expériences faites par M. Guibourt ont démontré que le
mode suivi dans la préparation du sous-carbonate de potasse in-
fluait sur sa pureté. Ce chimiste a reconnu qu'en suivant le pro-

cédé indiqué dans l'ouvrage de M. Thénard, on obtient du sous-carbonate de potasse pur, tandis qu'en opérant la déflagration à une haute chaleur, le produit, amené à l'état de fusion pâteuse, se trouve mêlé de cyanure de potassium. M. Guibourt a expliqué ce fait de la manière suivante: le carbonate de potasse, à l'état de fusion, retient du gaz azote ou deutoxide d'azote qui, se trouvant en contact avec le charbon, réagit sur ce corps et donne naissance à du cyanogène qui, lorsqu'il est formé, se convertit en cyanure (1). Cette remarque est du plus grand intérêt; elle doit attirer l'attention du manipulateur, qui peut, en opérant d'une manière ou de l'autre, obtenir des produits bien différens.

On peut encore préparer le sous-carbonate de potasse en décomposant le nitre pur par le charbon pulvérisé, ou en faisant incinérer du tartre. Dans le premier cas, on fait chauffer dans une bassine de fonte du nitre pur; lorsqu'il est à une température assez élevée pour déterminer l'inflammation des corps combustibles, on projette peu à peu de la poudre de charbon (2); on continue cette projection jusqu'à ce qu'il n'y ait plus d'inflammation au point de contact. Le charbon brûle aux dépens de l'oxigène du nitre, et se convertit en acide carbonique qui s'unit à la potasse, forme du sous-carbonate de potasse; on dissout le résidu dans l'eau, on filtre et on fait évaporer: on le conserve comme nous l'avons dit.

Combustion du tartre. On prend du tartre, on le met dans une bassine de fonte, on expose ensuite ce vase à un feu assez fort. Le tartrate de potasse se décompose, son carbone brûle en se convertissant en acide carbonique qui s'unit à la potasse et forme du sous-carbonate qui reste au fond du vase; on lave le produit, on filtre et on fait évaporer. Quelquefois le sel ainsi ob-

---

(1) L'explication donnée par M. Guibourt fait connaître la cause à laquelle peut être due la présence de quelques cyanures dans quelques produits de la combustion; les soudes et les potasses du commerce.

(2) Le poussier de charbon ne serait pas convenable pour préparer la poudre de charbon: ce résidu contient de la terre et d'autres substances étrangères.

tenu est encore sali par la présence de matières étrangères qui
ont échappé à la décomposition; pour le priver de ces matières,
il suffit de le calciner, de le dissoudre de nouveau, de le faire
évaporer et de l'amener à l'état de dessication, puis de le conserver dans des flacons bien bouchés. On a donné à ce produit le
nom de *sel de tartre.*

Le sous-carbonate de potasse obtenu par ces divers procédés
est âcre, caustique; il verdit le sirop de violettes, attire fortement
l'humidité de l'air (1), se dissout facilement dans l'eau, fait effervescence par le contact des acides. Exposé à l'action de la
chaleur, il n'éprouve pas de décomposition.

Introduit dans l'économie animale sans précautions, il peut
donner lieu à des accidens fâcheux et causer l'empoisonnement;
les secours consistent à donner au malade des solutions acides
légères qu'on peut aromatiser. Ces solutions préparées avec les
acides végétaux sont préférables.

Les caractères qui peuvent faire reconnaître le sous-carbonate
de potasse sont : l'union de ce produit avec les acides, et l'examen
des sels qui résultent de ces opérations. On distingue les sels de
soude de ceux de potasse en ce que ces derniers précipitent la
solution de muriate de platine.

Le sous-carbonate de potasse est employé en Médecine pour
combattre les engorgemens des viscères abdominaux. Mêlé aux
décoctions sudorifiques, il est usité dans le traitement des maladies cutanées.

On l'a recommandé comme propre à combattre la formation
des calculs d'acide urique et d'urate d'ammoniaque.

La dose à laquelle on peut l'administrer est de 10 grains à 1
gros, cette dernière quantité mise dans 2 livres d'eau.

Ce sel est usité en Pharmacie pour préparer l'acétate, le chlorate, le sulfure et le carbonate de potasse saturé. Le sous-carbonate
de potasse dissous dans l'eau forme une liqueur qui est employée
comme réactif.   (A. C.)

----

(1) Cette propriété l'a fait appeler huile de tartre par défaillance.

CARBONATE DE POTASSE SATURÉ , *Bi-carbonate de potasse.*

Ce sel est le résultat de la combinaison de l'acide carbonique avec l'oxide de potassium, dans les proportions de 43 parties d'acide, de 41 d'oxide de potassium, et de 17 parties d'eau. (Bergmann.) Ce sel peut être préparé de plusieurs manières :

1°. En faisant passer dans une solution de sous-carbonate de potasse pur de l'acide carbonique pur, préparé en décomposant le carbonate de chaux *saccharoïde,* le marbre blanc, par l'acide hydro-chlorique, lavant le gaz, et continuant l'opération jusqu'à ce que le sel ait cristallisé. On doit avoir soin de débarrasser les tubes des cristaux qui s'y forment, et d'employer des tubes larges.

2°. En recueillant l'acide carbonique qui se dégage naturellement en quelques lieux, le faisant passer dans une solution chaude et concentrée de sous-carbonate de potasse.

3°. En exposant au contact de l'air chargé d'acide carbonique, du sous-carbonate de potasse (1).

4°. En décomposant le sous-carbonate d'ammoniaque par le sous-carbonate de potasse. (Procédé de Bertholiet.)

Dans le premier procédé, quand la liqueur est saturée de sel, on sépare les cristaux, on les met à égoutter, puis on les enferme dans des flacons fermés en liége. En faisant évaporer la liqueur à une température de 80° centigrades, on obtient de nouveau des cristaux qu'on lave à l'eau froide et qu'on met à sécher.

Le procédé de Berthollet consiste à mêler ensemble 500 grammes (une livre) de sous-carbonate de potasse pur pulvérisé, 96 grammes (trois onces) de sous-carbonate d'ammoniaque, et 1000 grammes (une pinte) d'eau, à exposer le mélange, pendant trois heures, à une température de 82°, ou jusqu'à ce que l'ammoniaque se soit volatilisée (on peut recueillir l'ammoniaque dans de l'eau); retirant ensuite du feu, et laissant cris-

---

(1) De Chaulnes exposait une solution de potasse dans le gaz acide carbonique qui se dégageait lors de la fermentation de la bière.

talliser; lavant les cristaux avec de l'eau froide et les mettant à égoutter; faisant évaporer les eaux mères à une douce température, pour obtenir de nouveau des cristaux que l'on traite de la même manière.

Curaudeau a annoncé, mais ce fait paraît tout au moins hypothétique, qu'il avait obtenu du carbonate de potasse saturé en chauffant ensemble, pendant une heure, dans un creuset de réverbère, un mélange formé avec de la tannée et du sous-carbonate de potasse.

Le carbonate de potasse jouit des propriétés suivantes : il n'attire pas l'humidité de l'air; il cristallise en prisme quadrangulaire terminé à son sommet par deux triangles renversés en forme de toit de maison, ou en prismes tétraèdres rhomboïdaux à sommets dièdres; sa saveur est alcaline, non caustique; il verdit le sirop de violettes, rougit le papier de curcuma, ramène au bleu le papier de tournesol rougi par les acides; il est soluble dans l'eau froide; mis en contact avec de l'eau bouillante, il perd une partie de son acide, qui se dégage sous forme de bulles; chauffé fortement, il perd une partie de l'eau de cristallisation et de l'acide carbonique; il passe à l'état de sous-carbonate.

Ce sel traité par les acides, se décompose avec dégagement d'acide carbonique; les sels qui en résultent peuvent servir à faire distinguer le carbonate de potasse du sous-carbonate de soude.

Le carbonate de potasse est employé dans la Thérapeutique, dissous dans l'eau, à la dose de 5 grammes par litre.

On s'en sert pour combattre la formation des calculs d'acide urique et d'urate d'ammoniaque : il entre dans la potion anti-émétique de Rivière. On s'en sert contre la galle, les engorgemens glanduleux du mésentère, le rachitisme, la goutte, la teigne, les dartres, etc., etc. : on le donne intérieurement à la dose de 10 à 60 grains dans 6 onces d'eau. (A. C.)

CARBONATE DE SOUDE (sous-). Le sous-carbonate de soude est un sel résultant de la combinaison de l'acide carbonique avec l'oxide de sodium, dans la proportion de 14,16 d'acide carbonique, de 20,60 d'oxide de sodium, et de 65,24 d'eau. (Thomson.) Ce sel s'obtient de la manière suivante:

On pulvérise grossièrement de la soude factice ou naturelle (*V.* ce mot.); on place la poudre dans un tonneau dont le fond est garni de paille à la hauteur d'environ quatre pouces; on verse dessus de l'eau froide en assez grande quantité pour que l'eau surnage le sel. Lorsque l'eau a séjourné quinze à dix-huit heures sur la soude, on laisse écouler le liquide par un trou qu'on a pratiqué d'avance à la partie inférieure du tonneau; on recueille le liquide dans un réservoir. Lorsque l'eau est entièrement écoulée, on ferme l'ouverture et on remet de nouvelle eau pour épuiser les matières solubles. On se sert des dernières eaux pour épuiser de nouvelles soudes, afin de ne pas augmenter inutilement les eaux de lavage. Lorsqu'on a épuisé toute la soude que l'on a à traiter, on réunit les eaux de lavage et on les fait évaporer. On porte la liqueur à 30° de l'aréomètre; on arrête alors le feu, on laisse déposer la liqueur; on l'entretient chaude pendant six à huit heures : au bout de ce temps, on décante la partie supérieure du liquide qui s'est clarifié par le repos; on la porte à l'étuve dans des vases ou terrines disposés à la recevoir; là, elle cristallise, et les cristaux qu'on obtient sont plus réguliers, la cristallisation s'étant faite lentement. Les cristaux qu'on sépare après le refroidissement étant colorés, pour les priver de cette couleur, on les fait redissoudre à plusieurs reprises dans de l'eau distillée; on tire à clair ou on filtre, et on fait cristalliser. Le sous-carbonate de soude doit être conservé à l'abri de l'air.

La plupart des Pharmacopées prescrivent le traitement de la soude par l'eau à l'aide de l'ébullition. Ce mode d'opérer donne lieu à la dissolution des sulfures contenus dans la soude : la liqueur donne alors des cristaux moins purs que ceux qui sont obtenus lorsqu'on opère à froid.

Le sous-carbonate de soude pur est blanc; sa saveur est âcre, urineuse, légèrement caustique; il est soluble dans l'eau froide, plus soluble dans l'eau chaude : il cristallise par refroidissement. Ses cristaux sont des prismes rhomboïdaux; exposés à l'action de l'air, ils perdent une certaine quantité d'eau, s'effleurissent; soumis à l'action du feu, ils se fondent dans leur eau de cristallisation; si l'on continue de chauffer, ils perdent cette eau, passent à l'état de sous-carbonate *de soude anhydre*, en perdant 65,24 de leur poids (1). On prépare ce sel sec pour le faire entrer dans les pilules (2) et pour le transporter avec économie, en évitant de payer le transport d'environ 65 livres d'eau contenues dans 100 livres de sel cristallisé.

Ce sel existe dans la nature; on le trouve en Égypte, à la surface du sol et dans de petits lacs qui se dessèchent pendant les chaleurs de l'été : on l'a trouvé aussi en efflorescence sous les arches d'un pont construit sur la Seine.

Le sous-carbonate de soude est employé dans l'usage médical. Le docteur Beddoès a recommandé son emploi à la dose de 24 ou de 28 grains par jour, sous forme de poudre, ou sous celle de pilules préparées avec ce sel, le savon et quelques aromates : à cet état, il peut remplacer les eaux alcalines surcabonatées. On l'a fait prendre comme anti-acide et comme propre à combattre la formation de quelques calculs urinaires. Pris à la dose de 6 à 12 grains, il est diurétique : pris à trop haute dose, il peut causer des accidens qu'on doit combattre par l'usage des boissons légèrement acidulées, par l'huile d'olive et par l'eau chargée de blanc d'œuf.

Les caractères qui peuvent faire reconnaître ce sel sont les suivans : 1°. exposé au contact de l'air, au lieu d'attirer l'humidité, il s'effleurit et se réduit en poudre au bout d'un certain temps; 2°. traité par les acides hydro-chlorique et sulfurique, il se décompose avec effervescence et dégagement d'acide carbonique. Il résulte de cette décomposition des sels bien faciles à

---

(1) La quantité d'eau contenue dans le sous-carbonate de soude a été évaluée par M. Bérard à 62,69 pour cent; par Klapproth, à 64; à 65,24 par Thomson. Diverses expériences nous ont démontré qu'on pouvait la porter jusqu'à 66.

(2) Le sous-carbonate de soude cristallisé, introduit dans des pilules, leur communique la propriété de se fendiller et de se réduire en fragmens.

distinguer, le muriate de soude (sel de cuisine), et le sulfate de soude (sel de Glaubert).

L'usage de ce produit est considérable ; on l'emploie dans l'art de la verrerie et pour la fabrication de la soude caustique, du chlorure d'oxide de sodium, des savons, etc.   (A. C.)

CARBONATE DE SOUDE SATURÉ , *Bi-carbonate de soude.* Ce sel diffère du précédent en ce qu'il contient des quantités différentes d'acide et de base, ainsi que l'a prouvé l'analyse, qui a donné le résultat suivant:

Acide carbonique.............. 45,632
Soude (oxide de sodium)........ 31,368
Eau.......................... 23,000

Ce carbonate existe dans la nature; il a été long-temps confondu avec le sous-carbonate; c'est Klaproth qui, en 1802, a fait connaître la différence de composition. Ce sel se trouve en grande quantité en Afrique, dans la province de Sukena; il est appelé *trona* par les habitans de ces contrées; il est en masses solides, striées; il n'éprouve aucune altération au contact de l'air; sa dureté est très grande. Quelques auteurs assurent que des murailles sont construites avec ce sel.

Le bi-carbonate de soude que l'on trouve dans le commerce pour l'usage thérapeutique ne vient point de ces contrées; on l'obtient par l'emploi des divers moyens que nous avons indiqués pour la préparation du bi-carbonate de potasse, en faisant passer de l'acide carbonique pur dans une solution de sous-carbonate de soude, en exposant une solution de ce sel à une atmosphère d'acide carbonique, ou encore en traitant le sous-carbonate d'ammoniaque par le sous-carbonate de soude (*V.* CARBONATE DE POTASSE), faisant évaporer la liqueur à une température de 82°, recueillant le sel qui résulte de l'évaporation et qui cristallise par refroidissement.

Le bi-carbonate de soude est blanc; il a une légère saveur alcaline; il bleuit le papier de tournesol rougi par les acides, verdit le sirop de violettes, brunit le papier de curcuma. Chauffé dans une cornue, il se décompose, avec dégagement d'acide carbonique: le résidu de cette décomposition est du sous-carbonate de soude. M. Wollaston a fait voir que le bi-carbonate de soude chauffé à une chaleur rouge perd exactement la moitié de son acide. (1808, *Transact. philos.*)

Le bi-carbonate de soude est employé dans la Thérapeutique; on le donne à la dose de 8 grains à ½ gros. M. D'Arcet l'a fait entrer dans des pastilles alcalines, à la dose de 5 grammes sur 95 de sucre: ces pastilles facilitent la digestion, et même remédient à une digestion incomplète. La dose de ces pastilles est de six à huit par jour; on peut sans inconvénient en prendre un plus grand nombre, ainsi que nous nous en sommes assurés par nous-mêmes.

Le bi-carbonate de soude peut aussi être employé pour empêcher la formation, et même dissoudre les calculs d'acide urique et d'urate d'ammoniaque. Un Mémoire de M. Robiquet, lu à l'Académie royale de Médecine, a, le 31 janvier 1826, annoncé ce fait, et une lettre de M. Loiseau, du 14 octobre, confirme le fait annoncé par M. Robiquet.

La dose de ce sel employé dans ce cas est de 5 grammes par litre d'eau, et la quantité d'eau est de deux litres environ par jour (1). (A. C.)

CARBONATE DE STRONTIANE. On a donné le nom de carbonate de strontiane au sel qui résulte de la combinaison de l'acide carbonique avec l'oxide de strontium. La nature de ce sel a été déterminée, en 1790, par Crawford, qui le premier distingua ce sel du carbonate de baryte. Les chimistes qui s'occupèrent successivement de ce produit, sont Hope, Klaproth, Pelletier, Fourcroy et Vauquelin, etc. Ils constatèrent la vérité des faits avancés par Crawford. Le carbonate de baryte existe dans la nature, à Strontian, à Leadhills et dans l'Argileschire; il est sous forme de masses pesantes, striées, demi-transparentes, ayant

______

(1) M. D'Arcet, pendant son séjour à Vichy, remarqua que les urines des buveurs d'eau acquéraient la propriété alcaline. Ce fait, communiqué à M. Robiquet, donna lieu à des essais qui eurent d'excellens résultats.

une teinte verdâtre; il est formé de 30 d'acide, de 62 de strontiane et de 8 d'eau. (Pelletier.)

On peut le préparer par la voie humide, en précipitant une
solution de muriate de strontiane par le sous-carbonate de
soude, lavant le précipité et le faisant sécher.

Ce sel est peu soluble dans l'eau bouillante. Une partie exige
pour sa solution 1536 parties d'eau.

Quelques personnes pensent que ce sel en poudre fine peut
servir, étant mêlé à quelques substances alimentaires, à préparer un poison propre à la destruction des rats et des souris.

Le carbonate de strontiane sert à la préparation des sels solubles de strontiane, qui sont employés, à défaut de sels solubles
de baryte, pour reconnaître la présence de l'acide sulfurique et
la quantité de cet acide contenue dans une combinaison.

(A. C.)

CARBONATE DE ZINC. Le carbonate de zinc est un sel
qui résulte de l'union de l'acide carbonique avec l'oxide de zinc,
dans la proportion de 30,55 d'acide carbonique, de 56,94 d'oxide
de zinc, et de 12,51 d'eau. Il existe à l'état impur dans la nature, et il est connu sous le nom de *calamine*. Ce sel, quelquefois demandé pour l'usage médical, se prépare de la manière
suivante :

On fait dissoudre dans une grande quantité d'eau du sulfate
de zinc pur; on filtre la dissolution ; on la précipite ensuite par
du sous-carbonate de soude liquide en excès; on laisse déposer
le précipité; on décante l'eau qui surnage; on lave avec de nouvelle eau, on laisse reposer, on décante; on jette le précipité
sur un filtre; on le lave ensuite à l'eau bouillante jusqu'à ce
que l'eau sorte insipide de dessus ce précipité; on laisse égoutter; on retire le filtre de dessus l'entonnoir, on le met ensuite sur du papier gris, et on le porte à l'étuve pour le faire
sécher ; on le met en poudre, ou bien on le réduit en
trochisques qui, étant desséchés, sont enfermés dans des flacons de verre fermés avec des bouchons de liége.

Ce sel est employé comme astringent dans quelques pommades; on le donne aussi à l'état de poudre, à la dose de 8 à

10 grains, comme vermifuge; on l'a aussi ordonné contre les attaques d'épilepsie. Ses propriétés contre cette maladie méritent d'être étudiées. Un travail sur ce sujet avait été commencé par un savant praticien que la mort a trop tôt enlevé à la science.   (A. C.)

CARBONE. Le carbone est un corps combustible simple, qui se rencontre à l'état de pureté dans la nature. Ses propriétés, à cet état de pureté, lui ont fait donner le nom de diamant.

Le carbone plus ou moins pur s'extrait des végétaux, par une opération nommée carbonisation. *V.* CHARBON.
                                     (A. C.)

CARBURES. On a donné le nom de *carbures* aux combinaisons qui résultent de l'union du carbone avec les corps combustibles. La combinaison du carbone avec le fer constitue l'acier, la fonte et la plombagine. *V.* FER et PLOMBAGINE.   (A. C.)

CARCAPULI. Nom qu'à la côte de Malabar on donne à l'arbre qui produit la gomme-résine gutte. *V.* ce mot.
                                     (A. R.)

CARDAMINE DES PRÉS. *Cardamine pratensis*, L. — Rich. Bot. Méd., t. II, p. 670. (Crucifères, Juss. Tétradynamie siliqueuse, L.) C'est une très jolie plante qui couvre, dès le printemps, les prairies humides de l'Europe. Sa tige est dressée, simple, haute d'environ un pied; ses feuilles radicales sont composées de folioles arrondies, obtuses, anguleuses; les caulinaires alternes, ayant leurs folioles petites, allongées et étroites. Les fleurs, d'une couleur rose agréable, et très grandes pour des fleurs de crucifères, sont pédonculées et disposées en épi lâche au sommet de la tige. La saveur des feuilles de la cardamine des prés a beaucoup d'analogie avec celle du cresson de fontaine, et possède, comme cette plante, des propriétés antiscorbutiques. De là le nom de *cresson des prés,* sous lequel on la connaît vulgairement.   (A. R.)

CARDAMOME. *Cardamomum* officin. On donne ce nom à des fruits capsulaires qui sont apportés des Indes orientales, et dont on distingue plusieurs sortes dans le commerce. L'origine de ces fruits n'est pas bien déterminée; il est certain cependant qu'ils proviennent de plantes de la famille des Amomées et de la Monandrie Monogynie de Linné. M. De Lamarck les attribuait tous à l'*Amomum racemosum*, plante dont il a été fait mention à son ordre alphabétique. *V.* AMOME EN GRAPPES. Cependant il y a lieu de croire que leurs différences ne tiennent pas uniquement à de légères variétés botaniques, les formes étant assez constantes pour faire présumer que lorsqu'on connaîtra mieux les végétaux de la famille des Amomées, lesquels ont été en général si mal étudiés, on les élèvera au rang d'espèces. Quoi qu'il en soit, nous allons faire connaître les quatre sortes de cardamome usitées comme médicamens aromatiques.

Le CARDAMOME ROND existe quelquefois dans la droguerie en fruits disposés en grappes le long des pédoncules communs, d'où le nom d'amome en grappe, *Amomum racemosum*, qu'il porte dans les officines. Mais ordinairement ces grains sont détachés ; ils ont une forme arrondie, la grosseur d'un grain de raisin, et sont composés chacun d'une coque qui paraît formée par l'agrégation de trois coques soudées. Ces coques sont blanches, ou légèrement brunes du côté où elles sont exposées à la lumière ; elles contiennent des semences brunes, cunéiformes, douées d'une saveur âcre et piquante, et d'une odeur forte qui tire un peu sur celle de la térébenthine.

Le PETIT CARDAMOME, *Cardamomum minus* off., est composé de coques trigones un peu arrondies, d'un blanc jaunâtre, longues de 4 à 7 lignes, sur 3 à 4 d'épaisseur. Les graines qu'elles renferment sont brunâtres, irrégulières, bosselées à leur superficie et ressemblant un peu à des cochenilles, d'une saveur et d'une odeur vives et pénétrantes.

Le MOYEN CARDAMOME, *Cardamomum medium* officin., un peu plus long, mais moins épais que la précédente sorte, a des graines rougeâtres, des coques plus blanches et comme cendrées.

Le GRAND CARDAMOME, *Cardamomum majus* off. Dans cette sorte, la coque est longue de 12 à 18 lignes, large de 3 à 4, amincie aux deux extrémités, et d'un gris brunâtre ; les graines sont très anguleuses, blanchâtres, d'une saveur et d'une odeur

Eau............	7 onces	5 gros	62 grains
Parenchyme.....	»	6	53
Gluten.........	»	2	20
Gélatine........	1	1	7
Gomme.........	»	4	37
Matière extractive.	»	»	61
Sucre..........	5	2	48
Total....	16 onces »		»

La pulpe de casse ne contient d'acide libre qu'autant qu'elle a été préparée avec de vieilles gousses, ou qu'elle est exposée pendant quelque temps à l'action de l'air. Ces acides (tartrique et acétique), développés par la fermentation, se combinent facilement avec l'oxide de cuivre; il n'est donc pas sans danger de préparer dans des vases de cuivre l'extrait de vieille casse. C'est pourtant une telle pulpe de casse que vendent certains droguistes; elle renferme alors une quantité notable de sels de cuivre, et détermine de violentes coliques chez les personnes qui en font usage. Il convient de ne préparer la pulpe de casse qu'en petite quantité, et de ne l'employer que récente. C'est, comme nous l'avons dit plus haut, un laxatif doux, qui purge ordinairement sans exciter de douleurs ni d'échauffement; on l'emploie à la dose de une, deux et même trois onces pour un adulte. Afin d'augmenter son action, on la mélange avec d'autres purgatifs minoratifs, tels que le tamarin, les pruneaux, la manne, ou même avec des poudres de substances drastiques, comme le jalap, la scammonée, etc. Dans ce dernier cas, elle tempère l'action irritante de ces poudres, et elle détermine sans douleur des déjections très copieuses. Plusieurs médicamens extemporanés, ou qui devraient toujours l'être, ont pour base la pulpe de casse: tels sont l'électuaire lénitif, la marmelade de Tronchin, la casse à l'eau de fleurs d'oranger, etc.

Deux autres espèces de casse, voisines dans leurs rapports botaniques du caneficier, ont leurs gousses également munies d'une pulpe intérieure. La première paraît être une simple variété du *Cassia Fistula*. Elle a été envoyée d'Amérique à une maison de commerce de Paris, et examinée chimiquement par M. Henry. (*Journal de Chimie médicale*, t. II, p. 370.) Ce chimiste l'a désignée sous le nom de casse d'Afrique, pour la distinguer de la casse ordinaire, qu'il a nommée casse d'Amérique. Quoique l'auteur n'ait point attaché d'importance à ces dénominations, et qu'il ne s'en soit servi que pour éviter des périphrases, il est bon de rappeler ce qu'il dit lui-même, que cette casse provient en très grande quantité de l'Amérique. Les bâtons n'ont pas des dimensions aussi grandes que ceux de la casse ordinaire, et sont amincis aux deux extrémités; leur couleur est brune, et non noire à l'extérieur. Les valves sont beaucoup plus minces; la pulpe est fauve et d'un saveur astringente très marquée. Les extraits des deux casses, soumis à l'analyse, ont fourni les résultats suivans :

Extrait de casse.

	d'Afrique.	d'Amérique.
Sucre....................	12,20	13,85
Gomme....................	1,35	0,52
Matière possédant plusieurs propriétés des substances tannantes...................	2,65	0,78
Matière ayant quelques propriétés du gluten...............	traces	traces
Matière colorante soluble dans l'éther....................	petite quant.	petite quant.
Perte en eau................	3,80	4,85
	20,00	20,00.

On voit, par ces résultats, que l'extrait de la nouvelle casse contient beaucoup moins de gomme et de substance analogue au tannin que la casse ordinaire, mais qu'elle est moins riche en principe sucré.

Une autre espèce de casse (*Cassia brasiliana*, Lamarck,) est produite par un très bel arbre qui croît dans l'Amérique méridionale. Les bâtons sont recourbés en sabre, comprimés et rugueux. La pulpe est amère et désagréable, ce qui empêche de faire usage de cette espèce de casse. (A. R.)

CASSIA. Genre de plantes de la famille des Légumineuses, qui renferme plusieurs espèces dont les diverses parties sont employées en Médecine, et parmi lesquelles le séné et la casse des boutiques sont les plus remarquables. *V.* ces mots.

Le *Cassia Absus,* L. , a des graines connues en Égypte et en Arabie sous le nom de *Chichm,* et qui sont employées avec succès dans le traitement des ophthalmies. *V.* CHICHM.

Le *Cassia Sophera,* L., est, selon M. Virey (*Journal de Pharm.,* t. XI, p. 313), la plante qui fournit un fruit astringent apporté de l'Ile-de-France, sous le nom de *Bali-babolah,* et dont nous avons parlé à l'article Bablah. *V.* ce mot.

(A. R.)

CASSIA LIGNEA ou CANNELLE DU MALABAR. L'arbre qui fournit cette écorce est le *Laurus Cassia,* L. , espèce si voisine du *Laurus Cinnamomum,* qu'elle devrait, selon quelques botanistes, lui être réunie à titre de variété. Cet arbre a vingt-cinq pieds de hauteur et quelquefois davantage ; son tronc est divisé en rameaux nombreux, glabres et rougeâtres ; ses feuilles sont pétiolées, lancéolées, aiguës, glabres, lisses, persistantes, à trois nervures ; ses fleurs sont petites, blanchâtres, portées sur des pédoncules très grêles, et disposées en panicules lâches. L'écorce ressemble beaucoup à la cannelle de Chine, mais elle a moins de saveur et d'odeur, et elle est en tubes droits, cylindriques, très gros et très durs ; quelquefois elle ne prend pas en se développant la forme tubuleuse, ce qui lui a fait donner aussi le nom de *cannelle plate ;* elle se distingue encore de la cannelle de Chine, en ce qu'elle est recouverte de son épiderme, sur lequel on observe quelques petits lichens, dont deux Graphidées, deux Lécanorées et quelques Verrucariées. *V.* l'Essai sur les cryptogames des écorces officinales, par M. Fée.

Le *Cassia lignea* n'ayant point de propriétés particulières et ne possédant qu'à un très faible degré celles de la cannelle, n'est plus guère employé : il entrait dans la préparation de la hériaque et du diascordium. (A. R.)

CASSIER (graines de). Nom que M. Virey a donné aux graines d'un fruit apporté de l'Ile-de-France sous le nom de *Balibabolah*, et qu'il présume appartenir au *Cassia Sophera*, L. *V.* l'article BABLAH.   (A. R.)

CASSIS. Nom vulgaire du fruit du groseiller noir. *V.* ce mot.

CASSONADE. *V.* SUCRE.

CASSUVIUM OCCIDENTALE. *V.* ACAJOU (NOIX D').

CASTOR. *Castor Fiber*, L. Mammifère de l'ordre des rongeurs, aussi célèbre par ses habitudes sociales que remarquable par la singularité de son organisation. Cet animal est long de 3 à 4 pieds sur 12 ou 15 pouces de large à la poitrine et aux hanches. La couleur de son poil est variable selon les contrées qu'il habite; il est d'un brun roux, uniforme dans le Canada, d'un beau noir plus au nord, mais quelquefois tout blanc, et passant au fauve et même au jaune paille vers l'Ohio et dans le pays des Illinois. Il y a deux sortes de poils : le plus long, qui diminue vers la tête et la queue, détermine par sa couleur celle de l'animal; le court ou duvet, d'un gris cendré, n'a qu'un pouce de long.

Le castor a une tête presque tétragone; un museau allongé; chacune des mâchoires, garnie de dents très fortes et tranchantes, disposées en biseaux; deux incisives sur le devant, et quatre molaires de chaque côté : celle-ci sont formées d'un seul ruban d'émail enroulé sur lui-même en circonvolutions dessinant trois échancrures sur le côté externe et une seule sur le côté interne pour les dents d'en haut, et l'inverse pour celles d'en bas. Les pieds de derrière sont parfaitement palmés, c'est-à-dire ayant leurs doigts réunis par des membranes. La queue est couverte d'écailles imbriquées comme dans les poissons, celles du dessus sont convexes et celles du dessous concaves; cette queue se meut tout d'une pièce, verticalement et latéralement. Dans le squelette, cette queue est remarquable par la largeur et la projection latérale de ses apophyses transverses; les os en forme de V, dont elle se compose, sont analogues à ceux de la queue des Cétacés. L'appareil musculaire qui correspond à la queue

et aux membres postérieurs est aussi très fortement constitué, pour donner à ces parties une énergie d'action que com-
mandent les habitudes et la manière de vivre de l'animal. On
sait en effet que les castors sont des animaux qui passent une
grande partie de leur vie dans l'eau, qu'ils sont excellens na-
geurs, et qu'ils se servent des pattes postérieures et de la
queue pour la construction de leurs édifices sous-aquatiques.

Le castor mâle a le prépuce allongé en fourreau qui s'étend
depuis le sphincter commun de l'anus et des conduits génito-
urinaires jusque sous le pubis; la partie moyenne de ce fourreau communique de chaque côté en avant du gland avec deux
grandes poches qui renferment le *Castoréum*. La situation de
l'orifice du sphincter commun, l'inflexibilité et le volume de
la queue, nécessitent l'accouplement ventre à ventre. La femelle
a quatre mamelles, deux pectorales et deux situées au bas du
col; le temps de la gestation est de 4 mois, après lequel elle
met bas quatre petits.

Le castor vit dans les climats froids et tempérés de l'hémisphère arctique; on le rencontre surtout dans l'Amérique septentrionale et dans le nord de la Russie asiatique. C'est dans
ces contrées immenses et désertes qu'il se livre à ses habitudes sociales, si bien décrites par Buffon. Il n'est pas de notions
d'Histoire naturelle plus répandues que les détails sur l'admirable architecture des habitations que les castors en société édi-
fient. Pour maintenir le niveau de l'eau dans leurs demeures,
ils élèvent dans les fleuves et les lacs des chaussées d'une grande
solidité, et construites de manière que la partie opposée au
courant est à pic, tandis que celle qui suit le courant forme
une pente douce. Ces chaussées ont pour fondemens des troncs
d'arbres que les castors coupent dans les forêts voisines, qu'ils
roulent ensuite jusqu'au rivage et enfoncent dans la terre; ils re-
vêtent ces pieux de branches entrelacées et de terre qu'ils gâchent
et maçonnent à l'aide de leur queue.

On est saisi d'admiration en réfléchissant à tant de prévi-
sion et de sagacité: on se demande s'il n'y a pas plus que de
l'instinct dans des opérations aussi difficiles et qui exigent le

concours d'un grand nombre d'individus animés du même esprit et pour des fins que la plupart d'entre eux, jeunes encore, ne peuvent se proposer, puisque l'expérience ne leur a pas appris l'utilité de leurs édifices. L'étonnement redouble quand on sait que le castor isolé est peut-être le plus abruti, le plus idiot des mammifères; c'est ce que les observations de Buffon et celles plus récentes de M. Frédéric Cuvier ont constaté sur deux jeunes castors élevés au Muséum d'Histoire naturelle de Paris, et ce qui s'explique naturellement, selon M. Desmoulins, par l'absence de circonvolutions du cerveau; car, d'après ce physiologiste, il existe une relation fort remarquable entre le degré de l'intelligence des animaux et l'étendue des surfaces cérébrales.

Les castors sont assez rares en Europe; on en rencontre quelques-uns dans les rivières du nord, et jusque dans celles du midi de la France, où ils vivent dans des terriers, mais jamais en société; ils y sont connus vulgairement sous le nom de *Bièvres*.

Le poil du castor est fort estimé dans la chapellerie. La substance onctueuse sécrétée par les glandes de ses poches préputiales, nommée *castoréum*, est très employée en Médecine. *V.* ce mot. (A. R.)

CASTORÉUM. Substance onctueuse sécrétée par deux glandes situées dans les poches préputiales du castor. D'après la figure pyriforme de ces poches, on a cru pendant long-temps qu'elles étaient les testicules de l'animal, mais une inspection plus attentive et l'anatomie de l'animal ont démontré que les véritables testicules occupaient une place différente. D'ailleurs le castoréum existe, à ce qu'on assure, dans les femelles des castors, où il est produit par un appareil sécrétoire spécial et analogue à celui que l'on a observé chez les mâles. Dans l'animal vivant, le castoréum est presque fluide, mais il nous est apporté sous la forme d'un corps onctueux solide, renfermé dans ses deux poches encore unies ensemble, fortement ridées ou aplaties, et dont l'une est constamment plus grosse que l'autre. Son odeur est très forte, désagréable; sa couleur noirâtre à l'extérieur, brune fauve ou jaunâtre à l'intérieur ; sa cassure est résineuse, et l'on y distingue des membranes blanchâtres; sa saveur âcre et amère. Quelquefois le castoréum n'est pas entièrement desséché; il est alors beaucoup plus odorant, mais comme cette odeur peut provenir de ce que le castoréum a été conservé dans un endroit humide, et qu'il a éprouvé un commencement de putréfaction, on doit préférer cette substance à l'état de siccité plutôt qu'à l'état de mollesse, surtout si elle a conservé, malgré la dessication, beaucoup de ses principes odorans.

On prétend que le castoréum de Sibérie est préférable à celui du Canada et des autres parties de l'Amérique ; celui-ci est contenu dans des poches plus petites, minces, oblongues et fort ridées. M. Kohli a indiqué des moyens chimiques pour distinguer les deux sortes de castoréum. Selon ce chimiste, le castoréum du Canada, traité par l'eau distillée et l'ammoniaque, donne un précipité orangé, tandis que celui de Sibérie fournit un précipité blanc. On rencontre dans le commerce un castoréum plus beau en apparence que celui dont la cassure offre des membranes blanchâtres; il est renfermé dans des poches très volumineuses et arrondies, pleines d'une substance assez homogène d'une belle couleur rouge, et qui se réduit en une poudre de couleur aurore, tandis que la poudre du castoréum ordinaire est couleur de terre d'ombre. Ce castoréum a une odeur faible, et se dissout presque entièrement dans l'alcool et dans l'éther. Il est réellement d'une qualité inférieure à l'autre, malgré qu'il soit plus beau au premier coup d'œil; il serait même possible qu'il fût le résultat d'une sophistication que l'on n'a pas encore dévoilée. Depuis longtemps on a signalé celle qui résulte du mélange de certaines gomme-résines et d'autres substances puantes, avec un peu de vrai castoréum, le tout renfermé dans le scrotum d'un bouc.

MM. Bouillon-Lagrange et Laugier ont retiré du castoréum les principes suivans : une huile volatile odorante; de l'acide benzoïque ; une résine ; une matière adipocireuse ; une matière colorante rougeâtre; du mucus; des sous-carbonates de potasse, de chaux et d'ammoniaque; de l'oxide de fer. Les résultats obtenus par d'autres chimistes ne diffèrent pas beaucoup de ceux-ci ; ils ne varient que d'après les qualités du castoréum qu'ils avaient employé.

M. Bizio, chimiste italien, a trouvé dans le castoréum une substance particulière qu'il a nommée *castorine*. M. Brandes ayant fait l'analyse du castoréum de Canada, a reconnu que ce produit contient : de la castorine ; de l'huile volatile ; de l'urate ; du carbonate et du benzoate de chaux ; une matière résinoïde ; de l'albumine ; des traces d'une substance analogue à l'osmazôme ; de l'acétate et du muriate de soude ; du muriate, du benzoate et du sulfate de potasse ; du phosphate et du sulfate de chaux, du mucus animal ; du carbonate d'ammoniaque ; enfin, une substance membraneuse. (*Arch. de Pharm. de l'Allemagne, Traduction de M. Robinet.*)

On ne connaît point de médicament plus anti-hystérique qı e le castoréum. Agissant comme excitant sur le système nerveux, il est aussi très usité dans d'autres maladies qui résultent, ainsi que l'hystérie, d'un trouble dans ce système.

On l'emploie très fréquemment, soit en poudre dans des pilules, à la dose de 10 à 20 grains, ou en lavemens, à la dose d'un gros, soit en teinture préparée avec de l'alcool faible. Il fait partie d'un très grand nombre de médicamens composés, comme l'essence, l'électuaire, les pilules, le baume, et la poudre anti-hystériques, sans parler du mithridate, de la thériaque, du philon romain, etc.   (A. R.)

CASTORINE. On a donné le nom de castorine à une substance extraite du catoréum par un chimiste italien, M. Bizio.

Cette substance, selon ce chimiste, a une odeur analogue à celle du castoréum, une saveur particulière analogue à celle d'une solution de cuivre ; approchée d'un corps en ignition, elle brûle vivement en laissant pour résidu du charbon en assez grande quantité. Soumise à l'action du papier de tournesol bleu et rouge, on n'a pas reconnu de traces d'acidité, ni d'alcalinité ; elle est très soluble dans l'eau, peu soluble dans l'alcool froid, soluble dans l'alcool chaud à la dose d'environ un centième. Par refroidissement de la solution alcoolique, une partie de la castorine cristallise en prismes entrelacées; ses cristaux, par le plus léger mouvement donné au liquide, s'élèvent du fond du vase et nagent dans la liqueur. La solution alcoolique, mise à évaporer au contact de l'air, donne des cristaux diaphanes, aiguillés de plusieurs pouces de long, ayant la forme de prismes entrelacés en faisceaux. La solution de castorine préparée avec l'éther sulfurique est incolore lorsqu'on la regarde par réfraction, et d'un beau violet par réflexion.

Soumise à l'action des acides, on remarque les phénomènes suivans. Avec l'acide acétique, il y a solution de la castorine, et par une évaporation spontanée, il y a formation de cristaux légers qui se réunissent et forment des étoiles.

L'acide nitrique, à froid, dissout difficilement la castorine; à chaud, il y a dissolution sans dégagement de deutoxide d'azote.

L'acide sulfurique concentré dissout ce produit à froid; la liqueur vue par réflexion est d'un beau vert, et jaune par réfraction. Si l'on élève la température, il y a carbonisation de la castorine et dégagement d'acide sulfureux; en étendant la liqueur de quatre parties d'eau, la liqueur acide, la castorine se précipitent sous forme de flocons d'une couleur noire.

La soude, la potasse, l'ammoniaque n'attaquent pas la castorine, ils la séparent de la matière résineuse lorsqu'elle en contient : le même effet a lieu par la magnésie.

Le procédé indiqué par M. Bizio est le suivant (1). On traite le castoréum divisé en petits fragmens par six fois son poids d'alcool bouillant; on filtre la liqueur alcoolique après qu'elle a bouilli quelques instans. La castorine se dépose peu à peu sous forme de petits globules blancs, qui doivent être purifiés avec de l'alcool froid.

---

(1) Quelques essais que nous avons tentés avec M. Julia, sur le castoréum, ne nous ont pas donné des résultats analogues à ceux de M. Bizio. Nous nous proposons de faire des nouvelles expériences en prenant divers échantillons de castoréum pour faire nos essais. M. Brandes a cependant obtenu de la castorine en faisant l'analyse du castoréum. (*Archives de la Société de Pharmacie de l'Allemagne, septentrionale.*)

Quand la castorine n'est pas parfaitement blanche, on peut faire usage de charbon animal pour la purifier.

Quelques personnes ont écrit que la castorine pourrait bien être le principe actif du castoréum : cette hypothèse aurait besoin d'être confirmée par quelques expériences.

La castorine n'a pas été employée, à notre connaissance, comme agent thérapeutique.

CATAIRE. *Nepeta Cataria*, L. — Rich. Bot. méd., t. I, p. 255. (Famille des Labiées, Juss. Didynamie Gymnospermie, L.) Vulgairement *Herbe aux Chats*. Cette plante croît dans les lieux incultes des parties méridionales et tempérées de l'Europe : on la trouve particulièrement à Montmorency près Paris. Elle a une tige herbacée, tétragone, dressée, rameuse, pubescente, haute d'un à deux pieds; ses feuilles sont cordiformes, aiguës, crénelées, presque dentées, blanchâtres, et portées sur de courts pétioles. Ses fleurs sont blanchâtres, légèrement purpurines, formant plusieurs verticilles à l'extrémité de ses rameaux. Toutes les parties de cette plante exhalent une odeur forte qui plaît singulièrement aux chats, d'où le nom vulgaire sous lequel elle est connue; sa saveur est âcre et aromatique, et elle jouit des propriétés excitantes et antispasmodiques communes à la plupart des Labiées.   (A. R.)

CATAPLASMES. On donne le nom de cataplasmes à des médicamens externes formés de poudres, de pulpes, de farines, etc., délayés dans un liquide quelconque, et amenés ensuite par une coction plus ou moins prolongée à la consistance de bouillie épaisse.

Les liquides qui sont le plus généralement mis en usage pour la préparation de ces médicamens sont l'eau, les décoctions émollientes, le lait et quelquefois le vinaigre (1). La consistance de ces préparations doit être telle qu'ils puissent être appliqués sur la partie malade, sans couler et salir les parties environnantes. On mêle souvent aux cataplasmes des fleurs, des poudres

---

(1) *Voir* SINAPISMES.

aromatiques, des plantes entières, des onguens, de l'huile, du savon, du camphre, etc.

Les cataplasmes participent ordinairement des propriétés des substances qu'on y fait entrer.

Les règles principales à observer dans leur préparation, sont les suivantes :

1°. On doit employer, pour la préparation de ces médicamens, des farines saines et non gâtées ou aigries. Ces médicamens préparés avec ces substances altérées, n'auraient point l'efficacité que le praticien est en droit d'attendre d'un cataplasme préparé avec des farines convenablement conservées.

2°. On doit attendre que le cataplasme soit cuit, et qu'il soit sur le point d'être appliqué pour mêler à ce médicament les substances aromatiques qu'on veut y ajouter (le safran, le camphre, les poudres aromatiques, etc.).

3°. Il faut faire dissoudre le savon qui entre dans ces produits dans l'eau qui sert à préparer le cataplasme.

4°. On doit, lorsqu'un onguent doit faire partie de cette préparation, le délayer avec une certaine quantité d'huile.

5°. Lorsqu'on ordonne de faire entrer de l'acétate de plomb, des teintures dans un cataplasme, il faut arroser la partie de ce cataplasme qui doit toucher la partie malade avec ces substances, et non les incorporer dans le produit. Il faut alors lui donner assez de consistance pour qu'il ne devienne pas trop mou.

6°. Lorsque le cataplasme doit contenir des racines fraîches, (la carotte, la bryone, la vigne vierge), il faut réduire ces substances en pulpes au moyen d'une râpe. Si ce sont des ognons de lis, il faut les faire cuire sous la cendre, et en préparer une pulpe à l'aide d'un tamis : il en est de même pour les feuilles de quelques plantes.

7°. Si dans ce produit il doit entrer des feuilles et des fleurs sèches, il est bon d'employer la poudre de ces substances, et de la délayer dans le liquide avant la coction, afin de donner au cataplasme la consistance voulue.

Cataplasmes émolliens.

Ces cataplasmes se préparent avec la mie de pain, l'eau, et le lait, avec les farines émollientes et les mêmes liquides, et on applique à la préparation de ces produits les règles que nous venons de citer.

Cataplasme résolutif.

Pour obtenir un cataplasme résolutif, il suffit d'ajouter au cataplasme émollient une certaine quantité d'acétate de plomb de huit à seize grammes (deux à quatre gros) pour cinq cents grammes (une livre) de cataplasme.

Cataplasme anodin.

Ce cataplasme se prépare en délayant et faisant cuire les farines résolutives dans une forte décoction préparée avec la guimauve, et mieux encore avec la décoction de têtes de pavots et de feuilles de jusquiame noire. (*V.* le *Codex.*) L'onguent basilicum ou celui de la mère, ajoutés aux cataplasmes, après avoir été délayés avec de l'huile, rendent ces préparations maturatives : le camphre et le quinquina les rendent antiseptiques, etc., etc.

Nous indiquerons à l'article SINAPISME des préparations analogues aux cataplasmes. (A. C.)

CATAPUCE. Un des noms vulgaires de l'*Euphorbia Lathyris*, L., plante médicinale plus connue sous celui d'épurge. *V.* ce mot. (A. R.)

CATHARTINE, *Matière active du séné.* Le nom de *cathartine* a été donné par MM. Lassaigne et Feneulle à une substance particulière qu'ils ont retirée de l'analyse du séné, et dans laquelle ils font résider le principe purgatif de ces parties des végétaux.

La cathartine peut s'obtenir de la manière suivante. On prépare une décoction de séné, on la filtre pour la séparer des matières étrangères ; on précipite ce liquide par l'acétate de plomb, on sépare le précipité ; on fait passer dans la liqueur

un courant de gaz hydrogène sulfuré, pour séparer le plomb ;
on filtre, pour séparer le sulfure formé ; on fait évaporer la
liqueur en consistance d'extrait ; on traite par l'alcool rectifié ;
on filtre la solution alcoolique que l'on fait évaporer jusqu'en
consistance d'extrait ; on traite ce produit par l'acide sulfurique
alcoolisé, pour décomposer de l'acétate de potasse qui existe
dans l'extrait ; on sépare, par le filtre, le sulfate de potasse formé ;
on enlève l'acide sulfurique en excès par l'acétate de plomb ; on
sépare l'excès d'acétate de plomb par l'hydrogène sulfuré ; on
filtre de nouveau, et on fait évaporer. Le produit de l'évaporation est le principe nommé *cathartine* par MM. Lassaigne
et Feneulle.

La cathartine est incristallisable, d'un jaune rougeâtre, d'une
odeur particulière ; sa saveur est amère et nauséabonde, elle
est soluble dans l'eau et l'alcool, en toute proportion, insoluble
dans l'éther : à l'état sec, elle attire l'humidité de l'air.

La solution soumise à l'action des réactifs présente les caractères suivans : elle précipite l'infusion de noix de galle en
flocons jaunâtres ; le sous-acétate de plomb de la même manière ;
l'iode, l'acétate neutre de plomb ne la précipitent pas. La potasse, la soude, l'ammoniaque, foncent sa couleur ; le persulfate
de fer y développe une couleur brune ; le chlore la décompose
en la décolorant ; l'émétique et la gélatine ne troublent point
la transparence de la liqueur. Soumise à l'action de la chaleur
dans une petite cornue de verre, la cathartine se décompose en
donnant de l'acide carbonique, de l'acide acétique, de l'hydrogène carboné, de l'huile empyreumatique, enfin un résidu formé
de charbon.

Ce principe paraissant être la matière active du séné, il serait
utile que les praticiens fissent des essais physiologiques dans le
but de déterminer comment ce produit, débarrassé de diverses
substances étrangères, agit sur l'économie animale, et quelles
sont les doses auxquelles il doit être administré.   (A. C.)

CATHÉCU. *V.* Cachou.

CATHOLICON DOUBLE. *V.* Électuaire de rhubarbe
composé.

CAVIAR. On nomme ainsi, dans les contrées orientales et septentrionales de l'Europe, une préparation particulière des œufs de l'esturgeon (*Accipenser Huso,* L.). Une sorte caviar se fait également avec les œufs de carpes et de plusieurs autres cyprins. Après avoir séparé ces œufs de leurs membranes, on les lave et on les fait sécher; on les écrase ensuite, on les sale, et on les laisse égoutter dans des vases percés de trous. Cette pâte prend une certaine consistance, et porte le nom de *Caviar.* C'est principalement en Russie, sur le Volga et ses affluens, que l'on prépare en grand cette substance qui est un mets très recherché dans le nord, et dont il y a plusieurs sortes plus ou moins estimées. Le commerce de la Russie en exporte chaque année des quantités considérables. On voit sur les marchés de Péters-bourg, des masses de caviar dont les dimensions sont si grandes qu'on les prendrait, au premier aspect, pour des blocs de neiges couverts d'impuretés.   (A. R.)

FIN DU TOME PREMIER.